MANUEL PRATIQUE

DES

MALADIES VÉNÉRIENNES

COULOMMIERS. — TYPOGRAPHIE PAUL BRODARD

MANUEL PRATIQUE

DES

MALADIES VÉNÉRIENNES

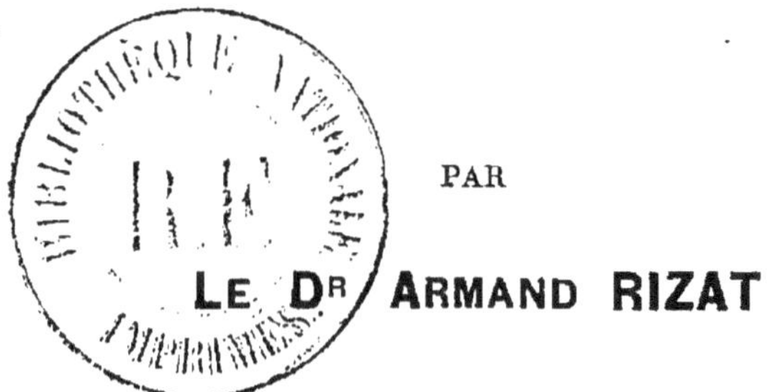

PAR

LE DR ARMAND RIZAT

Avec 24 planches chromolithographiques

CONTENANT 68 DESSINS D'APRÈS NATURE

PARIS

OCTAVE DOIN, ÉDITEUR

8, PLACE DE L'ODÉON, 8

—

1881

Tous droits réservés

PRÉFACE

Le manuel que nous livrons au public médical est destiné aux étudiants aussi bien qu'aux praticiens.

Ainsi que nous le disons plus loin, nous n'avons pas fait l'historique des maladies vénériennes afin de ne nous occuper que du côté pratique et du traitement de ces affections.

Les planches qui se trouvent à la fin de l'ouvrage ont toutes été dessinées par nous et prises sur les malades. Elles ont été exécutées par un artiste de talent, qui, tout en leur donnant un caractère artistique, a su leur conserver leur caractère pathologique.

Que M. le D^r Ch. Mauriac reçoive nos remerciements pour l'obligeance qu'il a eue de nous laisser prendre les observations et les figures sur les malades de son service à l'hôpital du Midi.

Dr ARMAND RIZAT.

Juin 1881.

INTRODUCTION

On désigne sous le nom de *maladies vénériennes* des maladies qui se montrent à la suite de rapports sexuels et qui ont pour caractères principaux d'être *virulentes* et *contagieuses*.

Ces maladies sont au nombre de trois : la *blennorrhagie,* le *chancre simple* et la *syphilis.*

Cette dénomination de maladies vénériennes, bien qu'admise aujourd'hui par tout le monde, n'est pas tout à fait exacte, car il peut très bien se faire qu'il y ait eu contagion sans qu'il y ait eu rapports sexuels.

Les deux premières cependant, la blennorrhagie et le chancre simple, ont pour étiologie dans la presque totalité des cas la contagion par le coït; mais la syphilis ne peut pas être mise sur la même ligne que les deux premières, car l'infection a lieu souvent en dehors de tout rapport sexuel. Nous aurons l'occasion d'en montrer dans la suite des exemples assez curieux.

Par ordre de fréquence, la *blennorrhagie* marche en tête ; puis vient la *syphilis*, et en dernier lieu le *chancre simple*. Cependant il faut dire qu'il n'en a pas toujours été ainsi en ce qui regarde la syphilis et le chancre simple. Ce dernier était beaucoup plus fréquent autrefois ; puis est venu un moment où les deux accidents se sont équilibrés ; aujourd'hui la syphilis est beaucoup plus fréquente que le chancre simple.

Dans l'étude que nous allons faire sur les maladies vénériennes, nous commencerons par la *syphilis ;* nous étudierons ensuite le *chancre simple* et nous terminerons par la *blennorrhagie*. Nous citerons le plus souvent possible les cas observés par les auteurs et par nous-mêmes, et les planches qui terminent ce travail prises *d'après nature* fourniront des cas types et des cas anormaux d'accidents provoqués par ces maladies.

MANUEL PRATIQUE

DES

MALADIES VÉNÉRIENNES

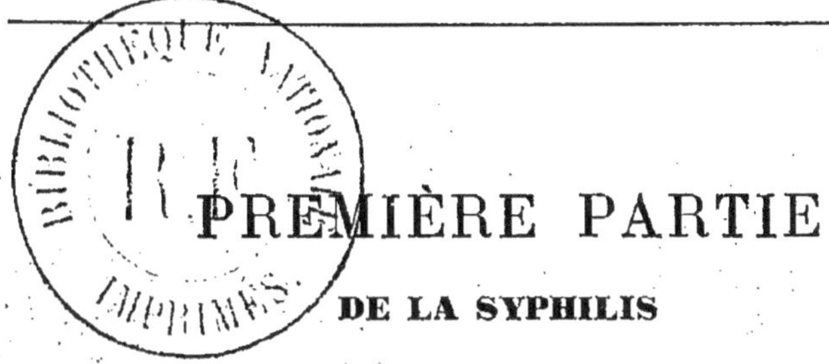

PREMIÈRE PARTIE

DE LA SYPHILIS

CHAPITRE PREMIER

DU CHANCRE

Nous entrerons de plain-pied dans l'étude de la syphilis. L'historique en a été fait tant de fois que nous ne pourrions qu'écrire des redites. Son origine est d'ailleurs entourée de tant d'obscurités qu'il vaut mieux attendre de nouvelles recherches qui viendront confirmer ou condamner l'opinion généralement admise aujourd'hui sur son apparition ou sur son importation en Europe au XVᵉ siècle. Selon nous, elle est beaucoup plus ancienne ; nous dirons même qu'elle est presque aussi vieille que le genre humain.

M. le professeur Parrot a constaté, sur des os trouvés par le Dʳ Prunières dans les dolmen de la Lozère, des ostéophytes syphilitiques. Ces os appartiennent à l'époque néolithique. Nous mentionnons en passant ce fait, très important au point de vue historique. M. Dabry a traduit un livre chinois où l'on mentionne la syphilis 2000 ans avant notre ère.

La syphilis peut être définie :

Une maladie virulente et contagieuse caractérisée d'abord par un chancre, puis par des éruptions successives et variées sur la peau et sur les muqueuses et par la diffusion de son virus dans tous les tissus et organes de l'économie, pouvant entraver les fonctions de ces divers appareils, modifier entièrement la constitution du sujet atteint par cette maladie, et pouvant enfin provoquer l'éclosion de manifestations de la scrofule et du lymphatisme.

La syphilis débute toujours par un chancre qui est l'accident primitif. *Le chancre ne donne pas la syphilis, c'est la syphilis qui donne le chancre.* Quand celui-ci apparait, le malade est depuis longtemps infecté, il est en pleine puissance de syphilis.

Le chancre est la *première période* de la maladie ; puis viennent les *accidents secondaires* et enfin les *accidents tertiaires*.

Disons tout de suite que cet ordre dans l'évolution des accidents ne s'observe pas toujours, car il n'y a pas de maladie qui présente autant de variétés et d'irrégularités dans sa marche que la syphilis. Néanmoins, pour en faciliter l'étude, nous suivrons l'ordre classique, nous réservant d'appeler l'attention sur les diverses variations que peuvent présenter les accidents quand nous les rencontrerons.

I. — DU CHANCRE.

Le chancre est, avons-nous dit, la première manifestation de la syphilis. C'est l'*accident primitif* qui indique l'infection générale.

On l'a désigné sous plusieurs noms, *chancre huntérien, chancre induré, chancre infectant, chancre syphilitique*, etc., etc. De toutes ces dénominations, il en est une qui n'est pas très exacte : c'est celle de *chancre induré*. Elle a été basée sur un caractère de l'accident primitif, c'est-à-dire l'*induration* ; mais, comme ce caractère fait quelquefois défaut, nous préferons employer les noms de *chancre infectant* ou de *chancre syphilitique*, qui indiquent bien quelle est la nature propre de ce chancre.

Avant d'aller plus loin, nous tenons à détruire une erreur

qui bien souvent a été extrêmement préjudiciable aux malades : c'est celle de croire que le chancre infectant est ordinairement *solitaire*. C'est au point que, lorsqu'on rencontrait sur un malade plusieurs chancres, on écartait, par ce fait seul, l'idée de syphilis. Eh bien, nous citerons plus loin des faits de chancres infectants multiples ; nous avons vu, pour notre part, un malade porteur de *quatorze chancres infectants*. Aussi ce vieux dicton qui pendant longtemps a eu, pour ainsi dire, force de loi : *Chancre unique, chancre syphilitique ; chancres multiples, chancres simples*, doit-il être banni du domaine de la pathologie syphilitique. Voici d'ailleurs un tableau à l'appui de ce que nous avançons.

Tous les faits suivants ont été pris à l'hôpital du Midi :

Noms.	Nombre de chancres.	Siège.
P ...	7	Prépuce.
C ...	4	Gland.
G ...	5	Fourreau et gland.
G ...	7	5 sur le fourreau. 2 sur le gland.
B ...	9	7 du fourreau. 2 du gland.
M ...	2	1 du fourreau. 1 du sillon glando-préputial.
B ...	5	2 du fourreau. 3 du gland.
B ...	10	5 du fourreau. 5 du gland.
M ...	5	3 du fourreau. 2 du gland.
G ...	5	Sous-préputiaux.
J ...	2	1 du méat. 1 sous-préputial.
S ...	4	1 du limbe. 3 du reflet balano-préputial.
M ...	6	2 du fourreau de la verge. 2 sur les lèvres. 2 sur les amygdales.
G ...	16	De la rainure.

On voit donc par les quelques cas que nous venons de citer que les chancres infectants multiples sont plus fréquents qu'on le croit; mais la pluralité d'accidents primitifs sur un même malade n'influe en rien sur la gravité du pronostic et sur l'évolution future de la syphilis.

Ceci dit, commençons l'étude du chancre infectant.

Nous prendrons pour sujet de description le chancre qu'on rencontre le plus fréquemment et qui attire le plus l'attention des malades, c'est-à-dire le *chancre des organes génitaux*.

II. — CHANCRE DES ORGANES GÉNITAUX.

On distingue dans l'évolution du chancre trois périodes :
1° Période d'incubation;
2° Période d'état;
3° Période de cicatrisation.

§ I. *Période d'incubation.* — Il est bien rare que l'on assiste à l'évolution complète d'un chancre, car les malades ne viennent réclamer les soins que lorsque le chancre est à la *période d'état* ; aussi nous n'avons comme moyen d'étude de la *période d'incubation et de début* que les résultats d'expérimentations faites à l'époque où l'on inoculait la syphilis; et c'est aux travaux des maitres que nous emprunterons la description de la période initiale de la syphilis. Supposons pour un instant qu'on inocule le virus syphilitique à un sujet.

Au point où a eu lieu l'inoculation, on voit au bout de quelques heures se produire une légère réaction inflammatoire, comme dans toutes les piqûres. Cette inflammation, qui se traduit par une légère rougeur, ne tarde pas à disparaître, et si, le lendemain ou les jours suivants on examine l'endroit où a eu lieu l'inoculation, il est absolument impossible de distinguer la moindre trace de la piqûre, si bien que l'on pourrait croire que l'inoculation a été négative.

Mais au bout d'un certain temps, qui varie de quinze à quarante-cinq jours, quelquefois plus, le point inoculé présente une légère rougeur, parfaitement circonscrite, qui s'acconpagne d'un prurit plus ou moins intense, et bientôt on voit s'élever une petite papule qui s'ulcère et qui n'est autre que le chancre infectant.

§ II. *Période d'état.* — Le chancre s'agrandit peu à peu, et il arrive quelquefois à avoir le diamètre d'une pièce de 2 francs et même davantage. Cependant ses dimensions moyennes sont généralement de 5 à 12 millimètres. Sa surface est plane, le plus souvent excavée en forme de godet, d'un aspect lisse, comme vernissé, d'une couleur rouge brun, rouge cuivreux; les bords sont tantôt au même niveau que les tissus voisins, tantôt ils forment une saillie au-dessus d'eux. « Dans le centre du chancre ou dans une plus grande portion de son étendue, on trouve une fausse membrane grise, gris jaunâtre, opaque, ayant beaucoup de ressemblance avec la diphthérie. Elle est difficile à détacher, et au-dessous on trouve un tissu qui saigne facilement. » (Cornil, p. 20.) Pendant toute sa période d'état, le chancre sécrète non pas du pus, mais une sérosité gommée, claire, très peu abondante, qui ne dépose sur le linge que des taches analogues à celles du sperme. Parfois cette sérosité prend une teinte légèrement roussâtre, due à des globules sanguins. Quand cette sérosité vient à sécher, il se forme une croûte brunâtre, qui s'enlève facilement sans jamais laisser au-dessous d'elle une surface saignante, car cette croûte recouvre la fausse membrane dont nous avons parlé plus haut. En outre, signe pathognomonique, *le chancre infectant est absolument indolore.*

Dans la majorité des cas, il est parfaitement circulaire; quelquefois il a une forme ovale, mais ses deux moitiés sont symétriques, ce qu'on peut constater quand le chancre siège dans la rainure ou sur le reflet balano-préputial ; en le pliant en deux, on peut voir que les deux moitiés s'appliquent exactement l'une sur l'autre.

Bien entendu, nous ne parlons que d'un *chancre-type,* car ils sont tous loin de présenter toujours les caractères que nous venons de décrire.

Depuis le *chancre nain* décrit par le professeur Fournier jusqu'aux *chancres serpigineux* et *phagédéniques*, tous les degrés peuvent se rencontrer.

Au bout de quelques jours, on constate au-dessous du chancre l'*induration* des tissus. Celle-ci, dans l'immense majorité des cas, peut servir de caractère et de signe diagnostique; mais cette induration n'est pas toujours constante : elle présente, de plus, différents degrés de consistance, dont nous parlerons plus loin quand nous étudierons l'anatomie pathologique de ce signe de l'accident primitif. Mais qu'on soit bien persuadé qu'il ne faut pas toujours baser le diagnostic du chancre sur ce caractère, qui peut manquer, pas plus que d'en faire le signe du diagnostic différentiel entre le chancre infectant et le chancre simple. Ce dernier peut quelquefois présenter de l'induration, soit par lui-même, soit par suite du mode de pansement et surtout de la cautérisation. En sorte que l'on est exposé à voir des chancres simples s'indurer, tandis que des chancres infectants peuvent évoluer complètement sans présenter la moindre trace d'induration. Evidemment ceci ne se rencontre pas toujours; mais, comme on peut le constater, nous avons tenu à le mentionner et à mettre en garde contre une erreur de diagnostic qui serait très préjudiciable aux malades, puisqu'elle empêcherait d'instituer le traitement.

§ III. *Période de réparation.* — Le chancre infectant a une tendance spontanée à la cicatrisation. Quand il commence à entrer dans cette période, on voit la sécrétion diminuer peu à peu, en même temps que disparaît la teinte rouge cuivreux de la surface; quelques petits bourgeons charnus se montrent; la teinte rouge cuivreux fait place à une coloration rosée, qui est cependant plus foncée que la muqueuse saine. Les bords du chancre se couvrent d'une desquamation épithéliale furfuracée, qui se montre bientôt sur toute la surface du chancre; la sécrétion se tarit tout à fait, et au bout de dix à douze jours la cicatrisation est complète.

Une fois la cicatrisation terminée, le chancre présente encore pendant quelque temps cette coloration rosée et vernissée; si l'accident primitif s'est accompagné d'induration, celle-ci peut persister quelquefois longtemps après la guérison du chancre. M. Puche l'a constatée au bout de cinq ans; M. Verneuil après quatorze ans, M. Ricord l'a observée trente ans après l'accident primitif.

III. — INDURATION.

Etudions maintenant l'induration, tant au point de vue
symptomatologique qu'au point de vue anatomo-pathologique.

L'induration se montre toujours après le début du chancre :
jamais elle ne le précède. Elle fait quelquefois défaut, ou
bien elle présente des degrés différents dans sa consistance.

Ainsi elle peut avoir la consistance *ligneuse* ; elle semble
être *une moitié de pois sec logé sous les tissus* (Bell). Tantôt
elle est *rénittente* comme du caoutchouc ; tantôt il semble
que ce soit une feuille de parchemin placée sous le chancre
(*induration parcheminée*) ; ou bien enfin les bords seuls du
chancre sont seuls indurés (*induration annulaire*).

Nous allons examiner les différentes explications qui ont
été données sur la cause de l'induration.

C'est M. le professeur Robin qui le premier a étudié au
microscope l'anatomie pathologique de l'induration. Dans
un mémoire présenté à l'Académie des sciences le 2 no-
vembre 1846, M. Robin « assigne pour siège à l'induration le tissu lamineux sous-cutané et sous-muqueux et
principalement le réseau lymphatique. Elle est constituée
par du tissu fibro-plastique et des cytoblastions. »

Plus tard, Virchow (*Syphilis constitutionnelle*, trad. de
Picard, 1860) donna comme cause de l'induration les mêmes
lésions anatomiques que dans le cas de gommes. Selon
lui, il y a « prolifération du tissu cellulaire, avec épaississement et une destruction des éléments convertis en fines
granulations graisseuses. »

En 1863, Ordoñez, dans une note insérée dans le livre
de MM. Belhomme et Aimé Martin, explique ainsi l'induration :

1o « L'épaississement de l'épiderme ;

2o « Les digitations interpapillaires du corps muqueux
de la peau, plus volumineuses qu'à l'état normal, et de
petites hémorrhagies des anses capillaires du derme ; l'hé-
matosine du sang, mêlée à quelques globules sanguins à
différents degrés d'altération, se trouve par plaques tou-

jours au niveau de la couche papillaire du derme, entre celle-ci et le corps muqueux. » (Belhomme, Aimé Martin, p. 134.)

4° « Une infiltration de lymphe plastique dans les mailles du tissu du derme, et en outre dans la trame du derme une grande quantité d'éléments embryoplastiques. »

Enfin, dans ces derniers temps, M. Cornil, professeur agrégé de la Faculté, a décrit d'une façon complète l'anatomie micrographique de l'induration. Après avoir confirmé les différentes données sur les causes de l'induration, M. Cornil a appelé l'attention sur « une lésion du réseau vasculaire de la région chancreuse, lésion qu'on avait décrite en Allemagne sous le nom d'*épaississement scléreux inflammatoire des tuniques des vaisseaux artériels et veineux portant surtout sur les membranes externe et adventice*. »

Les recherches microscopiques qu'il a faites et les préparations représentées dans son livre (*Leçons cliniques sur la syphilis*, pl. III, fig. 7) montrent, en les confirmant, l'exactitude de l'assertion du médecin allemand. « La membrane interne, dit M. Cornil (p. 38), c'est-à-dire la partie comprise entre la lame élastique interne et la lumière vasculaire, est un peu plus épaisse qu'à l'état normal, et la lumière du vaisseau, remplie de cellules lymphatiques, de cellules endothéliales et de fibrine, est un peu rétrécie. La membrane musculeuse n'est pas hypertrophiée, mais toute la portion externe de la membrane moyenne et de la membrane externe est considérablement accrue et infiltrée de cellules entre les fibrilles du tissu conjonctif. Le tissu cellulaire voisin en est également rempli, de telle sorte que le vaisseau tout entier est accompagné d'une zone inflammatoire considérable. »

La même lésion s'observe dans les veines, en sorte que nous avons l'explication de toutes les espèces d'indurations dont nous avons fait l'énumération plus haut. « Lorsque la sclérose a atteint seulement le réseau vasculaire superficiel, on a affaire à une induration superficielle (*induration parcheminée*); si la sclérose a envahi en même temps les vaisseaux superficiels, le réseau vasculaire profond, les branches intermédiaires étant également prises, on a un noyau dur d'une épaisseur plus considérable, variable du reste suivant la région de la peau. » (Cornil, *loc. cit.*, p. 43.) Quant à l'absence de douleur, elle est inexplicable, car les recherches de M. Cornil lui ont encore fait constater « que les faisceaux nerveux qui passent dans le tissu induré du chancre et qui sont entourés par un tissu conjonctif infiltré de petites cellules rondes sont enflammés dans leur gaine lamelleuse et dans le tissu conjonctif qui accompagne ces faisceaux entre les tubes nerveux dans l'intérieur des faisceaux. La gaine lamelleuse dissociée, les cellules plates qui séparent les lamelles sont ou plus grosses, plus tuméfiées qu'à l'état normal, ou remplacées par de nombreuses cellules allongées ou rondes et alors petites. On voit entre les tubes nerveux de petites cellules; mais les tubes sont normaux, et les cylindres-axes ne sont pas modifiés. C'est donc une névrite qui évolue sans douleur. » (Cornil, p. 44.)

Il nous est maintenant facile de nous rendre compte des causes de l'induration. En résumé, tous les organes placés au voisinage du chancre participent à l'inflammation scléreuse. C'est ainsi que nous avons l'épaississement du derme, l'hyperplasie du tissu conjonctif sous-jacent, prolifération abondante de jeunes cellules dans les mailles de ce tissu, sclérose des parois artérielles et veineuses, oblitération de leur lumière par des cellules endothéliales, et lymphite de tous les vaisseaux lymphatiques (lymphite que nous retrouverons plus loin dans le cas de phimosis consécutif à des chancres sous-préputiaux). Nous avons donc là tous les éléments possibles pour produire cette induration. De plus, comme les différents organes qui sont envahis par ces cellules ne reprennent pas leurs fonctions normales aussitôt après la cicatrisation du chancre; comme, en outre, quelques vaisseaux artériels, veineux et lymphatiques restent oblitérés en conservant un épaississement de leurs parois, il en résulte ces indurations que l'on retrouve si longtemps après la guérison du chancre, ainsi que M. Ricord l'a constaté au bout de trente ans.

IV. — LYMPHITE ET ADÉNITE.

En même temps que les chancres se développent, ces accidents provoquent toujours un retentissement sur le système lymphatique, vaisseaux et ganglions.

Les lymphatiques de la verge présentent une induration qui les fait ressembler à de petits cordons noueux logés sous la peau. Ces renflements nodulaires sont dus à la structure anatomique des vaisseaux lymphatiques. Cette lymphite peut être suivie jusqu'à la racine de la verge.

On la rencontre également dans le chancre simple et dans la blennorrhagie ; mais dans ces deux cas les lymphatiques sont simplement engorgés et non pas indurés ; et puis ces derniers ont une grande tendance à passer à la suppuration et à former des abcès dont l'aspect simule un chancre du fourreau de la verge. Nous en donnerons des cas lorsque nous ferons l'étude de la blennorrhagie.

La lymphite de la verge est bientôt suivie de l'*adénite* des ganglions de l'aine. Cette adénite s'empare successivement de tous les ganglions, en formant une véritable *pléiade ganglionnaire*. Ces ganglions sont franchement indurés et hypertrophiés. Ils offrent une consistance ligneuse ; ils roulent sous le doigt comme des amandes placées sous la peau (*induration amygdaloïde* de Lée). Quelquefois même, on peut constater à simple vue un relief appréciable formé par ces ganglions.

Cette adénite peut être croisée, c'est-à-dire siéger du côté opposé où est le chancre, si le chancre est situé sur une des faces latérales de la région pénienne. Elle peut être double, c'est-à-dire bilatérale, quand les chancres sont placés sur la face dorsale de la région.

La même différence que nous avons notée entre la lymphite du chancre infectant et celle du chancre simple s'observe également dans l'adénite inguinale. Avec le chancre syphilitique, il y a hypertrophie et induration ; dans le chancre simple, il y a hypertrophie et engorgement avec tendance au ramollissement et à la suppuration, tandis que l'adénite syphilitique suppure rarement.

Cependant on peut quelquefois voir la suppuration survenir, chez des sujets scrofuleux, lymphatiques ou cachectiques ; mais cette suppuration est moins abondante que
dans le cas de chancre simple ; le pus est de moins bonne
nature : c'est plutôt un liquide séro-purulent qu'une suppuration franchement phlegmoneuse.

Il arrive, dans certains cas, que cette suppuration des
ganglions prenne une marche chronique ; que la sécrétion
séro-purulente, sans être extrêmement abondante, soit tout
à fait intarissable et devienne pour les malades une cause
d'ennui, les conduisant jusqu'à l'hypochondrie, comme dans
toutes les suppurations longues. Dans ce cas, le seul traitement possible consiste à exciser les ganglions. Et la suppuration finit par s'arrêter, comme si ces ganglions jouaient
le rôle d'un corps étranger.

Disons, pour terminer le diagnostic différentiel de l'adénite syphilitique et de l'adénite du chancre simple, que
cette dernière ne se développe jamais sans s'accompagner
d'une réaction générale, frisson, fièvre, etc., et la douleur
est quelquefois très vive, tandis que l'adénopathie syphilitique est absolument indolore.

V. — DIAGNOSTIC.

D'après tout ce que nous venons de dire, il semblerait
que le diagnostic des chancres infectants ne présente pas
de difficultés. Il n'en est pas toujours ainsi cependant, et
le diagnostic est quelquefois très difficile, et à ce sujet nous
devons parler des moyens d'exploration que nous avons à
notre disposition, pour savoir si, à l'aspect d'une ulcération
de la verge, nous pouvons dire *à priori* si le malade a oui ou
non un chancre syphilitique.

En premier lieu, nous avons l'aspect propre du chancre.
Si un malade présente à la verge une papule d'une coloration cuivrée ou rouge sombre, faisant une légère saillie au-
dessus des tissus voisins ou au même niveau qu'eux,
ayant son centre légèrement déprimé en forme de cupule,
de godet, si de plus cette lésion offre un aspect luisant et

vernissé, si elle s'accompagne d'une sécrétion séro-gommée peu abondante, tantôt claire et limpide, tantôt légèrement roussâtre, on est en présence d'un chancre syphilitique. Le malade a la syphilis.

Mais, si l'ulcération n'offre pas tous les caractères que nous venons d'indiquer et qui appartiennent en quelque sorte à un chancre type, il faut explorer le système lymphatique et surtout les ganglions inguinaux, *ces compagnons obligés du chancre*, selon l'expression de M. Ricord. S'ils ne sont pas encore pris, car l'adénopathie peut quelquefois se prendre seulement huit à quinze jours après le début du chancre, il faut alors remonter dans l'histoire de la maladie, interroger le sujet sur la date de son dernier coït, demander combien de temps s'est écoulé entre le dernier rapport sexuel et l'apparition du chancre, ne pas oublier que le chancre infectant a une incubation longue, extraordinairement longue quelquefois, trente-cinq, quarante, soixante, soixante-dix jours ; nous avons observé une incubation de cent quatorze jours (près de quatre mois). Si les souvenirs du malade font défaut, s'il a vu un très grand nombre de femmes, ou s'il n'ose pas soupçonner telle femme d'être malade, il ne reste plus alors qu'un seul moyen de tirer la question au clair et d'assurer le diagnostic : ce moyen est l'*inoculation*, mais entendons-nous bien, l'*auto-inoculation*, c'est-à-dire sur le malade lui-même.

Voici comment on procède :

A l'aide d'une lancette, ou tout simplement d'une épingle, on recueille de la sécrétion du chancre sur la pointe de l'instrument et on pratique une véritable vaccination sur la paroi abdominale de préférence à toute autre région, car elle est moins exposée aux chocs. Puis on recouvre la piqûre d'un verre de montre maintenu par une croix de Malte en diachylon, au centre de laquelle on a pratiqué une ouverture afin de pouvoir suivre les progrès de l'inoculation.

Si au bout de deux ou trois jours on ne voit rien survenir, si en un mot l'inoculation a été *négative*, dans ce cas on a affaire à un chancre syphilitique, et il faut tout de suite instituer le traitement mercuriel.

Quand au contraire l'inoculation est *positive*, c'est que c'est un chancre simple, et on assiste alors à l'évolution complète de cette ulcération, ce que nous décrirons en temps et lieu.

Il arrive dans certains cas que l'inoculation bien faite reste négative et que cependant l'on n'ait pas affaire a un chancre infectant. C'est qu'on se trouve en présence d'une ulcération consécutive, d'une *syphilide*. Et ceci nous amène à parler du diagnostic différentiel des lésions avec lesquelles on peut confondre le chancre.

VI. — DIAGNOSTIC DIFFÉRENTIEL.

Nous avons d'abord le *chancre simple*. Mais dans ce cas nous avons de la douleur, une suppuration abondante, franchement purulente, des bords taillés à pic, à contours irréguliers, déchiquetés, décollés. L'ulcération est creusée assez profondément, au lieu de faire saillie au-dessus des téguments. La pression est douloureuse, tandis que ce signe manque dans le chancre infectant. Puis enfin nous avons l'auto-inoculation, qui lève tous les doutes, quand les caractères du chancre simple, que nous décrirons plus loin, ne sont pas assez nets pour faire d'emblée le diagnostic.

Ulcération tertiaire. — Ce genre de lésion de la syphilis peut quelquefois comme aspect en imposer pour un chancre infectant (pl. VI, fig. 3) et même pour un chancre simple; examinons les deux cas. Dans le premier cas, on peut avoir affaire à une lésion ne suppurant pas, ainsi par exemple à une *syphilide papuleuse*, ou suppurant peu, à une *syphilide ulcéreuse*, et alors la confusion peut être facile, d'autant plus qu'il n'y a pas de phénomènes douloureux dans les deux lésions.

On peut être en présence d'une *gomme ulcérée*, et l'on sait que, dans ce genre de lésion, la suppuration est assez abondante, mais elle n'est pas aussi franchement purulente que dans le chancre simple. C'est plutôt une solution liquide de gomme mélangée à du pus. Dans l'un et l'autre cas, syphilide papuleuse, ulcéreuse ou gomme, l'inoculation serait négative.

Mais alors le véritable caractère de ces lésions est : qu'*elles ne s'accompagnent jamais d'adénopathie inguinale*.

Comme complément, nous dirons que la marche du chancre infectant est beaucoup plus rapide que celle des lésions tardives.

VII. — PRONOSTIC.

Par lui-même, le chancre infectant sans complications de phagédénisme ou de gangrène n'offre pas de gravité. Il n'en a que parce qu'il indique que le malade est en puissance de syphilis et que, comme tel, il est exposé à tous les accidents qui découlent de cette maladie, à moins qu'il ne se soigne sérieusement. Mais quant aux chancres, une fois guéris, ils le sont bien et ne reviennent *jamais*. Ce qu'on a pris pour des récidives de chancres n'étaient que des ulcérations syphilitiques d'apparence chancreuse, mais qui en diffèrent totalement et par la marche et par les symptômes.

VIII. — TRAITEMENT.

Le traitement est une des questions qui actuellement encore préoccupent et divisent le plus les médecins. Les uns, et nous sommes de ce nombre, veulent que l'on institue le traitement mercuriel tout de suite ; les autres veulent qu'on ne fasse qu'un traitement tonique ; les derniers, heureusement en fort petit nombre, tranchent la question en disant que l'on ne doit rien faire du tout.

Mais d'abord nous avons deux points à examiner dans le traitement :

1º Le *traitement du chancre ;* 2º le *traitement de la syphilis ;* et ce dernier présente deux divisions : le *traitement du débu* et le *traitement des manifestations consécutives*.

Nous ne nous occuperons pour l'instant que du traitement du chancre et du traitement du début de la syphilis, et nous posons comme règle de commencer la médicatio anti-syphilitique en même temps que le traitement d chancre.

Comme mode de pansement du chancre, les moyens les plus simples sont toujours ceux qui réussissent le mieux.

Nous avons d'abord l'*onguent mercuriel simple* ou *onguent gris*, l'*onguent mercuriel double* ou *onguent napolitain*.

Ces deux onguents ont bien l'inconvénient de tacher le linge et de donner un peu d'odeur; mais c'est un bon pansement, qu'on peut en toute confiance recommander aux personnes peu fortunées.

Nous avons ensuite la *pommade au calomel*, formulée ainsi :

Calomel...................... 5 gr.
Cérat opiacé................. 30

Le *vin aromatique* produit de bons effets ; mais il a l'inconvénient de sécher rapidement et de faire adhérer le linge du pansement avec la surface du chancre, ce qui fait que, quand on l'enlève, il se produit quelques petites éraillures qui retardent d'autant la guérison, en sorte qu'il y a nécessité à faire plusieurs pansements par jour, pour éviter que le médicament ne vienne à sécher. Aussi ce mode de pansement ne saurait être recommandé aux personnes que leurs occupations tiennent hors de chez elles pendant le jour. C'est pour cette raison que nous préférons ordonner le pansement avec une des pommades mercurielles ci-dessus, qu'on étend sur un linge ou sur de la charpie et qu'on applique sur la surface du chancre.

Dans la question du traitement du chancre se place la cautérisation. Doit-on cautériser le chancre ? Non ; nous dirions même que la cautérisation empêche la guérison du chancre. Il est évident qu'autrefois, alors que l'on ne connaissait pas la syphilis et que l'on rangeait dans la même classe de maladie le chancre infectant et le chancre simple, comme on croyait que la cautérisation du chancre empêchait l'évolution de la maladie, ce procédé thérapeutique pouvait se comprendre. Mais aujourd'hui que l'on connaît bien la syphilis, que l'on sait que l'apparition du chancre annonce que la maladie est en pleine évolution, la cautérisation est inutile.

Il est cependant des cas où l'on doit l'employer : c'est

lorsque le chancre prend la forme phagédénique, ou bien lorsqu'il se forme des bourgeons charnus trop exubérants ; dans ces conditions, le crayon d'azotate d'argent produit de très bons effets.

Il est un autre cas où l'on doit employer le caustique : c'est lorsque le chancre se transforme *in situ* en *plaque muqueuse* ; mais alors on a affaire à un *accident secondaire* de la syphilis, pour lequel le traitement est tout à fait différent et qui trouvera sa place dans l'étude de ces accidents.

En même temps qu'on prescrit le traitement du chancre, il faut, ainsi que nous l'avons dit plus haut, instituer immédiatement le traitement anti-syphilitique.

Nous allons donner quelques-unes des formules les plus employées.

1° PILULES DE DUPUYTREN.

Sublimé...................... ⎫ āā 1 centigr.
Extrait gommeux d'opium... ⎭
Extrait de gaïac............ 15

Pour une pilule ; une à trois par jour.

2° PILULES DE SÉDILLOT.

Onguent mercuriel.............. 10 centigr.
Savon médicinal................ 7
Poudre de réglisse............. 3

Pour une pilule ; deux par jour pour les femmes, trois pour les hommes.

3° PILULES DE RICORD.

Proto-iodure de mercure...... ⎫ āā 5 centigr.
Thridace..................... ⎭
Extrait thébaïque............ 1
Extrait de ciguë............. 1

Pour une pilule ; deux à trois par jour.

4° M. le Dr Mauriac, afin de mettre l'estomac plus à même de supporter le mercure, a adopté la formule suivante, que nous employons également, car il cause rarement d'accident du côté de la bouche ou des intestins.

>   Proto-iodure de mercure........ 3 centigr.
>   Extrait de quinquina............ 6
>   Extrait thébaïque............... 1

Pour une pilule; en faire prendre de deux à trois par jour; on peut porter la dose à cinq par jour dans les cas graves.

5° On peut également donner des pilules au sublimé (Ch. Mauriac) :

>   Sublimé........................ 1 centigr.
>   Extrait de quinquina............ 6
>   Extrait thébaïque............... 1

Pour une pilule: une le matin, une le soir.

Nous avons encore une foule d'autres préparations, aussi bonnes les unes que les autres ; nous les donnerons à la fin du volume.

Mais enfin, quelle que soit la préparation mercurielle que l'on choisisse, nous recommandons de toujours faire prendre le médicament immédiatement avant le repas. En même temps qu'on fait suivre le traitement mercuriel, il faut, pour éviter la salivation, donner du chlorate de potasse, soit sous forme de pastilles, soit sous forme de gargarisme, à la dose de 10 à 20 grammes de sel pour un litre d'eau.

Si les malades ne pouvaient, par impossibilité absolue, prendre du mercure par la bouche, par suite de la trop grande susceptibilité de l'estomac, on peut tourner la difficulté en faisant faire des frictions mercurielles, avec gros comme une noisette d'onguent napolitain, sous es aisselles en alternant chaque jour de côté. Mais il faut agir avec beaucoup de précaution, car ce mode d'administrer le médicament provoque, beaucoup plus rapidement que les autres, la salivation mercurielle, et même la stomatite et la stomato-gingivite.

Les bains mercuriels pourraient au besoin remplir l'indication :

Sublimé......................................
Chlorhydrate d'ammoniaque............. } āā 20 gr.
Eau distillée............................... 120

Pour un bain.

On peut remplacer le chlorhydrate d'ammoniaque par de l'alcool. Mais il faut mettre l'un ou l'autre, car le sublimé est insoluble dans l'eau sans la présence du sel ammoniac ou de l'alcool.

Les bains devront être pris dans une baignoire de bois, de marbre, de porcelaine émaillée ou d'étain, mais jamais dans une baignoire de zinc, sans quoi il se formerait du chlorure de zinc. Et, outre la dégradation de la baignoire, on serait exposé à prendre un bain caustique au lieu d'un bain curatif.

IX. — ETIOLOGIE.

L'*étiologie* est une des questions les plus importantes de la syphilis, et nous avons ici comme dans le traitement deux points à examiner : l'*étiologie du chancre* et l'*étiologie de la syphilis*.

L'*étiologie du chancre*, nous l'avons dit au début de ce travail, c'est la *contagion*. Mais quelle est l'*étiologie de la syphilis*? La syphilis, dit-on, est une maladie virulente; mais quel est le principe virulent? Quel est le virus? Est-ce une cellule, comme dans le cancer? Est-ce un parasite végétal, un champignon, comme le *tricophyton* de l'herpès circiné ou le *microsporon furfur* du pityriasis versicolore? En 1872, un micrographe allemand, Lostorfer, crut reconnaitre le principe virulent de la syphilis dans des granulations que renfermait le sang des syphilitiques. Il put même, à simple examen d'une goutte de sang placée sous le champ du microscope, dire si le sang appartenait à un syphilitique ou à un sujet sain. Mais on a prouvé que ces granulations étaient tout simplement des globules graisseux (*Lancet*, 1872).

En 1878, Klebs, dans un travail intitulé *De l'inoculation de la syphilis aux animaux et de la nature du contage syphilitique (Prag. med. Woschenschr.*, III, 41), dit que le virus syphilitiqne est constitué par des champignons qu'il appelle *hélico-monades.* Les parasites existent d'une manière constante dans l'induration. Le travail de Klebs a été analysé par le Dr Spilmann, professeur agrégé de la Faculté de Médecine de Nancy, dans le nº 4 des *Annales de dermatologie et de syphiligraphie*, 1879, et c'est à cette analyse que nous allons emprunter les faits de Klebs. Le professeur allemand a inoculé des portions de chancre huntérien excisé; «le liquide qui imprégnait ces tissus renfermait des cellules arrondies en grand nombre et des bâtonnets doués d'un mouvement très lent. En cultivant ce liquide sur de la gélatine, on obtient au bout de quelques jours des tapis de champignons qui, disposés d'abord sous forme d'anneaux, finissent par se réunir les uns aux autres en s'enchevêtrant. Klebs a pratiqué des inoculations sur des animaux depuis trois ans, et il n'a jamais obtenu de résultat décisif que chez le singe. »

La première inoculation fut faite le 8 juillet 1875, sur un singe avec le liquide de culture. Le 15 août, c'est-à-dire quarante jours après, l'animal présenta sur la langue, sur les gencives et dans la cavité buccale, des ulcérations syphilitiques, qui furent également reconnues comme telles par le professeur Pick.

Le 1er septembre, cinquante-cinq jours après l'inoculation, l'autopsie du singe fut pratiquée, et on découvrit entre la dure-mère et la voûte crânienne des dépôts caséeux « ressemblant comme nature et comme siège à des syphilomes. A 'examen microscopique, on trouva, outre des cellules fusiformes nombreuses, des bâtonnets et des filaments analogues à ceux obtenus par la culture. » D'autres dépôts semblables se rencontraient dans les poumons et dans les reins.

La seconde inoculation eut lieu également sur un singe, le 29 décembre 1877. « La plaie d'inoculation se cicatrisa sans présenter aucun signe de réaction inflammatoire ; les ganglions lymphatiques les plus voisins présentèrent seuls de la tuméfaction. L'animal resta bien portant, mais au bout de six semaines il fut pris de fièvre ; peu de jours après ces phénomènes fébriles, on vit apparaître à la face, à la tête et au cou une série de papules. Ces papules étaient caractérisées par un épaississement du derme, qui présentait à ce niveau 2 ou 3 millimètres d'épaisseur et une coloration d'un rouge brun ; au sommet de ces efflorescences, l'épiderme se trouvait partiellement soulevé par une petite quantité de liquide séreux qui ne tardait pas à se dessécher. On ne vit apparaître d'ulcérations en aucun point ; une fois la fièvre disparue, les nodules se dissipèrent sans laisser de traces. Le 18 mai 1877, c'est-à-dire 4 mois et demi après, l'animal succomba sans avoir présenté de nouveaux phénomènes fébriles. A l'autopsie, on trouva des lésions osseuses du crâne qui rappelaient en tous points les altérations syphilitiques des os. »

Les autres organes examinés, entre autres les poumons et les reins, présentaient les mêmes lésions que dans le premier cas. « Ils étaient parsemés de noyaux à consistance gélatineuse. Ces noyaux ne renfermaient aucun produit caséeux ; ils étaient exclusivement composés de tissu interstitiel et de nombreuses cellules fusiformes. En somme, leur structure rappelait en tous points celle des syphilomes et n'offraient aucune analogie avec le tubercule.

« Le sang de l'animal fut cultivé ; au bout de quelques jours, des champignons analogues à ceux qui avaient servi à inoculer le premier singe se développèrent sur la gélatine. »

Le Dr Spillmann fait remarquer qu'aucun des animaux n'a présenté d'accident primitif. Il y a là en effet une lacune dans les observations. M. Spillmann termine son analyse en se demandant « si les noyaux développés dans les parenchymes quelques semaines après l'infection peuvent être comparés aux accidents tertiaires de la vérole qui ne surviennent chez l'homme qu'à une époque beaucoup plus reculée. »

Nous répondrons qu'il n'y a rien de surprenant à ce qu'une maladie aussi grave que la syphilis, inoculée à des singes dont la constitution est si sérieusement influencée et débilitée par nos climats, ne prenne chez ces animaux une marche rapide en trouvant un terrain mal préparé pour la recevoir et n'affecte le caractère de *syphilis maligne précoce* que l'on observe quelquefois chez l'homme.

Mais, avant de conclure à l'inoculation de la syphilis de l'homme chez le singe, attendons que de nouvelles expériences viennent confirmer celles de Klebs.

Si réellement la maladie n'est inoculable qu'au singe seul, à l'exclusion de tous les autres animaux, ce fait de pathologie viendrait apporter de nouvelles preuves de la théorie de l'*évolution des espéces*.

Cutter (de Chicago) admet la présence d'un parasite végétal dans le virus syphilitique. Mais toutes ces recherches ont besoin d'être confirmées.

Quoi qu'il en soit, que le principe virulent de la syphilis soit un végétal ou une cellule, il est *un*, il est *fixe* et ne se transmet jamais autrement *que par contagion*, et il ne se manifeste jamais autrement *que par un ou des chancres*, et la contagion est *directe* ou *médiate*.

Dans le chancre *génital* ou *pénien*, la contagion est presque toujours *directe*, et le coït est, dans l'immense majorité des cas, la cause de la contagion. Le chancre peut se développer soit à la suite d'un coït normal, soit à la suite de rapports anormaux : *coït buccal* ou *pédérastie*. Mais il faut toujours une érosion, si minime qu'elle soit, qui serve de porte d'entrée au virus, et *autant d'érosions autant de chancres*. Nous dirons même que la contagion à la suite du coït buccal (*succio virgæ*) est peut-être aussi fréquente, sinon plus qu'à la suite de rapports normaux ; seulement les malades n'avouent pas toujours comment ils se sont exposés. Pour peu que la femme ait ou des chancres ou des plaques muqueuses de la bouche, comme les causes d'érosions à la verge sont beaucoup plus nombreuses, les chances d'infection sont par cela même beaucoup plus grandes. Et pourtant combien d'individus pratiquent ce genre de coït, en étant intimement convaincus que c'est un moyen d'éviter la syphilis !

Nous ne parlerons pas de la pédérastie : la contagion se transmet soit du sujet actif au sujet passif, soit inversement.

Comme contagion médiate, le Dr Clerc a observé un chancre infectant du gland qui provenait du frottement de la verge contre un pantalon d'origine suspecte que le malade, un vieillard de soixante-dix ans, portait depuis deux mois (Rollet, *Mal vén.*).

CHAPITRE II

DES DIFFÉRENTES FORMES DE CHANCRES

Les chancres infectants ne se présentent pas toujours avec les caractères que nous venons de décrire. On rencontre des accidents primitifs dont le diagnostic offre de réelles difficultés par suite des anomalies qu'ils présentent dans leur aspect et dans leur évolution.

Ainsi nous avons : les *chancres érosifs*, les *chancres serpigincux*, les *chancres gangréneux pultacés*, les *chancres phagédéniques*.

I. — CHANCRES ÉROSIFS.

Le nom l'indique, ce sont de véritables *érosions*, des *écorchures*, qui ne se montrent pas avec cette forme arrondie, ovale, symétrique qui constitue le *chancre type*. Ici, nous avons une irrégularité constante et dans l'aspect et dans la forme.

C'est M. Bassereau qui, le premier, a attiré l'attention des médecins sur cette forme de l'accident primitif, et il les décrivait : « des érosions d'un diamètre variable, d'une forme arrondie ou irrégulière, formant des surfaces planes, de niveau avec les parties saines environnantes. Elles n'avaient jamais un fond déprimé ; assez souvent, elles devenaient saillantes, soit par le développement de bourgeons charnus, soit par l'accroissement de l'induration, de leur base. »

On les rencontre sur toutes les régions. On peut voir deux de ces érosions sur le fourreau de la verge (pl. II, fig. 1). On remarquera l'irrégularité de la forme de ces chancres ; ils sont presque au même niveau que la peau (pl. I, fig. 2).

On voit une seconde forme de chancre érosif de la région inguinale pl. IX, fig. 2.

Nous en avons vu un autre, situé sur la face dorsale de la verge, en arrière de la couronne du gland sur la muqueuse. Ce chancre avait l'apparence d'une écorchure faite avec l'ongle ; il avait une forme à peu près quadrangulaire, avec induration parcheminée ; sans la sécrétion sérogommée qui lui donnait un aspect luisant, et sans la pléiade ganglionnaire de l'aine, on n'aurait jamais, au premier abord, songé à un chancre.

Ces chancres peuvent revêtir la forme *plate* ou la forme *bombée* (*ulcus elevatum* de Babington).

Ils peuvent avoir la forme *serpigineuse*. Dans ce cas, on remarque une tendance à envahir les parties voisines, et, à mesure qu'ils gagnent d'étendue, leur point de départ se cicatrise ; ils présentent une irrégularité très grande dans leur forme.

Mais il faut noter que ces chancres s'étendent plutôt en largeur qu'en profondeur. Les bords peuvent être irréguliers, mais ils ne sont nullement *déchiquetés ni décollés ;* ils s'élèvent en pente douce jusqu'au niveau des parties saines.

Ainsi on peut voir (planche II) deux chancres serpigineux bien différents, un du gland (fig. 3 et 4), l'autre du reflet balano-préputial (fig. 2).

Ces chancres ne présentent par eux-mêmes aucune complication ni gravité dans le *pronostic.* Le seul inconvénient est leur marche envahissante. Il est vrai que celle-ci peut s'arrêter spontanément. Ces chancres ne sont nullement douloureux.

II. — CHANCRES GANGRÉNEUX.

Ces sortes de chancres sont caractérisés par la nécrose des parties sur lesquelles ils se sont développés. Ils présentent deux classes bien distinctes :

Les *chancres gangréneux pultacés*;

Les *chancres gangréneux phagédéniques.*

1° *Chancres gangréneux pultacés.* — Le mot *pultacé* (de *pultis*, bouillie) indique les modifications que subissent les chancres. Voici ce qui se passe : une fois le chancre arrivé à sa période complète d'évolution, les tissus indurés subissent une régression moléculaire et se transforment en un véritable clapier purulent formé de tous les tissus indurés, sphacélés, mais limité à l'induration seule, au noyau du chancre, et alors, au lieu d'avoir cet aspect rouge sombre que nous avons décrit, il présente une teinte jaune clair ou jaunâtre entourée d'un liseré rouge vif. Le chancre représenté (pl. III, fig. 1) montre une transformation de ce genre. Nous l'avons pris à l'hôpital du Midi, dans le service de M. le Dr Mauriac, sur un malade d'une cinquantaine d'années, d'une faible constitution et dans des conditions hygiéniques mauvaises.

Une fois l'élimination du sphacèle effectuée, la cicatrisation se fait à l'aide de bourgeons charnus, et elle se termine sans laisser de traces, ou bien il ne reste qu'une légère cicatrice ombiliquée.

C'est M. Clerc qui, le premier, a mentionné ce mode de terminaison du chancre et qui l'a décrit dans son *Traité des maladies vénériennes*, page 91. Il a également observé un autre mode de terminaison. C'est un véritable *abcès* qui se forme dans l'induration et qui s'accompagne de douleurs très vives, comme dans tous les abcès. Tandis que, dans le cas de sphacèle, il y a peu ou point de douleur.

2° *Chancres gangréneux phagédéniques.* — Nous venons de voir la gangrène se limiter à l'induration du chancre, sans qu'il y ait d'autres parties atteintes que le point où était situé le chancre.

Nous allons maintenant étudier le chancre gangréneux *phagédénique.* Nous savons que l'induration est constituée par l'inflammation et par l'épaississement des parois artérielles et veineuses, et que ces vaisseaux sont quelquefois complètement oblitérés. Il en résulte que ces altérations empêchent la nutrition du point où est le chancre, et nous avons ainsi les éléments nécessaires à la production de la gangrène. Si maintenant l'induration est atteinte par la gangrène . et que la suffusion plastique et la prolifération cellulaire s'étendent dans les tissus voisins, ceux-ci seront à leur tour frappés de gangrène, qui s'étendra ainsi de proche en proche en frappant de mort tous les points atteints et en produisant des eschares superficielles ou profondes. Celles-ci s'élimineront en laissant au-dessous une plaie irrégulière en forme et en profondeur et quelquefois avec perte de substance plus ou moins considérable.

Cette mortification s'établit quelquefois sourdement, et les malades n'éprouvent aucune douleur, tantôt il y a une véritable réaction inflammatoire qui retentit sur toute l'économie, avec frisson, fièvre, vomissement, etc. Cependant, d'une façon générale, le phagédénisme qui se voit avec le chancre infectant est rare, et n'est jamais aussi douloureux que dans le cas de chancre simple. On peut voir un chancre phagédénique infectant pl. III, fig. 2.

Diagnostic. — Le chancre pultacé peut être confondu avec une gomme ulcérée ; mais, dans ce dernier cas, la sécrétion n'est pas la même que dans le cas de chancre. Le produit de la gomme est moins concret que le produit du chancre pultacé ; et de plus, signe tout à fait important, la gomme est une syphilide tardive, *qui ne s'accompagne jamais d'adéno-pathie inguinale.*

Le chancre phagédénique infectant peut être confondu avec le *chancre simple phagédénique*. Mais la douleur, dans ce dernier cas, est beaucoup plus vive, la suppuration beaucoup plus abondante, et enfin, dans le chancre simple, les parties exhalent une odeur infecte.

Le *cancroïde de la verge* peut être, au début, confondu avec le chancre phagédénique, mais la marche de ce dernier est beaucoup plus rapide ; et, dans le cas de chancre, les ganglions inguinaux se prennent presque immédiatement et sont indolores, tandis que dans le cancroïde ils ne se prennent que plus tard et sont douloureux. On peut voir planche IV, figure 4, un cancroïde de la muqueuse préputiale que nous avons observé en 1877 dans le service du D‍r Horteloup.

Ce cancroïde se présentait sous l'aspect d'une ulcération

qui avait envahi la moitié de la circonférence de la muqueuse préputiale. Cette ulcération avait une forme irrégulière : les bords étaient décollés, taillés à pic ; le fond de la plaie présentait des élevures et des dépressions, de nombreux bourgeons charnus saignant facilement, et reposait sur une base indurée.

Dans l'aine, une double pléiade ganglionnaire.

L'aspect de la plaie pouvait faire croire à un chancre phagédénique ; mais, en interrogeant le malade, il nous disait que l'ulcération avait débuté *trois mois* auparavant, qu'elle avait augmenté peu à peu d'étendue, et qu'elle s'était accompagnée tantôt de douleurs vives, tantôt de démangeaisons, ce qui a rarement lieu avec le chancre infectant.

Comme complication qu'on rencontre dans ces trois affections différentes, citons les hémorrhagies quelquefois assez abondantes et assez sérieuses pour nécessiter l'intervention chirurgicale.

Étiologie. — Les chancres gangréneux ne sont pas extrêmement fréquents ; quand on les rencontre, les individus qui les portent sont généralement dans de mauvaises conditions de santé. Ce sont des sujets âgés, ou bien des sujets jeunes, mais anémiés, dans un état cachectique. L'alcoolisme ou des excès de boissons pendant que les chancres évoluent sont une des causes les plus fréquentes.

Pronostic. — Le chancre gangréneux *pultacé* n'a pas de pronostic fâcheux par lui-même ; la réparation par bourgeons charnus se fait lentement, il est vrai, mais la guérison est la règle.

Le chancre phagédénique a un pronostic local plus grave : après l'élimination des parties sphacélées, la cicatrisation se fait, une fois que la gangrène s'est arrêtée, par bourgeons charnus, comme dans toutes les plaies ; mais il y a toujours une perte de substance plus ou moins considérable.

Quant à l'influence que ces chancres ont sur la marche et l'évolution future de la syphilis, ils n'en ont aucune. Ce sont des accidents primitifs graves ; mais ils ne font pas présager une syphilis grave.

Si l'on rencontre des accidents consécutifs présentant une certaine gravité chez des individus qui ont eu cette catégorie de chancre, il faut bien se rappeler que ces individus avaient déjà leur constitution délabrée par des excès antérieurs ou par des privations, et qu'alors ils sont dans de mauvaises conditions pour supporter les attaques d'une maladie aussi sérieuse que la syphilis. Quels sont les malades chez lesquels on rencontre *le plus souvent* de ces sortes de chancres? Ce sont des vieillards ou du moins des hommes âgés, épuisés par une vie de labeur, de privations ou de débauches; ce sont des jeunes sujets, vieux avant l'âge, portant souvent les stigmates d'une mauvaise santé, scrofule, rachitisme, etc. Chez ces malades, un chancre qui ne présenterait pas les caractères de phagédénisme pourrait être suivi de désordres syphilitiques constitutionnels extrêmement graves, précisément parce qu'ils n'ont pas la force de résistance suffisante pour faire face aux atteintes du mal. Mais alors, quand on a affaire à des malades de cette catégorie, qu'ils soient porteurs de chancres phagédéniques ou de chancres ordinaires, commencez par relever leur état général. Donnez-leur du vin de quinquina, du vin de gentiane, des toniques de toutes sortes, potion de Todd, viandes saignantes, sirop d'iodure de fer. Faites-leur prendre des pilules mercurielles, *de préférence au milieu du repas, de façon à incorporer le médicament avec les aliments.* Les frictions mercurielles sont indiquées ici; mais ici surtout il faut agir avec extrêmement de précaution. Faites-les promener au grand air, et en agissant ainsi avec eux, en leur donnant le traitement tonique dans toute l'acception du mot, vous les verrez reprendre peu à peu leurs forces et reconquérir une santé qui eût été à coup sûr ruinée à jamais par l'invasion de la syphilis.

Comme *traitement local,* il faut saupoudrer d'iodoforme, de poudre de quinquina. Laver fréquemment la plaie avec de l'eau phéniquée. En un mot, se servir de tous les traitements que la thérapeutique conseille dans les plaies de mauvaise nature.

III. — CHANCRE HERPÉTIFORME.

Cette dernière variété de chancre a été décrite pour la première fois par le Dr Dubuc, sous le nom de *chancre multiple herpétiforme.* Il en fit un mémoire qu'il présenta à la Société de médecine de Paris, en 1873.

Cette forme de l'accident primitif, qui se rapproche beaucoup du « chancre érosif desquamatif » observé chez la femme et décrit par le Dr Fournier, est caractérisée par des érosions multiples « qui, simplement desquamatives au début, deviennent érosives un peu plus tard. » Dans un cas, M. Dubuc eut l'occasion de voir ces chancres débuter par huit ou dix groupes d'exulcérations, composés chacun de quatre ou cinq ulcérations plus petites. Ces ulcérations saignent quelquefois assez facilement et s'accompagnent d'un peu de cuisson. L'induration est le plus souvent parcheminée.

M. Dubuc a eu l'occasion d'observer deux infirmiers de l'hôpital Saint-Louis qui eurent des rapports avec la même femme. L'un d'eux eut des chancres herpétiformes, l'autre un seul chancre induré type.

Dans un autre cas, l'incubation fut extrêmement courte, quatre jours environ, ce qui est extrêmement rare. De plus, les érosions chancreuses se montrèrent successivement. Ainsi le coït eut lieu du 1er au 6 janvier 1867. Le 10 janvier, il y eut une petite ulcération ; le 12, on remarqua trois petits boutons à peine saillants non ulcérés, et enfin, le 15, neuf autres se sont montrés. Ce qui constitue un total de quatorze chancres sur le même individu. Nous n'appelons pas l'attention sur le nombre considérable des chancres. C'est un fait qui n'est plus contestable ; mais ce qui est extrêmement anormal, c'est l'incubation courte et surtout l'éclosion successive et à intervalles assez grands des chancres. Or, dans l'immense majorité des cas, nous dirions dans la presque totalité des cas, 999 sur 1000, quel que soit le nombre des chancres, ils apparaissent tous à la fois.

Ce chancre peut être confondu avec l'herpès ; mais, dans le cas de chancre, la coloration est beaucoup plus rouge vif : c'est la couleur musculeuse ; tandis que l'herpès est d'une coloration rosée. En outre, l'évolution des chancres est beaucoup plus longue.

IV.

Nous terminerons cette énumération des variétés de l'accident primitif en décrivant un chancre que nous avons eu l'occasion de voir un jour à la consultation du Midi; nous l'avons dessiné d'après nature, pour M. Mauriac, et nous le donnons à la fin du volume (pl. III, fig. 3).

Ce chancre était constitué par une sorte de plaque *couenneuse* d'un aspect et d'une coloration cartilagineuse, étalée sur le gland, à bords irréguliers, ni déchiquetés ni décollés. L'exsudat formait une légère saillie au-dessus des parties voisines et présentait sur quelques points de sa surface des petits piquetés rouges, en même temps qu'on rencontrait des ulcérations sanguinolentes près de la couronne du gland. L'adénopathie siégeait à gauche.

Nous aurions voulu suivre l'évolution de ce chancre, mais c'était un malade du dehors, et nous ne l'avons pas revu.

V. — TRANSFORMATION « IN SITU » DU CHANCRE EN PLAQUE MUQUEUSE.

Afin d'être complet, nous allons citer ce mode de terminaison du chancre infectant. C'est M. Ricord qui, le premier, a signalé cette modification du chancre. Puis MM. Deville et Davasse ont publié un mémoire sur ce fait dans les *Archives générales de médecine* (1846).

Voici ce qui se passe quand cette transformation a lieu. Nous avons dit plus haut que la surface du chancre est lisse, vernissée, que la sécrétion est séro-gommée; quand la transformation s'effectue, on voit la surface du chancre changer d'aspect: il se forme quelques petits bourgeons charnus, la coloration devient moins foncée, la sérosité se change en pus; en même temps l'induration devient de moins en moins prononcée, les tissus s'assouplissent, et la plaque muqueuse est constituée.

C'est alors que la cautérisation avec le crayon d'azotate d'argent est indiquée pour enrayer la marche de cette nouvelle lésion.

2.

CHAPITRE III

VARIÉTÉS DE SIÈGE DES CHANCRES GÉNITAUX

Nous allons maintenant nous occuper des différents point
que peuvent occuper les chancres sur les organes génitau:
et des différents caractères qu'ils peuvent présenter suivan
le point qu'ils occupent.

I. — CHANCRES DU GLAND.

Les chancres du gland présentent presque toujours cett
surface luisante dont nous avons déjà parlé. Leur form
est le plus souvent parfaitement circulaire ou ovale. L'indi
ration offre tous les degrés. Quand celle-ci a le caractèi
ligneux, elle communique cette dureté à toute la régioi
Ces chancres sont tantôt légèrement excavés en forme c
godet, tantôt ils forment une saillie au-dessus des tissi
voisins, tantôt enfin ils présentent une excavation *infund
buliforme*. Nous en avons vu un dont la cavité mesura
un centimètre de profondeur, mais nous ferons remarqui
que ce n'était pas un chancre phagédénique ni pultac
(pl. IV, fig. 3). Tantôt ils ont la forme serpigineuse. On pei
voir (pl. II, fig. 3 et 4) un chancre de cette nature : il ava
envahi tout le gland en sculptant pour ainsi dire son traj
dans l'épaisseur de la muqueuse.

II. — Chancres de la rainure.

Les accidents primitifs que l'on rencontre dans la rainure balano-préputiale présentent cette symétrie dont nous avons déjà parlé et qu'on peut vérifier en prenant le chancre entre le pouce et l'index et en rapprochant la moitié préputiale de la moitié balanique ; on constate que les deux moitiés se rapportent exactement l'une sur l'autre.

Mais aussi il peut arriver que ces chancres ne présentent pas toujours cette régularité. C'est dans cette région qu'ils offrent les caractères qui les font ressembler à des chancres simples ; seulement ils ne suppurent pas comme ces derniers, et, quelque irrégulière que soit leur forme, ils ont toujours cet aspect vernissé dû à leur sécrétion séro-gommée. Et si par hasard l'adénopathie inguinale n'était pas encore déclarée, si les caractères n'étaient pas très nets, on devra pratiquer l'auto-inoculation pour éclairer le diagnostic.

III. — Chancres du filet.

Les chancres de cette région peuvent se développer de chaque côté du filet. Dans ce cas, la petite fossette qui se trouve à droite et à gauche du filet est comblée par une papule faisant saillie au-dessus de la muqueuse.

Le chancre peut envahir tout le filet et prendre le caractère ulcératif qui entraînera la destruction du frein.

Ces chancres se rencontrent assez souvent, par suite de la grande fréquence des chancres de la fourchette chez la femme.

Comme le diagnostic des accidents primitifs de cette région n'est pas toujours très facile, nous allons parler des symptômes et des autres lésions avec lesquels on peut les confondre.

La douleur qui, nous l'avons dit, n'existe jamais dans les autres chancres infectants, peut se montrer ici : d'abord lorsque quelques gouttes d'urine viennent baigner l'ulcération ; ensuite pendant les érections ; comme il n'y a plus autant de souplesse dans les tissus il se produit de petites ulcérations ou plutôt des fissures qui deviennent assez douloureuses.

Mais autrement, à l'état flaccide, le chancre du filet est comme les autres, complètement indolore, même quand le filet est détruit.

Les accidents avec lesquels on peut confondre les chancres infectants du filet sont d'abord : le chancre simple; mais, dans ce cas, les douleurs sont extrêmement vives, la suppuration est abondante et la marche beaucoup plus rapide;

Puis nous avons les abcès dits *en bissac* qui se développent de chaque côté du frein et qui une fois vides du pus qu'ils contenaient, peuvent simuler un chancre ulcéreux; mais ils ne se développent pas sans provoquer une réaction assez vive, et la pression entre deux doigts est beaucoup plus douloureuse que dans le chancre infectant.

Des végétations sessiles peuvent faire croire à un chancre infectant; mais, quand on examine de plus près, on voit les papilles blanches rosées de ces végétations, qui n'ont jamais d'ailleurs l'aspect vernissé des chancres.

L'herpès a toujours une forme *policyclique*, et en outre présente d'autres vésicules entières, aux environs de la partie malade.

Les plaques muqueuses sécrètent une sérosité purulente d'une odeur fade et n'offrent jamais l'aspect lisse du chancre.

IV. — CHANCRES DU CANAL DE L'URÈTHRE.

Dans l'étude du chancre uréthral, nous avons à considérer deux points importants par rapport au siège de l'accident primitif :

1º Les *chancres du méat et de la fosse naviculaire;*

2º Les *chancres situés profondément dans le canal.*

1º *Chancres du méat.* — Le chancre peut siéger soit sur une des lèvres du méat, soit sur une des commissures, soit dans la fosse naviculaire, soit sur tout le pourtour du méat.

Le début est insidieux, comme dans tous les chancres, et il attire encore moins l'attention des malades, eu égard à son siège, et pendant les premiers jours de son développement il passe inaperçu; mais quand il s'exulcère, sa surface étant baignée par l'urine, il y a de la douleur au moment de la miction, et ce symptôme avertit les malades de la présence du chancre. Celui-ci peut évoluer sans apporter le moindre trouble du côté de la miction; tantôt, au contraire, il peut causer une véritable gêne et même un obstacle complet. Cette complication se produit lorsque, par suite de l'inflammation causée par le chancre, les lèvres du méat sont tuméfiées, font saillie dans le canal et en rétrécissent l'orifice. Dans ce cas, le rétrécissement du méat n'est que momentané; au fur et à mesure que l'induration disparaît, les lèvres du méat reprennent leur volume normal, et tout rentre dans l'ordre; cependant l'induration peut persister encore assez longtemps. Mais, lorsque le chancre siège sur le pourtour entier du méat, et qu'il entre dans la période de cicatrisation il peut prouver que les deux surfaces du chancre finissent par se réunir l'une à l'autre, en rétrécissant l'orifice du méat, et peuvent même provoquer une action complète. Sans aller jusqu'à l'atrésie, le rétrécissement du méat peut être assez considérable pour provoquer une rétention d'urine.

Voici d'ailleurs à l'appui de ce que nous avançons une observation que nous trouvons dans le *Traité des maladies vénériennes* de Vidal (de Cassis) et qui, ainsi que le dit ce chirurgien, doit être unique dans la science.

Observation. — *Chancre du méat.* — *Rétention d'urine.* — *Mort.*

C..., porteur d'eau, vingt-six ans, tempérament nervososanguin, constitution athlétique. Entré le 18 mars 1852, salle 10, n° 12, du service de M. Vidal (hôpital du Midi).

« C... a joui dès l'enfance d'une excellente santé. Il se nourrit assez bien et boit beaucoup de vin.

Il a eu il y a trois ans un chancre dans la rainure du gland, près du frein. Traitement insignifiant, cicatrisation au bout de troi ou quatre mois. Pas de ganglions engorgés ni à l'aine ni au cou La cicatrice du chancre est lisse et souple comme les parties qui l'environnent. Pas d'accidents consécutifs.

C... contracta il y a dix-huit mois une blennorrhagie; pendant le cours de cette maladie, point de rétention d'urine. Les douleurs étaient modérées pendant la miction, qui était suivie d'un léger écoulement de sang. Peu de douleur au périnée. Il eut bientôt une orchite du côté droit; elle guérit en quinze jours. La blennorrhagie dura trois mois.

Au commencement de février 1852, nouvelle blennorrhagie, qui apparut quinze jours après le coït suspect. L'écoulement était très peu abondant; l'urine était rendue sans beaucoup de souffrances. C... n'a pas remarqué s'il avait à cette époque des ganglions engorgés. Un officier de santé lui prescrivit une potion et des injections. Ce traitement fut très irrégulièrement suivi; le malade l'abandonna même au bout de cinq à six jours et se remit à vivre comme d'habitude, buvant beaucoup et travaillant peut-être plus qu'à l'ordinaire. Il ne portait pas de suspensoir; l'écoulement était très peu abondant; il souffrait à peine. Ceci dura jusqu'au 14 mars 1852.

Déjà le 13 (du même mois) le malade avait éprouvé quelques difficultés d'uriner; mais, le 14, il fut pris d'une céphalalgie intense, de douleurs violentes dans les flancs. L'urine était rendue difficilement, son émission suivie d'un peu de sang. Ténesme continuel; anorexie; bouche amère, soif vive.

Le 15, les envies d'uriner étaient plus impérieuses. Miction de plus en plus difficile; légères douleurs à la région épigastrique; crachats striés de bile. Cet état s'aggrave les jours suivants, et le malade entre à l'hôpital le 18 mars 1852.

18. — La marche est difficile. Il vient en voiture, et on est obligé de le soutenir pour le faire monter dans la salle; chaque mouvement, dit-il, augmente ses douleurs, qui sont à la région des flancs.

Depuis trois jours, il n'a rendu que quelques gouttes d'urine. Le teint est un peu décoloré; la face exprime la souffrance. Les douleurs de tête et dans les flancs sont très vives. L'abdomen est légèrement distendu; on trouve de la matité jusqu'à 2 ou 3 centimètres au-dessous de l'ombilic; au-dessus est une résonance tympanique. Le pouls est faible, fréquent; la langue est légèrement visqueuse, la bouche amère, la soif vive. Le malade rend de temps en temps quelques gorgées de bile. La respiration est un peu accélérée.

Le prépuce, rouge, gonflé, ne permet de découvrir le méat qu'avec difficulté. Sur la partie du méat qui est contiguë au frein, on trouve un chancre, ignoré du malade, posté sur une base un peu dure. La surface de l'ulcération est peu étendue; elle se prolonge dans le canal de 2 ou 3 millimètres. Un peu de muco-pus est interposé entre les lèvres du méat; en pressant sur l'urètre, on n'en augmente pas la quantité. Par le toucher rectal, on constate que la prostate est un peu développée. Les ganglions de l'aine sont légèrement engorgés (le malade ne saurait dire depuis quelle époque). Le gland est rouge comme le prépuce. Le *méat, très étroit,* ne laisse pas passer une sonde en argent de calibre ordinaire; une petite en caoutchouc, un peu plus grosse qu'une plume de corbeau, introduite sans mandrin, passe avec facilité. La douleur est peu vive. Un demi-litre d'urine est ainsi évacué. L'écoulement de l'urine s'arrête (les yeux de la sonde étaient obstrués). Une seconde sonde de même nature, introduite également sans mandrin, éprouve au méat quelques difficultés, puis passe facilement; elle donne issue à 1 litre à peu près d'une urine bourbeuse, très foncée, exhalant une odeur ammoniacale très prononcée. L'urine est sortie par jet.

En retirant la sonde, on sent qu'elle est assez fortement pressée dans le canal. Après le cathétérisme, quelques gouttes de sang apparaissent à l'entrée du canal.

Quelques heures plus tard, je tente une nouvelle introduction de la sonde; elle s'arrête au niveau du bulbe. Un large cataplasme laudanisé est appliqué au périnée.

Le soir, le malade se sent mieux; il a uriné seul. Le ventre n'a pas diminué; l'état général est le même que ce matin. Cataplasmes laudanisés au périnée et sur l'abdomen.

Le 19, M. Vidal voit le malade à sa visite. L'état est le même qu'hier. Le toucher rectal lui fait reconnaître un développement de la prostate, développement peu considérable et portant sur les lobes latéraux, que l'on sent séparés par un petit sillon. Cet engorgement n'est pas douloureux à la pression. Il n'y a pas de douleur au périnée.

M. Vidal débride le méat d'un coup de bistouri. La sonde d'argent pénètre alors sans obstacle dans la vessie : 1 litre d'urine à peu près est évacué. Cataplasmes laudanisés; 2 pots de sérum; 20 sangsues au périnée.

Le soir, je sonde facilement le malade. La respiration est plus gênée que ce matin; fatigue plus grande. L'urine a laissé déposer dans le vase un sédiment ayant l'aspect d'une poudre noirâtre.

20. — La nuit a été très agitée; le malade a été tourmenté par la soif. La face est un peu plus altérée qu'hier; le ventre plus développé; les autres symptômes n'ont pas augmenté d'intensité. Bain; cataplasmes laudanisés.

Le soir, les lèvres de la plaie, produite par le débridement, ont pris l'aspect du chancre. L'état du malade s'est beaucoup aggravé : les yeux s'excavent, les pommettes sont saillantes; le sillon naso-labial est très prononcé. Le pouls, petit, intermittent, donne 110 à 120 pulsations. Pas de frissons. Le ventre, médiocrement distendu, est à peine douloureux. Le malade est tourmenté par des vomissements bilieux.

21. — La nuit a été mauvaise; il y a eu du délire. Le pouls est très faible, intermittent (130 pulsations). Vomissements presque continuels de bile pure; soif vive; dyspnée croissante. Le ventre, ballonné, donne à la percussion une résonnance tympanique. Le malade s'agite continuellement dans son lit.

La sonde passe avec facilité; elle évacue peu d'urine. Lorsqu'elle est entrée dans la vessie, elle semble fortement serrée par le col de cet organe et ses mouvements sont très limités. — Onctions sur l'abdomen avec 30 grammes d'onguent napolitain; cataplasmes laudanisés.

Le soir, le malade est un peu mieux; il a pu uriner sans le secours de la sonde.

22. — L'amélioration légère qui existait hier soir n'a point persisté. Délire violent pendant la nuit, respiration anxieuse, altération croissante des traits, pouls filiforme très fréquent, vomissements bilieux continuels. Ses poumons sont parfaitement sonores, excepté en arrière, le long des gouttières pulmonaires, où le son est un peu voilé, et l'on entend quelques bulles de râles muqueux. Les parois abdominales, toujours distendues, un peu douloureuses à la pression. Les douleurs dans les flancs sont très vives. Cathétérisme; bain, cataplasmes laudanisés.

Le soir, le pouls est presque insaisissable. La face a une teinte jaune; les traits sont fortement tendus, les lèvres sèches, la langue visqueuse, les flancs toujours très douloureux, surtout à la pression. Un peu de délire. Les extrémités sont froides. La sonde donne issue à quelques cuillerées d'urine.

23. — Le malade a eu le délire toute la nuit. Carphologie continuelle. La sonde donne issue à une très petite quantité d'urine. — 40 sangsues sur l'abdomen; bain, cataplasmes laudanisés.

Midi. — Le ventre s'est affaissé un peu. Les yeux sont convulsés, les lèvres violacées, les extrémités froides. On ne sent plus de pulsations à la radiale. Mort à quatre heures du soir.

Autopsie. 40 heures après la mort :

Vessie. — Contient peu d'urine. L'intérieur en est généralement rouge, surtout au trigone. A la partie latérale droite de la vessie est une ulcération de la largeur d'une pièce de 20 centimes; cette ulcération entame toute l'épaisseur de l'organe; au fond sont des fausses membranes perforées elles-mêmes en deux ou trois points, par lesquelles la vessie communique avec l'abdomen.

Les bords de cette perforation sont nettement coupés, arrondis, forment une espèce de bourrelet entouré d'un cercle vasculaire très développé; sur ce bourrelet se voient de petites plaques blanches irrégulières, qui semblent être sous-muqueuses et un peu dures comme des végétations naissantes; elles se trouvent disséminées sur toute la surface interne de la vessie, mais en moins grand nombre qu'autour de la perforation.

Prostate peu développée; chaque lobe a le volume d'une petite noix. Son tissu est fortement injecté.

Urèthre parfaitement sain. Au méat, on voit le chancre.

Testicules sains.

Infiltration d'urine. Péritonite.

Reins parfaitement sains.

Ganglions inguinaux et cervicaux rouges médiocrement gonflés.

Réflexions. — Il y a eu ici une solution de continuité de la vessie qui a permis à l'urine de sortir de ce réservoir pour se répandre dans l'abdomen, accident qui a été mortel. La rétention d'urine ne peut guère être attribuée au gonflement de la prostate, lequel était peu considérable. L'obstacle existait au méat urinaire, là où était un chancre induré; mais il n'était pas très considérable, car une sonde en gomme élastique, à la vérité une sonde de petit calibre, a pu être introduite dans la vessie. Ainsi l'obstacle n'était pas assez considérable pour devenir à lui seul la cause d'une rupture de vessie. D'ailleurs la solution de continuité n'offrait pas les caractères d'une lésion tout à fait physique.

1° La rupture aurait-elle été provoquée par la sonde, ou, pour mieux dire, cet instrument aurait-il perforé la vessie? Mais, outre qu'il manquait les caractères d'une perforation par une cause tout à fait physique, il y a cette circonstance que le cathétérisme a d'abord été fait par un élève instruit et avec une petite sonde en gomme élastique et *sans mandrin*, très flexible par conséquent. Après le débridement du méat, j'ai moi-même pratiqué le cathétérisme avec la sonde d'argent, et avec les plus grandes précautions. Je n'ai trouvé aucune résistance; je n'ai eu à faire aucun effort. Dans aucun cas la sonde n'est restée à demeure. Ainsi la rupture ou la perforation de la vessie en tant que lésion physique ne me paraît pas probable. Restent deux autres hypothèses.

2° Comme il y avait un chancre au méat, et un chancre très inoculable, on peut supposer que la première petite sonde s'est chargée par les yeux d'une certaine quantité de pus virulent qui, porté dans la vessie, aura produit un chancre d'où perforation de cet organe par cette ulcération. On objectera le peu de temps qui s'est passé entre cette inoculation et les désordres qui ont annoncé la mort prochaine de ce malade. Mais qui sait si le chancre dans la vessie n'a pas une marche beaucoup plus rapide qu'ailleurs? La place que je donne à cette observation prouve que j'incline vers l'opinion qui admet le chancre vésical. Cependant j'ai déjà appelé cette opinion une hypothèse, parce

3

que je crois qu'il serait difficile, même après avoir vu la pièce comme je l'ai vue, de se prononcer d'une manière tout à fait catégorique.

3° Vient la troisième hypothèse. Dans l'observation, il a été noté de petites élevures consistantes, comme des végétatons qui viennent de naître. Il y en avait sur plusieurs points de la vessie, au bas fond et principalement autour de la perforation. Il est évident que, là où étaient ces produits analogues en quelque manière aux concrétions artérielles, là la vessie n'avait pas sa souplesse normale; elle ne pouvait se dilater comme sur les autres points. On peut supposer que, l'urine trouvant un obstacle à la sortie, la vessie a été soumise à une dilatation qu'elle aurait pu supporter partout si elle avait été saine partout; mais que, malade, elle n'a pu subir une dilatation assez complète, et qu'elle a cédé là où elle était le plus fragile, c'est-à-dire là où ces productions particulières étaient plus nombreuses. De sorte que, dans cette hypothèse, reste toujours un rôle au chancre du méat, mais un rôle physique; il aurait seulement mis obstacle au cours de l'urine. Mais quelle a été la cause de ces produits durs répandus dans la vessie? Le sujet ayant eu plusieurs blennorrhagies et portant le chancre du méat depuis plus de temps qu'il ne l'a dit, on peut considérer ces produits comme des verrues vénériennes.

Cette observation, que malgré sa longueur nous avons tenu à citer en entier, avec les réflexions qui l'accompagnent, présente plusieurs points sur lesquels nous ne partageons pas les opinions de Vidal.

Il y a d'abord ce fait : l'obstacle apporté au cours de l'urine par le chancre. Vidal tire une déduction qui n'est pas tout à fait exacte. C'est quand il dit : « L'obstacle n'était pas très considérable, car une sonde en gomme élastique à la vérité de petit calibre a pu être introduite dans la vessie. » Ce n'est pas une raison, parce qu'on a pu franchir facilement l'orifice du méat avec une sonde, pour admettre que l'urine le franchira aussi aisément. Nous avons vu à l'hôpital du Midi un malade ayant eu un chancre du méat et qui ne pouvait uriner tout seul, tandis que l'on introduisait facilement une sonde, numéro 14 ou 15. La cause de cet obstacle à la miction appartient plutôt au domaine de la pathologie générale des voies urinaires; mais, puisque nous en trouvons l'occasion, nous allons en dire quelques mots.

Il faut être bien persuadé de ceci : c'est qu'un obstacle quelconque situé au méat peut causer une plus grande gêne à la miction que s'il était placé plus profondément dans l'intérieur du canal. Il y a du reste longtemps que Civiale a appelé l'attention des médecins sur ce fait. Le Dr Reliquet insiste beaucoup sur ce fait au point de vue de la lithotritie. Un méat étroit est un obstacle insurmontable aux manœuvres du broiement de la pierre, par suite de la contracture spasmodique que l'étroitesse du méat communique à tout le canal. De même, un obstacle quelconque, un corps étranger placé au col de la vessie ou dans la cavité vésicale retentit sur le méat et apporte une gêne plus ou moins grande à la miction. Aussi doit-on surveiller avec soin les chancres placés au méat et intervenir par le débridement dès que la miction est non seulement impossible, mais même gênée.

Quant à l'inoculation du chancre à l'aide de la sonde sur la paroi vésicale, il nous est impossible de pouvoir l'admettre pour plusieurs raisons, entre autres : c'est que c'est un chancre infectant et que par conséquent l'auto-inoculation est impossible. A la rigueur, l'auto-inoculation pourrait avoir lieu avec un chancre simple; mais dans ce cas il est bien difficile d'admettre que le cathétérisme n'en ait pas inoculé plusieurs sur différents points du canal avant d'arriver dans la vessie. D'ailleurs l'inoculation sur la paroi vésicale n'aurait pu se faire, car l'urine, en passant à travers les yeux de la sonde, eût entraîné le pus du chancre qui aurait pu s'y déposer.

Il résulte de cette observation que le malade est mort d'une affection vésicale, et la fin a été plus rapide parce que le chancre du méat a été un obstacle à l'évacuation de la vessie. Quant à l'ulcération des parois de l'organe, il est fâcheux que Vidal (de Cassis) n'ait pas fait ou fait faire l'examen microscopique de cette lésion.

2° *Chancre du canal.* — Le chancre peut également se trouver dans le canal de l'urèthre à une certaine profondeur. Dans ce cas, le diagnostic est facile, car, en palpant la face inférieure de la verge, on sent comme une petite papule rénitente ou bien une petite cavité cupuliforme à bords plus ou moins indurés. Ce chancre n'est douloureux qu'au moment de la miction.

Ces deux sortes de chancres ne s'annoncent que par une sécrétion séro-gommée mélangée avec les produits normaux du canal. Quelquefois la sécrétion est légèrement purulente. Aussi peuvent-ils faire croire à une blennorrhagie au début ; mais dans cette dernière affection la sérosité ne tarde pas à se changer en véritable suppuration, et les douleurs deviennent beaucoup plus vives pendant la miction.

Il va sans dire que la blennorrhagie peut se rencontrer en même temps que les chancres. Mais dans ce cas le chancre ne se montrera que longtemps après le début de la maladie, et c'est dans ces circonstances que l'accident primitif de la syphilis pourra passer inaperçu, car ses produits de sécrétion mélangés au pus de la blennorrhagie n'attireront nullement l'attention du malade. Et lors même qu'il y aurait une difficulté plus grande à uriner, surtout si le chancre siège au méat, le sujet mettra cette difficulté sur le compte de la première maladie.

Il n'est donc pas étonnant qu'autrefois, lorsque la distinction des trois maladies n'était pas encore faite, l'on ait décrit la blennorrhagie comme une maladie syphilitique. C'est précisément dans des cas particuliers comme celui-ci, et surtout quand il y avait un phimosis complet. Lorsqu'on inoculait le pus qui sortait du canal, comme il y avait toujours du virus syphilitique mélangé à ce pus, on voyait naître un chancre et se manifester consécutivement des accidents par suite de l'inoculation chancro-blennorrhagique.

Examinons maintenant le cas où la blennorrhagie a suivi le chancre. Dans ces circonstances, le malade porteur de l'accident primitif a continué à se livrer au coït sans soupçonner sa maladie, et par cette raison a été un agent d'infection syphilitique. S'il vient à contracter une blennorrhagie, ce nouvel accident vénérien pourra faire reconnaître le chancre, car la douleur qui accompagnera la miction, l'écoulement à défaut du symptôme douloureux, attirera l'attention du malade du côté de l'urèthre, et lui ou le médecin découvrira le chancre.

Reste enfin un dernier cas. C'est lorsque le malade atteint d'un écoulement chronique de l'urèthre, vient à contracter un chancre infectant. Comme ces écoulements présentent souvent des recrudescences à la suite d'écarts de régime ou d'excès de coït et s'accompagnent alors de symptômes douloureux pendant la miction, ces douleurs et l'écoulement plus abondant seront également attribués par le malade à l'affection chronique du canal ; et l'accident primitif peut très bien accomplir son évolution sans attirer l'attention du malade, surtout si celui-ci est habitué à ne pas s'occuper de son écoulement. Mais bientôt des accidents secondaires viendront l'avertir qu'il est en pleine puissance de syphilis, sans qu'il puisse se souvenir du moment où il a contracté le chancre.

Bien plus, si les accidents secondaires sont peu intenses et n'attirent pas leur attention, les malades se verront un jour atteints d'accidents tertiaires sans pouvoir remonter à l'origine de leur maladie.

Nous connaissons deux personnes dans ce cas. Le premier n'a su qu'il avait la syphilis qu'en allant consulter un médecin pour une affection oculaire, qui n'était autre qu'une iritis syphilitique. Le second n'a connu sa maladie qu'en voyant une éruption de syphilide pàpuleuse tertiaire aux deux jambes. L'un et l'autre ne se souviennent absolument pas du moment où ils ont contracté leur accident primitif. Tous les deux avaient un écoulement uréthral à l'époque probable où leurs chancres ont dû évoluer.

Diagnostic. — Toute sécrétion séreuse ou séro-sanguinolente qui sort du canal doit être tenue pour suspecte et doit éveiller l'idée de chancre.

Si l'accident primitif siège sur l'orifice même du méat, le diagnostic est assez facile ; on constate toujours une coloration anormale des tissus ; le gland est rouge, tuméfié. L'orifice du méat est irrégulier ; les bords sont d'un rouge cuivreux pâle, au lieu de la coloration rouge vineux qui existe à l'état normal.

Le palper fait reconnaître une consistance ferme très appréciable quand on presse l'orifice du méat de bas en haut. Puis il faut noter la douleur que les malades éprouvent quand passent les premières gouttes d'urine, douleur qui est moins vive que dans la blennorrhagie.

Si le chancre siège dans la fosse naviculaire en entr'ouvrant le méat, on constate une petite exulcération, ou une petite papule ovale ou circulaire, dont les dimensions varient et dont la teinte cuivrée est aisément appréciable.

Quand le chancre se déclare dans le cours d'une blennorrhagie, il peut passer inaperçu du malade et nous dirons même du médecin. On n'est souvent averti de la présence du chancre que par l'apparition des accidents secondaires, car la gêne de la miction peut tenir à l'irritation du canal par suite de l'écoulement blennorrhagique.

Il en est de même pour la blennorrhée, ou *goutte militaire*, et c'est dans ce cas que l'on doit rechercher avec le plus grand soin si une recrudescence de l'écoulement ou la gêne de la miction tiennent à des excès antérieurs ou à un chancre du canal.

Les ganglions inguinaux seront dans ce dernier cas le siège d'une adénopathie indolente, et ce sont les signes les plus importants que l'on puisse consulter dans les cas douteux des affections uréthrales.

Traitement. — Le traitement du chancre du *méat* ou de la *fosse naviculaire* est assez incommode à faire, car les malades sont obligés d'ôter et de remettre le pansement à chaque miction. Le mode de pansement le plus simple consiste à étendre de la pommade au calomel sur une mèche de charpie et de l'introduire dans le canal. On peut même y adjoindre des onctions sur le gland avec la même pommade.

Quant au chancre situé plus profondément, il est préférable d'employer les injections de vin aromatique, en ayant soin de comprimer le canal en arrière du chancre pour empêcher le liquide de s'introduire plus profondément, non parce qu'il y a du danger, mais afin de laisser le topique plus longtemps en contact avec le chancre.

S'il y avait blennorrhagie concomitante, il faudrait y adjoindre le traitement de cette dernière affection; mais, dans ce cas, il est préférable d'employer les injections d'azotate d'argent à la dose de 5 centigrammes pour 100 grammes d'eau.

Si le chancre du méat se terminait en laissant une atrésie partielle ou complète du méat, il faut faire le débridement du méat, soit avec l'instrument de Civiale, soit tout simplement à l'aide de ciseaux. On introduit la pointe mousse dans le canal, on comprime le gland de façon à rendre appréciable le raphé médian, et l'on sectionne d'un seul coup sur le raphé la commissure inférieure du méat.

Si la cicatrisation n'avait laissé que de l'irrégularité dans la forme de l'orifice, il n'y a pas à s'en préoccuper. Au fur et à mesure que l'induration disparaîtra, les choses reviendront dans leur état normal. Si la miction était un peu gênée, il serait bon de passer quelques bougies.

V. — CHANCRES DU PRÉPUCE.

Les accidents primitifs qui se développent sur le prépuce doivent se diviser en trois types bien distincts suivant le siège qu'ils occupent :

1° *Chancres de la muqueuse balano-préputiale ;*

2° *Chancres du limbe;*

3° *Chancres de la peau du prépuce.*

Nous ne nous occuperons pas de ces derniers pour l'instant, car ils font plutôt partie des chancres du fourreau de la verge. Aussi nous ne les décrirons qu'avec ceux-ci.

Etudions donc les chancres de la muqueuse balano-préputiale et les chancres du limbe.

1° *Chancres de la muqueuse balano-préputiale.* — Les chancres de la muqueuse présentent, comme les chancres du gland, une forme arrondie ou ovalaire ; ils sont symétriques; l'induration est très variable. Nous parlons, bien entendu, des chancres qui évoluent sans amener de complications du côté du prépuce, c'est-à-dire de phimosis, ce que nous étudierons plus loin. Mais, tant que le prépuce joue librement sur le gland, le chancre se présente comme une papule étalée sur la muqueuse préputiale, et, quand le chancre est complètement guéri, le prépuce conserve toujours pendant un certain temps une raideur des tissus. Ainsi quand on découvre le gland, l'endroit où était le chancre au lieu de se déplisser d'une façon régulière et progressive, se retourne d'une seule pièce de la même façon que se produit la luxation du cartilage tarse de la paupière supérieure. Ce caractère est pour ainsi dire pathognomonique, et il sert, en l'absence de toute autre manifestation, à établir le diagnostic rétrospectif du chancre. Ainsi l'on peut voir (pl. IV, fig. 1 et 2) un chancre de la muqueuse préputiale, remarquable par son élévation au-dessus des tissus et par la coloration rose de sa surface.

2° *Chancres du limbe.* — Les chancres du limbe ne présentent pas toujours le caractère des chancres sous-préputiaux proprement dits. Ainsi, ils ont tantôt la forme papuleuse (pl. III, fig. 4) ; tantôt ce sont de petites ulcérations qui ont envahi tout ou partie des plis radiés du limbe et lui communiquent une dureté qui le fait ressembler à un anneau, et provoque souvent un rétrécissement de l'orifice, de façon à constituer un phimosis.

On comprend que dans ce cas il soit quelquefois difficile de dire si l'on a affaire à un chancre, car ces éraillures du limbe ne ressemblent en aucune façon aux accidents primitifs que nous avons précédemment décrits. Ce sont de petites fentes d'une teinte cuivrée pâle, comprenant quelquefois tout le pourtour du limbe, quelquefois la moitié seulement. En outre, la douleur que provoque le passage de l'urine, l'irrégularité de la forme peut faire éliminer l'idée de chancre ; mais on doit remarquer que cette douleur n'existe qu'au moment de la miction et qu'en tout autre moment le chancre est absolument indolore. De plus, l'induration vient compléter le diagnostic.

Si l'induration faisait défaut, on pourrait confondre ces accidents avec les chancres simples ou avec l'herpès. Mais, dans ces deux derniers cas, nous avons d'autres éléments de diagnostic. D'abord les chancres simples suppurent beaucoup, ils sont douloureux à tous les instants, et la lymphite que l'on observe est un engorgement et non une induration des vaisseaux lymphatiques.

Dans l'herpès, on a cette forme polycyclique des érosions, on voit des vésicules, et en outre cette éruption est douloureuse, et le début beaucoup plus brusque.

Dans ces deux derniers cas, herpès et chancre simple, l'adénite inguinale est douloureuse et a tendance à suppurer, ce qui est beaucoup plus rare avec le chancre syphilitique.

VI. — CHANCRES DU FOURREAU DE LA VERGE.

C'est sur la peau de la verge que l'on rencontre surtout ces sortes de chancres, caractérisés par une induration spéciale, à laquelle on a donné le nom d'*induration parcheminée;* mais ce ne sont pas les seuls que l'on rencontre. Ainsi l'on voit tantôt des chancres parfaitement circulaires, ovales, ou bien ce sont des érosions irrégulières (pl. II, fig. 1). Tantôt ce sont de grosses papules, tantôt de larges chancres (pl. V, fig. 1) à la surface bourgeonnante.

L'induration présente tous les degrés; la forme parcheminée est plus fréquente, ainsi que nous l'avons dit plus haut. Dans tous les cas, elle est nettement limitée, et du chancre partent des cordons de lymphite indurée, ou bien même tous les vaisseaux lymphatiques sont pris.

La coloration est rouge brun; ce n'est plus cette teinte irisée que nous avons notée pour les chancres du gland. Ici, on trouve souvent l'accident primitif recouvert de sa croûte brunâtre. Si l'on enlève cette croûte, on trouve la surface du chancre parsemée de petits bourgeons charnus. La sécrétion séro-gommée est peu abondante.

Les chancres du fourreau sont encore plus que les autres absolument indolores; rien ne peut attirer l'attention des malades, car ils ne se manifestent par aucun symptôme; de plus, ils peuvent être à première vue confondus avec d'autres accidents dont nous allons parler.

Diagnostic différentiel. — On peut les confondre avec des *plaques muqueuses.*

Mais, dans le cas de *plaques,* la coloration de ces accidents est beaucoup plus rosée que les chancres; et d'ailleurs ce n'est que dans la période de réparation que l'on peut confondre ces deux accidents, car au début la coloration des chancres est caractéristique.

Les furoncles, les pustules d'acné ont toujours leur sommet

3.

légèrement acuminé, ce qui n'existe pas dans le chancre infectant, et de plus ils s'accompagnent de prurit intense ; en outre, les furoncles occasionnent toujours des frissons, de la fièvre, et la douleur est accompagnée de sensation de tiraillement sur la peau du fourreau, tandis que les chancres évoluent sans offrir la moindre réaction, soit locale, soit sur l'économie.

Quand le furoncle entre dans la période de cicatrisation, on peut alors le confondre avec le chancre à cette même période ; mais alors nous avons l'état des ganglions inguinaux qui servent à établir le diagnostic.

Il est enfin une lésion que l'on peut confondre avec le chancre : ce sont les abcès du fourreau, qui parfois, surtout s'ils se sont ouverts spontanément, offrent à s'y méprendre l'aspect d'un chancre. On peut voir (pl. XIV, fig. 4) un cas semblable dont nous donnerons l'observation quand nous étudierons la blennorrhagie, car ces abcès sont souvent une complication de cette dernière maladie. Au premier abord, on constate bien cette ulcération circulaire, comme dans le cas de chancre ; mais, si l'on vient à palper, on constate toujours un certain empâtement diffus au lieu de l'induration nette et bien limitée qui ne dépasse pas les dimensions du chancre. De plus, ces abcès semblent faire corps avec les corps caverneux et le canal de l'urèthre par un prolongement pédiculé. S'il y a de l'adénite, l'inflammation est limitée à un ou deux ganglions tout au plus, et nous avons de l'engorgement et non de l'induration.

Traitement. Terminaison. — Le traitement des chancres du fourreau est le même que pour les autres chancres. Quand ils sont entièrement cicatrisés, ils ont l'aspect d'une papule plate de niveau avec la peau, ou bien cette papule est élevée au-dessus des tissus et a son centre excavé en forme de godet (pl. V, fig. 2 et 3). Ou bien ce sont de grosses papules arrondies ressemblant à des verrues et qui donnent à la verge un aspect singulier. Mais ce n'est que passager ; au bout de quelque temps, toutes ces papules s'aplatissent, finissent par disparaître, et la verge ne présente plus aucune trace de chancre.

CHAPITRE IV

COMPLICATIONS DES CHANCRES DE LA RÉGION BALANO-
PRÉPUTIALE. — PHIMOSIS ET BALANO-POSTHITE.

Les chancres syphilitiques développés sous le prépuce
provoquent quelquefois une inflammation qui a pour conséquence la formation d'un *phimosis momentané* pouvant
passer à l'état *permanent.*

Ce phimosis peut se produire graduellement, en quelques
jours, ou bien brusquement dans l'espace d'une nuit. Ainsi
tel malade a pu panser son chancre le soir, et le lendemain
se trouve dans l'impossibilité de pouvoir découvrir le gland.

D'autres fois, le chancre s'est développé sans que le malade
s'en soit aperçu, le phimosis se produit. Il vient alors consulter pour cette complication, et il est tout étonné d'apprendre qu'il a la syphilis.

Le *phimosis* une fois formé peut provoquer une *balano-
posthite.* Nous passerons tout à l'heure en revue les cas
dans lesquels on la rencontre.

Ces complications ont été signalées par tous les auteurs.
Astruc en a donné dans son *Traité* une description anatomo-
pathologique très rationnelle (l. III, ch. VIII). Delpech, de
Montpellier, ne fait que le signaler, puis plus tard Hunter,
Ricord, Vidal, Rollet. Mais c'est M. le Dr Aimé Martin (1863)
qui en a donné le premier une bonne description. Puis
M. le Dr Mauriac en a fait l'objet d'une série de leçons cli-
niques à l'hôpital du Midi (1875).

Ce phimosis n'est pas grave par lui-même; mais, quand on n'est pas prévenu de cette complication, le chancre peut passer inaperçu, et par suite cela empêche d'instituer le traitement. Or, nous le répétons, dans la syphilis le traitement est tout.

Quand un malade se présente à vous, se plaignant que depuis quelques jours, quelques heures même, il lui est devenu impossible de pouvoir décalotter, quand ce phimosis ne s'accompagne d'aucun symptôme douloureux, et qu'on ne voit sortir de l'orifice préputial qu'une sérosité claire ou légèrement roussâtre peu abondante mélangée de petites bulles de gaz; si la verge présente une forme qu'on a comparée à une *massue*, à un *battant de cloche*, ou bien si le gonflement s'étend sur tout le fourreau de la verge en lui donnant l'aspect d'un éléphantiasis; si ce gonflement œdémateux est dur, peu douloureux à la pression et ne présente pas un notable changement de température, en présence de tous ces symptômes, on peut affirmer que le malade a des chancres ou des plaques muqueuses sous le prépuce.

Disons cependant que le phimosis ne s'accompagne pas toujours de cet œdème inflammatoire; le phimosis peut exister seul, et, quand on examine le malade, il est impossible de pouvoir, à première vue, songer à la syphilis.

Examinons donc quelles sont les causes du phimosis, et les différents degrés que peut présenter cette complication, causée par l'accident primitif, et commençons par le phimosis sans œdème ni balano-posthite.

I. — CHANCRES DU LIMBE.

C'est surtout avec les chancres du limbe que l'on rencontre ce premier degré de phimosis sans balano-posthite. Et la raison en est dans le siège même des chancres, car les produits de sécrétion, s'écoulant librement au dehors, n'irritent pas la muqueuse glando-préputiale et ne provoquent pas de balano-posthite.

Mais comment se produit le phimosis ? Prenons un *chancre du limbe* par exemple : Nous savons que tout chancre provoque au-dessous de lui et autour de lui un certain degré d'inflammation ; nous savons de plus que l'induration est produite par la sclérose des parois artérielles et veineuses et par une prolifération abondante de jeunes cellules qui se répandent dans le tissu conjonctif. Dans le cas qui nous occupe, cette inflammation et cette induration se communiquent au limbe préputial, en produisant une rigidité qui le transforme en anneau cartilagineux s'opposant au déplissement du prépuce : de là le phimosis.

Celui-ci, une fois constitué, dure pendant quelque temps sans présenter de phénomènes inflammatoires et ne s'accompagne d'aucune douleur, sauf au moment de la miction, quand passent les premières gouttes d'urine.

De même, pour les érections, nous n'observerons pas de douleur chez les individus qui ont le prépuce long. En vertu de l'élasticité de la peau, celle-ci se distend sans provoquer de souffrances. Mais chez les malades qui ont le prépuce court, quand l'érection se produit, le gland vient presser contre l'orifice préputial, puis, par suite de l'augmentation de volume qu'il subit à ce moment, il distend cet orifice ; mais, en raison de l'induration et de la rigidité du limbe, cette distension ne se produit qu'au prix de petites ulcérations qui ont l'apparence de gerçures parallèles aux rides dont cette ouverture est bordée (Delpech), et alors les érections sont douloureuses.

Nous avons vu dans le service de M. le Dr Mauriac un malade qui portait, sur le côté droit du limbe, un chancre infectant, occupant toute la moitié environ de la circonférence (Pl. III, fig. 4). Le limbe transformé en un anneau dur, chondroïde, impossible à déplisser, avait occasionné le phimosis, mais la verge n'offrait pas le moindre gonflement ni de changement de coloration de la peau.

Ici, le phimosis avait eu pour cause le chancre placé sur le limbe ; et l'induration était communiquée à tout l'orifice préputial.

Mais, quand les chancres siègent sur le filet ou sur le sommet du gland ou au méat, le phimosis se produit par l'irritation que cause la sécrétion du chancre sur la muqueuse du limbe préputial et le résultat est le même.

Cette forme particulière que prend la verge, c'est-à-dire cette forme *en massue*, *en battant de cloche*, s'observe rarement avec les chancres placés à l'extrémité antérieure de la région balano-préputiale . Cependant il est des cas où on l'observe sans qu'il y ait balano-posthite.

Le cas dont nous allons parler s'applique à un malade porteur d'un chancre du méat, et qui eut consécutivement un phimosis et un œdème du prépuce considérable. Voici comment les choses se passent en pareil cas. L'induration et l'inflammation se communiquent à tout l'appareil vasculaire du gland, et celui-ci augmente de volume : il se forme une véritable balanite indurée et hypertrophique. Si maintenant l'orifice du prépuce n'est pas très large, celui-ci ne pourra passer par-dessus le gland, et il y aura phimosis. En outre, la compression qu'exerce le gland sur la muqueuse du prépuce va amener une gêne de la circulation, et il y aura œdème, et, comme la sérosite tend à s'accumuler dans les parties inférieures, il se produira par suite une distension de la peau, et on aura cette forme *en massue* dont nous avons déjà parlé. Mais il n'y a pas balano-posthite, parce que la muqueuse glando-préputiale n'a aucune cause d'inflammation ou d'irritation. C'est un phimosis et un œdème purement mécaniques.

II. — Chancres sous-préputiaux

Quand le chancre siège sur la partie moyenne du gland, sur la couronne ou dans la rainure il provoque autour de lui une inflammation qui se traduit par une hyperplasie conjonctive dans les vaisseaux lymphatiques du prépuce et dans le tissu cellulaire sous-muqueux, et cette inflammation a pour conséquence une rigidité qui transforme le prépuce en une coque fibreuse recouvrant le gland, et le phimosis est constitué. En outre, la présence de la sécrétion du chancre sous le prépuce produit une irritation de la muqueuse préputiale, qui perd son épithélium et qui se met à suppurer. Il y a en un mot balano-posthite ordinaire causée par le chancre sans qu'il y ait auto-inoculation, bien entendu, et la conséquence de cette balano-posthite est l'écoulement par l'orifice préputial d'un liquide séro-purulent, séro-sanguinolent, variant en abondance suivant le degré d'acuité inflammatoire de la muqueuse du gland et du prépuce.

Au fur et à mesure que se développe cette balano-posthite, il se produit, comme nous l'avons dit plus haut, une lymphite en nappe de tout le réseau lymphatique du gland et du prépuce, et la circulation sera d'autant plus gênée que cette lymphite sera plus considérable, et tout le prépuce sera œdématié. Mais, comme cette sérosité contient de nombreuses cellules proliférées qui se répandent dans tout le tissu conjonctif, on a l'explication de cet œdème dur, qui est le caractère propre à la balano-posthite symptomatique des chancres infectants. Cette sérosité, s'accumulant dans les parties inférieures, augmente les bords du limbe préputial aux dépens de son orifice, qui finit par se rétrécir au point de ressembler à une simple fente, ou bien les deux bords chevauchent l'un sur l'autre. Quelquefois même, si le prépuce est long, il se contourne sur lui-même *en vrille*, ou bien se retourne et s'applique sur le côté de la verge (pl. VI, fig. 1).

Si l'œdème augmente, l'infiltration remontera vers la racine de la verge et lui communiquera l'aspect d'un éléphantiasis (pl. VI, fig. 1 ; pl. VIII, fig. 1).

Cependant il peut arriver que le phimosis occasionné par les chancres situés sur le gland ne s'accompagne pas de balano-posthite.

Ainsi nous avons vu, à la consultation de l'hôpital du Midi, un malade qui avait sur la face dorsale du gland un chancre pultacé de la largeur d'une lentille, entouré d'une collerette d'injection sanguine. Chez ce malade le phimosis ne se forma que trente-cinq jours après le début du chancre et persista près de trois mois (quatre-vingt jours).

Pendant tout ce temps on n'observa jamais de balano-posthite; il n'y eut jamais de douleurs. On ne constatait qu'un écoulement séreux très léger à l'orifice préputial. La verge ne présenta ni gonflement, ni inflammation de la peau. La syphilis pouvait passer inaperçue.

Il peut également se faire que, en réduisant de force le phimosis tout à fait au début, on empêche par ce fait la balano-posthite. Mais il ne faudrait pas conclure de là à une règle générale, car on serait exposé à voir se produire un *paraphimosis*.

Il est un autre cas où le phimosis cède spontanément : c'est quand le chancre se transforme *in situ en plaque muqueuse*. Nous avons vu un malade chez lequel ce fait se produisit.

En outre cette modification de l'accident primitif fit cesser l'induration que l'on avait constatée au début ce qui, du reste, arrive presque toujours dans cette transformation, ainsi que l'avaient fait remarquer MM. Deville et Davasse, dans le travail publié par eux en 1846. Ils assignent pour époque à cette transformation du quinzième au quarantième jour. Dans le cas observé, la modification eut lieu du quinzième au vingt-quatrième jour, et l'induration avait diminué en même temps.

Il n'en est pas toujours ainsi cependant, car les plaques occasionnent le phimosis, ou entretiennent cette complication pendant un temps très long. Nous en reparlerons quand nous étudierons ces *syphilides*.

Les chancres de la peau du prépuce peuvent occasionner un œdème assez considérable sans qu'il se produise une balano-posthite. L'inflammation qui existe au-dessous du chancre se propage à tout le tissu cellulaire situé entre la peau et la muqueuse, produit de l'œdème qui rétrécit l'orifice du prépuce par suite de l'épaississement du limbe préputial (pl. II, fig. 1), (pl. V, fig. 1, et pl. XIV, fig. 1) ; mais il n'y a balano-posthite que lorsqu'il y a en même temps des chancres ou des plaques sous le prépuce.

III. — PHIMOSIS ET BALANO-POSTHITE COMPLIQUÉS DE PHAGÉDÉNISME ET DE GANGRÈNE.

Les chancres sous-préputiaux peuvent se compliquer de phagédénisme et de gangrène.

La gangrène peut s'emparer du prépuce ou du gland, ou bien entraîner la chute de l'un et l'autre.

Voyons les conditions qui peuvent amener la gangrène du prépuce seul. Ceci a lieu quand les chancres siègent sur la couronne. Par suite de l'inflammation que le chancre provoque autour de lui, il se produit un gonflement qui, lorsque le prépuce est étroit, sans même qu'il y ait balano-posthite, exerce une pression sur la muqueuse préputiale au point correspondant au chancre et amène une gêne dans la circulation. Il se produit alors la mortification en ce point-là, qui entraîne la perforation du prépuce. La gangrène peut se limiter à ce point. D'autres fois, il se produit des délabrements considérables : ainsi la perforation s'agrandit, et le gland fait hernie à travers l'ouverture, en refoulant le prépuce au-dessous de lui. Dans ce cas, le gland est absolument indemne, et il n'a pour toute lésion que le chancre.

La perforation de la peau du prépuce peut également s'observer à la suite d'un chancre gangréneux situé à l'extérieur.

Dans les cas plus graves, le chancre du gland peut être atteint de gangrène, et alors on assiste à la fonte du gland sans que le prépuce soit frappé par le sphacèle.

M. le Dr Mauriac, dans ses leçons sur la balano-posthite, cite un malade chez lequel l'inflammation avait envahi la verge, le pubis et l'aine gauche.

« Quand je vis le malade pour la première fois, dit M. Mauriac, le phimosis avait déjà un peu diminué. En refoulant le prépuce en arrière, on pouvait découvrir une portion du gland, et l'on apercevait à gauche, au fond du sillon, une excavation énorme remplie de détritus du sphacèle, qui avait détruit la partie centrale de l'induration. Ce n'était plus alors qu'une coque élastique. Tout le reflet préputial était induré en masse, immobile sur le sillon et presque aussi dur que la coque cartilagineuse du chancre. »

Nous allons maintenant donner un cas de gangrène ayant entraîné la perte du prépuce et du gland.

C'était un malade qui eut deux chancres sur le gland, et consécutivement un phimosis, avec œdème. Il prit alors quelques bains. Un jour qu'il sortait de l'établissement, un enfant, qui courait, se jeta sur lui sans le voir et lui heurta violemment les parties génitales. La douleur fut très vive, mais néanmoins il put continuer son chemin.

En rentrant chez lui il remarqua sur le dos de la verge une grosse phlyctène qui se creva dans la soirée, donnant issue à du sang noirâtre.

La nuit fut mauvaise, il ne dormit pas, il eut des frissons et les douleurs furent très vives.

Il vint le lendemain à la consultation du Midi; et il présentait l'état suivant :

La verge était énormément tuméfiée, l'œdème avait envahi tout le fourreau. Le phimosis était complet et présentait sur son bord droit un bourrelet noirâtre de sang coagulé.

Toutes ces parties exhalaient une odeur infecte. Sur le dos de la verge, au niveau de la couronne du gland, on remarquait une large plaque circulaire dénuée d'épiderme à l'endroit où avait existé la phlyctène (pl. VIII, fig. 1).

On débrida immédiatement et on constata que toutes les parties situées sous le prépuce étaient sphacélées, sans aucune délimitation possible.

Le gland avait conservé sa forme, mais il avait une couleur brunâtre et il était absolument insensible. On pansa la plaie avec de l'eau phéniquée. Malgré cela le lendemain le prépuce s'élimina,' deux jours après on *cueillit* littéralement le gland tout entier et quinze jours après les parties se cicatrisèrent, montrant la partie antérieure des corps caverneux et au-dessous d'eux le canal de l'urèthre qui faisait saillie sous forme d'une petite languette creusée en gouttière (pl. VIII, fig. 2). Mais les fonctions urinaires n'étaient pas troublées.

On rencontre quelquefois des chancres phagédéniques sous le prépuce, et nous ne reviendrons pas sur ce que nous avons dit du phagédénisme : c'est une régression moléculaire par atrophie.

Cette terminaison peut se borner au gland, qui éprouve une plus ou moins grande perte de substance. Ce chancre s'accompagne également de balano-posthite.

Il peut aussi arriver que le phagédénisme s'étende du côté du prépuce et que, par suite de cette régression moléculaire, il se produise une véritable circoncision.

Ou bien l'ulcération perfore le prépuce en arrière de la couronne du gland; celui-ci fait hernie en repoussant le prépuce au-dessous de lui, et, le phagédénisme continuant sa marche vers la racine de la verge, il se produit une véritable dissection du fourreau de la verge, qui met à nu les corps caverneux (pl. VII, fig. 2).

Ces complications du chancre avaient été signalées par Hunter, qui en donne l'explication suivante, rapportée par Vidal (de Cassis) : « Le gland est entre l'orifice du prépuce et les ulcérations, il remplit la cavité préputiale, et souvent avec une telle exactitude que le pus sécrété par ces ulcérations ne peut se frayer un passage par l'ouverture naturelle de cette cavité. Il se forme alors une collection en arrière de la couronne du gland, une espèce d'abcès qui provoque une ulcération; laquelle marche de dedans en dehors et perce le prépuce. L'ouverture, la fenêtre se fait remarquer presque toujours vers le point du prépuce qui correspond au dos de la verge, et cela soit qu'elle provienne d'une ulcération, soit qu'elle reconnaisse pour cause la chute d'une eschare. Quand la fenêtre est assez grande, le gland s'y engage et sort ainsi du prépuce; l'extrémité de celui-ci se porte en bas, fait saillie dans ce sens, ce qui donne à la verge un aspect bifide. »

Les causes que donne le syphiliographe anglais peuvent bien être admises dans certains cas; mais il est rare que le prépuce soit assez intimement collé sur le gland pour empêcher les produits de sécrétion de sortir par l'orifice préputial.

IV. — SYMPTOMES.

Les *symptômes* de ces deux complications sont bien différents suivant que l'on a affaire à un chancre phagédénique ou à la gangrène proprement dite.

Dans le premier cas, peu de douleur : c'est une régression moléculaire atrophique, qui peut même ne pas s'accompagner de balano-posthite.

Tandis que, lorsqu'il s'agit de la gangrène, on voit se

produire tous les phénomènes qui accompagnent le sphacèle
des tissus : douleurs vives, prostration des forces, « qui cèdent lorsque le processus local gangréneux a produit tout
son effet, c'est-à-dire une destruction totale ou partielle du
gland et du prépuce [1]. »

V. — DIAGNOSTIC.

La recherche des chancres à travers la peau œdématiée
du prépuce présente parfois une certaine difficulté, surtout
quand l'œdème est dur et très épais. Cependant, en palpant
attentivement et en exerçant une pression légère sur tous
les points de la région, en comprimant le prépuce tantôt isolément, tantôt avec le gland, on finit par reconnaître les
chancres.

Il faut avant tout tenir compte de l'aspect extérieur de
l'organe, de cette forme spéciale *en massue*, de la rougeur
tantôt érythémateuse, tantôt d'un rouge sombre de la peau
du prépuce et du fourreau tout entier. La verge est plus
lourde qu'à l'état normal. La température de la peau est
plus élevée qu'à l'état de santé, mais n'atteint jamais cette
chaleur âcre et mordicante du phlegmon ou de l'érysipèle.
L'œdème conserve l'empreinte des doigts, mais pas toujours.

L'orifice du prépuce est rétréci, et il a l'aspect soit d'une
simple fente, soit d'un orifice arrondi, semblable à un anneau cartilagineux, et présente tantôt des érosions, tantôt
des chancres, tantôt des plaques muqueuses. Il s'en écoule
un liquide séro-gommé mêlé de pus et de gaz, et n'exhalant
aucune odeur, sauf dans le cas de plaques muqueuses. Le
prépuce a perdu de sa souplesse, par suite de l'infiltration
hyperplasique. Il a tantôt la consistance empâtée, tantôt la
consistance cartilagineuse, et ressemble à une coque fibreuse
appliquée sur le gland.

La coïncidence de l'écoulement séro-purulent avec le phimosis doit tout de suite éveiller l'idée d'un chancre, et l'exploration le fera découvrir, à moins que l'œdème du pré-

1. Maurice *Leçons, sur la balano-posthite*, p. 28.

puce ne soit trop dur pour être déprimé et pour permettre la recherche des accidents primitifs.

Quand le chancre siège sur le limbe, il est toujours accessible à la vue, et la difficulté n'existe pas. L'orifice préputial prend l'aspect d'un anneau cartilagineux. En outre, il n'y a pas toujours balano-posthite. Si l'on hésitait entre un chancre syphilitique et un chancre simple, l'inoculation pratiquée sur le malade lèverait tous les doutes.

Quand les chancres siègent sur le gland, on sent par la palpation, en un ou plusieurs points, une induration nette et bien limitée. Souvent même, il en part un cordon de lymphite indurée très appréciable, que l'on peut suivre quelquefois jusqu'à l'arcade pubienne; la pression est quelquefois douloureuse au niveau du chancre, et, dans le cas où l'induration ne serait pas très appréciable, ce symptôme douleur est quelquefois suffisant.

Si tout le gland est envahi par un de ces larges chancres érosifs comme celui de la planche II, figures 3 et 4, le gland ne représente plus qu'une masse indurée, de consistance ligneuse, très reconnaissable au toucher.

Lorsque les chancres siègent sur la muqueuse préputiale, on sent, en prenant le prépuce isolément entre les doigts, une induration parcheminée ou bien un noyau induré pisiforme, suivant le caractère du chancre infectant, et qui semble logé dans l'épaisseur des tissus du prépuce. En outre, si le chancre siège en un point de la muqueuse qui soit baigné par l'urine, il y a de la douleur au commencement de la miction, et ce symptôme doit déjà attirer l'attention.

Quand toute la muqueuse du prépuce est envahie par un large chancre érosif, le prépuce ressemble à une coque fibreuse, et l'induration qui existe n'offre pas la même sensation que celle que l'on remarque avec le chancre du gland. Dans ce dernier cas, l'induration n'est appréciable que lorsque l'on a déprimé les tissus œdématiés, tandis que dans le cas de chancre érosif de la muqueuse du prépuce l'induration est beaucoup plus superficielle.

Le phimosis et la balano-posthite consécutifs aux chancres herpétiformes sont difficiles à diagnostiquer, car cette dernière sorte d'accidents présente de réelles difficultés, même quand ils évoluent sans provoquer de phimosis. Dans un cas de phimosis consécutif à des chancres herpétiformes, M. Dubuc eut l'occasion de constater une hémorrhagie assez sérieuse. Aussi faut-il explorer avec soin les aines, et l'adénopathie souvent énorme mettra sur la voie du diagnostic. Quelquefois, on n'a d'autre conduite à tenir que l'expectation.

Examinons maintenant les cas de gangrène et de phagédénisme qui accompagnent les chancres sous-préputiaux. Les malades ne se présentent pas toujours au début de leur accident, surtout quand il s'agit d'un chancre phagédénique. Quand il y a gangrène véritable, ils sont plus prompts à venir demander des soins.

Quand on a affaire à un malade qui présente peu de phénomènes généraux, chez lequel le processus morbide a évolué sans produire beaucoup de douleur, il faut explorer avec soin la région glando-préputiale, déprimer l'œdème pour savoir s'il n'y a pas déjà de perte de substance sur le gland; il faut interroger le malade sur la date précise à laquelle cet accident est apparu, la marche qu'a prise la maladie; si l'on constate de l'adénopathie inguinale, c'est que l'on est en présence d'un chancre sous-préputial phagédénique.

Quand les malades se présentent en se plaignant d'une vive douleur à la verge; que celle-ci est envahie par un gonflement considérable et présente en un point une coloration noirâtre avec des phlyctènes remplies d'une sérosité sanguinolente; si en outre la région exhale une odeur infecte, on a affaire à la gangrène. Et dans ce dernier cas il existe encore deux symptômes qui ont une grande valeur. Si la moindre pression provoque de la douleur, on peut encore espérer que la marche de la maladie sera enrayée par un traitement approprié. Mais si les parties sont non seulement *indolores*, mais encore *insensibles;* si l'on peut palper la région impunément sans provoquer de douleur dans ce cas, il est trop tard, le prépuce et, peut-être, le gland sont sphacélés et vont tomber en déliquium.

Aussi le pronostic est-il plus ou moins grave, selon que l'on constate ou non de la douleur. Dans tous les cas il est, extrêmement sérieux.

VI. — Diagnostic différentiel.

Nous allons passer en revue les affections qui produisent le phimosis et la balano-posthite et que l'on pourrait confondre avec les chancres infectants.

D'abord nous avons les *chancres simples*. On rencontre bien cette forme particulière en massue ; mais les douleurs sont beaucoup plus vives, la suppuration plus abondante, le pus mieux lié ; de plus, l'œdème ne présente pas cette induration que l'on remarque avec l'œdème du phimosis syphilitique. La peau du prépuce est plus rouge, plus chaude, presque phlegmoneuse. Les malades souffrent constamment ; ils sont abattus et n'ont souvent ni appétit, ni sommeil. Nous y reviendrons du reste plus amplement quand nous traiterons le chancre simple.

Dans la *balano-posthite simple*, nous n'avons pas cette forme *en massue*. Elle n'a pas de changement de volume.

Le prépuce est rouge, enflammé, l'écoulement franchement purulent, et en outre, signe important, *la balano-posthite précède le phimosis*, tandis que dans le cas de chancre infectant ou de chancre simple c'est *le phimosis qui précède la balano-posthite*.

Les *végétations* sous-préputiales peuvent provoquer le phimosis ; mais dans ce cas on ne remarque pas d'œdème, le gonflement de la verge n'est pas étendu à tout l'organe. Elle présente un renflement brusque au point où sont les végétations. (Pl. XII, fig. 1 et 2.) L'absence d'œdème est dû à ce que les produits sous-préputiaux se développant graduellement, la peau de la verge se laisse distendre peu à peu et la criculation n'est pas subitement interrompue, comme dans le cas de phimosis syphilitique.

Nous ne ferons que mentionner le *phlegmon ;* dans ce cas, la verge offre un certain degré d'éréthisme. La peau est rouge, tendue, luisante ; l'œdème n'est pas dur. De plus, le phlegmon de la verge n'existe jamais sans une contusion antérieure ou tout autre traumatisme.

L'*éléphantiasis* au début offre le même aspect que ce phimosis œdématié, mais ce dernier cède au traitement, tandis que l'éléphantiasis est réfractaire à toute thérapeutique.

VII. — Pronostic.

Le pronostic du phimosis et de la balano-posthite causés par les chancres infectants évoluant sans accidents de phagédénisme ou gangrène n'est pas grave. Une fois que les chancres sont guéris, l'œdème disparu, le prépuce reprend sa souplesse, et le phimosis se réduit.

Cependant on peut voir le phimosis persister longtemps après la guérison des chancres et même passer à l'état permanent. Cette persistance du phimosis, qui est surtout due à des plaques muqueuses, ainsi que nous le verrons plus loin, peut devenir par elle-même la cause de troubles fonctionnels assez graves, dans la suite.

En premier lieu, nous citerons un prurit extrêmement intense, existant quelquefois d'une façon constante, empêchant même les malades de dormir.

Ce prurit, qui force les malades à se gratter à chaque instant, est causé par la rétention de matière sébacée qui, mélangée à l'urine, irrite la muqueuse préputiale et entretient une balano-posthite très douloureuse.

D'autres fois, il se forme, par suite de l'amas de matière sébacée derrière la couronne, de véritables concrétions crétacées, de petits graviers de phosphate ammoniaco-magnésien qui rendent la miction très douloureuse et le coït impossible. Il se produit aussi des érections douloureuses et des émissions séminales involontaires qui affaiblissent les malades.

Disons de plus que le phimosis seul, sans même retenir dans la cavité glando-préputiale ces accumulations de corps étrangers, peut provoquer des troubles du côté des fonctions urinaires ou séminales. C'est quand le prépuce est déjà court par lui-même; dans ce cas, il comprime le gland et donne lieu à des spasmes de l'urèthre simulant un rétrécissement et pouvant occasionner de la rétention d'urine. M. le Dr Reliquet nous a dit l'avoir observé bien souvent.

En outre, quand on fait la circoncision, seul traitement rationnel en pareil cas, on trouve la muqueuse préputiale très épaissie et renfermant dans sa trame des artérioles assez grosses pouvant donner lieu à des hémorrhagies très abondantes (Ch. Mauriac, *loc. cit.*)[1].

Citons comme terminaison possible les adhérences du gland avec le prépuce, dont parle Demarquay. Nous en avons vu un cas. Le gland une fois découvert, on constatait à gauche une adhérence intime, absolue de la muqueuse du prépuce avec la muqueuse balanique, vers les trois quarts postérieurs du gland, à l'endroit où avait été le chancre. A droite, le cul-de-sac était normal.

Le phimosis et la balano-posthite compliqués de phagédénisme et de gangrène sont plus graves.

Si le prépuce seul est le siège du phagédénisme il s'élimine, et on assiste à une circoncision spontanée.

S'il y a une perte de substance par où le gland fait hernie en repoussant le prépuce au-dessous de lui, on en est quitte pour réséquer le prépuce plus tard.

Mais, si la partie malade est atteinte par la gangrène, on peut voir toute la région balano-préputiale s'éliminer en déliquium, et la cicatrisation peut provoquer une atrésie partielle ou complète de l'orifice du canal, au point où aura eu lieu l'élimination. C'est donc là un des accidents les plus redoutables du chancre infectant.

VIII. — TRAITEMENT.

Si les chancres sont placés sur le limbe, le pansement qu'on emploiera est le même que pour les autres chancres, et de plus il sera bon de faire des frictions avec l'onguent napolitain sur la peau du prépuce.

Quand il y a balano-posthite ou même simplement phimosis par suite de chancres sous-préputiaux, le seul traitement à employer consiste à faire des injections de nitrate d'argent au 30° entre le gland et le prépuce.

On introduit le bec de la seringue dans la cavité préputiale, on pousse le liquide, en ayant soin de rapprocher avec le pouce et l'index de la main gauche les deux lèvres du limbe, de façon à s'opposer à la sortie du liquide, et de l'autre

1. Voir la note à la fin du chapitre.

4

main on pétrit, pour ainsi dire, le prépuce en tous sens, afin de mettre tous les points de la muqueuse en contact avec la solution argentique. On fait ce pansement une fois par jour, et dans l'intervalle il est bon de faire des injections de lavage avec un liquide anti-septique : eau phéniquée, ou eau alcoolisée.

Le même pansement s'emploierait dans le cas de chancre phagédénique, mais il vaudrait mieux cautériser avec le crayon d'azotate d'argent.

Quand il y a gangrène, ou menace de gangrène, la seule chose à faire c'est de débrider le prépuce. On fait cette opération avec les ciseaux. Ou bien l'on introduit une sonde cannelée sous la peau de la région dorsale du prépuce, puis on glisse un bistouri à lame étroite dans la cannelure de la sonde jusqu'au cul-de-sac balano-préputial ; on transperce le prépuce et on débride d'arrière en avant. Les malades, quelquefois, aident involontairement le débridement par un brusque mouvement de recul.

Ceci fait on mettra quelques serre-fines de Vidal, s'il y avait menace d'hémorrhagie, puis on saupoudrera largement la plaie avec de la poudre de quinquina. A défaut de ce médicament on peut arroser la plaie avec l'eau phéniquée à 2 pour 100, de l'eau alcoolisée camphrée, de la poudre d'iodoforme. Mais ce dernier médicament est excessivement coûteux ; il faut donc être réservé dans son emploi.

En même temps on donnera au malade un traitement tonique (vin de quinquina, sirop d'iodure de fer), en y joignant le traitement mercuriel.

Avant de passer à l'étude des chancres extra-génitaux nous allons rapporter deux cas de chancres génitaux placés un peu en dehors du lieu d'élection.

L'un est un chancre de l'angle péno-scrotal. Ce chancre représenté pl. III, fig. 2, était situé au pli péno-scrotal, sur la racine des bourses et immédiatement en dehors du raphé médian du scrotum. Il avait le caractère phagédénique, il avait une forme elliptique et il mesurait 2 centimètres et demi dans son diamètre transversal et 14 millimètres, dans son diamètre vertical. Les bords étaient taillés à pic mais non décollés, et entourés d'un bourrelet. Le fond du chancre était d'une couleur grisâtre et sécrétait une sérosité purulente assez abondante.

Ce malade avait, en outre, la verge œdématiée, dans sa totalité, et d'une couleur rouge sombre, sans présenter un notable changèment de température. Le prépuce était également gonflé, retourné sur lui-même et appliqué sur le côté droit de la verge. L'orifice était réduit à une simple fente irrégulière d'où s'écoulait un liquide purulent d'une odeur fétide due à des plaques muqueuses sous-préputiales (pl. VI, fig. 1 et 2).

Ce fait serait plutôt à sa place au paragraphe consacré aux plaques muqueuses, mais nous le donnons ici en raison du chancre, de la place qu'il occupe et de son phagédénisme. Quant à la forme particulière du phimosis elle est due à l'excessive longueur du prépuce (pl. VI, fig. 2). Ce sont des cas de ce genre qu'on a pris au premier abord pour un éléphantiasis de la verge au début, et on peut le comparer à l'éléphantiasis véritable représenté dans le livre de Demarquay (Maladies chirurgicales du pénis, fig. 18, p. 512). Mais dans ce dernier cas le prépuce est retourné directement en haut sur la face extérieure de la verge.

L'autre fait dont nous voulons parler a trait à un chancre du scrotum.

Le malade qui fait le sujet de cette observation, était entré dans le service de M. le Dr Mauriac, pour se faire traiter une blennorrhagie. Il resta pendant environ un mois et demi à l'hôpital, et au moment où on allait lui signer son exeat, il appela l'attention de M. Jalaguier, prosecteur de la Faculté, alors interne du service, sur un bouton dont il s'était aperçu deux ou trois jours auparavant. Ce bouton était situé à la partie postérieure du scrotum à droite en dehors du raphé médian et à deux travers de doigt au-dessous de la réunion du scrotum avec le périnée. Il avait une forme parfaitement circulaire, de la dimension d'une pièce de 20 centimes, et ne faisait aucune saillie au-dessus de la peau; il était recouvert d'une croûte brunâtre, qui se détacha facilement et montra la surface ulcérée d'un chancre infectant, d'une coloration d'un rouge musculeux (pl. IX, fig. 1). Inutile de dire qu'on garda le malade à l'hôpital et qu'on le soumit au traitement mercuriel, et les accidents secondaires vinrent confirmer le diagnostic.

Quant à l'étiologie du chancre, le malade s'était-il exposé à la pédérastie? le siège de l'accident semblait l'indiquer. Mais il fut impossible d'élucider le fait.

Cette observation montre de plus un cas de longue incubation du chancre, car la blennorrhagie a pu évoluer complètement avant que le chancre ne fît son apparition.

Nota. — Ce chapitre était imprimé quand nous avons eu l'occasion d'opérer un phimosis dans ces conditions. Le chancre remontait à deux mois, les bords du prépuce étaient épaissis, fendillés, couverts de plaques muqueuses. Déjà le malade ressentait le prurit dont nous parlons et il demandait à être débarrassé de son prépuce. L'opération fut faite, et quand le prépuce fut sectionné, nous trouvâmes une muqueuse épaisse ressemblant à du cartilage, et qui causa de la difficulté pour l'application des serre-fines. Le gland était couvert de plaques, et la muqueuse préputiale également. Malgré l'épaississement de la muqueuse, et malgré les accidents secondaires, la réunion des bords de la plaie était faite le soir et au bout de quinze jours la cicatrisation était complète. Ce fait confirme d'ailleurs ce qu'a dit M. Mauriac, sur la plasticité plus grande des tissus, pendant la première période de la syphilis.

CHAPITRE V

CHANCRES EXTRA-GÉNITAUX

Les *chancres extra-génitaux* sont, ainsi que leur nom l'indique, des accidents primitifs développés en dehors de la région péno-scrotale. S'ils diffèrent un peu de ces derniers par leur forme et par leurs symptômes, ils sont surtout intéressants au point de vue de leur étiologie, car bien souvent la contagion a lieu en dehors de tout rapport sexuel.

Ces chancres sont comme tous les autres susceptibles de prendre toutes les formes et de se voir envahir par la gangrène et par le phagédénisme. Nous avons précédemment décrit ces deux complications, nous n'y reviendrons pas.

Nous étudierons d'abord les *chancres céphaliques*, et parm ceux-ci les *chancres de la région faciale* ; ce sont ceux qui, pour la fréquence, viennent en seconde ligne après les accidents développés sur le pénis.

I. — Chancres céphaliques.

1° Chancres de la région faciale.

Nous décrirons successivement les chancres de la *bouche*, du *menton*, du *nez*, des *joues*, des *yeux*.

A. — Chancres de la bouche.

Les *chancres de la bouche* se rencontrent sur les *lèvres*, sur les *gencives*, sur la *langue*, sur les *amygdales* et sur la *luette*.

4.

a. — Chancres des lèvres.

Ces accidents peuvent occuper l'une ou l'autre des lèvres ou bien les deux à la fois.

Ils se développent sur la muqueuse des lèvres et leur accroissement se fait aux dépens de la muqueuse, sans qu'ils empiètent sur [la partie cutanée des lèvres, à moins qu'ils ne prennent la forme phagédénique.

Ces chancres ne se présentent pas toujours avec cette surface luisante et vernissée que nous avons remarquée sur les chancres de la région balano-préputiale ; ils se rapprochent plutôt comme forme et comme aspect des chancres du fourreau : ils ont une coloration brunâtre (pl. X, fig. 1). La raison est qu'étant exposés à l'air, la sécrétion sèche tout de suite et il se forme alors une croûte brunâtre dont la couleur tranche sur la muqueuse saine des lèvres. Quand on enlève cette croûte, le chancre présente la teinte rouge musculeux comme ceux du fourreau de la verge.

Ces accidents primitifs sont absolument indolores, les malades les considèrent comme de *simples boutons*, n'y prennent aucune attention, et ils deviennent par cela même la cause involontaire et inconsciente d'inoculations nombreuses.

L'*induration* est sujette aux mêmes degrés qu'à la région pénienne. Mais quand l'induration s'étend à toute la partie de la lèvre située au dessous du chancre, il en résulte une déformation qui varie avec le siège de l'accident primitif.

La forme des chancres des lèvres est différente selon que ces accidents sont placés sur la ligne médiane, ou sur les côtés de la lèvre. Sur les côtés ils sont parfaitement circulaires, tandis que s'ils sont placés sur la ligne médiane, à la lèvre inférieure surtout, ils sont quelquefois partagés par une fissure qui les divise d'arrière en avant et leur donne l'aspect de deux chancres.

S'ils occupent la ligne médiane de la lèvre supérieure, leur bord externe suit les contours de la muqueuse et ils ont alors une forme échancrée (pl. X, fig. 1).

A mesure qu'ils augmentent de diamètre, ils provoquent

une déformation de la lèvre comme dans le cas de traumatisme, de périostite alvéolo-dentaire. Si le chancre siège
sur la ligne médiane de la lèvre inférieure, celle-ci est projetée en bas et en avant. A la lèvre supérieure, elle est projetée en haut et en avant ; si l'accident siège sur un des côtés,
la lèvre est déjetée obliquement en bas et on constate souvent une différence considérable d'avec le côté sain (pl. X,
fig. 3).

A la commissure le chancre est ordinairement symétrique,
c'est-à-dire qu'il est placé à la fois sur la lèvre supérieure
et sur la lèvre inférieure.

Le chancre peut être placé sur la lèvre inférieure et sur
la peau du menton (pl. XV, fig. 2).

Tous ces caractères se modifient, si les chancres deviennent phagédéniques, et dans ce cas ils peuvent, s'ils s'accompagnent de phénomènes douloureux, être confondus
avec le *cancroïde*. Mais dans ce dernier cas la marche est
beaucoup moins rapide que dans le cas de chancre, et de
plus le cancroïde est douloureux même au début, tandis
que le chancre infectant ne présente de la douleur que rarement et celle-ci ne se montre jamais au début de l'accident primitif.

La confusion n'est pas possible avec le chancre simple ;
la suppuration abondante, la marche rapide de ce dernier
accident n'appartiennent qu'à lui. D'ailleurs il est extrêmement rare à cette région.

L'*adénopathie* concomitante siège dans les ganglions de
la région sus-hyoïdienne ; et en particulier dans le ganglion
mylo-hyoïdien.

Il est des cas où l'on se trouve en présence d'une ulcération de la lèvre ; et où l'on hésite entre un chancre infectant phagédénique, un cancroïde ou une syphilide tertiaire.

Dans les deux premiers cas les ganglions sus-hyoïdiens
sont pris, ce qui n'a jamais lieu avec une ulcération tertiaire,
et de plus le chancre infectant et les syphilides sont rapidement enrayés par le traitement mercuriel, tandis que cette
thérapeutique est sans influence aucune sur le cancroïde.

Étiologie. — Les causes du chancre labial reconnaissent la
contagion directe ou la contagion médiate.

Comme contagion directe, nous avons le coït *ab ore* ; les baisers sur la bouche de personnes ayant des chancres infectants ou des plaques muqueuses, l'usage d'objets ayant servi à des personnes malades. Rollet a, dans les Archives générales de Médecine (1859), appelé l'attention des médecins sur les nombreux cas de syphilis transmise par les ouvriers chargés du *soufflage du verre*. Cette affection s'étendit ensuite dans les familles des ouvriers et chez leurs proches, prenant une marche endémo-épidémique (Viennois, Congrès médico-chirurgical de France, 1863, p. 73).

Le Dr Rollet a également cité le cas d'une dame qui contracta un chancre de la bouche, en se servant d'une cuiller qui appartenait à sa cuisinière.

Les verres, les bouts de cigares, les pipes sont une cause extrêmement fréquente, et beaucoup plus qu'on ne le croit, par suite de la mauvaise habitude qu'ont les fumeurs de s'emprunter ou de se prêter réciproquement leurs pipes.

Un des faits curieux que nous connaissons dans cet ordre d'idées est celui-ci, qui nous a été rapporté par une personne digne de foi. Deux amis entrent dans un bureau de tabac, et achètent chacun un cigare. L'un des fumeurs humecte son cigare avant d'en couper le bout avec l'instrument destiné à cet usage, l'autre ami répète la même opération, et au bout de quelque temps il se voyait atteint d'un chancre de la lèvre.

Le Dr Spillmann (Revue médicale de l'Est, 15 nov. 1878) cite le fait d'un garçon de treize ans et demi, apprenti tapissier, qui contracta un chancre de la lèvre inférieure en puisant des clous dans le sac d'un ouvrier avec lequel il travaillait. Or ce dernier mettait des clous dans sa bouche et les rejetait dans le sac quand il n'en avait plus besoin, et comme il avait des plaques muqueuses à la bouche, l'enfant s'inocula le virus à l'aide des clous dont s'était servi l'ouvrier.

Les coups de rasoir chez les barbiers sont une cause d'infection. Nous avons vu un cas chez un jeune homme nouvellement marié qui reçut un coup de rasoir à la lèvre supérieure, à la suite duquel il se développa un chancre placé sur la ligne médiane suivant le contour de la muqueuse, ce qui lui donnait un bord échancré supérieurement (pl. X, fig. 2). Il avait en outre des plaques muqueuses. L'adénopathie siégeait à la région cervicale.

Nous avons observé chez un malade un chancre de la lèvre inférieure, situé un peu à droite de la ligne médiane (pl. X, fig. 3). La lèvre était déjetée en bas et en dehors. Ce même malade portait en outre un chancre du fourreau de la verge.

M. Loiseau a observé trois chancres infectants chez le même malade. L'un était vers le milieu du bord libre. Le second occupait la face interne de la lèvre. Le troisième était situé *sur la peau de la lèvre* à 1 centimètre de la commissure gauche.

Les *chancres de la lèvre* sont quelquefois atteints de phagédénisme. M. Buzenet a vu, dans le service de M. Cullerier, un chancre de la lèvre inférieure qui avait détruit la moitié de la lèvre et la moitié de la joue. Le Dr Ory cite dans sa thèse[1] le fait d'une femme de vingt-trois ans, dans un état de chloro-anémie très marqué, observée dans le service du Dr Vidal, et qui eut un chancre phagédénique de la lèvre supérieure. Ce chancre détruisit la lèvre supérieure et la sous-cloison du nez. En outre ce chancre se compliqua à trois reprises différentes d'hémorrhagies assez graves pour mettre la malade en danger. Cette femme présenta en outre un ganglion sous-maxillaire qui suppura.

Nouvelle preuve de ce que nous avons déjà dit sur le phagédénisme des chancres. Ils se montrent surtout chez les gens affaiblis ou cachectiques. Ce qui était le cas de cette malade. Et il en est de même pour ce ganglion suppuré. Nous avons remarqué souvent, à l'hôpital du Midi, la suppuration des ganglions, dans la syphilis, chez des sujets dans de mauvaises conditions hygiéniques ou constitutionnelles. L'alcoolisme prédispose à cette complication. M. Ory cite un second cas de chancre phagédénique de la lèvre contracté par un garçon de café. Ce chancre dura trois mois.

Le *pansement* préférable pour le chancre des lèvres consiste à appliquer de la pommade au calomel, dont nous

____

1. Obs. XI, p. 65. Th. 1876.

avons donné la formule, c'est-à-dire cinq grammes de sel mercuriel pour trente grammes d'axonge.

Le *pronostic* n'offre pas de gravité. Mais le malade porteur du chancre doit veiller sur lui avec le plus grand soin dans ses relations journalières, ainsi que dans l'emploi des objets qui lui servent, car il peut communiquer la syphilis, le plus souvent sans s'en douter.

Quand les chancres sont atteints de phagédénisme, il faut administrer un traitement énergique, azotate d'argent, iodoforme, etc., de façon à enrayer la marche du mal.

Il est bien entendu que l'on doit, dans les deux cas, commencer tout de suite le traitement mercuriel à l'intérieur et donner des toniques aux sujets anémiés.

b. — Chancre des gencives.

Cet accident primitif est très rare ; M. Clerc en cite trois cas : un observé par lui, le second par M. Mac. Carthy, le troisième par M. Bassereau.

M. Hulot dans les Annales de Dermatologie et de Syphiliographie, N° 1, T. X, donne plusieurs observations extrêmement intéressantes de chancres extra-génitaux. Il cite le fait d'un malade qui contracta un chancre du sillon labial supérieur « qui consistait en une entamure de la gencive, de la grandeur d'une amande, à diamètre transversal découvrant le collet des incisives et même une petite surface du bord alvéolaire du maxillaire supérieur, » reposant sur une base indurée, nettement perceptible. Des deux côtés les ganglions sous-maxillaires étaient engorgés et formaient des petites tumeurs dures, indolentes.

En Angleterre on a observé des cas de chancres des gencives à la suite de transplantation des dents.

c. — Chancre lingual.

Les chancres développés sur la langue sont moins fréquents que ceux développés sur les lèvres. On les constate le plus souvent sur la pointe de la langue. La coloration de ces accidents primitifs est rouge cuivreux pâle.

M. Clerc n'en cite que deux cas, dans son Traité des maladies vénérieunes.

Sur soixante-dix-sept cas de chancres infectants le Dr Fournier ne l'a observé que neuf fois. Pendant deux années que nous avons passées dans le service du Dr Mauriac, il ne nous a pas été donné d'en voir un seul cas. C'est dire que ce chancre est assez rare; nous en avons cependant vu un dans le service de M. le Dr Tillaux, à Lariboisière. Le chancre était placé sur la face dorsale de la langue, à environ un centimètre de la pointe. La dimension était celle d'une pièce de 1 franc.

L'adénopathie occupe les ganglions maxillaires postérieurs et les ganglions cervicaux.

Ces accidents primitifs peuvent être confondus avec les plaques secondaires et les syphilides ulcérées de la période tertiaire. Aussi nous allons dire quelques mots du *diagnostic différentiel*.

Les plaques secondaires ont une teinte opaline semblable à celle produite par l'application du nitrate d'argent sur la muqueuse et la confusion n'est pour ainsi dire pas possible.

Avec les syphilides ulcérées, les gommes par exemple, la coloration est bien à peu près semblable à celle des chancres, mais il n'y a *jamais d'adénopathie*. De plus les commémoratifs serviront à établir le diagnostic.

d. — Chancres des amygdales.

Les chancres occupent l'une ou l'autre des amygdales ou les deux à la fois.

Leur coloration est d'un rouge cuivreux. L'induration est généralement très manifeste. Nous n'avons pas besoin de recommander la plus grande précaution quand on veut constater cette induration; la présence du doigt dans la bouche peut provoquer un mouvement réflexe, et le malade pourrait mordre involontairement.

La présence de ces accidents sur les amygdales provoque une augmentation de volume de ces glandes; et il en résulte u' très grande gêne dans la déglutition qui peut même a ler jusqu'à la douleur.

L'adénopathie se montre dans les ganglions sous-maxillaires.

L'étiologie reconnaît pour causes toutes celles que nous avons énumérées précédemment. Pour les chancres des lèvres et de la langue; c'est-à-dire des baisers avec des personnes contaminées, l'usage d'objets appartenant à des syphilitiques (pipes, verres, biberons), le coït *ab ore*, etc. Le Dr Hulot cite, d'après le professeur Fournier, le fait d'une femme qui contracta un chancre de l'amygdale droite, en embrassant sa fille âgée de 22 mois qui portait un chancre du cou et des plaques muqueuses de la bouche.

Nous avons vu, dans le service de M. le Dr Mauriac, un malade porteur de six chancres, deux des amygdales, deux des lèvres, deux du fourreau de la verge.

Les chancres des amygdales présentaient une induration très marquée. Les amygdales étaient hypertrophiées et rétrécissaient l'isthme du gosier.

Le malade avouait, d'ailleurs, l'origine de ces divers chancres. Quand les chancres des amygdales évoluèrent il eut une gêne telle dans la déglutition qu'il ne pouvait prendre que des aliments liquides.

Un caractère propre au chancre de l'amygdale, c'est le symptôme douloureux qui accompagne l'évolution de cet accident primitif. Ce symptôme est noté dans trois observations que donne M. Hulot (Annales de Dermat. n° 1, 1879); nous l'avons nous-même observé à l'hôpital du Midi. Et il ne peut en être autrement parce que le chancre augmente le volume des amygdales et produit une angine véritable; mais le chancre par lui-même n'est pas douloureux.

Cette douleur se rencontre dans les angines secondaires, dues soit à des plaques, soit à de l'érythème; mais elle est beaucoup plus aiguë que dans le cas de chancres.

Comme traitement du *chancre des amygdales*, nous recommandons les gargarismes au sublimé.

Sublimé...................... ⎫
Sel ammoniac................. ⎬ 0,50 centigr.
Eau .... 1000 gr.

B. — Chancres du menton.

Les chancres du menton sont comme tous les chancres cutanés; ils n'ont pas l'aspect des chancres que l'on observe sur la région balanique. Ils ont une coloration musculeuse, ils sont généralement recouverts d'une croûte brunâtre par suite de la dessiccation de la sérosité. Au-dessous de cette croûte on voit la surface du chancre qui présente des bourgeons charnus.

Nous en représentons un (pl. XV, fig. 2) situé sur la lèvre et sur le menton. La portion du chancre située sur la lèvre était couleur rouge vif; celle située sur le menton était rosée, couverte de lambeaux diphtéritiques et était élevée au-dessus de la peau.

Adénopathie mylo-hyoïdienne considérable, produisant un gonflement de la région sus-hyoïdienne.

M. Hulot (*loc. cit.*) raconte le fait d'une femme de cinquante ans qui contracta un *chancre du menton*. Ce chancre était situé sur la ligne médiane, il avait la largeur d'une pièce de 1 franc et reposait sur une base très indurée.

La cause du chancre était due à ce que cette femme amorçait le biberon d'un enfant syphilitique dont elle prenait soin.

M. Jullien, professeur agrégé de Nancy, cite l'observation prise dans le service de M. le professeur Trélat, d'un malade porteur de *deux chancres du menton* situés de chaque côté de la ligne médiane : le malade avait également deux chancres préputiaux.

C. — Chancres du nez.

Les accidents de cette région peuvent occuper le lobule, ou bien l'aile du nez en envahissant la peau de la joue.

Sur le lobule du nez les chancres ont la forme d'une calotte hémisphérique recouvrant le lobule et descendant jusqu'à la cloison (Hulot).

Sur l'aile du nez ils peuvent s'étendre, se développer en produisant un gonflement de toute la région qui remonte jusque vers l'angle de l'œil.

L'adénopathie siège dans les ganglions sous-maxillaires postérieurs.

M. Hulot cite le cas d'un malade porteur de deux chancres de la face.

L'un était situé sur l'aile du nez.

L'autre à la commissure labiale gauche.

Ces deux chancres s'étaient développés sur un malade, homme de peine dans un dépôt de chaux hydraulique. Le point curieux à noter c'est que le chancre de l'aile du nez prit le caractère phagédénique. Il présentait « une surface ulcérée partagée en deux moitiés par une scissure totale de la paroi nasale. De chaque côté de cette ulcération se trouvait une surface saignante, sanieuse, rougeâtre, entourée d'une étroite aréole lisse et violacée concentrique à une zone inflammatoire assez restreinte. La base de cette ulcération avait l'induration cartilagineuse. »

Le chancre de la commissure labiale évolua sans présenter la moindre complication.

Diagnostic différentiel. — Les chancres peuvent également occuper la muqueuse nasale. Ils se différencient alors des *ulcérations tertiaires* par l'absence complète d'*ozène*. Les ulcérations tertiaires n'ont jamais de retentissement sur les ganglions et leur marche est plus lente que celle du chancre.

D'ailleurs nous traiterons plus amplement cette question quand nous étudierons les syphilides.

Le *lupus* se distingue du chancre par sa marche lente, par son aspect bourgeonnant et irrégulier, par les bords anfractueux décollés et par sa résistance absolue au mercure.

D. — Chancres de l'oeil.

C'est W. Laurence, dans son *Traité pratique des maladies des yeux*, qui le premier a mentionné les chancres des paupières.

Ce chancre est assez rare.

M. Ricord en a observé un cas à la paupière inférieure, au grand angle de l'œil, « qui avait l'aspect d'une tumeur dure, rénittente, élastique, à surface rouge granulée. »

M. Clerc « a observé un seul cas de chancre infectant de

la *peau de la paupière inférieure*, chez un jeune homme atteint en même temps d'un chancre infectant du pénis. Ce chancre cutané palpébral siégeait à la base de la paupière inférieure de l'œil gauche, dans le sillon palpébro-jugal. Il était induré type, et présentait l'aspect de ces lésions singulières de la peau décrites sous le nom de chéloïdes. »

Mais par contre M. Clerc cite *huit cas de chancres du bord libre de la paupière et de la muqueuse oculo-palpébrale.*

Un des cas appartient à M. Ricord. Le malade qui présentait cet accident rapporte « qu'étant couché avec une femme, et après certains attouchements, il fut pris d'une vive démangeaison à l'œil, où il porta la main et qu'il frotta pendant un temps assez long. »

Parmi les autres cas cités par M. Clerc nous prenons les deux suivants [1] : Chez le premier malade le chancre siégeait sur la muqueuse de la paupière inférieure vers l'angle externe de l'œil droit.

L'étiologie était inconnue.

Le second cas avait été observé chez une femme qui avait son chancre sur la caroncule lacrymale de l'œil gauche. L'origine du chancre était également impossible à expliquer. Cependant M. Clerc croit que la contagion provenait de ce que « cette femme blanchissant et réparant des objets de toilette appartenant à des femmes galantes, avait peut-être essuyé ses yeux avec l'un de ces objets appartenant à une femme malade. »

M. Desmarres a observé un chancre de la paupière chez un jeune médecin qui cautérisant, quelques jours auparavant, l'arrière-bouche d'un malade atteint de syphilis avait reçu au visage une certaine quantité de salive que lui avait lancé le malade dans un brusque effort d'expuition. (*Traité de maladies des yeux*, t. I, p. 261).

M. Hulot a également observé un chancre de la paupière inférieure droite. Ce chancre, situé à l'angle interne de l'œil, était placé sur la muqueuse palpébrale. L'induration était cartilagineuse. Vue extérieurement la paupière était œdématiée et semblait atteinte d'un orgeolet. Ce chancre s'était

---

1. *Traité des maladies vénériennes*, p. 14.

développé chez une femme qui gardait un enfant syphilitique.

Pour terminer l'étude des chancres des paupières disons que ces accidents peuvent se compliquer de phagédénisme. Mais comme les chancres palpébraux sont rares par eux-mêmes, on a rarement l'occasion de constater cette complication.

E. — Chancres de la joue.

Ceux-ci reconnaissent pour cause les plaies faites avec un rasoir, des baisers de personnes infectées.

M. Ladoire Yver (Thèse 1854) cite un officier de la garnison de Paris qui contracta un chancre, après avoir été coupé à la joue par le barbier du régiment.

M. Hulot cite un cas de deux chancres indurés symétriques des joues, avec adénopathies correspondantes. Ces deux chancres étaient fortement indurés et « donnait la sensation d'un corps étranger situé sous la peau. » L'étiologie de ce cas était inconnue.

2° Chancres de la région crânienne.

A. — Chancres de l'oreille.

Ce chancre est des plus rares dans toutes les statistiques que nous avons parcourues, nous ne l'avons jamais vu mentionné. Nous ne l'avons jamais observé. Le seul cas que nous connaissions est encore rapporté par M. Hulot. Le chancre « était situé à gauche au devant de l'oreille en arrière de la branche montante du maxillaire, immédiatement à la base du tragus. »

L'adénopathie occupe les ganglions supérieurs et superficiels du cou près de l'apophyse mastoïde.

B. — Chancres du cou.

Les accidents primitifs qui se déclarent sur la *région cervicale* ont le plus souvent pour cause des baisers ou des morsûres. M. Hulot cite trois faits observés par le Dᴿ Fournier dans sa clientèle.

Il s'agit d'une petite fille de 22 mois qui contracta un chancre du cou après avoir été embrassée par sa nourrice, et la mère de l'enfant contracta un chancre de l'amygdale droite. Le second a été observé chez un jeune homme qui fut mordu par une femme. Le chancre était situé sur la partie latérale du cou à 5 ou 6 centimètres au-dessous du lobule de l'oreille. L'induration était chondroïde.

L'autre fut observé par MM. Blachez et Fournier, chez une jeune femme. Le chancre était placé au niveau de la moitié droite du cou, latéralement et à la hauteur de la cinquième vertébrale cervicale.

Tous ces accidents avaient la teinte rouge musculaire dont nous avons parlé à propos des chancres du fourreau de la verge et de la peau en général.

Nous connaissons un cas où le malade contracta un chancre de la nuque en portant, à cheval sur son cou, une femme atteinte de syphilis de la vulve.

L'adénopathie dans ces cas envahit toute la chaîne des ganglions cervicaux postérieurs.

II. — CHANCRES DES MEMBRES.

Les chancres développés par contagion indirecte ou directe sur les membres et en particulier sur les membres supérieurs se rencontrent surtout sur les doigts. Néanmoins on les rencontre sur l'avant-bras, sur le poignet, sur le dos de la main, des femmes chargées du soin des enfants dans les hôpitaux. Nous en avons vu un cas dans le service du Dᴿ Hardy, à l'hôpital Saint-Louis.

Au nombre des chancres des membres supérieurs il faut citer en première ligne les chancres qui naissent à la suite de la vaccination, mais dans ce cas nous avons affaire à une véritable inoculation du virus syphilitique, c'est en un mot la *syphilis vaccinale*, le résultat est le même, malheureusement; et on voit parfois survenir des syphilis très graves. Mais nous reviendrons sur cette question dans un chapitre à part; car la question de la syphilis vaccinale est du domaine médico-légal. Nous ne voulons parler pour le moment que de la syphilis qu'on voit journellement.

Nous rangerons dans la même catégorie les chancres contractés au bras, à la suite de la saignée. Ceux-ci d'ailleurs deviennent de plus en plus rares par suite de l'abandon où est, à tort, la phlébotomie.

Chancres des doigts.

Les accidents primitifs qui se développent sur les doigts varient de forme suivant qu'ils ont pour siége les deux premières phalanges ou la troisième phalange.

Sur les deux premières phalanges, les chancres ont la forme de papules plus ou moins larges avec des bourgeons disséminés sur leur surface et provoquent un gonflement de la phalange. Nous avons vu un chancre situé sur la face dorsale de la première phalange de la main droite. Ce chancre occupait toute la phalange, il présentait les dimensions suivantes : Diamètre vertical, 3 centimètres et demi, diamètre transversal, 3 centimètres (pl. X, fig. 4). Le gonflement avait envahi toute la phalange, une partie de la seconde et se terminait au niveau de l'articulation de celle-ci avec la troisième. La surface était bourgeonnante et saignait facilement. Le chancre dura 3 mois.

Sur la phalangette ils ont l'aspect irrégulier d'une *tourniole*. Le gonflement existe dans les deux cas mais, avec le chancre, il n'y a pas de douleur. Nous reviendrons sur ce point quand nous ferons le diagnostic. Pl. XVI, fig. 1, nous avons représenté un chancre de la phalangette ; il était ovale, légèrement ulcéreux, entouré d'un liseré épidermique et reposait sur une base indurée ayant occasionné un gonflement de la face dorsale de la phalange. La fig. 5, pl. X, représente un chancre cicatrisé de la phalangette. Il était situé à la face dorsale et entourait l'ongle à la manière d'un gros bourrelet qui se continuait insensiblement avec la peau. La couleur du chancre cicatrisé était rosée et présentait des débris épidermiques disséminés çà et là. En palpant la cicatrice du chancre on constatait une certaine rénittence analogue à du caoutchouc. Cette rénittence existe quand le chancre est en pleine évolution.

Dans un cas cité par M. Hulot le chancre avait provoqué la chute de l'ongle.

Avec les chancres des membres supérieurs, doigts, mains et avant-bras, l'adénopathie siège dans le ganglion épitrochléen et dans ceux de l'aisselle.

Avec les chancres du bras, elle réside dans les ganglions axillaires.

L'étiologie est la même que pour les autres chancres et la contagion est directe ou médiate. Les causes de la contagion directe sont les attouchements prolongés des parties génitales de la femme, dans le but de provoquer le spasme vénérien. Cela arrive plus fréquemment qu'on ne le croit. Tel est le chancre représenté pl. XVI, fig. 1.

Souvent on observe des chancres à la suite de morsûres données dans des rixes. Le Dr Mollière a observé un fait en ce genre.

Les accoucheurs et les sages-femmes sont particulièrement exposés à la contagion ; et ceux-ci peuvent transporter la syphilis chez d'autres femmes. Tout le monde se souvient de l'épidémie syphilitique dont la ville de Brive a été le théâtre en 1873. Cette maladie fut communiquée par une sage-femme qui, sans s'en douter, avait un chancre du doigt, et qui infecta plus de 50 femmes de la ville. Et ces dernières communiquèrent la maladie à leurs enfants, dont 4 moururent, et à leurs maris. Ces faits furent rapportés par le Dr Bardinet (de Limoges), dans les Annales de Gynécologie, avril 1874. Pareils faits s'étaient observés dans l'arrondissement de Rochechouart près de Limoges, une vingtaine d'années auparavant.

Tous les jours des médecins ou des sages-femmes sont victimes de l'infection syphilitique. Aussi lorsqu'on est appelé à pratiquer le toucher chez une femme *de n'importe quelle classe de la société, que la malade habite une mansarde ou un palais,* on ne doit jamais le faire sans s'enduire le doigt et la main même, d'une épaisse couche de cérat ou d'axonge ou de beurre. L'huile est un mauvais préservatif. Ces précautions ne sont jamais superflues, car les malades se garderont bien de vous prévenir qu'elles ont la syphilis, si elles le savent toutefois, car bien souvent elles ignorent qu'elles en sont atteintes; et on ne doit pas s'attendre à ce que les maris feront leur confession à ce moment-là; ils préfèrent bien plus vous voir contracter la syphilis que de compromettre leur bonheur conjugal.

Diagnostic. — Les diverses affections qui se développent sur les doigts sont toutes accompagnées de phénomènes douloureux. Les chancres infectants seuls évoluent sans faire souffrir les malades. Dans le *panaris*, les douleurs sont quelquefois atroces; de plus il y a retentissement sur tout le membre. La lymphite se montre sous forme de petites traînées rouges, visibles çà et là. Dans le chancre la lymphite n'est pas appréciable; et l'adénopathie épitrochléenne est le siège d'une induration et d'un gonflement qui peut, par son volume, exercer de la compression sur les parties voisines, mais par elle-même elle est indolore.

Le *lupus* a une marche excessivement lente qui n'est nullement comparable à celle du chancre.

L'*onyxis syphilitique* est également douloureuse, mais il y a en outre cette odeur fade qui appartient aux suppurations de la période secondaire. D'ailleurs l'ongle est rarement atteint dans l'évolution du chancre; tandis que dans l'onyxis, ainsi que le nom l'indique, le mal débute par l'ongle.

Les chancres des membres supérieurs sont, en somme, assez fréquents; mais il n'en est pas de même des chancres des *membres inférieurs*. Dans toutes les recherches que nous avons faites, nous n'avons trouvé qu'une seule observation de chancre infectant du membre inférieur, etc. C'est dans le travail de M. Hulot que nous l'avons rencontrée.

Il s'agit d'un jeune homme de dix-neuf ans qui était couché à côté d'un malade atteint de syphilides ulcéreuses du gland avec paraphimosis. Le malade se retournait par suite de ses souffrances, et quand son voisin se sentait touché par la verge du malade il se grattait, et provoquait des érosions qui donnèrent une porte d'entrée au virus, et la conséquence fut un chancre développé au niveau du grand trochanter et qui avait la dimension d'une pièce de cinq francs en argent.

L'adénopathie siégeait dans les ganglions les plus externes de la région inguinale.

Nous n'avons plus, pour terminer l'étude du chancre extra-génital chez l'homme, qu'à parler du chancre de la région abdominale.

Nous réservons les chancres de la région mammaire et de la région ano-rectale lorsque nous étudierons la syphilis chez la femme.

III. — CHANCRES DE LA RÉGION ABDOMINALE.

Tous les types de chancres peuvent se rencontrer.

On peut voir, pl. IX, fig. 2, un chancre érosif du pli de l'aine.

Voici maintenant un chancre infectant phagédénique que nous avons pris dans le service de M. Mauriac, en 1876, lorsque M. Jalaguier, alors interne du service, nous offrit obligeamment de le remplacer pendant les vacances.

Ce chancre, représenté pl. XI, était situé sur la face antérieure de l'abdomen; son extrémité externe était immédiatement en contact avec la ligne blanche, et à 5 travers de doigt au-dessous de l'ombilic. Il mesurait 3 centimètres de diamètre transversal, et 2 centimètres de diamètre vertical.

Le fond était gris lardacé.

Cette forme particulière de chancre peut être confondue avec le chancre simple; mais dans ce dernier cas, il y a une suppuration excessivement abondante; et les douleurs sont très vives.

Les syphilides tardives ont plutôt la forme circulaire que la forme ovale, c'est ce qui les différencie des accidents primitifs à forme phagédénique.

Nous terminons ici l'étude du chancre syphilitique chez l'homme. Peut-être trouvera-t-on que nous nous sommes trop étendus sur cette question; mais nous avons préféré donner tous les développements possibles, de façon à ce

5.

que l'on puisse avoir sous les yeux toutes les différentes variétés du chancre, tant au point de vue de la forme qu'au point de vue du siège.

En résumé, un chancre syphilitique quelconque présente dans son évolution trois périodes :

Incubation.

État.

Réparation ou cicatrisation.

L'*incubation* varie entre dix et trente-cinq jours, mais on peut rencontrer des cas où elle atteint quarante, cinquante et même cent vingt jours.

Les périodes d'*état* et de *réparation* dépendent du caractère du chancre.

L'*induration* manque quelquefois; aussi l'absence ou la présence de ce caractère ne peut servir pour dire si le chancre est *infectant* ou *simple*, car elle existe quelquefois avec ce dernier chancre.

La *multiplicité* des chancres infectants sur un même malade n'est plus contestable et ne doit plus être mise en ligne de compte pour établir le *diagnostic*.

Dès que le chancre est reconnu, il faut immédiatement commencer le *traitement mercuriel*, en y adjoignant les *toniques* si les sujets sont faibles ou anémiés.

Quand les chancres prennent la forme *phagédénique* ou *gangréneuse*, il faut, en même temps qu'on donne le traitement mercuriel, instituer un traitement tonique. Ces complications du chancre se rencontrent surtout sur des individus placés dans de mauvaises conditions hygiéniques : anémie, scrofule ou cachexie.

DEUXIÈME PARTIE

Nous allons étudier maintenant les manifestations de la syphilis, dont l'ensemble constitue les *accidents consécutifs* ou *syphilides* [1].

Ces syphilides présentent deux catégories bien distinctes par leur nature et par leur forme.

Les unes se montrent sur la peau et sur les muqueuses, et elles sont *superficielles* ou *profondes*.

Les autres envahissent le parenchyme des tissus et des viscères.

Elles ont, en outre, été divisées suivant leur ordre d'apparition en *syphilides secondaires* et en *syphilides tertiaires*.

Classiquement, cette division est vraie, mais cliniquement on observe souvent une très grande irrégularité dans le processus et dans l'ordre d'apparition des accidents. Nous l'avons déjà dit, rien de fixe, rien de précis, dans l'ordre

1. A proprement parler, le chancre est lui-même une syphilide, puisque c'est la manifestation première de la syphilis ; aussi le désigne-t-on sous le nom *d'accident primitif ;* on pourrait même l'appeler *syphilide primitive,* syphilide qui ne se montre qu'après une période d'*incubation.* Aussi M. Lancereaux admet-il, avec juste raison, quatre périodes dans la syphilis :

1° Incubation,
2° Eruption locale ou accident primitif,
3° Eruptions générales ou accidents secondaires,
4° Période des gommes ou accidents tertiaires.

des manifestations et dans l'évolution de la syphilis. Mais, sans vouloir déjà montrer l'irrégularité dans la marche des accidents, nous appellerons l'attention sur la difficulté très grande qui existe à établir une ligne de démarcation entre les accidents secondaires et les accidents tertiaires, à savoir : où finissent les premiers, où commencent les seconds.

Si la différence est nette et bien tranchée entre le chancre et les accidents secondaires, il n'en est plus de même pour les accidents secondaires et les accidents tertiaires. Il arrive même dans des syphilides graves, ou dans des syphilides malignes précoces, de voir une succession *immédiate* ou *irrégulière* de tous les accidents consécutifs. Avec la syphilis, il faut s'attendre à tout.

Avant de décrire les accidents qui appartiennent à l'une ou l'autre période, nous allons donner les classifications des formes que peuvent revêtir ces syphilides.

Voici d'abord la classification que donne M. Lancereaux, pour la période secondaire :

1° Erythémateuses,
2° Papuleuses,
3° Vésiculeuses,
4° Pustuleuses,
5° Squameuses,
6° Pigmentaires.
Puis viennent pour la période tertiaire :
Les syphilides pustulo-ulcéreuses,
Les syphilides tuberculeuses,
Les syphilides gommeuses.
M. Cornil propose la classification suivante :

1° Syphilide érythémateuse (roséole)	*Diffuse.* *Maculeuse.* *Papuleuse.*
2° Syphilide papuleuse...	*A petites papules* (syphilide papuleuse ou papulo-granuleuse ; syphilide miliaire, syphilide conique, lichénoïde). *A larges papules* (syphilide en plaques ou papulo-lenticulaire, papulo-tuberculeuse, papulo-squameuse).

3° Syphilide vésiculeuse.. { A forme de varicelle. / A forme d'eczéma. / Herpétiforme. / A base papuleuse.

4° Syphilide pustuleuse... { Acnéique. / Impétigineuse. / Ecthymateuse (tantôt superficielle et précoce, tantôt tardive et ulcéreuse, ecthyma ulcéreux).

5° Syphilide bulleuse.... { Pemphigus. / Rupia.

6° Syphilide gommeuse et tuberculeuse.

Cette classification des syphilides permet d'embrasser d'un seul coup d'œil les différentes formes que peuvent affecter les manifestations de la syphilis. Comme on le voit, elles se succèdent insensiblement, depuis le simple érythème jusqu'à l'ulcération profonde. Mais on ne saurait, par là, dire quelles sont les syphilides qui appartiennent à la *période secondaire*, et celles qui appartiennent à la *période tertiaire*.

Quoi qu'il en soit, on voit que la syphilide renferme en elle toutes les formes des *maladies de la peau*. Si maintenant nous y adjoignons tous les accidents qui surviennent du côté des tissus et des viscères, nous voyons que la syphilis est bien, comme on l'a décrite depuis longtemps, une *maladie constitutionnelle*, car il n'est pas un seul organe, un seul tissu, un seul viscère qui puisse échapper à son influence infectieuse.

Toutes ces énumérations étant données, voyons donc quelle est la part qui revient aux accidents secondaires et celle qui revient aux accidents tertiaires.

Les *accidents secondaires* comprennent toutes les syphilides, *cutanées*, *muqueuses* et *viscérales*, qui ne se manifestent que d'une façon superficielle, sans désorganiser les organes sur lesquels elles se sont développées.

Les *accidents tertiaires*, au contraire, sont des syphilides *cutanées*, *muqueuses* et *viscérales*, intéressant profondément les tissus et amenant quelquefois la désorganisation, la mortification des organes glanduleux ou viscéraux où elles ont accompli leur évolution. La mort est quelquefois la terminaison de ces manifestations de la syphilis.

M. Mauriac divise ces dernières en deux groupes :

Syphilides non ulcéreuses.

Syphilides ulcéreuses....... { Ulcéreuses d'emblée. / Tuberculo-ulcéreuses (gommes).

Parmi les accidents secondaires, il en est qui se montrent quinze jours, un mois, six semaines, quelquefois plus, après le début du chancre, d'autres qui n'apparaissent que dans le cours de la deuxième, de la troisième année même de la maladie.

De là une division entre ces accidents : les uns sont les *syphilides secondaires précoces*, les autres les *syphilides secondaires tardives*. Cette division est évidemment bonne, mais elle semblerait impliquer l'apparition fatale des accidents secondaires tardifs. Or rien n'est moins conforme aux faits. Il est des accidents secondaires qui *ne se montrent jamais;* tandis que d'autres, au contraire, font, pour ainsi dire, partie intégrante de l'évolution ordinaire de la syphilis : ils sont *absolument constants*. Ces accidents sont la *roséole* et les *plaques muqueuses*. Ils peuvent être légers, passer inaperçus du malade, *mais ils ne manquent jamais*.

Il en est de même des accidents secondaires qui se montrent aux organes internes, des *syphilides viscérales* secondaires. Autrefois, on ne les rangeait qu'au nombre des accidents tertiaires ; et, quand ces syphilides secondaires se montraient peu de temps après le chancre, on ne leur reconnaissait pas le caractère syphilitique en raison de leur apparition hâtive. Mais aujourd'hui, des faits cliniques, de nombreux travaux viennent de montrer que le système nerveux pouvait être atteint de syphilide secondaire et que ces accidents se manifestaient sous forme d'épilepsie et d'hystérie.

De même pour le foie, deux thèses récentes, celle du Dr Delavarenne et celle du Dr Moulard, sont venues apporter un nouveau jour sur l'*hépatite secondaire*, qui avait déjà été étudiée par le professeur Gubler, puis plus tard par Luton et Foville.

Quant aux systèmes osseux et musculaire, les manifestations secondaires dont ils sont atteints ne sont plus contestées.

Ce que nous avons dit des accidents secondaires tardifs s'applique également aux syphilides secondaires viscérales ; elles ne sont pas constantes, mais il faut être prévenu de leur existence, afin d'être prêt à les combattre quand elles se manifestent.

Quant aux accidents tertiaires, ce sont surtout ceux-là qui ne se montrent pas toujours. Ils manquent bien souvent ; des individus, et ils ne sont pas rares, arrivent à un âge très avancé sans avoir jamais présenté de ces lésions. D'autres, au contraire, se voient successivement atteints par tout le cortège des accidents cutanés et viscéraux, qui finissent par les emporter. Ces cas sont heureusement rares ; nous en reparlerons quand nous ferons l'étude de la syphilis tertiaire.

Pour le moment, nous allons nous occuper des *accidents secondaires*, et nous commencerons la description de ces syphilides par celles qui se montrent sur la peau et sur les muqueuses, et nous terminerons par les syphilides viscérales.

CHAPITRE PREMIER

ACCIDENTS SECONDAIRES

Les accidents secondaires se divisent, comme nous l'avons dit, en *accidents du début* de la période et en *accidents tardifs*.

Les *accidents du début* sont absolument constants, et ils présentent deux formes : la *forme sèche, roséole ;* la *forme humide, plaques muqueuses.*

I. — ROSÉOLE.

La *roséole* ou *syphilide érythémateuse* est un accident secondaire qui se montre soit sous forme d'*érythème*, soit sous forme de *papules*.

Elle peut présenter quatre formes différentes :

1º Roséole maculeuse,
2º Roséole papuleuse,
3º Roséole en plaques,
4º Roséole annulaire.

Les trois premières formes de la roséole se montrent peu après le chancre. La quatrième se montre plus tardivement. Cette classification de la roséole est celle du professeur Hardy, et elle diffère un peu de celle proposée par M. Cornil.

M. Bazen décrit lui aussi quatre formes de roséole :

La *roséole commune, roséole granulée ou piquetée, roséole papuleuse, roséole annulaire.*

Cette dernière forme serait une roséole modifiée par le mercure.

Examinons chacune de ces formes de la roséole.

La *roséole maculeuse* ou *vulgaire* (pl. XIII, fig. 1) se montre d'abord sur le tronc, à la face antérieure et postérieure ou sur l'une ou l'autre seulement; puis elle envahit les membres supérieurs et se montre sur la partie supérieure des cuisses. Elle occupe rarement la face.

Nous avons vu un cas de roséole généralisée depuis le cou jusqu'aux malléoles. Mais la face n'avait rien.

Sur deux autres malades très chauves nous avons vu la roséole siéger sur le tronc et sur la peau du crâne.

Cette forme de roséole est caractérisée par de petites taches rosées, irrégulières, disséminées sur le corps ; si on les examine de près, on voit que les bords sont irréguliers et déchiquetés.

Quelquefois, cette roséole est si faible qu'on ne peut l'apercevoir qu'en regardant le malade obliquement à la lumière.

D'autres fois, elle prend la forme *confluente* telle qu'au premier abord on ne peut, pour ainsi dire, pas apercevoir de trace de peau saine. Mais, en examinant de près, on voit bien des interstices, légers il est vrai, qui ne sont pas envahis par l'éruption.

Cette forme *confluente* prend quelquefois la forme *diffuse*, c'est-à-dire qu'on voit des *plaques de roséole* confluente séparées l'une de l'autre par de larges espaces de peau saine.

Cette roséole se termine par desquamation furfuracée, et elle laisse après elle des taches d'un jaune cuivreux pâle, qui disparaissent à la longue.

Vient enfin la *roséole papuleuse*. Celle-ci, ainsi que son nom l'indique, est caractérisée par des papules parfaitement arrondies, formant une très légère saillie au-dessus de la peau, saillie appréciable au toucher. Ces papules sont d'une couleur rose clair (pl. XI et pl. XIII, fig. 2), qui disparaît sous la pression du doigt. Elles sont irrégulières comme grandeur, mais toujours d'une régularité parfaite comme forme.

Elles se terminent également par desquamation ; leur

couleur prend une teinte brun très clair, et leur surface présente encore pendant quelque temps, jusqu'à complète disparition, une desquamation très faible, ou plutôt leur surface est légèrement fendillée et recouverte d'écailles épidermiques très petites. Ces papules, à cette période de leur évolution, ne disparaissent pas sous la pression du doigt.

Cette forme de roséole se montre sur le tronc et surtout sur les membres supérieurs, et à la partie supérieure des cuisses et sur les fesses.

La *roséole granulée ou piquetée* consiste en une éruption analogue à celle que produiraient des milliers de piqûres d'épingle. A vrai dire c'est un diminutif de la roséole papuleuse.

La *roséole papuleuse* ne doit cependant pas être confondue avec la *syphilide papuleuse proprement dite*. Cette forme de syphilide est différente surtout par la nature de l'éruption et par son mode de desquamation.

Ces trois formes de roséole peuvent se montrer isolément ou bien se montrer toutes les trois à la fois. C'est ainsi que l'on voit des malades présenter sur un point une *roséole vulgaire*, sur un autre une *roséole en plaques* et sur une troisième la *roséole papuleuse*.

Quelle que soit la forme de la roséole que présente le malade, cette manifestation de la syphilis est *constante; elle ne manque jamais, pas plus que le chancre*.

La *roséole annulaire*, plus rare que les autres, est constituée par une éruption qui présente une grande variété dans la forme. Ainsi ce sont tantôt des anneaux isolés, tantôt rapprochés, formant des 8 de chiffres, des cédilles, etc. La roséole que nous représentons (pl. I, fig. 2) était située sur la paroi abdominale d'un malade venu à la consultation du Midi. Le chancre remontait à dix-huit mois et il avait suivi un traitement régulier pendant tout ce temps. Ce cas justifie l'opinion de Bazin qui en fait une roséole modifiée par le mercure.

Comme caractère anatomo-pathologique, elle est constituée par une extravasation de globules sanguins et par un épaississement du derme.

La roséole évolue presque toujours sans présenter la

moindre réaction générale. Mais on peut la voir précédée par la fièvre, *fièvre syphilitique* à intermittence très irrégulière, dont nous reparlerons plus loin.

Quant à la réaction locale, elle est absolument nulle : pas de chaleur à la peau, pas de picotements, pas le moindre prurit. Ce caractère est d'ailleurs propre à toutes les éruptions syphilitiques. C'est le caractère pathognomonique. Quand les individus se plaignent de démangeaisons, c'est qu'il y a, conjointement avec l'éruption syphilitique, une éruption cutanée quelconque qui occasionne ce prurit. Néanmoins M. Lancereaux dit que, dans certains cas, chez des individus arthritiques ou herpétiques, on observe des démangeaisons sans qu'il y ait d'autres manifestations que les accidents syphilitiques. Ces cas sont, d'ailleurs, fort rares.

Cette absence de prurit suffit, à elle seule, pour faire le *diagnostic différentiel* de la roséole syphilitique d'avec d'autres exanthèmes.

En premier lieu nous citerons l'*érythème copahique*. Mais cette éruption se montre d'abord et surtout aux poignets et aux malléoles. Le prurit est intense ; de plus, la coloration est rose pâle, les macules ne présentent pas leurs bords déchiquetés.

Et cet érythème cesse dès que l'on suspend le traitement par le copahu.

Puis nous avons l'*urticaire;* mais son apparition brusque, son élévation au-dessus de la peau saine, ses papules d'un rouge sombre avec sommet jaune clair, les démangeaisons intolérables qui l'accompagnent, éloignent toute confusion possible avec la roséole.

Le *pronostic* de la roséole n'offre pas de gravité. Seulement l'apparition de cette éruption indique d'une façon certaine l'infection syphilitique, dans le cas où les caractères douteux du chancre n'auraient pas permis de faire le diagnostic de prime abord, ou bien que l'accident primitif eût passé inaperçu.

Elle peut récidiver plus tard sous l'influence d'excès quelconques, et elle se montre alors sept ou huit mois après le chancre.

II. — Roséole des muqueuses.

La roséole se montre également sous forme d'érythème et de macules sur les muqueuses, mais alors la coloration est rouge foncé, rouge violacé.

Sur la *langue*, elle est assez rare ; néanmoins le Dr Jullien en a observé un cas dans le service du professeur Hardy à l'hôpital Saint-Louis. Cette roséole consistait en des taches rouges arrondies, et sur ces taches une desquamation épithéliale.

L'*angine érythémateuse secondaire*, signalée par le Dr Martellière et le Dr Pillon, consiste en une rougeur vive, ordinairement lisse, occupant les amygdales, la luette et le voile du palais, quelquefois la paroi postérieure du pharynx. Sur ce dernier organe, l'érythème forme deux arcades rouge foncé nettement délimitées. La roséole peut occuper une plus grande partie du voile, mais son caractère propre est de présenter une limite nette et bien tranchée sur le reste de la muqueuse.

Quelquefois, l'érythème présente une surface inégale et granulée (Cullerier et Pillon).

Selon M. le Dr Cadier, cet érythème n'occupe jamais les amygdales et la partie supérieure du pharynx : c'est ce qui, au dire de ce médecin, distinguerait l'angine syphilitique de l'angine de la rougeole ou d'autres affections de la gorge. Nous ne sommes pas de cet avis, car nous venons de voir deux malades présenter une angine syphilitique très intense, et la rougeur occupait non seulement le voile du palais, mais les amygdales.

Les symptômes de cette angine secondaire ne sont pas toujours très marqués ; ils peuvent s'accompagner d'une légère réaction fébrile avec douleur ou simplement gêne dans la déglutition ; d'autres fois, la rougeur de la gorge s'établit insidieusement, sans que les malades s'en aperçoivent.

L'érythème secondaire peut également envahir l'arrière-gorge et la partie postérieure du voile du palais, occuper l'orifice de la trompe d'Eustache et apporter une diminution très légère de l'acuité auditive.

Dans tous les cas, l'érythème secondaire est absolument sans gravité.

L'érythème envahit quelquefois le larynx : c'est le premier degré des laryngites secondaires, que nous étudierons plus loin.

L'*apparition* de la roséole a lieu le plus ordinairement après l'entière guérison du chancre. Quelquefois, elle se montre quand celui-ci entre dans sa période de réparation. Mais la date habituelle de l'apparition de la roséole varie entre 15, 30, 45 jours et quelquefois plus.

On a désigné le temps qui s'écoule entre le chancre et la roséole sous le nom de *période d'incubation de la roséole*. Selon nous, ce n'est pas une incubation, car, si l'on admet une incubation pour les accidents secondaires, il faut en admettre une pour les accidents tertiaires. Or peut-on admettre des incubations de 15, 20, 50 ans, comme c'est quelquefois le cas pour ces derniers accidents ? En outre, oute incubation appelle fatalement l'apparition d'une maladie ; et, nous l'avons dit, rien n'est plus commun que de voir des individus ne présentant jamais d'*accidents tertiaires*.

De plus, pour qu'il y ait une nouvelle incubation pour les accidents secondaires, il faudrait admettre que le virus syphilitique, après avoir donné le chancre, changeât de nature pour donner la roséole et les accidents tertiaires, ce qui est absolument contraire à ce qui a été démontré par les faits cliniques, c'est-à-dire l'*unicité* du virus syphilitique. Quelle que soit la période où l'on fasse l'inoculation, soit que l'on prenne de la sécrétion du chancre, soit que l'on prenne du pus de plaque muqueuse, on reproduira un chancre.

Une fois celui-ci introduit dans l'économie, il se fait, pour ainsi dire, une élaboration des accidents, dont les manifestations se font à intervalles irréguliers, séparés par périodes de calme ; mais ce ne sont pas des périodes d'incubation. Pendant tout ce temps, le virus ne change pas de nature, les accidents seuls changent de forme.

Le *traitement* de la roséole fait partie du traitement général de la syphilis ; et, comme nous l'avons déjà recommandé, il faut commencer le traitement mercuriel dès que le diagnostic du chancre est confirmé. Nous renvoyons aux diverses formules que nous avons indiquées page 16.

Cependant lorsque la roséole présente une intensité assez grande, que l'éruption est très confluente et présente cette diversité de formes dont nous avons parlé, on se trouve bien de donner quelques bains mercuriels, ainsi formulés.

Sublimé.....................
Sel ammoniac.............. $\bar{a}\bar{a}$ 20 gr.
Eau 120

Des bains sulfureux rendraient, au besoin, de bons services, dans le cas où l'on ne pourrait pas prendre des bains mercuriels. Mais ils ne sont pas aussi efficaces que ces derniers.

Le traitement de l'*angine érythémateuse* consiste en gargarismes de mucilage de guimauve, alternant avec des gargarismes de chlorate de potasse (20 gr. par litre) toutes les heures.

III. — PLAQUES MUQUEUSES.

Les plaques muqueuses sont des accidents secondaires à *forme humide*, contagieux et qui par contagion reproduisent le chancre.

Quoique ces syphilides appartiennent à la période secondaire, il faut être bien prévenu que l'on peut rencontrer des plaques muqueuses en même temps que des accidents tertiaires, très tardifs, et, même à ce moment, ces plaques muqueuses *ne perdent en aucune façon leur caractère virulent et contagieux.*

Ces accidents peuvent se rencontrer sur tous les points du corps. Mais leur aspect est bien différent selon qu'elles se développent sur la surface cutanée ou sur la muqueuse.

Sur la peau, elles présentent une coloration rosée qui rappelle la couleur de la muqueuse, d'où leur nom de *plaques muqueuses*; tandis que sur la muqueuse leur couleur est *opaline* (Bassereau), analogue à la cautérisation produite par le nitrate d'argent.

M. Cornil décrit sept sortes de plaques muqueuses : 1° les petites papules; 2° les larges papules plates; 3° les plaques muqueuses érosives ; 4° les plaques muqueuses à base indurée ; 5° les plaques muqueuses diphtéritiques ; 6° les papules hypertrophiques ; 7° les papules végétantes. Cette division des plaques muqueuses comprend celles qui se développent sur la peau et sur les muqueuses, et elle a été étudiée par M. Cornil au point de vue anatomo-micrographique d'une façon complète et c'est à la description qu'en a donné M. Cornil dans ses *Leçons sur la syphilis* (pages 110 et suivantes) que nous renverrons le lecteur.

Nous décrirons successivement les plaques qui se développent sur les muqueuses et les plaques qui naissent sur la surface cutanée.

1° Plaques des muqueuses.

Les plaques des muqueuses sont caractérisées par leur coloration blanche opaline, entourée d'un liseré rouge. Elles ne présentent pas toujours une régularité parfaite dans leur forme; c'est encore ce qui les différencie des plaques cutanées.

A. — Plaques des lèvres.

Sur les *lèvres*, elles sont tantôt ovalaires, tantôt circulaires, tantôt forment des fentes sur les bords des lèvres. Elles ne se montrent quelquefois qu'au nombre d'une ou deux; d'autres fois, elles sont tellement nombreuses et si rapprochées les unes des autres que toute la muqueuse des lèvres est transformée, et, au lieu de la coloration rosée habituelle, elle n'est plus qu'une seule et même plaque blanche. D'autres fois, ces plaques forment sur les deux lèvres de véritables festons montrant des intervalles de muqueuse saine.

A la commissure, on voit quelquefois une plaque symétrique partagée en deux par une fissure et sur laquelle M. Mauriac appelle toujours l'attention. Ces plaques sont pathognomoniques de la syphilis et ne ressemblent en rien à d'autres lésions.

Les bords de cette fissure sont relevés, forment un bourrelet, quelquefois volumineux, de chaque côté de la commissure, et empiètent sur la peau des lèvres (pl. XV, fig. 1).

Il ne faut pas confondre les plaques syphilitiques des lèvres avec les *plaques des fumeurs*, plaques nacrées de Fournier. Ces dernières s'observent toujours sur les points en rapport constant avec le bout de la pipe ou du cigare. Elles ne sont pas entourées de cette auréole rose vif. Si on les rencontre sur la commissure des lèvres, elles ne présentent pas cette fissure que l'on remarque sur les plaques muqueuses ; et, si l'on promène le crayon d'azotate d'argent sur ces plaques des fumeurs, on ne constate aucune trace de cautérisation, ce qui tient à ce que l'épithélium de ces plaques est pour ainsi dire *cuit* par la chaleur du tabac. En outre, comme le fait remarquer le professeur Fournier, jamais on ne constate une symétrie parfaite entre la plaque inférieure et la plaque supérieure. L'inférieure, toujours en contact avec la pipe ou le cigare, est beaucoup plus large que la supérieure.

L'*herpès* de la face externe des lèvres est caractérisé par des vésicules qui, en se desséchant, forment des croûtes jaunâtres. L'herpès de la face interne présente au premier abord une grande analogie avec les plaques muqueuses.

Quand les vésicules de l'herpès se réunissent par groupe elles forment en se crevant une plaie à contours irréguliers due à la différence de grosseur des vésicules. Le fond de cette plaie recouverte en partie des débris d'épithélium mortifié d'une couleur blanchâtre laissant voir par intervalles la muqueuse saignante, donne à la plaie un mauvais aspect.

Mais dans cette lésion nous avons le caractère douloureux, l'absence de fétidité, tandis que les plaques muqueuses ordinairement peu douloureuses, communiquent à l'haleine une odeur quelquefois infecte.

Les *aphtes* sont douloureux, les bords blanchâtres, le fond de la plaie saignante, et forment de véritables ulcérations. Ils s'accompagnent aussi d'un léger état saburral.

B. — Plaques de la langue.

Sur la *langue*, les plaques occupent la face dorsale ou les faces latérales; rarement elles sont placées sur la face inférieure.

Sur la face dorsale, elles ont un aspect différent selon qu'elles en occupent la pointe ou la partie moyenne.

A la pointe de la langue, elles n'offrent pas de différence avec les plaques des lèvres : elles ont la teinte opaline. Quelquefois elles sont *ulcérées* et présentent une surface jaune ambrée très transparente due au liquide sécrété mélangé de salive. Elles sont entourées d'une auréole rose vif (pl. XVI, fig. 2).

La figure 3 de la même planche représente la même plaque vue quelques jours plus tard. Elle avait alors le caractère diphtéritique.

Mais sur la face dorsale elles présentent une surface rosée, comme si l'on avait enlevé par raclage une certaine quantité de papilles, et il en résulte que la plaque semble déprimée et légèrement excavée dans l'épaisseur de la couche papilliforme. (Pl. XVI, fig. 4.)

La grosse papille qui se trouve au niveau du V lingual est quelquefois envahie par une plaque et il en résulte une papule élevée au-dessus des tissus avec la surface lisse, semblable à celles qui s'observent sur le reste de la face dorsale de la langue (Cornil).

Les plaques qui occupent les faces latérales de l'organe présentent leur surface quelquefois érodée par suite du frottement de la langue contre les dents. Il en résulte même souvent de petites ulcérations dont le diagnostic est assez difficile à faire d'avec les ulcérations analogues que l'on remarque chez des personnes atteintes de dents cariées et qui n'ont jamais eu la syphilis.

6

Comme lésion concomitante des plaques muqueuses, la langue présente sur sa face dorsale des sillons plus ou moins profonds, plus ou moins réguliers. Tantôt la langue semble divisée en deux par une fente médiane, tantôt elle présente des ramifications secondaires qui se réunissant les unes aux autres divisent la surface de la langue en autant de lobes. (Pl. XVI, fig. 4.)

Ces rhagades siègent aussi sur les bords de l'organe, et apportent une grande irrégularité dans la forme de la langue. Elle semble festonnée ; toutes ces lésions peuvent également s'observer à la période tertiaire et leur ensemble a fait donner à l'organe le nom de *langue syphilitique*.

Nous allons maintenant dire quelques mots des autres affections qu'on observe sur la langue et qui ont quelque ressemblance avec les plaques muqueuses.

Le *chancre*, par sa coloration d'un rouge cuivreux, est impossible à confondre avec les plaques.

Les *ulcères dentaires* siègent sur les faces latérales de la langue ; ils sont douloureux ; les bords sont déchiquetés, et ils se guérissent spontanément quand on a enlevé ou limé la dent qui causait l'ulcération.

La *glossite scléreuse superficielle*, premier degré de la glossite tertiaire, est caractérisée par des plaques arrondies ou ovales, à l'aspect rasé, lisse ; mais, si l'on y porte le doigt, on a la sensation d'une rénittence étalée, lamelleuse (Fournier), et de plus, si l'on y fait une application de nitrate d'argent, ces plaques ne se colorent pas en blanc, comme cela arrive pour les plaques muqueuses.

Le *psoriasis lingual* est une dermatose de la langue qui consiste en des taches rouges sur lesquelles apparait plus tard un dépôt « blanc d'une coloration opaline, comme celle qui succède à une forte application de nitrate d'argent » (Lallier). La description de cette affection a été faite par M. le D<r> Debove (Th. de Paris, 1873) et plus tard par M. le D<r> Mauriac. Et c'est aux monographies de ces deux auteurs que nous renvoyons pour la description détaillée de cette maladie de la langue, dont le caractère principal est une exfoliation épithéliale abondante.

Le *lichénoïde lingual*, signalé pour la première fois par le professeur Gubler, vient d'être de nouveau décrit par le professeur Vanlair (de Liège). Cette affection consiste « en des taches d'un rouge vif, entouré d'une bourrelet blanc opaque, arciforme, formant un feston irrégulier. Mais elle peut envahir la face inférieure de l'organe et là elle change d'aspect. Le fond est violacé, livide, au lieu d'être rouge, et le bourrelet est rouge au lieu d'avoir la coloration blanche. » (Vanlair, *Revue mensuelle de médecine et de chirurgie,* 1880, nᵒˢ 1 et 3.)

Les plaques muqueuses situées sur les côtés de la langue et ulcérées par une dent cariée peuvent être, au premier abord, prises pour des ulcérations tuberculeuses (*phtisie buccale de Ricord*). Mais dans ce dernier cas on constate la présence de petits points jaunes sur lesquels le professeur Trélat a particulièrement insisté. Du reste, on retrouve de semblables petits points jaunes dans la cavité buccale (Gazagne, Th. de 1872).

C. — Plaques muqueuses de la face interne des joues.

A la face interne des joues, on observe des plaques, avec cette coloration opaline, et sans aucune ulcération ; mais, au voisinage des mauvaises dents, l'irritation finit par les ulcérer, et cette ulcération s'accompagne d'une hypertrophie de la plaque qui persiste pendant un temps assez long, même après guérison de l'ulcère. Et, quand on examine, on constate la présence d'une papule, formant une saillie au-dessus de la muqueuse.

Elles présentent parfois le caractère *diphtéritique* et dans ce cas elles sont simplement plates sans élévation au-dessus des tissus ou bien elles sont hypertrophiques et recouvertes d'une épaisse membrane analogue à la diphtérie.

C'est également dans cette région qu'on observe la *stomatite mercurielle;* mais, pendant tout le temps qu'évolue cette affection, la confusion avec les plaques n'est pas possible. La salivation, le gonflement, l'odeur infecte qu'exhale la bouche du malade, suffisent pour établir le diagnostic. Cependant, quand la stomatite mercurielle touche à la guérison; on observe çà et là quelques ulcérations hydrargyriques qu'on pourrait à première vue confondre avec les plaques; mais ces dernières sont très irrégulières comme siége, tandis que les ulcérations mercurielles sont toujours placées au point en contact avec les dents. De plus, les malades conservent encore pendant quelque temps une haleine fétide, avec la salivation un peu plus fréquente qu'à l'état normal.

Les *aphtes* sont à peu près semblables aux plaques, mais ils sont plus douloureux.

D. — PLAQUES DES AMYGDALES, DE LA LUETTE ET DU VOILE DU PALAIS.

Les plaques muqueuses développées sur ces différentes parties de la bouche sont tantôt parfaitement lisses, et tantôt elles sont ulcérées.

Elles peuvent également se développer sur l'érythème secondaire.

Dans le premier cas, quand on examine la gorge des malades, la coloration opaline des plaques disséminées sur les amygdales et le voile du palais donne un aspect marbré blanc et rose foncé.

Comme les plaques siégeant à la face interne des joues elles prennent quelquefois le caractère *diphtéritique*. Ainsi on peut voir (pl. XV, fig. 1) une éruption confluente de plaques diphtéritiques sur le voile du palais. Nous avons vu une plaque diphtéritique hypertrophique sur chaque amygdale.

Quand les plaques sont ulcérées, toute cette région est déchiquetée. Les amygdales sont hypertrophiées et enflammées. En outre, si on enlève une portion de la glande et qu'on la soumette aux préparations microscopiques, on trouve des petits abcès superficiels (Cornil).

Pour constater les plaques de la face postérieure du voile du palais, il faut se servir du rhinoscope, mais il arrive qu'en examinant attentivement le voile du palais l'on constate une légère encoche sur l'une ou l'autre des arcades; dans ce cas on a affaire à une plaque muqueuse ulcérée de la face postérieure du voile.

Les plaques qui sont situées à l'orifice de la *trompe d'Eustache*, peuvent occasionner une surdité momentanée. Les cas sont rares, mais il faut être prévenu de cette complication, qui du reste n'est pas de longue durée et qui est plutôt gênante que douloureuse.

E. — PLAQUES MUQUEUSES DES PAUPIÈRES.

Les accidents secondaires sont rares à cette région. Nous avons eu l'occasion d'en voir un cas en 1877, dans le service de M. le Dr Horteloup, à l'hôpital du Midi. Ces plaques muqueuses, qui siégeaient sur le bord conjonctivo-palpébral, donnaient à cette partie un aspect festonné de plaques opalines alternant avec la muqueuse rouge et congestionnée. Les deux yeux étaient pris; mais, malgré cela, l'amélioration fut rapide, sous l'influence du traitement mercuriel.

F. — PLAQUES MUQUEUSES BALANO-PRÉPUTIALES.

Les plaques muqueuses de la région balano-préputiale peuvent se montrer sur la cicatrice d'un chancre qui présente encore de l'induration, et dans ce cas ces plaques sont indurées et font croire à un nouvel accident. Mais elles peuvent également apparaître sur un chancre en pleine évolution et le tranformer *in situ* en plaque muqueuse et faire quelquefois disparaître l'induration.

Dans cette région, elles peuvent aussi provoquer un accident dont nous avons déjà parlé quand nous avons étudié le chancre : c'est le phimosis et la balano-posthite.

Ainsi la figure 1, planche VI, représente un cas de ce genre qui avait été occasionné par des plaques muqueuses apparues en même temps que le chancre péno-scrotal représenté figure 2, pl. III.

Si un chancre avait provoqué un phimosis, des plaques peuvent prolonger cette complication pendant un temps très long. Nous avons vu dans le service du Dr Mauriac, un malade qui conserva un phimosis, occasionné par des plaques, pendant quatre mois.

6.

Il peut également se faire que le chancre ait évolué sans provoquer de phimosis. Les plaques muqueuses surviennent et occasionnent cette complication.

C'est surtout avec ces accidents secondaires sous-préputiaux que le phimosis passe à l'état permanent. La cause tient à la nature même des plaques, qui repullulent avec une grande facilité et s'accompagnent d'une sécrétion purulente très abondante, qui irrite la muqueuse balano-préputiale ; et à chaque nouvelle poussée de plaques l'irritation augmente, l'orifice préputial se rétrécit de plus en plus et le phimosis finit par passer à l'état permanent.

Le caractère propre au phimosis symptomatique de plaques muqueuses sous-préputiales c'est l'écoulement beaucoup plus abondant et plus purulent que dans le cas de chancres, et surtout l'odeur infecte qu'exhale cet écoulement, qui s'accompagne aussi de petites bulles de gaz.

2° Plaques muqueuses de la surface cutanée.

Les plaques muqueuses qui se développent sur la peau ont généralement le caractère papuleux. Elles forment tantôt des papules plus ou moins grosses. Quelquefois elles ont un véritable caractère *hypertrophique*, tantôt elles sont *ulcérées*. Nous venons d'observer chez *trois malades* du service de M. Mauriac des plaques muqueuses qui présentent ces caractères différents. Ainsi planche XVII, nous représentons des *plaques muqueuses à petites et à grosses papules*, extrêmement confluentes, que le malade avait depuis trois mois. Elles occupaient le scrotum et la face inférieure de la verge. Ce sont des plaques types. Elles présentent une forme tantôt parfaitement circulaire, tantôt globuleuse ; elles étaient par groupes ou isolées. Leur coloration était rose violacé avec le centre rougeâtre et légèrement déprimé. La peau du scrotum irritée par la sécrétion abondante et fétide de ces plaques avait une coloration rouge sombre, avec quelques plaques d'érythème.

Ce malade présentait en outre sur la face interne des cuisses un cercle de petites papules globuleuses régulièrement disposées sauf deux qui occupaient l'intérieur du cercle. Ces papules avaient provoqué autour d'elles une inflammation très vive en sorte que la peau était le siège d'un érythème intense.

Au-dessus de ce groupe on en voyait un second formé de papules plates en voie de réparation. La couleur était violacée.

Le second malade présentait dans la même région, c'est-à-dire à la région scroto-fémorale cinq grosses *papules hypertrophiques* (pl. XVIII, fig. 1). La plus grande était de la taille d'une grosse fève, les.autres de la taille d'un haricot. Une de celles placées sur le scrotum n'était pas encore complètement guérie et présentait sa surface légèrement exulcérée. Toutes avaient leurs bords festonnés et légèrement relevés et n'adhérant pas à la peau de la cuisse.

Le troisième malade avait des *plaques ulcérées* de la face antérieure du scrotum (pl. XVIII, fig. 2). La peau de la région était d'une rougeur érythémateuse. Les ulcérations étaient très irrégulières, les bords d'une coloration rougeâtre, le fond de la plaie, sanieux, sécrétait abondamment. Il y avait en outre une ulcération affectant la forme d'une fissure allongée. Et la peau du scrotum présentait deux sillons profonds irréguliers qui étaient manifestement la cicatrice de fissures semblables à celle qui existait encore.

Les plaques muqueuses sont absolument *irréinoculables* sur le sujet lui-même. Dans les régions où deux surfaces cutanées sont en contact dans celles où il règne toujours un certain degré d'humidité et de moiteur, la suppuration des plaques provoque une irritation de la peau qui se traduit par une rougeur érythémateuse accompagnée d'un prurit très intense forçant les malades à se gratter à chaque instant. Alors ils finissent par s'écorcher et leurs douleurs augmentent au point de leur enlever tout sommeil.

Nous avons vu, dans le service du Dr Mauriac, un malade chez lequel il n'y avait pas un seul point du corps qui ne fût atteint de l'éruption syphilitique. Il eut d'abord un chancre sous-préputial, qui se guérit sans occasionner de phimosis. Mais un mois après il fut pris d'une éruption syphilitique qui se traduisit par une roséole papuleuse discrète, de l'impétigo du cuir chevelu et des plaques muqueuses sous-préputiales qui occasionnèrent un phimosis, des plaques sur le scrotum, sur le périnée, à l'anus, à l'ombilic, aux aisselles, sur les lèvres et dans la bouche. Elles étaient partout très confluentes, suppuraient abondamment, exhalaient une odeur infecte et faisaient beaucoup souffrir le malade.

Les plaques muqueuses qui se développent au pourtour de l'orifice préputial se présentent parfois sous l'aspect de petites fissures longitudinales qui occupent les plis de l'orifice; d'autres fois, elles ont la forme papuleuse (pl. VII, fig. 1).

A l'anus, elles ont tantôt le caractère *hypertrophique* et végétant analogue au condylome. — D'autres fois, elles se développent dans les plis radiés et ont la *forme fissuraire* décrite par le professeur Fournier. — Dans cette région, elles sont extrêmement douloureuses.

Les plaques inter-digitales des pieds ont une forme papuleuse ou ulcéreuse; à la face plantaire, elles sont comme encadrées par un bourrelet épidermique et s'accompagnent de sécrétion séro-purulente.

Quelle que soit la région où se développent ces plaques, elles sont caractérisées par leur fétidité repoussante, qui est une cause d'ennui et de gêne pour les malades.

Il arrive également que des plaques se développent sur des végétations, et dans ce cas elles occasionnent une suppuration qu'on ne rencontre pas toujours avec ces condylomes, à moins qu'ils ne soient très volumineux, comme nous en avons vu quelques cas, tant dans la rainure que sur le fourreau de la verge.

Quant aux plaques à base indurée ce sont des plaques qui se sont développées sur la cicatrice d'un chancre et on ne doit pas les confondre comme évolution à la *transformation in situ* du chancre en plaque muqueuse (voir page 29, t. V).

3° **Traitement.**

Le seul *traitement* réellement efficace contre les plaques
muqueuses, soit qu'elles siègent sur la surface muqueuse
ou sur la surface cutanée, c'est la cautérisation avec le nitrate d'argent, solide ou liquide (5 gr. pour 25 gr. d'eau,
Hardy) tous les deux ou trois jours.

La cautérisation des plaques de la bouche, lèvres ou gorge,
est plutôt désagréable que douloureuse ; mais il y a ce goût
métallique auquel des malades ne peuvent s'habituer et qui
les empêche de se cautériser eux-mêmes ou de se faire
cautériser aussi souvent qu'il est nécessaire. On peut alors
avoir recours au gargarisme de sublimé (50 centigr. p. 1000).
Mais rien ne vaut la cautérisation au sel d'argent.

Pour cautériser ces plaques, il est préférable de se servir
d'un crayon complètement enchâssé dans une petite cage
en argent. De cette façon, il est impossible que le crayon
tombe dans le tube digestif. Cet accident viendrait-il à se
produire, on devra immédiatement faire boire de l'eau
salée au malade, de façon à provoquer la formation de chlorure d'argent, qui est insoluble et sans action sur la muqueuse gastrique. En outre l'eau salée peut occasionner des
vomissements qui entraineront le nitrate d'argent.

D'habitude, les plaques muqueuses guérissent assez promptement avec les cautérisations. Mais, chez les fumeurs, elles
sont d'une ténacité désespérante, par suite de l'irritation
que cause le tabac. On peut même dire que, chez les personnes qui ne peuvent ou ne veulent pas renoncer à leur
habitude de fumer, la cautérisation ou tout autre traitement est absolument sans effet ; tandis que, dès qu'elles cessent de fumer, la guérison vient dans un temps très court.

Les plaques muqueuses qui ont produit un phimosis et
une balano-posthite seront traitées comme les chancres sous-
préputiaux, c'est-à-dire par les injections de nitrate d'argent ; mais elles cèdent moins rapidement que les chancres.

La cautérisation des plaques du scrotum et de l'anus est
très douloureuse, surtout celle de l'anus. Elle provoque
des souffrances tellement vives que l'on voit des malades

se rouler par terre en poussant des cris. Bien des fois, nous avons vu des malades s'affaisser, lorsque l'on portait le caustique sur les parties malades. Malgré cela, il ne faut pas craindre d'employer ce mode de traitement, car c'est le seul qui ait réellement de l'effet. Quand on a cautérisé la région anale, il faut mettre un tampon de charpie dans le sillon inter-fessier; il est même prudent d'en laisser un à demeure pour empêcher le contact des surfaces cutanées entre elles.

Il faut agir de même pour les plaques inter-digitales et pour celles de l'aisselle.

Lorsque les plaques sont très ulcérées, on peut les cautériser avec l'*acide acétique*. Le *nitrate acide de mercure* peut être employé, mais cela exige une très grande prudence, car une seule cautérisation peut provoquer la stomatite mercurielle. Bien plus, M. Jullien cite le fait d'un syphilitique qui succomba à l'asphyxie occasionnée par un spasme de la glotte dû à une goutte de liquide tombée dans le larynx.

4° **Pronostic.**

Les plaques muqueuses constituent à elles seules un des inconvénients les plus ennuyeux pour les malades. Chez quelques-uns, une nouvelle poussée de plaques survient, à peine l'autre est-elle guérie; elles se manifestent tantôt sur les lèvres, tantôt sur la langue, tantôt sur les amygdales, ne laissant pour ainsi dire aucune trève aux malheureux malades; c'est une véritable infirmité. Cependant il est rare qu'on observe une semblable récidive sur les organes génitaux.

Comme terminaison, les plaques muqueuses plates ne laissent aucune trace; les plaques cutanées qui ont le caractère papuleux, une fois qu'elles sont guéries, présentent encore pendant quelque temps la forme papuleuse ombiliquée; leur surface est comme ridée ou plutôt chagrinée. Quant aux plaques hypertrophiques et végétantes, elles se terminent en laissant après elles des chéloïdes irrégulières comme forme et comme dimension, d'une coloration rosée, et qui finissent par disparaître à la suite d'application d'emplâtre de Vigo.

CHAPITRE II

ACCIDENTS SECONDAIRES DU LARYNX

Les accidents secondaires développés sur le larynx provoquent des troubles fonctionnels à différents degrés d'intensité et de gravité. Ces altérations peuvent disparaître après la guérison des accidents ; mais elles peuvent, dans certains cas, persister après la guérison et entraîner des modifications profondes dans la fonction phonatrice du larynx, pouvant aller jusqu'à la perte de la voix.

Les syphilides secondaires du larynx sont l'*érythème* et les *plaques muqueuses*.

I. — ERYTHÈME.

L'*érythème du larynx* (ou *roséole*), décrit par tous les auteurs, peut être *localisé* ou *généralisé*. Et il peut exister *avec* ou *sans gonflement*.

L'érythème *localisé* peut siéger sur le bord libre de l'épiglotte ou sur l'épiglotte tout entière. Il peut occuper les replis aryténoïdiens, ou bien les cordes vocales supérieures ou les inférieures, sans que d'autres régions du larynx soient envahies par l'hyperhémie.

De même aussi, toute la cavité laryngienne et l'épiglotte peuvent être le siège d'un érythème très intense, s'accompagnant d'une tuméfaction plus ou moins considérable.

Symptomatologie. — Ces différentes manifestations érythémateuses peuvent évoluer sans apporter avec elles des troubles fonctionnels ; et encore, quand ceux-ci existent, ne se portent-ils presque jamais sur les fonctions respiratrices. La phonation seule subit des modifications.

La voix devient d'abord voilée, puis, quand l'érythème est plus intense et s'accompagne de gonflement, elle présente de la raucité ou bien des alternances de raucité et de sonorité. Ces troubles fonctionnels de la voix tiennent au gonflement de la région inter-aryténoïdienne et entraînent alors une gêne dans le fonctionnement des cordes vocales.

Si l'érythème et le gonflement siègent sur les cordes vocales, tant que les malades se servent de leur voix de médium, la voix est voilée ou rauque ; mais, quand ils veulent l'élever à un registre supérieur, les cordes vocales viennent en contact, la glotte se ferme, et il y a aphonie complète. Chez des chanteurs, le gonflement érythémateux peut leur faire perdre une ou deux notes hautes.

Il peut arriver qu'en plein air la raucité de la voix disparaisse à peu près complètement pour reparaître plus intense quand les malades pénètrent dans l'intérieur des appartements. Mais, au bout de quelques instants, la voix reprend sa raucité habituelle.

Avec la laryngite érythémateuse, on n'observe pour ainsi dire pas de phénomènes douloureux. Les malades éprouvent de la gêne ; ils font des efforts de toux comme pour expulser des matières étrangères, mais tout se borne à quelques mucosités filantes.

Les lésions secondaires du larynx peuvent se borner là. Et avec le traitement l'érythème disparait, en même temps que la clarté de la voix reparait.

II. — PLAQUES MUQUEUSES.

Ces accidents secondaires du larynx n'ont pu être constatés que depuis la découverte du laryngoscope. Ils ont été signalés pour la première fois par Czermack et par Turck en Allemagne. Depuis eux, Cusco, Gerhardt et Roth, Mauriac et Krishaber, Lancereaux, Belhomme et Martin, Gougenheim, Cadier, Bouchereau, Josset Moure, les ont décrites. Malgré les travaux de ces auteurs, les plaques muqueuses sont contestées par Isambert, Fournier, Duplay, Ferras, etc.

Pour nous, elles existent, car nous en avons vu chez des malades de l'hôpital du Midi; et les observations, accompagnées de planches, des thèses des Drs Bouchereau et Josset-Moure, représentant les syphilides secondaires du larynx, indiquent clairement que ce sont des plaques muqueuses et non d'autres lésions.

Symptomatologie. — Les plaques muqueuses peuvent avoir le caractère *érosif*, *ulcéreux* ou *papuleux;* mais, quel que soit le gonflement érythémateux, quel que soit le caractère des plaques, les troubles respiratoires sont nuls; l'altération fonctionnelle porte surtout sur la voix. L'enrouement, la raucité sont plus marqués que lorsqu'il s'agit d'un simple érythème, mais la cause est la même : c'est l'irrégularité apportée à l'orifice glottique.

Lorsque les plaques muqueuses sont *ulcérées* et qu'elles siègent sur le bord libre d'une des cordes vocales, l'orifice glottique n'ayant plus la régularité normale, la raucité se produit. L'altération de la voix augmente quand les plaques siègent sur les deux cordes vocales, car il se produit une irrégularité et un élargissement plus considérables de la glotte.

Si au contraire les plaques ont le caractère *papuleux* quand les cordes vocales se rapprochent, les deux papules viennent en contact, et il en résulte que la glotte est divisée en deux parties inégales, ainsi que le Dr Bouchereau l'a représenté dans la figure 7 de la planche placée à la fin de sa thèse. Dans ces conditions également, l'altération de la voix se produit. Plus les ulcérations seront profondes, plus l'orifice de la glotte sera agrandi. Plus les papules seront grosses, plus la glotte sera diminuée. D'un côté comme de l'autre, l'irrégularité de la glotte produira un trouble de la phonation, lequel pourra aller depuis le simple enrouement jusqu'à l'aphonie complète.

Dans toutes les observations que nous avons parcourues, nous avons pu voir que les troubles fonctionnels sont plus souvent causés par les plaques que par l'érythème, sauf toutefois quand ce dernier a produit un gonflement qui donne aux cordes vocales une forme arrondie ou irrégulière.

D'après les faits que nous avons pu observer et les faits cités par différents auteurs, il nous semble difficile de contester l'existence des plaques muqueuses du larynx. Lors même que l'on n'aurait pas le laryngoscope à sa disposition pour constater l'existence de ces syphilides, il serait bien difficile d'admettre que des troubles de la phonation, survenant après un chancre infectant, c'est-à-dire *en pleine syphilis*, puissent être rapportés à une autre cause qu'à cette maladie. Nous comprenons la difficulté qu'il peut y avoir à faire la différence des accidents de la *syphilis laryngée* d'avec ceux de la *phthisie laryngée*, surtout si les malades ont des signes pulmonaires. Mais chez ceux qui n'ont pas de lésions du côté des organes thoraciques et qui présentent la raucité de la voix avec des lésions sur le larynx, sans avoir eu antérieurement de fièvre typhoïde et qui ont une bonne constitution, peut-on, lorsque ces malades présentent des manifestations syphilitiques, assigner aux troubles laryngiens une autre cause que la syphilis ? Évidemment, ces accidents secondaires ne sont pas constants ; combien ne voit-on pas de syphilitiques ne jamais présenter des troubles de la voix ! On a raison de ne pas admettre le parallélisme des lésions cutanées et des lésions laryngées de la syphilis, car la roséole de la peau existe sans qu'il y ait de l'érythème du larynx : des plaques se développent à la bouche et aux amygdales, sans que le larynx soit affecté; mais, de là, conclure que les plaques du larynx n'existent pas, il nous est impossible de partager cette manière de voir.

Les plaques muqueuses peuvent se greffer sur l'érythème, de même que les plaques peuvent se montrer d'emblée, et ces dernières repullulent quelquefois avec une telle persistance que les malades n'arrivent jamais à s'en débarrasser.

Diagnostic. — Le laryngoscope seul fait découvrir les lésions syphilitiques, érythème ou plaques. Cependant, si des malades présentent des accidents sur un point quelconque du corps et s'ils ont en même temps de l'enrouement, il y a beaucoup de chances pour que le malade ait des plaques.

Quand on ne constate aucune manifestation syphilitique et qu'il y a altération de la voix, si l'on est sûr de ne pas être en présence d'une laryngite catarrhale simple, il faut alors pratiquer l'examen laryngoscopique.

Quand on examine un larynx normal, on constate une coloration rouge vif, les deux cordes vocales apparaissent comme deux rubans blanchâtres formant un angle aigu ouvert en arrière.

Lorsqu'il y a de l'érythème, la coloration prend une teinte rouge sombre, rouge violacé ; quelquefois les cordes vocales sont atteintes par l'érythème, et alors elles ne tranchent plus autant sur les parties voisines.

Quand il y a des plaques, le bord de l'épiglotte est quelquefois ulcéré. D'autres fois, les cordes vocales conservent leur coloration blanchâtre, mais elles présentent en un point comme une tache rouge faite avec un pinceau. D'autres fois, c'est une ulcération elliptique allongée, située sur le bord libre de la corde vocale. Tantôt ce sont des papules siégeant sur l'une ou l'autre des cordes ou sur les deux.

Si l'on avait des doutes sur le caractère des lésions et si l'on pouvait songer à la tuberculose, l'examen stéthoscopique de la poitrine, les commémoratifs, l'amaigrissement rapide des malades, la toux et surtout les *troubles respiratoires* feront éliminer l'idée de syphilis.

Quant aux laryngites tertiaires, les lésions sont beaucoup plus graves, la marche beaucoup plus lente, et les troubles fonctionnels plus considérables. Quand nous parlerons des laryngites tertiaires, nous décrirons les caractères spéciaux à ces lésions.

Pronostic. — Le pronostic est basé sur l'intensité des lésions. Tant que le larynx est le siège de l'érythème seul, le pronostic est favorable ; il en est de même pour les plaques, quand elles ne prennent pas le caractère ulcéreux. Dans ce dernier cas, les ulcérations laissent souvent après elles une déformation des cordes vocales qui entraîne un enrouement ou une raucité plus ou moins marquée durant très longtemps et quelquefois même ne disparaissant jamais.

Dans tous les cas, que les ulcérations secondaires soient superficielles ou profondes, elles n'occasionnent jamais la nécrose des parties. De même, le gonflement érythémateux ne provoque jamais l'œdème de la glotte. Ces formes graves de laryngite syphilitique ne s'observent qu'avec les accidents tertiaires.

Traitement. — Pour combattre l'érythème, indépendamment des pilules mercurielles, il faut faire faire des gargarismes au chlorate de potasse et des frictions d'onguent napolitain sur la face antérieure du larynx.

Quant aux plaques, il faut les toucher avec une solution de nitrate d'argent au 10ᵉ ou au 15ᵉ. On peut employer le crayon, mais il faut avoir soin de se servir du porte-crayon du Dʳ Krishaber (voy. page 105). Le nitrate d'acide de mercure est extrêmement dangereux, et il faut le manier avec les plus grandes précautions.

Des pulvérisations de sublimé à la dose de 0,50 centig. pour 1000 rendraient de bons services.

Enfin, si l'aphonie était presque complète, on pourrait appliquer un vésicatoire à la région laryngienne, et on le panserait avec de l'emplâtre de Vigo.

Comme hygiène, les malades doivent *s'abstenir absolument de fumer.*

III. — ACCIDENTS SECONDAIRES DE LA TRACHÉE ET DES BRONCHES.

Les accidents secondaires de la *trachée* et des *bronches* ont été mentionnés pour la première fois en Angleterre par Stokes. Ce médecin en admet deux formes, la *forme aiguë*, la *forme chronique*. La *forme aiguë* est caractérisée par de la toux, de la fièvre, et cesse dès que l'éruptiom cutanée se montre.

Byrne, Graves la mentionnent également. M. Lancereaux cite le cas d'une jeune fille atteinte de dyspnée et de bronchite sub-aiguë précédant une éruption syphilitique; mais il ne croit pas que cette unique observation puisse faire conclure à une syphilide érythématheuse secondaire des bronches et de la trachée.

Que ces lésions soient rares, cela n'est pas douteux, mais rien ne nous empêche de croire à leur existence. Il n'y a rien d'impossible à ce que, chez un malade atteint d'érythème laryngé, cet érythème se propage à la trachée et aux bronches. Quant au parenchyme pulmonaire, les accidents se traduiraient par de la pneumonie (Lancereaux).

CHAPITRE III

Les manifestations cutanées et muqueuses que nous venons de passer en revue appartiennent au commencement la période secondaire de la syphilis et se montrent, sauf celles du larynx, d'une façon constante, avec plus ou moins d'intensité, plus ou moins de confluence ; mais on les observe toujours soit sur une région du corps, soit sur une autre.

Les accidents que nous allons décrire maintenant appartiennent à une époque plus avancée de la période secondaire et ont été désignés par quelques auteurs sous le nom d'*accidents de transition,* c'est-à-dire des accidents qui n'appartiennent ni à la période secondaire ni à la période tertiaire, mais qui marquent le passage, la transition de la période secondaire à la période tertiaire.

Quelle que soit la dénomination qu'on veuille leur assigner, ces accidents ne sont pas *constants ;* cependant on les observe plus fréquemment que les accidents tertiaires. Et comme, en outre, on est à même de les rencontrer quelquefois longtemps après l'accident primitif, on les avait considérés comme des manifestations du début de la période tertiaire ; mais il est préférable de les considérer comme des manifestations *tardives* et *non constantes* de la période secondaire et de réserver le nom d'accidents tertiaires aux lésions syphilitiques qui se montrent sur le parenchyme des tissus et des organes viscéraux.

Ces *accidents secondaires tardifs* présentent, comme ceux de la période initiale, des *éruptions à forme sèche* et des *éruptions à forme humide*.

Les syphilides à forme sèche comprennent la *syphilide papuleuse* et la *syphilide pigmentaire*.

Les syphilides à forme humide comprennent la *syphilide pustuleuse* et la *syphilide vésiculeuse*.

I. — SYPHILIDE PAPULEUSE.

La *syphilide papuleuse* se manifeste sous deux formes, la *syphilide à petites papules*, la *syphilide à grosses papules*.

1° Syphilide à petites papules.

Cette syphilide est constituée par l'éruption de papules variant de la grosseur d'une tête d'épingle jusqu'à celle d'une lentille. On la désigne quelquefois sous le nom de *lichen syphilitique*.

Ces petites papules se développent sur le tronc, sur les membres, sur la face. Elles sont d'une coloration rosée, ne s'effacent pas sous le doigt ; elles forment une petite saillie au-dessus de la peau. Elles se terminent par desquamation, et, quand elles arrivent à cette période, elles présentent à leur base un cercle blanc épidermique, comme si la papule avait perforé l'épiderme. Ce cercle est désigné sous le nom de *liseré* ou de *collerette de Biett*. C'est un signe pathognomonique de la syphilis, et nous retrouverons ce liseré dans toutes les éruptions papuleuses ou pustuleuses de cette période.

Quelquefois, le liseré épidermique forme un cercle assez large (2 ou 3 millim.) ; le centre est occupé par la petite papule ; et le tout repose sur une auréole congestive nettement limitée, ce qui donne à cette syphilide l'aspect d'une petite cocarde.

Ces papules peuvent se réunir en groupe plus ou moins régulier, se réunir en cercle, être confluentes, disséminées.

Ainsi l'on peut voir (pl. XIX, fig. 1) un groupe de papules miliaires confluentes, formant une trainée de petites papules reposant sur une plaque érythémateuse. L'éruption partait de l'aile du nez, se réunissait au niveau de la commissure labiale droite, à un second groupe de papules qui naissaient au-dessous de la lèvre inférieure ; et de leur réunion résultait une plaque de papules qui se terminait à la partie inférieure de la joue.

Ces petites papules sont représentées au moment de la période active de leur éruption. Nulle part la desquamation se montre.

A côté de cette forme miliaire se placent d'autres modes d'éruption, qui présentent de grandes variétés.

Tantôt elles sont *confluentes*, occupant tout le corps ; tantôt elles sont *disséminées*, tantôt *agminées*, c'est-à-dire réunies en groupe plus ou moins régulier, plus ou moins large : c'est une plaque de papules (pl. XX, fig. 1) ; ou bien elles forment une ligne plus ou moins régulière (pl. XX, fig. 1).

D'autres fois, elles ont le caractère *circiné*, lequel consiste en une éruption de petites papules formant un cercle régulier, dans le centre duquel on voit des papules plus petites (pl. XX, fig. 1), ou bien le centre du cercle est ulcéré et recouvert d'une croûte jaunâtre.

Les papules sont quelquefois disposées *en corymbe*. Une papule assez grosse est entourée de papules plus petites (pl. XX, fig. 2). Toutes ces papules sont entourées du liseré épidermique très appréciable quand les papules sont isolées. Mais, quand elles sont confluentes, les débris d'épiderme se réunissent, et la colerette de Biett ne peut plus se distinguer.

Ces diverses formes de syphilides peuvent se rencontrer chez le même malade ; ainsi la plaque de papules agminées (pl. XX, fig. 1) occupait la peau de la fosse sous-épineuse au voisinage de l'aisselle, tandis que le groupe circiné était situé sur la paroi thoracique inférieure ; le même individu en présentait également sur le scrotum et sur la face inférieure de la verge.

Nous avons vu un cas chez une jeune femme où un

sinapisme avait provoqué sur le flanc gauche une éruption de syphilides à petites papules confluentes ; tandis que tout le reste de la paroi thoracique était parsemé de petites papules disséminées çà et là.

Quand ces papules sont affaissées, elles laissent après elles une teinte jaune brun très longue à disparaître et qui est caractéristique de toutes les éruptions syphilitiques.

Diagnostic. — Le signe diagnostic commun à toutes les syphilides papuleuses est l'absence de prurit [1]. Puis viennent le mode d'éruption des papules, la collerette de Biett qui entoure chaque papule, la coloration rouge cuivreux et, quand vient la période de régression, cette couleur jaune brun pâle, qui est facile à reconnaître même longtemps après la disparition des papules.

La confusion de la syphilide papuleuse à petites papules avec les plaques muqueuses semblables à celles représentées planche XVII ne serait pas possible, attendu qu'avec les plaques muqueuses on constate toujours une sécrétion purulente, plus ou moins abondante, toujours très fétide, ce qui n'a jamais lieu avec la syphilide papuleuse. Et, de plus, le mode de terminaison est bien différent ; les plaques muqueuses ne présentent jamais de collerette épidermique à leur base et sont toujours entourées d'une auréole inflammatoire très prononcée ; et enfin, signe important, les plaques muqueuses sont quelquefois très douloureuses ; les syphilides papuleuses évoluent pour ainsi dire à l'insu du malade.

Une des dermatoses avec lesquelles on pourrait confondre la syphilide papuleuse, c'est le *lichen ordinaire ;* mais cette dernière affection s'accompagne de démangeaisons plus violentes que dans aucune autre maladie de la peau.

2° Syphilide à grosses papules.

Cette forme de syphilide, que l'on désigne aussi sous les noms de *syphilide plate, syphilide papulo-squameuse,* est ana-

1. Le prurit se rencontre quelquefois chez les individus arthritiques, mais il n'est jamais aussi violent que dans les maladies cutanées ordinaires.

logue à la roséole papuleuse; mais la coloration est différente.

Cette syphilide est caractérisée par des papules variant du volume d'une lentille à celui d'une pièce de cinquante centimes. Elle s'annonce d'abord par des papules plus ou moins plates, d'une couleur chair à jambon, puis, après avoir présenté cet aspect pendant quelques jours, la couleur rouge passe au rouge brun, en même temps que la circonférence présente le liseré de Biett, et que quelques petites squames se montrent sur la papule elle-même. La couleur brunâtre passe à une teinte plus claire, la desquamation cesse, et la papule s'affaisse et ne présente plus à sa place qu'une tache jaune brun clair très longue à disparaître.

La syphilide à grosses papules se montre sur les mêmes régions que la syphilide à petites papules. Mais elle se montre plus fréquemment sur la face que cette dernière.

Elle occupe la région frontale près de la racine des cheveux. Les papules sont placées les unes à côté des autres dans un ordre assez régulier formant comme une couronne sur le front, le nom de *corona veneris* est donné à cette éruption. Un cas de ce genre est représenté planche XXI, et sur le même malade, atteint d'iritis et de croûtes dans les cheveux, on peut voir trois papules en voie de réparation, sur la peau de la paupière supérieure.

Quelquefois, la syphilide se forme en plaque, par suite de la réunion de plusieurs papules, ou bien est disséminée sur les différents points de la face, aux sourcils, sur les joues, sur le nez, etc. Nous avons observé dans le service de M. Mauriac un malade qui portait sur la partie médiane de la région frontale une plaque de syphilides composées de petites et de grosses papules. Les unes étaient irrégulièrement disposées, mais d'autres formaient deux demi-circonférences situées l'une à côté de l'autre, représentant un E majuscule. Ces papules, d'une coloration rouge cuivreux, présentaient une desquamation épidermique peu abondante, et n'étaient pas entourées du liseré de Biett.

Sur le tronc, elles sont quelquefois disséminées, d'autres fois elles sont confluentes; cette dernière forme est souvent occasionnée par une irritation quelconque. Nous avons vu à

7.

l'hôpital du Midi un malade qui eut une pleurésie, contre laquelle on employa les vésicatoires et, à l'endroit où ils furent appliqués on vit apparaître consécutivement une éruption confluente de grosses papules. Nous avons déjà cité un cas semblable à la suite d'applications de sinapismes. Comme autre exemple de l'influence que peut exercer une pression ou un contact prolongé de la peau avec un corps dur, nous citerons celui d'un malade habitué à monter à cheval. Il présentait une éruption confluente sur le tronc tout entier et aux fesses ; mais, aux membres inférieurs, l'éruption n'occupait que la face interne des cuisses, les jambes présentaient une éruption confluente à la région du mollet et à la face interne ; sur la face externe, on voyait quelques papules disséminées, et l'éruption s'arrêtait à l'union du tiers inférieur de la jambe avec les deux tiers supérieurs. De plus, sur les points du corps qui étaient en contact constant avec la selle, c'est-à-dire les fesses, la face interne des cuisses et les mollets, l'éruption était tellement confluente qu'elle formait de véritables plaques de papules.

Il arrive quelquefois que cette syphilide papuleuse à grosses papules, développée sur le tronc et sur les membres, affecte une forme confluente de papules séparées les unes des autres et a dans ce cas une grande analogie avec le *psoriasis nummulaire*. Nous avons vu à l'hôpital Saint-Louis, dans le service du professeur Hardy, deux femmes ayant, l'une une syphilide papuleuse, l'autre un psoriasis. Vues séparément ou simultanément, la ressemblance des deux éruptions était identique, et il était, au premier abord, difficile de dire quelle était celle qui avait la syphilis. La coloration rouge brun brunâtre s'observait sur les deux lésions. Les papules étaient régulières comme forme ; mais, quand on examinait le mode de desquamation, la confusion n'était plus possible. Lorsque l'on enlevait les squames de l'éruption syphilitique, on trouvait au-dessous une surface exulcérée, tandis que dans le psoriasis les écailles se reproduisaient au fur et à mesure qu'on les enlevait.

Nous avons vu au Midi deux frères jumeaux qui contractèrent la syphilis en même temps avec la même femme.

Chez eux, la maladie prit une marche absolument semblable chez l'un et l'autre. Ils présentaient, au moment de leur entrée à l'hopital, une syphilide papulo-squameuse nummulaire disséminée sur tout le corps.

Il arrive que ces papules, se réunissant les unes aux autres, forment de larges plaques, ayant quelquefois la largeur de la main. La coloration est rouge brun ou brunâtre, et la desquamation épidermique leur donne l'air d'être saupoudrées de poudre de riz.

On rencontre quelquefois de larges papules isolées, de la dimension d'une pièce d'un franc. La coloration est rouge brun ; elles sont parfaitement circulaires, et la circonférence est constituée par une multitude de petites squames épidermiques, formant un bourrelet autour de cette papule.

L'éruption papuleuse peut prendre une autre forme : ainsi on observe des papules irrégulières, mamelonnées, d'une forme elliptique, ou bien arrondies et de la dimension d'une pièce d'un franc et même davantage. En examinant de près, on remarque que ces papules sont formées par la réunion de papules plus petites très confluentes, se confondant les unes avec les autres. La coloration est typique ; elle est jaune cuivreux, et la surface est parsemée de petites squames épidermiques. Ces papules forment une saillie très appréciable au toucher ; elles forment comme des nodosités superficielles. Quand elles commencent à disparaître, la teinte devient plus pâle et finit par prendre cette couleur jaune brun, qui indique toujours l'évolution terminée d'une syphilide.

A la *paume de la main*, à la *plante des pieds*, la syphilide papuleuse affecte une forme un peu différente de celle développée sur les autres points du corps. Au début de l'éruption, les papules *petites* ou *grosses* se voient, pour ainsi dire, par transparence à travers l'épiderme. Elles ont une sensation globuleuse ou acuminée. Parfois, ce sont des papules plates, qu'on observe également sur la face dorsale des mains ; mais à cette région elles suivent la marche ordinaire des autres papules.

Quand arrive la période de desquamation, comme l'épiderme est beaucoup plus épais à la paume de la main et à la plante des pieds que dans les autres parties du corps, la région palmaire présente une sensation rugueuse qui varie d'intensité selon les habitudes professionnelles des malades. Chez ceux habitués à de rudes travaux, la desquamation laisse au-dessous d'elle de véritables cavités creusées dans l'épiderme. Un malade que nous avons observé avait compté cent vingt papules dans chaque main et sur la face palmaire des doigts.

Néanmoins, chez les personnes que leur genre de travail contraint d'exercer une pression longue et continue sur la paume de la main, tel que l'usage du cachet dans les bureaux de poste, ou bien chez celles qui se servent constamment de la canne, il existe au point de contact avec le corps étranger un épaississement plus marqué de l'épiderme, tandis que l'autre main présente la desquamation ordinaire.

Nous avons eu l'occasion de voir un malade cavalier dans l'armée. Il avait une syphilide papulo-squameuse généralisée; mais il présentait à l'union de la troisième et de la deuxième phalange du médius et de l'annulaire de la main gauche des papules très épaisses, dues à la pression des doigts contre les rênes. A la main droite, les lésions étaient plus accusées dans la région palmaire proprement dite par suite de l'usage du sabre.

Quand les papules siègent au niveau des plis palmaires ou plantaires, la surface est fendillée, saignante, et dans ce cas seulement elles sont douloureuses (pl. XX, fig. 3).

Lorsqu'on palpe la paume de la main dans cet état, les squames donnent une sensation analogue à de la corne, d'où le nom de *syphilide cornée* qu'on avait donné à cette éruption.

Quand la desquamation est terminée et que la guérison s'avance, la paume de la main présente pendant quelque temps encore une coloration rosée au point où étaient les papules; sur les gens ayant l'épiderme palmaire très épais, les endroits où siégeaient les papules ont un aspect luisant et vernissé. Puis la peau reprend sa coloration normale, tout en présentant çà et là quelques taches jaune brun qu finissent par disparaître.

Diagnostic. — Le diagnostic de cette syphilide papuleuse sera, comme celui de la précédente, basé sur l'absence du prurit pendant la durée de l'éruption. La coloration chair jambon pendant la période active, la couleur lie de vin quand l'éruption tend à disparaître sont de bons signes diagnostiques. Mais il faut surtout tenir compte du mode particulier de desquamation et de la collerette de Biett. Celle-ci est moins appréciable qu'avec les petites papules, mais elle existe ; et la surface de la papule présente en outre quelques petits débris d'épiderme.

A la paume de la main, les écailles qui succèdent à l'éruption papuleuse en font un caractère qui n'appartient qu'à la syphilis. Quant au caractère d'unilatéralité, dont on a voulu faire un signe diagnostic, il n'a aucune valeur, car, si l'on a vu la syphilide papuleuse palmaire siéger d'un côté seulement, cela pouvait tenir à l'habitude professionnelle du malade. Les cas où on l'observe des deux côtés sont beaucoup plus fréquents.

Les autres affections cutanées ne sauraient être confondues avec la syphilide papuleuse, car le prurit ou la douleur existe toujours à un degré plus ou moins élevé dans les maladies de la peau.

L'*eczéma sec* de la paume de la main présente une forme différente ; la peau a l'aspect de la porcelaine dite *craquelée* ; les fentes de l'épiderme s'entrecroisent en tous sens, formant des losanges, des triangles ; les squames se détachent très difficilement, et, de plus, l'éruption s'accompagne d'une démangeaison très vive.

Le *psoriasis*, nous l'avons vu, est une des maladies de la peau qui ressemblent le plus à la syphilide papuleuse quand cette dernière arrive à la période de desquamation ; la similitude des deux affections a fait donner le nom de *psoriasis palmaire* à la syphilide papuleuse de la paume de la main, mais c'est une mauvaise dénomination, car le caractère des deux maladies diffère. Dans le *psoriasis*, les squames sont *primitives*, elles se montrent d'emblée, tandis que dans la syphilide les squames sont *consécutives* ; en outre, l'éruption psoriasique se montre rarement à la paume de la main sans se montrer également à ses deux *lieux d'élection* : les coudes et les genoux, et, de plus, le psoriasis est une entité morbide, c'est une *maladie de la peau*, pouvant se rencontrer chez des syphilitiques ; *mais il n'y a pas de psoriasis syphilitique.*

Terminaison. Pronostic. — Ces deux formes de syphilides, à petites et à grosses papules, se terminent toujours par la guérison. La seule trace qui subsiste après leur évolution, c'est la coloration jaune brun, toujours appréciable et qui persiste pendant fort longtemps après que toute manifestation syphilitique a disparu.

Sur le front, on remarque quelquefois des cicatrices déprimées, mais elles sont consécutives à des syphilides pustuleuses dont nous nous occuperons plus loin.

Traitement. — Le mercure sous forme de pilules de protoïodure, de pilules de sublimé, les bains de sublimé, les bains sulfureux à défaut des autres, constituent toute la thérapeutique des éruptions papuleuses. L'iodure de potassium n'est pas indiqué dans cette forme éruptive de la syphilis.

II. — SYPHILIDE PIGMENTAIRE.

Avant de passer à l'étude des syphilides à forme humide, nous devons parler d'une manifestation cutanée de la syphilis d'une extrême rareté : c'est la *syphilide pigmentaire.*

Elle s'observe surtout ou plutôt se constate plus facilement chez les individus à peau blanche et fine, chez les femmes principalement.

Elle se montre plus particulièrement sur le cou. Elle consiste en plaques irrégulières, d'une coloration brun très clair, ne présentant aucune saillie au-dessus de la peau. Parfois, on ne peut la constater qu'en regardant obliquemment à la lumière. Cette coloration particulière est le résultat d'un épanchement du pigment dans les cellules du corps de Malpighi.

Le professeur Hardy, qui l'a décrite le premier, et le Dr Pilon, qui en a fait l'objet de sa thèse inaugurale, considèrent cette syphilide comme une manifestation de la syphilis sur la peau, et non consécutive à une éruption pa-

puleuse ou pustuleuse, ainsi que quelques auteurs la décrivent. Pendant que nous étions à l'hôpitâl Saint-Louis, dans
le service de M. Hardy, ce professeur appelait toujours
l'attention des personnes qui suivaient la visite sur la prédilection marquée de cette syphilide pour la région cervicale. Et il nous est impossible, pour nous, de considérer ces
macules comme consécutives à des papules, attendu que
nous les avons observées au Midi chez des individus à peau
blanche, lesquels n'avaient jamais présenté d'éruption papuleuse ou pustuleuse sur les points où se montrait la syphilide pigmentaire.

Le traitement mercuriel a très peu d'influence sur cette
modification intra-dermique, et elle est très longue à disparaître.

III. — Syphilide pustuleuse.

La syphilide pustuleuse présente, comme la syphilide papuleuse, deux formes : la *syphilide à petites pustules*, la *syphilide à grosses pustules* ou *ecthyma*. On désigne aussi la syphilide pustuleuse sous le nom de *pustulo-crustacée*, dénomination
qui a l'avantage d'indiquer la nature de l'éruption, débutant
par une pustule pour se terminer par une croûte.

1° Syphilide à petites pustules.

Cette forme, désignée par Bazin sous le nom de *syphilide
pustuleuse lenticulaire* et par Bassereau sous celui de *syphilide acnéiforme*, est caractérisée par de petites papules rouge
sombre surmontées de petites pustules renfermant un
liquide séro-purulent et entourées d'une auréole rose vif.
Cette syphilide se développe sur tous les points du corps,
bien différente en cela de l'acné, dont le siège habituel est
la face et les omoplates.

Quand la pustule crève, le liquide se concrète en une
croûte jaunâtre, et, lorsque celle-ci tombe, l'auréole congestive autour de la pustule pâlit peu à peu et prend la teinte
jaune brun clair, tandis que le point où a évolué la pustule

est légèrement déprimé et présente une coloration plus claire que le reste.

La syphilide pustuleuse se rencontre aussi sur la peau du crâne et dans les régions du corps où existent des poils. C'est cette éruption qui, lorsqu'elle se montre sur le cuir chevelu, constitue ce que l'on appelle les *croûtes dans les cheveux*, et bien souvent elle sert de signe commémoratif pour établir le diagnostic rétrospectif de la syphilis.

Ces croûtes sont formées par des pustules analogues à celles qui existent sur la surface cutanée ; mais ici les produits de sécrétion du bulbe pilifère et des glandes viennent se mélanger avec les produits de sécrétion de la pustule syphilitique, et il en résulte ces croûtes verdâtres irrégulières disséminées ou confluentes sur la peau du crâne. Quand elles tombent, on voit au-dessous une cicatrice déprimée ; mais elles n'entraînent pas toujours la chute des cheveux ou des poils autour desquels elles se sont développées. L'alopécie s'observe sans qu'il y ait de lésion cutanée concomitante ; de même aussi, l'éruption croûteuse du cuir chevelu peut se rencontrer avec l'alopécie. Nous avons vu à l'hôpital du Midi un malade ayant la peau du crâne couverte de croûtes que l'on sentait à travers une chevelure courte et très épaisse, et le malade disait n'avoir jamais vu ses cheveux tomber.

Cette forme de syphilide peut prendre le caractère *impétigineux*. Plusieurs petites pustules se réunissent, et, quand elles se rompent, le liquide se concrète ; il en résulte des croûtes épaisses, jaune vert, irrégulièrement arrondies, enchâssées dans un cercle épidermique. Au bout de quelques jours, les croûtes se désagrègent, elles tombent en s'effritant et au-dessous d'elles on trouve une surface rouge cuivreux, rouge brun, couverte de squames épidermiques et de débris de croûtes. Les cicatrices sont irrégulières et déprimées.

Cette forme impétigineuse de la syphilis se rencontre aussi sur le cuir chevelu, aux sourcils, etc. Elle occasionne toujours la chute des cheveux et des poils à l'endroit où a évolué l'impétigo sans que les régions voisines participent à cette alopécie.

Nous observons en ce moment, dans le service de M. le Dr Mauriac, un malade qui n'est qu'au troisième mois de sa syphilis et qui présente une éruption pustuleuse disséminée sur tout le corps. A la face, l'éruption est de l'impétigo. Sur le front existent des cicatrices irrégulières, déprimées, formant une *corona veneris* d'origine pustuleuse ; dans les sourcils existent des croûtes volumineuses, bosselées, jaune verdâtre. Dans les oreilles, on voit des pustules en voie d'évolution et réunies en groupe. Sur la peau du crâne existent çà et là des pustules impétigineuses ou des plaques d'alopécie, à surface rougeâtre couverte de débris d'épiderme. Dans le sillon naso-labial, on voit d'autres pustules desséchées formant une surface croûteuse irrégulière. Au niveau des commissures labiales, on voit des petites fissures à la peau et des pustules très petites agglomérées et toutes recouvertes de croûtes jaune clair, se répandant également sur la peau du menton.

Les croûtes de l'impétigo sont bien différentes de celles de l'ecthyma et surtout du rupia. Les croûtes de l'ecthyma sont plates et brunâtres, tandis que celles du rupia (planche XXII, fig. 3) sont verdâtres et imbriquées, coniques et formées de couches concentriques diminuant de diamètre de la base au sommet.

2° Ecthyma.

Sous le nom d'*ecthyma*, on désigne la *syphilide pustuleuse à grosses pustules*.

L'ecthyma syphilitique comprend deux formes : l'*ecthyma superficiel*, l'*ecthyma profond*. Ce dernier, appartenant à la période tertiaire de la syphilis, ne nous occupera pas pour l'instant.

L'*ecthyma superficiel* est une syphilide pustuleuse qui débute par une papule rouge sombre du volume d'une lentille sur laquelle se montre une petite pustule remplie d'un liquide louche séro-purulent. Cette pustule s'agrandit petit à petit, et la papule s'affaisse en s'accroissant en largeur, et l'éruption ecthymateuse se trouve constituée par une pustule entourée d'un liseré épidermique reposant sur une auréole circulaire rouge vif (pl. XXII, fig. 1, nᵒˢ 1 et 2).

Quand la pustule est arrivée au terme de son développement, elle se dessèche, et il en résulte une croûte brunâtre, formée quelquefois de deux ou trois couches, mais conservant toujours une forme *aplatie* et non pas conoïde comme dans le *rupia*, ou *globuleuse* comme dans l'impétigo. La planche XXII représente une syphilide ecthymateuse à différentes phases de son développement. La figure 1, nᵒ 3, montre la croûte qui a succédé à la pustule ; sur la figure 1, nᵒ 5, la croûte est tombée spontanément, et la surface du derme, légèrement excavée et desséchée, présente quelques petits points brunâtres indiquant la formation d'une nouvelle croûte [1]. Quand on fait tomber la croûte à l'aide de cataplasmes, on voit, au contraire, une surface exulcérée creusée en godet et d'une couleur grisâtre avec quelques points saignants.

Lorsque la pustule siège sur un pli de la peau, les mouvements finissent pas produire sur la croûte une fissure au fond de laquelle on voit la surface saignante des parties situées au-dessous (pl. XXII, fig. 1, nᵒ 4).

La croûte de l'ecthyma, enchâssée dans son liseré épidermique, est extrêmement adhérente, et, quand on veut l'arracher, on ne parvient qu'à enlever de petits lambeaux, tandis qu'un cataplasme la fait tomber tout entière : de là une indication pour le traitement.

La figure 1, nᵒ 3, planche XXII, représente une croûte d'ecthyma formée de deux couches superposées. C'est un caractère propre aux éruptions syphilitiques.

L'impétigo et l'ecthyma peuvent se rencontrer sur le même sujet ; ainsi le malade dont nous parlons plus haut (page 125) avait une éruption impétigineuse sur la face et une éruption ecthymateuse sur le tronc et sur les membres. Chez lui, une pustule d'ecthyma développée au niveau du

---

1. Nous venons de voir un malade portant sur le gland une syphilide semblable, simulant, à s'y méprendre, un chancre. Mais d'autres syphilides sur différents points du corps, l'absence d'adénopathie inguinale, faisaient éliminer l'idée d'accident primitif.

tendon d'Achille rendait les moindres mouvements très douloureux.

On peut voir également une syphilide papuleuse en même temps qu'une syphilide pustuleuse. La figure 2, planche XXII, représente une croûte d'ecthyma entourée de petites papules confluentes. Le malade sur lequel nous l'avons prise présentait sur d'autres points du corps des papules et des pustules isolées.

Diagnostic. — Le *diagnostic* de cette éruption syphilitique est facile, surtout quand on se trouve en présence de la syphilide à la période croûteuse. A ce moment de leur évolution, les syphilides pustulo-crustacées, de quelque période qu'elles soient, ont pour ainsi dire un « air de famille » qui ne les fait confondre avec aucune autre éruption.

Au début, quand elles sont à l'état de pustules, on pourrait les confondre avec l'*acné*, mais cette dernière siège principalement sur la face et sur les omoplates, et s'accompagne de tiraillements et de démangeaisons ou bien d'une sensation de piqûre au point où elles se développent.

L'*ecthyma parasitaire* est toujours très confluent. Nous venons de voir tout dernièrement à la consultation du Midi un malade qui présentait sur les mains une quantité énorme de pustules jaune vert entourées d'auréoles rouge sombre ; sur les avant-bras, on en voyait également un assez grand nombre, ainsi qu'aux coudes. Le malade avait eu un chancre quelque temps auparavant, et au premier abord on pouvait croire à une syphilide pustuleuse ; mais les démangeaisons vives, les rhagades interdigitales faisaient éliminer la nature syphilitique de cette éruption, et l'examen à la loupe montrait de nombreux sillons, des vésicules, indiquant l'origine de cette éruption due à l'acarus de la gale. Dans des cas de ce genre, où l'éruption ecthymateuse serait moins confluente, on constate sur le corps des écorchures causées par les ongles par suite du prurit intense causé par cette affection parasitaire, tandis que dans l'ecthyma syphilitique on n'observe presque jamais de démangeaisons.

Pronostic. Marche. Terminaison. — Le pronostic de la syphilide pustulo-crustacée n'est pas grave en tant que lésion. Au point de vue de la syphilis, il faut baser le pronostic sur le moment où se montre l'éruption. Une syphilide ecthyma-teuse se montrant la deuxième ou troisième année de la syphilis indique le réveil de la diathèse, que l'on doit com-battre immédiatement par le traitement habituel.

Mais, si l'ecthyma et l'impétigo se montrent dans les pre-miers mois de la maladie, cela indique une syphilis grave, une syphilis maligne précoce, et le traitement diffère un peu. Ces éruptions si précoces ne se montrent le plus souvent que chez les individus débilités, en mauvais état, et chez eux l'ecthyma superficiel n'est que le prodrome de la forme profonde de cette syphilide, et les toniques sont in-diqués.

L'ecthyma superficiel a une marche très variable ; elle est ordinairement longue non pas au point de vue de l'érup-tion, mais au point de vue des récidives nombreuses que les malades et le médecin sont à même d'observer. L'ecthyma peut durer de deux à six mois.

Quand la guérison s'annonce, on voit les croûtes ne plus se produire, la surface sous-jacente présenter une couleur rouge sombre avec de petits débris épidermiques, puis cette coloration pâlit, devient jaune brun clair, extrêmement longue à disparaître.

Traitement. — Quand on est en présence d'une syphilide pustuleuse à petites pustules, il faut faire prendre le traite-ment mixte, le sirop mercuriel ioduré formulé :

Bi-iodure d'hydrargyre...............	25 centigr.
Iodure de potassium................	25 gr.
Eau distillée......................	100
Sirop d'écorces d'oranges amères ou sirop de quinquina...............	400 gr.

Ainsi formulé, chaque cuillerée à bouche de sirop con-tient 1 gramme d'iodure de potassium et 1 centigramme de bi-iodure de mercure.

On peut d'ailleurs varier la dose de chaque médicament, mais on ne doit pas dépasser la dose de 3 centigrammes de bi-iodure par jour. Quant à l'iodure de potassium, on peut aller jusqu'à 10 grammes ; mais, dans ce cas, il serait préfé-rable de donner séparément l'iodure de potassium dans

un véhicule quelconque en dosant de façon que l'iodure
pris avec le bi-iodure représente une quantité moins forte
que celle de l'iodure pris séparément, et on formulerait
ainsi :

```
1° Bi-iodure d'hydrargyre...............    25 centigr.
   Iodure de potassium................    25 gr.
   Eau distillée.......................   100
   Sirop...............................   400
2° Iodure de potassium................    50
   Eau distillée.......................   100
   Sirop...............................   400
```

De cette façon, le malade prendra 6 grammes d'iodure par
jour.

Inutile de dire [qu'on variera aussi suivant le degré de
tolérance du malade.

Quand on a affaire à une syphilide ecthymateuse, il faut,
avec des cataplasmes de fécule, faire tomber les croûtes et
panser l'ulcération avec l'emplâtre de Vigo ou avec le pansement du Dr Mauriac.

Ce pansement consiste en une pommade composée de :

```
Masse emplastique de Vigo.............  ⎱  --
Onguent napolitain....................  ⎰  aa.
```

On applique cette pommade sur la plaie et on la recouvre
de baudruche maintenue par du collodion.

C'est avec la syphilide pustuleuse à grosses pustules qu'il
faut donner le traitement mixte et l'iodure de potassium à
la dose de 4 à 8 grammes par jour, suivant l'intensité des
symptômes et l'état de tolérabilité du malade.

On y joindra des toniques, des amers, gentiane, quinquina,
sous forme de macérations, de vin, en mettant les malades
dans les meilleures conditions possibles d'hygiène. S'ils sont
alcooliques, on leur fera prendre l'alcool sous forme de
potion de Todd, de vin de Bagnols.

Dans la syphilide pustuleuse, l'indication thérapeutique à
remplir consiste à joindre des bains de sublimé, des bains
sulfureux. Dans le cas de démangeaisons, on donnera des
bains alcalins.

IV. — SYPHILIDE VÉSICULEUSE.

Une troisième forme de syphilide à forme humide, c'est la *syphilide vésiculeuse*. Elle est de beaucoup la plus rare. Elle est constituée par des vésicules, quelquefois très petites, qui se développent sur de petites papules. Elles affectent, comme les syphilides papuleuses, une variété très grande dans leur mode de groupement: Tantôt elles sont confluentes en un seul point, tantôt elles forment des demi-cercles, des lignes plus ou moins droites. Celles que nous représentons (pl. XIX, fig. 2) étaient placées sur la région sternale, et nous avons vu plusieurs fois l'éruption vésiculeuse localisée à cette région. Elles peuvent également occuper la face et le tronc tout entier, ainsi que nous venons d'en voir un cas.

Le volume de ces vésicules varie beaucoup. Elles peuvent atteindre celui de l'eczéma, ce qui les a fait désigner sous le nom de *syphilide eczémateuse* ou *eczéma syphilitique*. Elles peuvent présenter la forme de la *varicelle*, etc., *syphilide varicelleuse*, de l'herpès, *syphilide herpétiforme*.

Quand la vésicule vient à se rompre, le liquide se concrète en petites croûtes blanchâtres et les débris épidermiques forment autour de ces croûtes le liseré de Biett.

Dans un cas que nous avons vu à l'hôpital Saint-Louis, le malade avait eu une éruption confluente de ces vésicules, et, quand elles atteignirent la période de desquamation, le dos du malade semblait couvert de gouttelettes de plâtre.

Cette syphilide, très rare par elle-même, puisqu'elle est contestée par plusieurs auteurs, se présente dès le début de la syphilis, quelquefois en même temps que le chancre. Nous avons vu à l'hôpital du Midi un malade atteint d'une éruption semblable. Au premier abord, on aurait dit d'une syphilide papulo-squameuse, car le tronc, les bras présentaient une éruption extrêmement confluente de papules; mais, en examinant avec la loupe, on reconnaissait que ces papules n'étaient autres que des groupes de vésicules miliaires extrêmement petites et à différentes périodes d'évolution.

Cette éruption s'accompagnait, ce qui est assez rare, de démangeaisons très vives, le soir, et qui augmentaient quand le malade était au lit.

La syphilide vésiculeuse pourrait, dans ce cas, être prise pour un eczéma ; mais, dans cette dermatose, les vésicules sont plus transparentes, et, quand les croûtes se forment, elles ont un aspect jaune ambré et brunâtre, et n'ont pas de liseré épidermique.

Le traitement se confond avec celui du chancre, c'est-à-dire que l'on doit donner des pilules de protoiodure et des bains de sublimé. Dans le cas de prurit, on alternera avec des bains alcalins :

Carbonate de soude.................. 250 gr.
Eau................................ 150 litres.

CHAPITRE IV

ALOPÉCIE

L'alopécie, ou chute des cheveux et des poils, est une des manifestations les plus fréquentes de la syphilis.

Cette alopécie se fait sans qu'il y ait d'éruption papuleuse ou pustuleuse concomitante.

Les premiers *symptômes* qui annoncent la chute des che·veux, c'est l'aspect particulier qu'ils présentent. Au lieu d'avoir ces reflets brillants, ils sont ternes, lanugineux, ils ont l'air d'être des brins de laine, irrégulièrement implantés sur la peau du crâne ; la moindre traction les arrache, et les malades, en faisant leur toilette, en entraînent une plus ou moins grande quantité dans les dents du peigne. Les cheveux tombent aussi spontanément par places, et, au bout de quelque temps, on peut voir les malades en être absolument dépourvus. Cette alopécie s'observe également aux cils, aux sourcils, dans l'aisselle, au pubis, si bien que tout le système pileux du corps finit par tomber.

Les *causes* de l'alopécie tiennent à la syphilis et à l'*anémie*[1] qu'elle entraîne, ainsi que cela se passe dans l'anémie con-sécutive aux fièvres graves, à la phthisie, maladies qui exer-cent une si grande influence sur les annexes de la peau, poils et ongles.

Dans ces maladies, les troubles de nutrition se font surtout

1. Zeissl, de Vienne, a observé au microscope des parties du cuir che-velu, et il a constaté une atrophie des anses vasculaires des papilles.

sentir sur les organes de la périphérie, et la conséquence est la pâleur des téguments, la chute des cheveux et la déformation des ongles.

Comme causes efficientes, on peut faire intervenir les éruptions papuleuses, pustuleuses ; mais ces dernières peuvent très bien évoluer sans causer l'alopécie, de même que l'alopécie se rencontre sans qu'il y ait une éruption concomitante. En outre, les pustules impétigineuses, qui entraînent fatalement la chute des cheveux, des sourcils et des poils à l'endroit où ces pustules se sont développées, n'exercent pas pour cela d'influence nocive en dehors de leur point d'éruption ; et bien souvent le reste des cheveux est absolument intact, tandis que les points où a évolué l'impétigo en sont privés.

Diagnostic. — L'alopécie syphilitique a un cachet spécial ; elle a un aspect qui n'appartient qu'à elle. A première vue, on peut dire que le malade a la syphilis. Les cheveux sont ternes, s'arrachent facilement sans causer de douleurs aux malades. De plus, les plaques de calvitie sont irrégulièrement disséminées (planche XXI) et présentent quelques petits cheveux follets. S'il existe une éruption papuleuse ou pustuleuse, le diagnostic sera complété ; mais il ne faudrait pas compter sur une éruption quelconque pour faire le diagnostic, car l'alopécie se rencontre souvent sans manifestation cutanée concomitante.

Les autres maladies qui entraînent la chute des cheveux sont la *pelade* et l'*herpès tonsurans* ; mais dans la *pelade*, les cheveux tombent par larges plaques et la peau du crâne est absolument privée de cheveux ; il n'y a même pas de poils ou de cheveux follets, comme dans l'alopécie syphilitique ; c'est une calvitie irrégulière ; en outre, le reste des cheveux conserve son aspect brillant.

Dans l'*herpès tonsurans*, les plaques d'alopécie conservent encore quelques cheveux, mais ces derniers semblent coupés à un demi-centimètre de la peau, en outre les plaques d'alopécie commencent par un petit point circulaire qui s'agrandit de plus en plus en conservant une régularité parfaite, comme si les cercles étaient tracés au compas.

De plus, ces deux dernières maladies sont causées par des

parasites de l'ordre des champignons : le *microsporon Audouini*, pour la *pelade*; le *Tricophyton*, pour l'*herpés tonsurans* ou *tricophytie*, comme on le désigne quelquefois.

La *calvitie sénile* débute soit par le front, soit par le sommet de la tête, au niveau de la suture lambdoïde, et elle va en s'élargissant d'une façon très lente; de plus, elle ne commence jamais par deux points différents à la fois.

Si l'alopécie tient à l'herpétisme ou à l'arthritisme, elle prend les mêmes allures que la calvitie sénile.

Le *pronostic* de l'alopécie syphilitique n'est pas grave; les cheveux repoussent toujours, à moins que l'alopécie ordinaire n'existe en même temps. Dans ces cas cependant, les cheveux tombés par suite de la syphilis repousseront, pour être plus tard éliminés d'une façon définitive par l'alopécie sénile.

Comme *traitement* de l'alopécie syphilitique, on ne doit pas attendre grand'chose de lotions locales ou du traitement général. La cause étant l'anémie syphilitique, il faut recontituer l'état général; sans interrompre, bien entendu, l'usage du mercure, lequel n'a jamais fait tomber les cheveux, comme on se plait à le dire. On donnera donc des ferrugineux, du quinquina, on fera ensuite des lotions sur la tête avec de l'eau aiguisée d'alcool, de macération de quinquina, d'eau de quinine ainsi formulée :

Eau..	1 litre.
Sulfate de quinine......................	2 gr.
Acide sulfurique (ajouté *goutte à goutte* pour achever la dissolution du sel)..	

S'il y avait des papules ou des croûtes, on ferait alors des lotions avec la solution suivante :

Sublimé...............................	1 gr.
Eau distillée..........................	500

et des frictions avec la pommade suivante :

Axonge...............................	30 gr.
Turbith minéral........................	
Sulfate de zinc........................	50 centigr.

(MAURIAC).

Si par hasard l'alopécie syphilitique coexistait avec une des deux lésions parasitaires, pelade et herpès, il faut alors faire couper les cheveux aussi ras que possible, faire des lotions au sublimé comme plus haut, laisser sécher, et faire ensuite des frictions avec la pommade suivante :

<pre>
Axonge............................   30 gr.
Turbith minéral...................   2
Camphre   1
                                  (HARDY).
</pre>

Dans le cas de pityriasis, faire des lotions avec :

<pre>
Eau distillée..................... 300 gr.
Carbonate de soude................   1
Borate de soude...................   50 centigr.
</pre>

et en outre, comme précautions générales, les malades devront éviter de se servir d'un peigne fin ou d'une brosse dure.

CHAPITRE V

ONYXIS ET PÉRIONYXIS

Les accidents syphilitiques qui se développent sur l'ongle donnent lieu à une *onyxis*. Celle-ci peut présenter deux formes, la forme *sèche* et la forme *humide* ou *ulcéreuse*. Dans l'un et l'autre cas, elle peut occuper plusieurs doigts ou plusieurs orteils, ou se montrer à la fois aux doigts ou aux orteils. Mais le plus souvent elle n'est pas généralisée.

L'onyxis sèche est caractérisée par une altération dans la constitution propre de l'ongle. Celui-ci devient sec, terne, cassant, au lieu de présenter cette coloration rosée ; il est plus blanc. Cette modification dans la couleur indique un commencement de décollement de l'ongle d'avec le derme sous-unguéal. Le décollement commence toujours par le bord libre de l'ongle, qui se craquelle et présente quelques légères dentelures, dues à la chute nécrobiotique du bord de l'ongle. Le décollement gagne petit à petit, jusqu'à la *gouttière* ou *matrice*, et l'ongle finit par tomber.

La surface dorsale de l'ongle peut également présenter quelques modifications ; ainsi il se produit une desquamation ; l'ongle s'enlève par petites écailles, par petits éclats, ou bien il s'épaissit par la production de couches cornées superposées.

Cette altération peut marcher en même temps que le décollement, et l'ongle éliminé a quelquefois un volume double ou triple de son état normal.

La marche de cette affection est essentiellement lente et indolore.

L'*onyxis ulcéreuse* s'accompagne toujours de *périonyxis*.

La périonyxis est l'altération de la gouttière et du derme péri-unguéal.

La périonyxis peut débuter par une papule, qui se couvre de squames analogues à celles que l'on rencontre sur d'autres points du corps. Cette papule se développe sur le derme *sus-unguéal*. Elle ne présente aucune gravité par elle-même, mais peut, par suite d'un traumatisme, d'absence de soins hygiéniques, s'ulcérer et devenir douloureuse. L'ulcération gagne la gouttière de l'ongle et peut descendre sous la partie sous-unguéale. On voit alors au-dessous du bord libre de l'ongle une croûte brunâtre, variable en épaisseur, constituée par les produits desséchés de la suppuration.

La peau sus-unguéale est molle, décollée ; la pression, douloureuse, fait sourdre du pus de la gouttière de l'ongle ; celui-ci prend une coloration verdâtre ou rouge sombre et devient mobile, et la moindre traction peut l'arracher.

Quelquefois l'ulcération prend un caractère fongueux, et dans ce cas les fongosités soulèvent l'ongle, le déjettent d'un côté ou de l'autre, ou directement en haut, et peu à peu celui-ci finit par s'éliminer.

Pronostic. — Sans être grave par elle-même, cette affection des ongles dure quelquefois pendant fort longtemps. L'ongle, une fois tombé, peut repousser d'une façon irrégulière ; il est quelquefois plus petit ; s'il ne repousse pas, le derme s'épaissit et protège ainsi l'extrémité de la phalange.

Traitement. — Pour l'onyxis sèche, le traitement local est sans effet. Si elle persistait longtemps, on pourrait donner des maniluves de sublimé :

Sublimé.............................. } 20 gr.
Sel ammoniac......................... }
Eau distillée........................ 120

Une cuillerée à bouche de cette solution dans un ou deux litres d'eau tiède.

Contre la forme ulcéreuse, on a conseillé l'avulsion de

l'ongle ; mais nous la considérons comme inutile : d'abord elle est extrêmement douloureuse, et l'ulcération seule finira par l'éliminer. La syphilis a une puissance d'élimination assez grande par elle-même sans qu'on l'aide avec les instruments ; bien plus, on constate souvent que l'ongle, qu'on croyait voir tomber, reprend de nouvelles adhérences [1].

Le traitement le plus simple et le plus actif consiste à faire des frictions d'onguent napolitain et à recouvrir ensuite avec des bandelettes de Vigo imbriquées, que l'on changera tous les trois jours.

La poudre d'iodoforme donne aussi de bons résultats, mais l'odeur du médicament rend son emploi très difficile pour les malades en ville. Aussi c'est pour cette raison que nous préférons le traitement à l'emplâtre mercuriel.

1. C'est d'ailleurs une règle, dans la thérapeutique générale de la syphilis, de porter le moins souvent possible un instrument tranchant sur les organes malades. Nous insisterons sur ce point quand nous étudierons les *gommes*.

CHAPITRE VI

LÉSIONS DU TISSU CELLULAIRE

Nous avons déjà parlé de l'œdème dur [1] qui se produit dans le prépuce et dans le fourreau de la verge, par suite de la suffusion plastique, et de la prolifération de jeunes cellules et de la transsudation séreuse des capillaires. Cet œdème, ou mieux, ce sclérème du tissu cellulaire, observé dans la balano- posthite, peut se propager jusque dans la peau des bourses et alors on observe une augmentation de volume du scrotum analogue à celle qui se produit dans toutes les infiltrations, soit infiltration d'urine, soit albuminurie, ou traumatisme. Mais les caractères de ces dernières lésions sont bien différents de ceux produits par la syphilis.

Cet œdème dur chez l'homme, a son analogue chez la femme dans les grandes lèvres. Nous y reviendrons.

Il arrive également que, par suite de chancres ou de plaques muqueuses situées sur la peau des bourses, le scrotum seul présente une infiltration scléreuse, tandis que la verge n'est nullement œdèmatiée.

Mais il peut se faire que la peau du scrotum soit atteinte de sclérème et la peau de la verge d'œdème simple. Nous avons observé un malade qui présentait cette particularité.

Il avait un chancre érosif situé à l'angle péno-scrotal. La peau de la face antérieure du scrotum était rouge, dure,

1. Chap. IV.

tendue et avait une sensation analogue à celle d'une lame de caoutchouc de moyenne épaisseur, tandis que la verge atteinte d'un œdème mou, avait la forme en massue sans qu'il y eût de phimosis ; elle avait une sensation molle et les mouvements occasionnaient un tremblement gélatiniforme.

Quelquefois cet œdème s'étend à tout le scrotum et lui donne un volume double de son état normal. Dans tous les cas il est absolument indolore.

Lorsque le sclérème disparaît, l'œdème persiste encore pendant quelque temps, et le scrotum conserve encore son augmentation de volume, les bourses sont pendantes, largement étalées, et, quand on les prend à pleine main, elles présentent la sensation d'une poche de baudruche à moitié remplie de liquide. Mais cet état disparaît à son tour et le scrotum reprend son volume normal.

La cause de cet œdème dur tient à la nature même de la maladie. Quand les accidents siègent sur la peau du scrotum il y a au-dessous du chancre une inflammation, les lymphatiques qui deviennent durs, augmentent de volume et gênent la circulation ; de là une transsudation séreuse des capillaires en même temps qu'une prolifération abondante de jeunes cellules qui se répandent dans les mailles du tissu cellulaire.

Quant à l'œdème mou du fourreau de là verge que l'on observe en même temps que le sclérème du scrotum, cela tient à la gêne de la circulation au niveau de la racine de la verge, sans qu'il y ait suffusion des produits néoplasiques de la syphilis.

Le *diagnostic* du sclérème du scrotum se fait d'après l'inspection même des parties. Il y a d'abord cet aspect luisant, rouge sombre de la peau, la sensation particulière que présente celle-ci, quand on palpe le scrotum, et enfin on observera souvent d'autres manifestations syphilitiques concomitantes.

Les affections des bourses dans lesquelles on constate une augmentation de volume sont : l'*œdème* mou consécutif à l'*albuminurie*, à l'*anasarque* généralisée. Mais, dans ces cas, les parties œdématiées se laissent déprimer facilement, conservent les traces des doigts ; et de plus le scrotum a un aspect transparent, qu'on n'observe pas dans le sclérème syphilitique. Celui-ci est dur, ne conserve pas la marque de la pression des doigts, et est très opaque.

L'*orchite* est douloureuse, et l'épanchement, que l'on remarque quelquefois, siège dans la cavité vaginale et ne se montre pas au début de la phlegmasie.

L'*hydrocèle* a une marche lente, s'établit insidieusement et la peau des bourses ne présente aucun changement de coloration.

Quand on palpe le scrotum atteint d'hydrocèle, on a la sensation d'une résistance semi-élastique située sous la peau qui n'est nullement épaissie.

Le *pronostic* ne présente pas la moindre gravité. C'est une manifestation syphilitique, qui a une tendance spontanée à la résolution. Les organes ne sont nullement compromis.

Le *traitement* est celui de la syphilis. On pourra y adjoindre quelques bains et quelques frictions d'onguent napolitain.

ÉRYTHÈME NOUEUX.

A côté de cette hyperplasie du tissu conjonctif se range une lésion sous-cutanée qui vient d'être décrite tout dernièrement par M. le Dr Mauriac[1].

Cette lésion, désignée sous le nom d'*affection syphilitique précoce du tissu cellulaire sous-cutané*, revêt deux formes.

Elle peut s'observer sous forme de nodosités et sous forme de plaques.

Les nodosités se présentent sous forme de petites tumeurs sous-cutanées du volume d'un pois, d'une fève, d'une noisette roulant sous le doigt sans adhérence à la peau ou aux parties profondes. Quelquefois elles adhèrent à la face profonde de la peau, et la surface cutanée présente en ce point une coloration rouge, violacée, tendue, luisante.

Les plaques noueuses sous-cutanées ont quelquefois une

---

1. *Annales de dermatologie*, 1880, n° 3.

épaisseur de 2 ou 3 centimètres, sur 4 ou 5 de superficie. Elles sont logées sous la peau et dans l'épaisseur du derme. La coloration des tissus est rouge et violacée, et on constate de l'œdème à la périphérie.

Les trois observations rapportées par M. Mauriac montrent que l'apparition eut lieu du quatrième au neuvième mois.

Dans un cas ces tumeurs développées à la jambe droite étaient douloureuses à la pression, et la marche, devenue difficile, faisait également souffrir le malade.

Ces tumeurs sont aussi quelquefois douloureuses spontanément.

Quant à leur nature M. Mauriac en fait des gommes ; mais n'ayant pas de tendance au ramollissement et à la suppuration.

Le traitement consiste à donner du mercure et de l'iodure de potassium, et sous l'influence de cette médication on voit les plaques se détacher peu à peu des parties profondes, devenir libres dans le tissu cellulaire et finalement se résoudre tout à fait ; tandis que la rougeur de la peau devient plus pâle et que la surface cutanée se couvre d'une desquamation furfuracée.

CHAPITRE VII

I. — MUSCLES.

Les modifications apportées par la syphilis sur le système musculaire exercent leur influence sur le tissu musculaire lui-même et sur les gaines des tendons. Nous verrons plus loin que les troubles fonctionnels tiennent d'une façon si intime à l'élément fibreux et à l'élément muscle qu'il est souvent difficile de dire où réside la lésion, si c'est sur le muscle ou sur la gaine tendineuse.

Les lésions syphilitiques ont une prédominance marquée pour les deux *grands muscles fléchisseurs*, c'est-à-dire le *biceps brachial* et le *biceps fémoral*.

C'est d'ailleurs l'altération fonctionnelle du biceps brachial qui avait attiré l'attention des médecins. Mais depuis on l'a observée sur d'autres muscles.

Cette manifestation syphilitique a été désignée sous le nom de *rétraction des muscles, contracture*, par Boyer et Ricord. Puis en 1850, M. Notta publia plusieurs observations dans les « Archives générales de médecine » et enfin dans ces dernières années citons les travaux du professeur Fournier du Dr Mauriac, et la thèse du Dr Cesbron.

Comme c'est le *biceps brachial* qui est le plus souvent atteint, c'est sur lui que nous étudierons les symptômes de ces troubles fonctionnels.

Les *symptômes* consistent dans l'impossibilité, pour les malades, de porter le bras dans l'extension complète. La lésion s'établit le plus souvent d'une façon brusque, sans que des douleurs prémonitoires aient averti les malades.

Ainsi ils veulent étendre le bras, et le mouvement d'extension se trouve subitement arrêté et l'avant-bras forme avec le bras un angle plus ou moins obtus. Si les malades veulent forcer l'extension, alors les douleurs s'éveillent, et la souffrance rend ce mouvement impossible.

Si on palpe le pli du coude à ce moment, on sent souvent le tendon du biceps former une saillie sous la peau. D'autre fois on sent qu'une portion du muscle est seule contracturée tandis que le reste est dans un état flaccide sans présenter la moindre trace de contraction; état bien différent de celui que présente le biceps, quand il se contracte; le muscle prend une consistance ferme dans toutes ses parties.

Il est extrêmement rare de voir la lésion syphilitique remonter bien haut dans le corps du muscle. Elle est localisée à la région du pli du coude.

Tant que l'on constate cette contracture partielle du corps du muscle, sans provoquer de la douleur au pli du coude, on peut être certain que l'élément musculaire seul est atteint.

Mais quand la douleur siège profondément au pli du coude, que le tendon du biceps est douloureux et qu'on peut palper le muscle en tous sens sans provoquer de douleur, dans ce cas la lésion siège dans la gaine synoviale ou dans la bourse séreuse sous-tendineuse.

Indépendamment de cette douleur nous avons l'impotence fonctionnelle.

Si le bras reste à demi fléchi dans les limites que lui assigne l'affection syphilitique, la douleur n'existe pas; mais si l'on veut forcer l'extension, les douleurs deviennent vives et l'on constate en même temps une résistance absolue pour faire exécuter le mouvement.

La même lésion s'observe au biceps fémoral; la douleur siège alors au creux poplité, et au bord externe de la cuisse. Mais la contracture syphilitique du muscle de la cuisse est beaucoup plus rare que celle du bras.

La contracture s'observe aussi sur d'autres muscles. M. Cesbron cite dans sa thèse l'observation d'une femme qui eut une contracture des muscles fléchisseurs du bras, c'est-à-dire le *biceps* et le *brachial* antérieur, et qui présentait la même lésion sur les *muscles masséters*, des deux côtés. Dans ce cas la mastication était impossible.

Deville a observé une contraction généralisée à tous les muscles jusqu'à ceux du pharynx ; la nutrition était faite avec une sonde œsophagienne, mais la mort survint à la longue.

Le triceps est également atteint et dans ce cas M. Mauriac a observé souvent un point douloureux au niveau de l'olécràne, ce qui indiquerait une altération de la bourse séreuse olécrànienne.

Les lésions anatomiques n'ont pu être observées, et l'on ne peut faire que des hypothèses sur les altérations causées par la syphilis. Celles-ci peuvent résider dans le tissu conjonctif intra-musculaire, ou peut-être dans l'élément musculaire même.

M. Mauriac pense que c'est dû à de l'hyperémie dans les muscles.

Le *diagnostic* se fera par l'examen local, par les symptômes douloureux et par l'impotence fonctionnelle pour produire l'extension complète du bras.

On ne pourrait confondre cette lésion avec une *gomme intra-musculaire*. Cette dernière néoplasie a une marche beaucoup plus lente ; les mouvements des muscles ne deviennent difficiles qu'à la longue, et l'extension et la flexion finissent par devenir impossibles.

L'*arthrite* ne saurait être confondue, car dans une inflammation articulaire les plus petits mouvements sont douloureux.

Les douleurs rhumatismales ont un caractère plus tenace et plus constant que dans la contracture, et il est rare qu'un seul muscle soit atteint.

Le *pronostic* n'offre aucune gravité, la durée de cette manifestation est quelquefois longue ; mais le plus souvent elle ne dure que vingt à cinquante jours.

Le *traitement* consiste à donner de l'iodure de potassium

à la dose de deux à trois grammes par jour, et à faire des frictions avec l'onguent mercuriel.

II. — SYNOVITE.

Les gaines des tendons et les bourses séreuses sous-tendineuses sont également atteintes par la syphilis dans la période secondaire. Cette synovite a été décrite par le professeur Verneuil et par le professeur Fournier. Elle consiste en un épanchement séreux dans les gaines des tendons. Ainsi, M. Verneuil l'a observée dans la gaine des extenseurs des doigts. M. Mauriac l'a constatée dans la patte d'oie et dans la gaine du couturier et du biceps fémoral.

Dans ce dernier cas, la lésion tendineuse occasionnait de la claudication. Les extenseurs des orteils sont aussi quelquefois atteints, ainsi que l'a observé le Dr Vinay, mais le tendon qui est le plus souvent envahi par l'épanchement syphilitique est le tendon du biceps brachial. Nous avons déjà eu l'occasion d'en parler plus haut. La bourse séreuse qui sépare le tendon de la tubérosité bicépitale, peut également être affectée et ceci expliquerait les douleurs profondes du pli du coude provoquées par l'extension forcée.

Le tendon du triceps brachial et la bourse olécrânienne ont également été trouvés atteints.

Les symptômes de ces synovites tendineuses consistent d'abord dans une douleur plus ou moins vive provoquée par le mouvement des muscles. C'est ainsi que nous avons vu pour le biceps l'impossibilité absolue de compléter le mouvement d'extension. Pour le triceps le mouvement d'extension est également douloureux, mais il est plus complet que lorsque le biceps est affecté de contracture ou de synovite tendineuse. Le siège de la douleur ressentie au niveau de l'olécrâne devra être reconnu avec soin, car on a observé des névralgies syphilitiques du nerf cubital à son passage dans la gouttière olécrânienne.

La synovite se manifeste au dehors par une tumeur saillante et irrégulière, mais sans qu'il y ait de changement de coloration à la peau. Quand on palpe la région malade on constate plutôt de l'empâtement qu'une véritable fluctuation.

La synovite tendineuse, syphilitique n'a pas, comme la synovite rhumatismale, blennorrhagique ou traumatique, un gonflement aussi considérable des parties. La douleur est également moins vive. Enfin comme signe distinctif la synovite syphilitique disparaît rapidement sous l'influence du traitement mercuriel, et ce dernier consiste en frictions, en applications d'emplâtre de Vigo et, comme traitement interne, des pilules et de l'iodure de potassium.

CHAPITRE VIII

LÉSIONS DE L'OS ET DU PÉRIOSTE

Les syphilides secondaires se montrent sur le tissu osseux et sur le périoste.

Ces accidents s'annoncent par des douleurs dites *ostéocopes*. Ces douleurs extrêmement violentes, à forme térébrante, ont un caractère particulier, c'est de se montrer surtout la nuit, et toujours à une certaine heure, et de durer une partie de la nuit pour disparaître au jour.

Ces souffrances assez vives pour enlever le sommeil, mettent ainsi le malade dans des conditions plus mauvaises pour supporter les atteintes de la syphilis. Quant au caractère nocturne, il est encore aujourd'hui inexpliqué.

On a voulu faire intervenir la chaleur du lit, mais comme elles se montrent également chez les individus que leurs occupations forcent à passer les nuits dehors, il est donc absolument impossible de donner cette cause.

Ces douleurs précèdent le plus souvent l'apparition des manifestations syphilitiques ostéo-périostiques. Celles-ci consistent en petites tumeurs dures, douloureuses à la pression, et qui occupent de préférence les os superficiels : os du crâne, clavicule, sternum, côtes, tibia.

Le volume qu'elles présentent est entièrement variable, elles sont tantôt grosses comme un pois, tantôt étalées, diffuses, occupant une partie plus ou moins grande de la surface osseuse.

Sur le tibia, on sent souvent la crête rugueuse et irrégulière, formée par une série de petites tumeurs, variables comme volume.

Cette forme de périostoses est d'ailleurs un des caractères pathognomoniques de la syphilis et se rencontre très souvent, même en l'absence de toute autre lésion cutanée ou viscérale.

Les os du crâne sont également le siège de ces tumeurs, ainsi l'occipital en présente souvent un peu en arrière de la région mastoïdienne. Bien que l'occipital soit un os qui ait le plus de tubérosités à insertions musculaires, ces périostoses sont néanmoins très appréciables.

Le frontal, les pariétaux en présentent également. Elles sont quelquefois si douloureuses que les malades ne peuvent ni porter de chapeau ni se peigner. M. Cornil a observé des gonflements périostiques aux clavicules des commissionnaires, par suite de la pression des courroies sur les épaules.

Indépendamment des douleurs causées par l'hyperplasie inflammatoire des os et du périoste, ces tumeurs provoquent des douleurs irradiantes quand elles viennent à comprimer les filets nerveux. Le sternum est souvent atteint soit à sa face antérieure soit à sa face postérieure. Dans un cas de ce genre cité par M. Cornil, une exostose de la face postérieure avait provoqué des troubles cardiaques qui simulaient une maladie de cœur. Une exostose de la clavicule mit sur la voie du diagnostic. Les causes de ces tumeurs osseuses tiennent à la syphilis; mais un traumatisme, une pression continue sur le même point peut suffire à les développer chez les syphilitiques.

Les périostoses sont faciles à reconnaître. Elles sont douloureuses, la peau glisse sur leur surface.

Quant aux douleurs ostéocopes, l'intensité de leur forme ne saurait les faire confondre avec les douleurs rhumatoïdes que l'on observe dans la période secondaire, lesquelles sont erratiques et se montrent le jour aussi bien que la nuit.

Le *pronostic* de ces périostoses n'est nullement sérieux. Sous l'influence du traitement par l'iodure de potassium et par le sirop de biodure-ioduré, elles tendent à une prompte résolution. Mais, par suite d'un traumatisme, les tumeurs des os superficiels peuvent subir une inflammation aiguë, passer à la suppuration et aboutir même à la nécrose. Cependant ces cas sont extrêmement rares.

CHAPITRE IX

LÉSIONS DES ARTICULATIONS

Les manifestations articulaires se présentent sous deux formes : l'*arthrite* et l'*hydarthrose*.

1° **Arthrite.**

L'*arthrite secondaire* se montre à une époqne très variable par rapport à l'évolution de la maladie. Elle peut apparaître au début comme à la fin de la période secondaire.

L'arthrite syphilitique comme l'arthrite rhumatismale présente les trois caractères propres aux inflammations articulaires : gonflement, rougeur et douleur. Mais, bien que ces trois symptômes se montrent généralement à un degré moindre que dans le rhumatisme, l'arthrite syphilitique présente le caractère que nous avons signalé pour les ostéites, c'est-à-dire l'exacerbation nocturne. Elles prennent alors une forme très intense ; c'est une sensation de brisement, de douleurs térébrantes, sans que les mouvements provoqués augmentent l'intensité de la douleur. Ce caractère suffirait à différencier l'arthrite syphilitique de l'arthrite rhumatismale, laquelle cloue les malades sur le lit sans qu'ils puissent faire le plus petit mouvement, à moins de douleurs atroces.

M. Lancereaux, qui a souvent observé des cas d'arthrite, les a vus occuper soit une articulation soit plusieurs à la fois. Dans un cas, les articulations tibio-tarsiennes, les genoux, les coudes, les doigts et le sternum étaient toutes atteintes par l'inflammation syphilitique. Dans un autre cas, les douleurs étaient localisées aux poignets. Ces deux articulations devinrent le « siège d'un gonflement et présentèrent des rougeurs disséminées sous forme de taches. » Sous l'influence du traitement, les douleurs disparurent, mais se montrèrent de nouveau un mois et demi après et avec plus d'intensité.

Ce que nous avons dit de l'influence du traumatisme et de l'irritation prolongée sur la production des périostoses, semblerait s'appliquer à l'arthrite syphilitique, car une observation de M. Lancereaux fait mention d'un jeune pianiste chez lequel les articulations des poignets et des doigts devinrent le siège d'une arthropathie.

Le *diagnostic* de l'arthrite syphilitique se fera d'après les symptômes observés et surtout d'après les douleurs nocturnes; les souffrances occasionnées par les mouvements spontanés ou provoqués sont moindres que dans l'arthrite rhumatismale.

La *goutte*, avec ses douleurs nocturnes, pourrait faire penser à une arthrite syphilitique. Mais la goutte, au début, a une prédilection marquée pour l'articulation métatarsophalangienne du gros orteil, et de plus, si les douleurs goutteuses éclatent pendant la nuit, elles persistent d'une façon continue pendant la journée, tandis que les douleurs syphilitiques cessent au jour.

Le *pronostic* de l'arthrite syphilitique est sans gravité; elle ne laisse aucune altération fonctionnelle après elle, mais on ne peut la voir récidiver.

Le *traitement*, qui est ici un des éléments de diognostic, et auquel on doit avoir recours dans des cas difficiles, consiste en frictions mercurielles sur les points douloureux, et en iodure de potassium à la dose minima de 2 grammes par jour. S'il y avait des manifestations cutanées, on adjoindrait des pilules de proto-iodure ou de sublimé.

2° **Hydarthrose.**

Les épanchements articulaires que l'on a été à même d'observer se sont surtout montrés dans l'articulation du genou. Mais on a vu d'autres synoviales être le siège d'hydarthrose syphilitique : tel est le cas cité par le Dr Plateau ; l'épanchement siégeait dans l'articulation du coude, au-dessous du tendon du triceps. La synoviale formait deux tumeurs de chaque côté de l'olécrâne, et le bras ne pouvait, dans le mouvement de flexion, dépasser l'angle droit.

Les symptômes de cette hydarthrose sont nuls ; l'épanchement se fait petit à petit, sans provoquer la moindre douleur ; quelquefois on observe des troubles fonctionnels plus ou moins considérables. Ainsi, dans l'articulation du coude, la flexion est impossible. Dans l'hydarthrose du genou, la marche est difficile, impossible même, la flexion de la jambe sur la cuisse ne peut se faire.

Quand la synoviale est complètement distendue par le liquide, on provoque le *choc rotulien* sur les condyles du fémur.

L'hydarthrose syphilitique se distingue de l'hydarthrose ordinaire par l'absence de douleurs arthritiques qui précèdent cette dernière et par les douleurs nocturnes. On ne saurait confondre l'hydarthrose du genou et surtout celle du coude avec la contracture du biceps. Dans ce dernier cas les mouvements d'extension sont douloureux, souvent impossibles, tandis que, dans l'hydarthrose, la flexion ne peut dépasser un certain angle et l'extension est au contraire toujours facile.

Quant à l'hydarthrose chronique syphilitique, elle disparaît avec une grande rapidité par le traitement ; l'hydarthrose chronique ordinaire est au contraire rebelle à toute médication interne.

Le *pronostic*, sans être sérieux, peut le devenir quand on abandonne l'hydarthrose à elle-même. Elle peut passer à l'état chronique, et même chez des sujets lymphatiques ou scrofuleux, elle peut prendre le caractère fongueux et se transformer en tumeur blanche.

Le *traitement* consiste dans le repos au lit, frictions mercurielles, iodure de potassium et la médication doit être continuée quelque temps après la disparition de l'épanchement, sous peine de le voir reparaître de nouveau.

9.

CHAPITRE X

LÉSIONS DU SYSTÈME VASCULAIRE

Lorsque nous avons parlé de l'induration chancreuse
(pages 7 et suiv.), nous avons vu qu'elle était constituée par
une prolifération abondante de jeunes cellules dans
les tuniques des vaisseaux, et ces cellules viennent quelquefois oblitérer la lumière des artères des veines et des
lymphatiques.

Indépendamment de ces lésions locales, on a observé
souvent des lésions à distance, caractérisées par cette même
prolifération cellulaire. Ainsi nous verrons que la syphilis
cérébrale est, dans l'immense majorité des cas, constituée
par les altérations vasculaires, et en particulier par l'artérite et l'endartérite intra-cérébrale, et toutes les lésions
observées sur la substance du cerveau ne sont que consécutives aux troubles circulatoires.

Ce que l'on observe pour les vaisseaux artériels s'observe également et surtout sur les vaisseaux lymphatiques.

On observe ainsi sur la face dorsale de la verge une lymphite en nappe, ou bien une lymphite limitée aux vaisseaux lymphatiques principaux. Pris entre deux doigts,
ces vaisseaux donnent la sensation d'un cordon dur, noueux,
irrégulier, atteignant même parfois le volume d'une plume
d'oie.

On peut également observer des lymphites éloignées du
point de départ de l'infection. Nous avons vu une lymphite
de la face interne de la cuisse droite, sous forme d'un cor-

don dur, partant du genou et remontant vers la région supérieure de la cuisse, où il perdait son induration avant d'arriver aux ganglions cruraux.

En même temps que les lésions vasculaires lymphatiques, on observe des altérations des *ganglions*.

Nous ne reviendrons pas sur ce que nous avons dit de l'adénopathie inguinale épitrochléenne, mylo-hyoïdienne, etc., selon que les chancres occupent le pénis, la main, les lèvres; nous voulons seulement parler des adénopathies syphilitiques proprement dites, et qui occupent les ganglions en dehors du point d'inoculation. Telle est l'adénopathie sous-occipitale que l'on observe peu après l'infection et sur laquelle Ricord a appelé l'attention. Cependant, il est des sujets sur lesquels on ne l'observe pas toujours, et il ne faudrait pas compter sur cette adénite pour confirmer ou éclairer le diagnostic.

En outre, on observe d'autres ganglions indurés, à la région mastoïdienne, sur la paroi thoracique, etc., et, ainsi que le fait remarquer M. Cornil, tous les ganglions de l'économie doivent se prendre successivement.

De plus, chez les scrofuleux où les ganglions sont déjà dans un état pathologique, la syphilis donne souvent un coup de fouet à la diathèse, et l'on assiste alors à des hypertrophies ganglionnaires quelquefois considérables. Enfin la syphilis est quelquefois la cause de la maladie des lymphatiques connues sous le nom d'*adénie* [1].

1. L'*adénie* est une affection relativement rare. Elle s'observe surtout dans les pays froids et humides. Elle consiste dans l'hypertrophie de tous les ganglions de l'économie. Lorsque l'adénie envahit les ganglions du cou, la compression qu'ils exercent sur les organes essentiels de la région finit par entraîner la mort du malade par asphyxie. Cette affection est malheureusement incurable.

CHAPITRE XI

LÉSIONS DU SYSTÈME NERVEUX

Les accidents secondaires du système nerveux peuvent s'observer sur le cerveau, sur la moelle, sur les nerfs périphériques, et les symptômes consistent en des névralgies, des troubles fonctionnels, des névroses.

I. — NÉVRALGIES.

Les névralgies sont, dans la presque totalité des cas, les seuls accidents syphilitiques que l'on constate, dans la période secondaire.

Leur *siège* est généralement à la tête, et elles sont caractérisées par des douleurs extrêmement vives, tantôt continues avec des exacerbations nocturnes, tantôt se montrant seulement la nuit dès que le malade est couché.

Ces *céphalées* revêtent des formes variées ; ainsi il semble aux malades qu'ils reçoivent de violents coups de marteau à la face interne du crâne ; d'autres fois, ils éprouvent la même sensation que si on leur perforait les os, ou bien la tête leur semble près d'éclater ; tantôt enfin c'est une douleur constrictive s'étendant d'un temporal à l'autre, comme s'ils avaient la tête prise dans un étau.

Ces céphalalgies se montrent dans les premiers temps de l'infection syphilitique ; elles existent souvent avant l'apparition de la roséole, ou bien accompagnent cette manifestation cutanée. Elles sont sujettes aux récidives et sont quelquefois le seul symptôme de l'évolution de la syphilis. Enfin on les voit reparaître avec les accidents tertiaires.

Les causes de ces névralgies tiennent à la syphilis; quant à la *pathogénie*, elle est encore inexpliquée.

A côté de ces *névralgies centrales*, on observe des névralgies *périphériques*.

M. Lancereaux a observé une *névralgie frontale* à forme périodique. Sur une autre malade il existait des points douloureux sus-orbitaires, frontaux, malaires et sous-occipitaux des deux côtés.

Taylor, de New-York, a observé chez un malade, six mois après le chancre, des céphalées et des douleurs névralgiques sur le sciatique et le crural du côté droit.

M. Mauriac a observé une névralgie scapulo-humérale du côté droit, laquelle fut suivie de céphalées excessivement violentes.

Cependant celles que nous avons observées le plus fréquemment avaient pour siège les nerfs sus-orbitaires. La douleur était ou unilatérale ou bilatérale.

Le seul *traitement* qui puisse faire disparaître ces névralgies est le traitement par l'iodure de potassium à la dose de 2 à 6 grammes par jour, suivant la forme et suivant l'intensité des douleurs.

En outre, quand on se trouve en présence de névralgies rebelles au sulfate de quinine, il faut songer à la syphilis et donner l'iodure de potassium; on voit alors les phénomènes douloureux céder très rapidemeut.

II. — TROUBLES FONCTIONNELS.

Les troubles fonctionnels de la période secondaire peuvent avoir pour origine des lésions du cerveau ou de la moelle ou de tout le système encéphalo-rachidien.

La syphilis cérébrale se traduit par des paralysies locales ; ainsi on a observé des hémiplégies faciales (Bassereau, Lancereaux).

M. Lallier, cité par Rollet, a vu un malade ayant une double paralysie faciale. Rollet en a observé un cas à l'Hôtel-Dieu de Lyon.

M. Larché, dans sa thèse, relate une observation d'un malade qui, au bout d'un an d'infection syphilitique, a présenté des troubles cérébraux intellectuels et des troubles de motilité, consistant en de la titubation et dans « un mouvement irrésistible de rétropulsion et de recul ». Tous ces symptômes résultaient d'une lésion du cervelet.

Dans la même thèse, nous trouvons le cas d'un jeune homme de vingt ans, qui un an après le chancre eut une hémiplégie intermittente caractérisée par deux attaques dans la même journée et une troisième six mois après.

Un troisième malade a eu trois attaques d'hémiplégie le même jour.

Tous ces malades se rétablirent complètement, grâce au traitement antisyphilitique.

Les troubles de motilité qui appartiennent exclusivement à la syphilis sont les paralysies motrices de l'œil (Ricord, Fournier).

On peut également rencontrer des phénomènes d'anesthésie, d'analgésie, d'hyperesthésie.

Les symptômes de ces diverses manifestations syphilitiques diffèrent des troubles nerveux étrangers à la syphilis par l'amélioration, quelquefois rapide, obtenue par le traitement.

III. — NÉVROSES.

La syphilis peut donner naissance aux deux grandes névroses, l'épilepsie et l'hystérie.

L'*épilepsie* syphilitique, qu'on ne rattachait ordinairement qu'à la période tertiaire, doit aujourd'hui être considérée comme appartenant à la période secondaire. C'est d'ailleurs ce qui résulte des travaux du professeur Fournier et de Pellizari, de Turin.

Les attaques d'épilepsie syphilitique ne diffèrent aucunement des attaques d'épilepsie ordinaire.

Il en est de même de l'hystérie. Mais ces deux affections nerveuses, survenant sous l'influence de la syphilis secondaire, sont enrayées par le traitement à l'iodure de potassium, tandis que le bromure reste absolument impuissant.

Il va sans dire que la syphilis peut réveiller ces deux névroses. Ainsi des malades qui avaient eu des attaques dans la jeunesse, et n'en avaient pas été incommodés depuis longtemps, voient les crises reparaître s'ils contractent la syphilis.

Le *diagnostic* de l'épilepsie se fera en tenant compte de la façon dont s'est manifestée l'attaque. Ainsi une attaque d'épilepsie survenant chez un homme dans le passé duquel on ne retrouve aucune trace de la névrose, pas plus que chez ses antécédents; cette attaque doit être tenue pour suspecte, et on doit rechercher avec soin s'il n'y a aucune manifestation muqueuse ou cutanée se rattachant à la syphilis, ce qui est presque toujours constant. Dans ce cas, cette épilepsie est causée par la syphilis et doit être immédiatement soumise au traitement antisyphilitique.

Le traitement des affections nerveuses de la période secondaire est différent de celui employé pour les affections cutanées de cette période. Dans les lésions nerveuses syphilitiques, il faut agir et agir vite. Aussi est-ce au traitement par les frictions mercurielles qu'il faut avoir recours ; on fait tous les jours, avec 4 ou 6 grammes d'onguent napolitain, des frictions sous les aisselles, à la face interne des cuisses, en ayant soin d'alterner de région et de côté à chaque friction.

En même temps, on donne de l'iodure de potassium que l'on portera rapidement et progressivement à la dose de 6, 8 et 10 grammes par jour.

CHAPITRE XII

LÉSIONS DU FOIE

L'*hépatite syphilitique*, qui avait toujours été rattachée à la période tertiaire, présente des lésions qui appartiennent manifestement à la période secondaire.

Les premiers faits furent mentionnés par Gubler, puis plus tard par le professeur Fournier. Depuis les travaux de M. Lancereaux, les thèses des docteurs Lacombe, Delavarenne et Moulard, les observations rapportées par ces deux derniers, les observations recueillies par le Dr Quinquand, tous ces faits ne permettent plus de mettre en doute les lésions du foie dans la période secondaire de la syphilis.

L'hépatite secondaire se manifeste par trois signes, l'*hypertrophie*, la *douleur*, l'*ictère*.

L'*hypertrophie* est quelquefois assez marquée ; elle s'accompagne également de douleurs plus ou moins vives. Mais on ne constate pas de troubles gastro-intestinaux, comme dans l'ictère catarrhal.

Pas de nausées, pas de vomissements, pas de diarrhée ; on remarque seulement une diminution de l'appétit. Puis la teinte ictérique se montre.

Cet ictère, généralement moins marqué qne dans l'ictère catarrhal, peut néanmoins prendre une teinte assez foncée. Ainsi le Dr Mauriac a observé un malade chez lequel la couleur ictérique avait la teinte aussi foncée qu'une orange. Quelle que soit son intensité, la peau subit un changement de coloration assez prononcé pour pouvoir masquer les éruptions exanthématiques ou papuleuses.

MM. Deville et Davasse ont vu l'ictère communiquer aux plaques muqueuses une teinte jaune verdâtre.

L'ictère ne doit cependant pas être considéré comme un élément de diagnostic dans l'hépatite secondaire, car il peut manquer, tandis que le foie est réellement le siège d'une altération ; aussi doit-on surtout tenir compte des deux autres signes : l'hypertrophie et la douleur (Delavarenne).

La douleur siège à l'hypogastre. « Quand elle est spontanée, dit M. Delavarenne, elle peut être continuelle, et alors c'est une douleur sourde, gravative, ou bien encore intermittente, et dans ce cas elle est plus aiguë. »

De plus, cette douleur n'a pas d'exacerbations nocturnes (Delavarenne), ce qui est une exception, les douleurs syphilitiques ayant surtout le caractère nocturne.

La *pathogénie* de l'ictère syphilitique secondaire est encore actuellement inconnue.

Pour Gubler, il serait dû à la roséole des canalicules hépatiques. Par suite de cette hyperémie, il y aurait obstruction momentanée de l'écoulement de la bile, puis résorption du liquide et mélange de la matière colorante avec le sang.

M. Lancereaux pense que c'est l'hypertrophie des ganglions hépatiques exerçant une compression sur les vaisseaux du foie. M. Delavarenne donne l'explication suivante : « Dans le cas de syphilis hépatique secondaire, il y a congestion du foie, puis hyperémie, donnant en quelque sorte la main à l'inflammation, déterminant autour des vaisseaux portes et hépatiques, des canalicules biliaires, entre les lobules, la formation de tissu conjonctif embryonnaire. Cet état peut se communiquer aux canalicules biliaires eux-mêmes et y produire la formation de nouvelles cellules épithéliales, une prolifération, puis une desquamation qui va bientôt oblitérer la lumière des canalicules biliaires et même pénétrer le réseau des canalicules intra-lobulaires. Il se forme ainsi un bouchon amenant un obstacle au cours de la bile, par suite sa résorption et son passage dans le sang. »

Nous nous rangerions volontiers à cette opinion ; seulement elle n'a pas encore été confirmée par les autopsies ; et, comme les cas de mort dans la syphilis secondaire sont très rares, l'incertitude sur la lésion secondaire du foie existe encore.

Le *diagnostic* de l'ictère syphilitique sera basé sur l'absence de symptômes gastro-intestinaux, nausées, vomissements, etc., ce qui se rencontre toujours avec l'ictère catarrhal. De plus, il faudra dans l'hépatite secondaire tenir compte de deux autres signes importants, l'hypertrophie et la douleur.

Quant à l'hépatite tertiaire, elle a une marche bien plus lente.

Le *pronostie* de l'hépatite secondaire est sans gravité. A l'aide du traitement, l'ictère disparaît, la douleur cesse et l'hypertrophie diminue peu à peu. Néanmoins la durée de cette hépatite peut aller jusqu'à trois mois et demi.

Quant à pronostiquer, d'après cet accident secondaire, que le malade aura plus tard des accidents tertiaires du foie, on ne peut rien dire de certain, la syphilis ayant dans sa marche trop d'irrégularités et trop d'anomalies.

L'hépatite secondaire se montre au troisième mois de la syphilis, mais on peut l'observer plus tard : du dixième au quinzième mois.

Le *traitement* de l'hépatite secondaire consiste à donner de l'iodure de potassium ; on commence par 1 gramme et on porte rapidement la dose à 3 grammes par jour.

Indépendamment de ce traitement interne, on y adjoindra comme traitement externe des ventouses au nombre de 12 à 15 ; si la douleur était trop forte, l'hypertrophie trop manifeste, on appliquerait un vésicatoire.

Donner en même temps des toniques.

CHAPITRE XIII

ORGANES GÉNITAUX

Les autres lésions viscérales que l'on rencontre dans la période secondaire se montrent sur les organes génitaux sous forme d'*épididymite* et d'*orchite*.

L'*épididymite secondaire*, étudiée et décrite par le Dr Dron, consiste dans le gonflement de l'épididyme, mais avec des douleurs moindres que dans la blennorrhagie. Nous venons tout dernièrement d'en observer un cas. La lésion consistait en deux tumeurs à la tête et à la queue de l'épididyme ; ces deux tumeurs, d'un volume inégal, étaient légèrement indurées ; la douleur à la pression était assez accusée, mais ne se pouvait comparer aucunement à la douleur de l'épididymite blennorrhagique. L'épididyme est parfaitement indépendant du testicule ; on perçoit le sillon de séparation entre les deux organes. Pas le moindre épanchement dans la vaginale, pas plus que de changement de coloration à la peau.

Le testicule peut également être affecté, soit seul, soit en même temps que l'épididyme.

Dans le cas d'orchite, le testicule présente une très légère augmentation de volume ; c'est plutôt l'induration de la glande que le gonflement. Le testicule est parfaitement lisse, libre dans la tunique vaginale, et fait seulement avec le testicule sain un contraste frappant par sa consistance indurée.

Les douleurs se montrent surtout la nuit, la pression ne les exaspère pas, et n'ont pas le caractère continu et intense de l'orchite blennorrhagique.

Comme *traitement*, on donnera de l'iodure de potassium, en même temps qu'on prescrira des frictions mercurielles sur les parties malades.

Comme pronostic, cette affection du testicule et de l'épididyme est favorable, car la sécrétion du liquide séminal n'est pas compromise, comme cela a lieu dans les autres affections aiguës ou chroniques du testicule.

CHAPITRE XIV

LÉSIONS DE L'ŒIL

En procédant d'avant en arrière, on rencontre une série d'affections syphilitiques différentes les unes des autres par leur nature et par leurs formes. Et cette différence tient au siège des accidents.

Ainsi nous avons les chancres de la paupière, les chancres de la muqueuse palpébrale, les plaques muqueuses conjonctivo-palpébrales, les syphilides ulcéro-crustacées, dont nous venons de voir un très beau cas dans le service du Dr Mauriac; et enfin les lésions du globe oculaire proprement dites.

Les chancres, les plaques ont déjà été étudiées pages 74 et 101 ; nous n'y reviendrons pas ; occupons-nous alors des affections secondaires du globe de l'œil.

I. — Conjonctive oculaire.

Les lésions de la conjonctive sont assez rares ; le Dr Jullien représente, d'après Savy, une papule syphilitique observée par ce dernier sur une femme. La malade portait sur la conjonctive de l'œil droit, à trois millimètres du bord corné, une papule plate d'un demi-centimètre de diamètre.

M. Jullien a vu dans le service du Dr Lallier à Saint-Louis une éruption de papulo-pustules. Ces syphilides « formaient sur la face conjonctivale de la paupière supérieure un groupe de trois à quatre papules à base large, proéminente, d'un rouge groseille foncé. Leur sommet se terminait par des points blancs d'aspect purulent. »

Les troubles fonctionnels sont peu considérables. Cependant, quand les accidents siègent au niveau des points lacrymaux, il en résulte un peu d'épiphora.

Ces différentes lésions disparaissent rapidement par le traitement mercuriel.

II. — CORNÉE.

Les accidents secondaires de la cornée sont ceux que l'on a le moins souvent l'occasion d'observer.

Cependant on peut constater quelquefois une forme de *kératite* dite *ponctuée*. Cette kératite consiste en un pointillé grisâtre constitué par de petites taches réunies en groupe ou isolées et occupant quelquefois seulement un segment, tantôt la surface entière de la cornée.

On observe également de la photophobie plus ou moins intense ainsi que de l'épiphora.

De plus, ces taches punctiformes enlèvent de la transparence à la cornée et sont un obstacle au passage des rayons visuels et à l'examen du fond de l'œil.

Aussi, quand l'exploration avec l'ophtalmoscope devra être faite, on devra d'abord regarder avec soin à l'examen oblique, afin de ne pas prendre cette lésion superficielle pour une altération du cristallin ou du corps vitré, car il arrive quelquefois que ces opacités se rencontrent sur la face antérieure du cristallin.

Le traitement de la kératite consiste dans l'instillation d'un collyre d'atropine plusieurs fois par jour.

III. — IRIS.

Plus fréquente que la kératite, *l'iritis syphilitique* est une des manifestations les moins tardives de la période secondaire.

Comme symptômes, elle diffère peu de l'iritis rhumatismale ou de l'iritis *a frigore*. Cependant les douleurs ressenties par les malades sont bien moins violentes dans l'iritis syphilitique que dans les autres formes d'iritis.

Elle s'établit d'une façon insidieuse.

Les malades éprouvent quelques douleurs orbitaires et péri-orbitaires, puis des troubles de la vision : il y a de la difficulté d'accommodation, surtout pour la vision des petits objets.

L'iris change de couleur ; il ne présente plus cet aspect brillant : c'est une teinte jaunâtre ; ce changement de coloration peut également tenir à une opacité de l'humeur aqueuse.

Tout autour de la cornée, on remarque une injection des vaisseaux péri-kératiques, ce qui donne au globe de l'œil un aspect rouge vif ou rouge sombre (Pl. XXI).

L'ouverture pupillaire subit de la déformation ; au lieu de présenter cette ouverture parfaitement circulaire, la pupille prend une forme triangulaire, ellipsoïde, etc. Cette déformation tient à la suffusion plastique dans le stroma iridien, laquelle produit des *synéchies* ou adhérences de l'iris avec la surface antérieure du cristallin.

Ces synéchies prises à temps par l'emploi de l'atropine peuvent se rompre, et elles se présentent alors sous la forme de petits points noirs visibles sur la face antérieure du cristallin.

Mais, quand ces synéchies se sont organisées, elles nécessitent l'opération de l'iridectomie.

Sœlberg Wels et de Méric ont observé des cas de *mydriase syphilitique*. La pupille était complètement dilatée ; et il y avait en même temps du ptosis. Dans un autre cas, on ne constatait que de la mydriase. Le troisième fait consistait en une paralysie de tous les muscles de l'œil.

On a observé quelquefois sur l'iris des papules et des papulo-pustules. Le Dr Boncour a observé à la clinique du Dr Galezowski un malade atteint de kératite ponctuée, et d'iritis double ; et sur la partie externe de l'iris droit on voyait une saillie grosse comme une lentille ; cette papule diminua sous l'influence du traitement.

Le diagnostic de l'iritis syphilitique d'avec l'*iritis simple* se fera d'après la marche qu'a prise l'affection. L'iritis syphilitique débute moins brusquement que l'autre ; et, si les symptômes douloureux sont moins marqués dans la forme qui nous occupe, il est un symptôme qu'on n'observe pour ainsi dire jamais dans l'iritis syphilitique : c'est la photophobie.

Le *pronostic* de l'iritis est moins grave que les autres accidents syphilitiques de l'œil. Mais on peut la voir récidiver sous l'influence du froid et de l'humidité. Ainsi nous avons vu chez le Dr Mauriac un ouvrier puisatier qui, dans le cours d'une syphilis secondaire, fut pris d'une iritis. Quand il sortit, il reprit son travail et il contracta à deux reprises une iritis double.

Dans le traitement de l'iritis, il faut instiller un collyre d'atropine :

```
Sulfate d'atropine....................  20 centigr.
Eau...................................  20 gr.
```

C'est la première indication thérapeutique à remplir, car il faut s'opposer aux synéchies et pour cela faire dilater la pupille.

Quand même les synéchies se seraient déjà produites, il faut employer le collyre, car l'atropine a un pouvoir mydriatique assez considérable pour rompre les adhérences au début.

On prescrira en même temps des pilules mercurielles et des frictions d'onguent napolitain autour de l'orbite. Si les douleurs étaient trop violentes, on appliquerait un vésicatoire aux tempes, au besoin des ventouses scarifiées.

IV. — CRISTALLIN.

Les lésions du cristallin sont extrêmement rares.

Dans deux observations du Dr Boncour recueillies à la clinique du Dr Galezowski, nous voyons mentionnées, chez un malade atteint de kératite et d'iritis, des dépôts pigmentaires disséminés sur la face antérieure du cristallin.

Sur un autre malade, la cristalloïde antérieure est couverte d'opacités en forme de réseau, opacités grisâtres, peu épaisses, formant des mailles larges.

V. — CHOROÏDE.

La *choroïdite secondaire* est l'affection des membranes profondes de l'œil que l'on observe le plus fréquemment. La forme que prend cette chroroïdite est la forme *exsudative* ou *disséminée*. Elle consiste en petites taches d'un gris bleu, disséminées sur le fond de l'œil.

Cette maladie de l'œil est une des plus sérieuses et des plus graves. Elle s'établit insidieusement, sans aucun symptôme douloureux dans le début. Elle s'annonce par des troubles de la vue.

Les malades ont comme un nuage placé devant les yeux. Ils perçoivent les objets comme à travers une toile d'araignée (Galezowski). Ils ont la sensation de mouches volantes passant rapidement devant les yeux.

La maladie continuant sa marche, apparaissent les *scotômes* (lacunes dans le champ de la vision). Ces symptômes annoncent déjà une atrophie de la choroïde sur plusieurs points de sa surface.

Outre ces symptômes, les malades éprouvent de la photophobie. Quand ils sont dans l'obscurité, ils éprouvent de la photopsie (sensation lumineuse) ; les malades perçoivent des lueurs vives, des fusées, apparaissant et disparaissant instantanément. Ces sensations sont extrêmement pénibles aux malades, et c'est le symptôme dont ils se plaignent le plus.

L'examen ophtalmoscopique pratiqué à une période avancée de la maladie ne donne que des résultats négatifs, car on ne peut pas apercevoir le fond de l'œil, par suite de l'opacité du corps vitré, toujours plus ou moins altéré dans la choroïdite.

On distingue comme des flocons blanchâtres se mouvant dans le corps vitré ; ou bien ce dernier est tout entier opaque, traversé par des filaments entrecroisés, simulant un voile flottant dans l'intérieur de l'œil.

M. Galezowski a observé de l'opacité de la membrane hyaloïdienne à son segment postérieur.

Si les milieux réfringents de l'œil ont conservé une certaine transparence, on distingue sur la surface de la choroïde des plaques grisâtres de volume variable : ce sont les plaques atrophiques de la choroïdite.

Autour de ces plaques, on constate une prolifération épithéliale de pigment affectant des formes variées en demi-lune, en cercle, en fer à cheval. Par suite de la ressemblance de cette chroroïdite avec les éruptions cutanées de même forme, on lui donne le nom de *choroïdite exsudative circinée.*

La papille présente une forme diffuse ; au lieu de cet aspect blanc rosé nettement limité, traversé par les vaisseaux rétiniens, on ne voit plus qu'une tache jaunâtre vue à travers un voile et à laquelle il est impossible d'assigner une délimitation précise.

Le *traitement* de cette manifestation secondaire doit être excessivement énergique, car le *pronostic* est fort grave ; la vision peut être compromise, quelquefois même perdue.

On donnera le mercure à l'intérieur sous forme de pilules de proto-iodure, qu'on portera jusqu'à 15 et même 20 centigrammes par jour.

On fera en même temps des frictions mercurielles avec 4, 6 et 10 grammes d'onguent napolitain.

On choisira de préférence les endroits où la peau, étant plus fine, permet l'absorption plus rapide : sous les aisselles, à la face interne des cuisses, en ayant soin d'alterner de région à chaque nouvelle friction. Cette médication doit être portée jusqu'à la salivation, qu'on modérera par le chlorate de potasse, mais sans l'arrêter complètement.

VI. — Nerf optique.

La *névrite optique* peut se rencontrer dans la période secondaire. Elle existe quelquefois seule ; mais souvent aussi l'inflammation se communique à la rétine et à la choroïde.

L'examen du fond de l'œil montre un aspect grisâtre de la papille; les veines sont congestionnées et dilatées, tandis que les artères ont diminué de calibre au point de ne plus être visibles. On voit de plus des plaques hémorrhagiques disséminées sur le disque optique et tout autour de lui.

La papille a un aspect diffus, floconneux ; les bords sont mal circonscrits, ce qui tient à l'exsudat périphérique.

Les troubles visuels sont plus marqués que dans la choroïdite.

Les malades éprouvent de la photophobie, de la photopsie ; et ces sensations lumineuses sont d'autant plus douloureuses que le nerf optique est dans un état pathologique qui le rend plus sensible.

Cette névrite se propage presque toujours à la rétine, en donnant lieu à une *neuro-rétinite.*

VII. — RÉTINE.

La *rétinite secondaire* présente comme lésion à l'ophtalmoscope de l'hyperémie, consistant dans la dilatation veineuse et une diminution du calibre des artères.

La papille ne présente plus des contours aussi nets; cela tient à l'infiltration séreuse autour du nerf optique et sur la rétine. Au niveau de la *tache jaune,* on remarque des opacités punctiformes.

Comme symptômes, les malades éprouvent de l'amblyopie, des *scotomes* (diminution dans le champ de la vision), ainsi que la perte de la notion des couleurs.

Ils ont de la photophobie, de la photopsie, ce dernier symptome étant encore plus douloureux dans ce cas.

Quand il y a des opacités punctiformes au niveau de la tache jaune, il en résulte une cécité momentanée.

Si la rétinite se borne à ces simples lésions exsudatives, la guérison peut être obtenue. Mais si cette exsudation se complique d'hyperplasie de cellules conjonctives dans le tissu cellulaire, et que ces nouvelles cellules viennent à s'organiser, il peut en résulter une compression des éléments nerveux, qui finissent par s'atrophier (Sœlberg Wells).

Cette forme de rétinite appartient plutôt à la période tertiaire ; mais, comme elle peut succéder à la rétinite secondaire, nous la mentionnons en passant.

Le pronostic de la rétinite secondaire est sérieux ; mais, quand les malades se présentent à temps, on peut enrayer la maladie et leur rendre la vue.

Cependant cette affection de l'œil est sujette à des récidives, qui finissent par amener peu à peu la cécité complète.

Le *traitement* doit être très énergique et prolongé pendant longtemps. Des frictions mercurielles autour des tempes, aux aisselles, à la face interne des cuisses avec 4, 6 et 10 gr. d'onguent napolitain, du sirop mercuriel ioduré, constituent la thérapeutique des affections syphilitiques des yeux.

Pour terminer, nous devons dire que les affections des yeux peuvent également se rencontrer deux à deux : ainsi on observe de l'irido-choroïdite, de la choroï-rétinite ; on a même observé des irido-choroï-rétinites, etc.

TROISIÈME PARTIE

SYPHILIS TERTIAIRE

La *syphilis tertiaire*, que l'on pourrait également désigner sous le nom de *syphilis parenchymateuse*, comprend tous les accidents cutanés et viscéraux qui ont pour résultat de modifier plus ou moins profondément les tissus dans lesquels ils ont évolué.

Les manifestations de cette période ne sont pas constantes, ainsi que nous l'avons déjà dit. Elles se montrent très tardivement, dix, quinze, vingt, cinquante ans même après l'infection; mais elles peuvent apparaître également peu de temps après le chancre, en même temps que les accidents secondaires, et dans ce cas elles constituent la classe des *syphilis malignes précoces*, bien décrites par le D' Dubuc et par le D' Ory.

Les syphilides tertiaires peuvent se diviser, comme les syphylides secondaires, en accidents de la peau et des muqueuses, et en accidents sous-cutanés et viscéraux [1].

Outre cette division, il faut encore diviser les syphi-

---

1. Cette division, faite dans le but de faciliter l'étude des accidents, n'est pas toujours conforme aux faits cliniques. Telle syphilide cutanée par exemple peut, après avoir débuté dans l'épaisseur du derme, prendre une marche envahissante en profondeur, détruire les aponévroses, les muscles et même le tissu osseux. Et ce processus non seulement est en désaccord avec la classification, mais augmente beaucoup la gravité du pronostic.

lides suivant la nature des manifestations. Et nous avons alors :

Les pustules (ecthyma profond) ;

Les bulles (rupia, pemphigus) ;

Les tubercules, non ulcéreux et ulcéreux ;

Les gommes, résolutives et ulcéreuses.

Les trois premières formes de ces syphilides se montrent sur la peau et les muqueuses, tandis que les *gommes* se montrent non seulement sur la peau, mais sur tous les organes de l'économie. Ce sont des accidents tertiaires qui constituent à eux seuls, pour ainsi dire, la plus grande partie des lésions syphilitiques de cette période. Aussi certains auteurs désignent-ils cette période sous le nom générique de *période des gommes.*

Continuant l'ordre que nous avons adopté pour la description des accidents secondaires, nous décrirons d'abord les lésions cutanées, en général, et ensuite chaque organe en particulier, avec les différentes lésions qu'ils peuvent présenter.

CHAPITRE PREMIER

LÉSIONS DE LA PEAU ET DES MUQUEUSES

I. — SYPHILIDE PUSTULEUSE OU ECTHYMA PROFOND.

L'*ecthyma profond* diffère de l'*ecthyma secondaire* par sa tendance à gagner l'épaisseur tout entière de la peau.

Cette syphilide débute par une grosse pustule reposant sur une surface rouge violacée. Au bout de quelques jours, la pustule s'ulcère, son contenu se dessèche, et, en se mélangeant avec les débris organiques du derme et les globules sanguins, il se forme une croûte noirâtre ou verdâtre, inégale, rocailleuse.

L'ulcération continue sa marche ; autour et au-dessous de cette croûte primitive, il s'en forme une seconde, qui déborde la première en la repoussant devant elle, et forme ainsi une croûte à deux étages : une troisième s'organise pareillement au dessous, puis une quatrième, et, quand l'ulcération est arrivée au terme de son développement, elle est recouverte par un cône croûteux, formé de plusieurs couches successives, augmentant de diamètre du sommet à la base.

Cette croûte dépasse quelquefois les limites de l'ulcération, ou bien est enchâssée dans les bords qui forment un bourrelet rougeâtre autour d'elle.

La forme particulière qu'affecte cette syphilide, l'analogie que présente la croûte avec l'écaille de l'huître, ont fait aussi désigner l'ecthyma sous le nom de *syphilide pustulo-ostréacée.*

Quand on fait tomber la croûte, on trouve, au-dessous, un ulcère profond, à bords nets, réguliers; le fond de la plaie est sanieux, irrégulier, noirâtre, et sécrète du pus ou de la sérosité purulente.

Cette ulcération peut entamer le derme tout entier, et persiste pendant longtemps; la cicatrisation se fait par des bourgeons charnus, qui comblent peu à peu toute la perte de substance, et, quand la réparation est complète, la surface de la cicatrice présente une teinte rouge violacée, qui passe, au bout de quelque temps, à la teinte brunâtre, qu'elle conserve indéfiniment. La cicatrice est, comme toutes les syphilides tertiaires, absolument indélébile.

Le *diagnostic* de l'ecthyma profond se fera d'après l'aspect même de la syphilide à ses différentes périodes.

Ainsi, il faut tenir compte de cette croûte conique, noirâtre ou verdâtre. Puis, celle-ci tombée, l'ulcération, avec ses bords nettement découpés, comme à l'emporte-pièce, est caractéristique. La cicatrice rouge violacé et brunâtre ne s'observe que dans la syphilis.

Les lésions scrofuleuses ne présentent pas ces croûtes imbriquées; elles sont irrégulières, mamelonnées. La plaie est irrégulière; les bords, anfractueux, sont décollés et peuvent être soulevés d'avec les parties profondes; le fond de l'ulcère a une sensation mollasse, cotonneuse.

Le *pronostic* de cette syphilide est peu grave, si l'on ne considère que la lésion. Cependant il faut savoir que la durée en est longue, que l'on observe des récidives.

Mais, au point de vue de la syphilis, le pronostic est plus sérieux. L'ecthyma indique une vérole grave; il montre surtout que l'on a affaire à un malade cachectique en mauvais état, et par conséquent beaucoup plus apte à subir les influences de la maladie.

Si l'ecthyma profond se montre peu de temps après l'infection, le pronostic est encore plus sérieux, car on est en présence d'une syphilis maligne précoce.

Le *traitement* doit être dirigé contre la lésion, contre la syphilis, contre l'état cachectique.

Si le malade présente des croûtes, il faut les faire tomber avec un cataplasme de fécule ou d'amidon. Puis on pansera

la plaie avec des bandelettes imbriquées d'emplâtre de Vigo
que l'on changera tous les trois jours . Ou bien, afin de
mettre directement la plaie en contact avec le médicament,
il est préférable de se servir du pansement recommandé par
M. Mauriac :

> Masse emplastique de Vigo............... }
> Onguent napolitain....................... } $\widetilde{aa}$

On remplit l'ulcère avec cet onguent, et on recouvre de
baudruche maintenue avec du collodion.

Ce pansement n'a pas besoin d'être changé aussi souvent
que les bandelettes de Vigo.

Comme médication antisyphilitique, on donnera du sirop de
bi-iodure d'hydrargyre et de l'iodure de potassium, à la dose
de 3 grammes par jour, en suivant les formules que nous
avons données pour l'ecthyma superficiel (page 128 et 129).

Contre l'état cachectique, on donnera des toniques de
toutes sortes, des amers purs. Si le malade est alcoolique,
on y adjoindra la portion de Todd. Enfin, on fera changer
d'air, on recommandera le séjour à la campagne, aux
bords de la mer, les bains sulfureux, les bains de mer, les
eaux des Pyrénées ou de Loëche en Suisse.

II. — SYPHILIDE BULLEUSE : RUPIA, PEMPHIGUS.

La syphilide bulleuse comprend deux formes : le *rupia* et
le *pemphigus.*

Nous ne nous occuperons pas du *pemphigus ;* c'est une des
manifestations de la syphilis infantile héréditaire, et elle
ne se rencontre jamais chez l'adulte.

Le *rupia* est au contraire une syphilide de l'adulte et s'observe à une période très tardive de la maladie, à moins
qu'il ne s'agisse de syphilis maligne.

Le rupia se manifeste par une bulle remplie d'un liquide
séro-purulent et entourée d'une auréole rouge sombre ,
rouge violacé.

Quand la bulle se rompt, la sérosité se concrète en une
croûte verdâtre. Puis, comme pour l'ecthyma, de nouvelles

couches s'ajoutent en dessous et finissent, à la longue, par former un cône proéminent, verdâtre, enchâssé dans la peau.

Nous représentons (pl. XXII, fig. 3) une croûte de rupia, développée sur la peau de la verge, et tout autour de la croûte on voit une surface jaunâtre, avec des stries sanguinolentes, entourée de débris d'épiderme. Cette surface était primitivement recouverte par la bulle, tandis que l'ulcération n'occupe que les deux tiers environ de la superficie. Cette forme de rupia, que l'on ne rencontre pas toujours, avait été signalée par Gibert pour le rupia simple.

L'ulcération recouverte par la croûte, présente un fond sanieux, verdâtre, suppurant abondamment et exhalant une odeur fétide. Les bords de la plaie sont nettement entaillés et sans aucune déchiqueture.

Quand la cicatrisation s'annonce, la suppuration fait place à une sécrétion claire et gommée, et les bourgeons charnus finissent par combler les pertes de substance ; un nouvel épiderme se forme, et la cicatrice a une coloration blanc nacré, une sensation lisse, vernissée, et une dépression très appréciable.

Le siège des syphilides puro-ostréacées est plus fréquent aux membres inférieurs qu'aux membres supérieurs, et on les observe plus fréquemment sur ces derniers que sur la surface du corps. Quelle que soit la région où elles se développent, elles ne présentent jamais un degré de confluence aussi marqué que pour les syphilides secondaires.

Le *diagnostic* du rupia syphilitique et des autres formes de rupia présente quelques difficultés. Les croûtes sont également proéminentes dans le rupia simple, mais on n'observe pas cette auréole rouge cuivreux qui existe dans le rupia syphilitique.

L'ulcération scrofuleuse diffère également de l'ulcère syphilitique. La scrofulide a les bords anfractueux, décollés ; le fond de la plaie est rose pâle, la sensation est cotonneuse, il semble que c'est une couche de ouate recouverte d'une pellicule lisse et vernissée.

La cicatrice du rupia syphilitique est blanche ; celle de la scrofulide, rosée avec des brides et des bourgeons charnus disséminés à sa surface.

Le *pronostic* de cette lésion est grave, par suite de la longue durée du rupia et de sa récidive. Mais sa gravité tient surtout à ce que, comme l'ecthyma profond, il indique une syphilis grave.

Le *traitement* est le même que pour l'ecthyma.

III. — SYPHILIDES TUBERCULEUSES.

Les *syphilides tuberculeuses* se rapprochent des *gommes* non seulement par leur constitution anatomique, mais encore par leur marche et par leur évolution. Ils en diffèrent cependant par la coloration rouge sombre que présentent les tubercules dès leur apparition, tandis que la gomme au début n'occasionne aucun changement de couleur à la peau. Les tubercules se divisent en *tubercules résolutifs* ou *non ulcéreux* et en *tubercules ulcéreux*.

1° **Tubercules résolutifs.**

Dans cette première forme de syphililides *tuberculeuses résolutives*, ou *non ulcéreuses*, si la terminaison se fait sans ulcérer la peau, elle ne se fait pas sans désorganiser le derme ; c'est, si l'on veut, une ulcération sous-épidermique.

Le tubercule se montre à la surface cutanée, sous forme d'une petite tumeur dont le volume varie depuis celui d'une tête d'épingle jusqu'à celui d'une noisette. Cette tumeur dont la coloration rouge sombre est caractéristique, ressemble au premier abord à une syphilide papuleuse secondaire. Mais, en palpant la tumeur, on sent qu'elle est développée dans l'épaisseur du derme, tandis que la papule secondaire est tout à fait superficielle.

L'évolution de ces tubercules est essentiellement aphlegmasique ; la marche est lente ; les malades n'éprouvent aucune douleur, et cependant il s'opère dans le derme un travail de désorganisation irréparable.

Quand la période de résolution commence, la couleur rouge sombre disparaît pour faire place à une teinte brunâtre, en même temps que le tubercule s'affaisse, et, lorsque la guérison est complète, il ne reste plus à la place de la syphilide qu'une cicatrice blanche déprimée entourée d'un cercle brunâtre.

La dépression cicatricielle tient aux *modifications anato-miques* des parties. La première consiste dans une abondante prolifération de jeunes cellules dans le tissu conjonctif, dans la gaine des vaisseaux et dans leur cavité. Par suite, la circulation se trouve d'abord gênée, puis suspendue, et les éléments du derme, n'étant plus nourris, s'atrophient et se désorganisent. Cette prolifération cellulaire et la lésion vasculaire consécutive constituent toutes les altérations des *tubercules* et des *gommes*. Les ulcérations, le phagédénisme ne sont qu'une conséquence des troubles circulatoires.

Ces faits d'analogie pathologique sont décrits d'une façon très claire et très complète par le D\u1d63 Cornil dans ses *Leçons sur la syphilis*, et nous ne pouvons qu'engager le lecteur à consulter ce travail pour l'étude des lésions micrographiques de la syphilis.

Le *siége* des tubercules est ordinairement le nez, le front, les oreilles, le dos, le voile du palais, etc.

L'éruption tuberculeuse présente une grande analogie avec la syphilide papuleuse; elle prend la forme circinée; elle se groupe en cercle, en demi-cercle.

Le *diagnostic* des tubercules ne présente pas de difficultés. Leur couleur rouge sombre, leur régularité, les différentes formes que prend l'éruption n'appartiennent qu'à cette syphilide.

Le *pronostic* est peu grave; cependant les tubercules peuvent récidiver et se montrer pendant plusieurs mois.

Au point de vue de la syphilis, le pronostic est plus fâcheux, car cette éruption cutanée indique le réveil de la diathèse, et elle peut n'être que le prélude d'autres manifestations tertiaires.

Comme *traitement*, on donnera du sirop de bi-iodure ioduré, de l'iodure de potassium, des bains de sublimé, etc.

Le traitement tonique proprement dit est moins indiqué ici que dans les deux syphilides précédentes, les tubercules se montrant sur des individus en bonne santé; mais on devra toujours être prêt à intervenir dans le cas d'anémie ou de cachexie.

2° **Tubercules ulcéreux.**

Le *tubercule ulcéreux* présente comme début la même forme que le tubercule sec ou résolutif.

Mais, au lieu de s'affaisser au bout d'un certain temps de son évolution, le tubercule prend une teinte violacée; la peau est amincie au sommet, elle se perfore, et par ce pertuis s'écoule un liquide séreux, épais, analogue à une dissolution de gomme. Quand la sécrétion vient à sécher, il se forme une croûte jaunâtre ou verdâtre. Une seconde, puis une troisième s'ajoutent en dessous, et on a ainsi la *syphilide tuberculo-crustacée.*

Quand la croûte tombe, la cavité du tubercule se présente en forme de cratère furonculeux, mais sans bourbillon; les bords sont abrupts; le fond est irrégulier, anfractueux, et sécrète un pus fétide ou un liquide séro-purulent mêlé de détritus des éléments du derme. Cette cavité est quelquefois creusée très profondément dans l'épaisseur du derme.

Lorsqu'arrive la période de réparation, les bords s'affaissent, la suppuration diminue, le fond de la plaie s'élève par des bourgeons charnus, la cavité se comble, un nouvel épiderme se forme, présentant une coloration rosée pendant quelque temps, puis une teinte blanche lisse. La cicatrice est déprimée et adhère par certains points de sa face profonde aux parties sous-jacentes.

Quand on passe la pulpe du doigt sur cette cicatrice, on sent les bords du tubercule encore fermes, et l'épiderme ressemble à une petite rondelle de baudruche fixée par ses bords. En outre, la cicatrice présente pendant très longtemps une desquamation épidermique.

La marche de cette syphilide est excessivement insidieuse surtout à sa période d'ulcération. Le tubercule s'ulcère presque tout d'un coup; les malades sont tout surpris de voir une plaie là où, quelques instants auparavant, il y avait un tubercule rouge violacé. Rien n'annonce la période d'ulcération.

Les tubercules de la peau sont rarement isolés, sauf sur les muqueuses (Mauriac).

Lorsqu'un groupe de tubercules existe sur un point quelconque de la peau, chaque tubercule peut être le siège d'une ulcération qui évolue séparément. Mais il peut se faire que les ulcérations en s'agrandissant se confondent les unes les autres en donnant lieu à une plaie irrégulière, dont les bords, légèrement élevés au-dessus de la peau, forment une série de demi-cercles réunis les uns aux autres.

Nous avons vu un malade présentant une lésion semblable. Les tubercules s'étaient réunis les uns aux autres et formaient une ulcération de 3 à 4 centimètres recouverte d'une croûte blanc-jaunâtre analogue à du papier mâché.

L'ulcération tuberculeuse peut s'agrandir d'une autre façon. De nouveaux tubercules se forment sur les bords de la plaie, ils s'ulcèrent et en augmentent ainsi la superficie.

Cette forme d'ulcération peut s'arrêter spontanément ou sous l'influence du traitement.

Mais il arrive que de nouveaux tubercules naissent à côté des derniers, et s'ulcèrent; sur les bords de ces nouvelles ulcérations, d'autres tubercules s'élèvent, et la plaie s'agrandit de plus en plus et arrive à présenter quelquefois une étendue extraordinaire.

C'est la forme *phagédénique*. Le phagédénisme peut, en outre, présenter deux modes d'évolution, la forme *serpigineuse*, la forme *perforante*.

La *forme serpigineuse* affecte généralement la marche suivante. Autour de l'ulcération primitive, de nouveaux tubercules se sont développés et ulcérés; puis une seconde zone augmente à chaque poussée tuberculeuse l'étendue de la plaie. Mais pendant que les bords de la plaie sont en pleine période ulcérative, le centre se répare, et l'on a devant soi une syphilide ayant le centre cicatrisé, les parties voisines bourgeonnantes, la circonférence ulcérée. Ceci a lieu lorsque les tubercules se sont développés tout autour de la plaie.

Il est des cas où les tubercules se développent à une extrémité seulement, tandis que l'autre extrémité est cicatrisée, la partie intermédiaire présente des bourgeons charnus.

Cette forme de syphilide serpigineuse est plus effrayante que grave, car l'ulcération ne dépasse généralement pas les limites du derme. La marche est longue; elle est difficile à guérir, à cause de cette prolifération de tubercules; mais elle n'atteint pas d'organes essentiels.

Le *phagédénisme perforant* est bien plus redoutable. Sans présenter une superficie aussi considérable, à beaucoup près, que la forme serpigineuse, la forme perforante se caractérise par une tendance à envahir les parties profondes, détruisant la peau, les aponévroses, les muscles, et intéressant même les os.

C'est cette syphilide phagédénique qui produisait autrefois ces délabrements d'une grande partie de la face, de la voûte palatine. Ces cas sont beaucoup plus rares aujourd'hui, mais on est encore à même de les observer; et souvent malheureusement la thérapeutique reste impuissante devant ces horribles accidents syphilitiques.

Le siège des tubercules ulcéreux est le même que les tubercules résolutifs.

Diagnostic. — La marche insidieuse, aphlogmasique, d'une petite tumeur rouge violacé, présentant une consistance assez molle, doit faire penser à un tubercule syphilitique en voie d'ulcération.

Lorsque le tubercule présente une croûte noirâtre ou verdâtre, on peut hésiter entre l'ecthyma et le rupia. Mais, dans ces deux cas, la croûte est beaucoup plus proéminente que la croûte du tubercule et l'ecthyma ou le rupia ne présentent pas la disposition en groupe, comme la syphilide tuberculeuse.

Le *pronostic* des tubercules ulcéreux est absolument dépendant de la marche et de la forme de ces syphilides.

Comme *traitement*, l'iodure de potassium est seul indiqué. Le mercure ne doit être employé que comme traitement externe, sous forme d'onguent napolitain, ou d'emplâtre de Vigo de la même manière que pour le pansement des éruptions ecthymateuses et rupiacées.

IV. — GOMMES.

Les gommes sont les accidents les plus communs de la syphilis tertiaire.

Elles peuvent être définies : *des tumeurs sous-cutanées ou intra-viscérales, présentant comme caractère principal d'être aphlegmasiques, très lentes dans leur marche et susceptibles de provoquer, suivant la région, des troubles de voisinage se traduisant par de la douleur ou des désordres fonctionnels.*

Si les tubercules sont des syphilides de la peau et des muqueuses les gommes sont susceptibles de se développer sur tous les tissus de l'économie.

Au fur et à mesure que nous étudierons chaque organe, nous montrerons quels sont les symptômes différents qu'elles présentent suivant qu'elles occupent telle ou telle région. Mais d'une façon générale la gomme est une lésion excessivement grave.

Les gommes présentent, au point de vue de l'évolution, quatre périodes :

Crudité,

Ramollissement,

Ulcération,

Cicatrisation.

Cependant il peut se faire que, sous l'influence du traitement, la gomme ne parcourre que les deux premiers stades. De cette façon elle présenterait une cinquième période très inconstante, la *période de résolution.* Ces faits de rétrocession du néoplasme gommeux ne sont pas rares, aussi y-a-t-il, là, une indication pour une thérapeutique prompte et énergique.

Pour la description, prenons une gomme qui parcourt ses quatre périodes.

La gomme s'établit, comme tous les accidents de la période tertiaire, d'une façon insidieuse. Les malades, le plus souvent, ne s'aperçoivent aucunement de son début.

Mais, quand on assiste à la naissance d'une gomme, voici ce que l'on constate : En promenant la pulpe du doigt sur la région où elle siège, sur la peau de l'avant-bras, par exemple, on sent une tumeur située dans l'épaisseur du derme. Cette tumeur, qui présente d'abord des limites assez vagues, finit par se limiter nettement sans que la peau présente le moindre changement de coloration. On a alors la sensation d'un corps étranger logé dans le derme. La gomme à ce momént est légèrement indurée : c'est la *période de crudité.*

Cet état dure pendant un temps extrêmement variable avec les sujets et avec la forme de la syphilis.

Si le traitement ne vient pas s'opposer au développement consécutif de la gomme, celle-ci entre dans la *période de ramollissement.*

Sans que les contours de la tumeur changent de consistance, on remarque bientôt un changement de coloration à la peau, au centre de la tumeur, en même temps que sa consistance devient molle et dépressible. Le ramollissement augmente, et la peau devient rouge violacé, fine, presque transparente. Elle va s'ulcérer. Mais même à ce moment, lorsqu'on voit pour ainsi dire le liquide par transparence, le traitement peut faire rétrocéder la gomme, la peau perd sa coloration foncée et reprend sa teinte normale. Le centre s'affaisse, les bords de la gomme diminuent de consistance pour se confondre insensiblement avec les tissus voisins, et la gomme se résorbe ne laissant comme trace de son évolution interrompue qu'une dépression blanche vernissée, avec desquamation épidermique persistant pendant longtemps.

Ce que nous avons dit plus haut de l'efficacité du traitement pour faire résorber la gomme à une période de ramollissement même très avancé nous fait ajouter ceci : *que l'on ne doit jamais porter le bistouri sur une gomme.* Si le traitement ne la fait pas résoudre, il faut la laisser s'ouvrir seule et entrer seule dans la *période d'ulcération.*

L'*ulcération* se fait toujours au sommet de la gomme. Un petit orifice se fait, par où s'écoule le liquide de la tumeur, sérosité claire et épaisse, analogue à une dissolution de gomme et contenant quelques détritus des éléments du derme.

L'ulcération augmente ; mais dans les premiers jours de cette période, la gomme est ainsi constituée : l'orifice est beaucoup plus étroit que la cavité du néoplasme, et l'intérieur de la cavité occupée par le liquide et par une masse blanchâtre, analogue à un tendon cuit présente la même consistance : c'est le *bourbillon de la gomme*.

La période d'ulcération est la plus longue.

L'orifice s'agrandit et acquiert bientôt les dimensions de la gomme elle-même. La sécrétion s'écoule mélangée de quelques petits grumeaux blanchâtres, débris du bourbillon, lequel ne s'élimine jamais tout d'une pièce.

Quand la gomme a évacué son contenu, elle se présente alors sous forme d'une ulcération plus ou moins creuse, à bords nettement délimités, et la plaie affecte tantôt la forme d'une cupule, tantôt une forme conique. Le fond est parsemé de bourgeons multicolores, bruns, jaunâtres, rouges, mais on ne voit jamais de stries sanguinolentes, ce qui tient à la constitutiou anatomique de la gomme.

C'est à ce moment que commence la *période de réparation*.

Le fond de la plaie s'élève par bourgeons charnus, mais d'une façon irrégulière; c'est ainsi que l'on peut voir un point de la surface de la gomme complètement cicatrisé, tandis que d'autres sont en plein bourgeonnement.

La réparation complète achevée, la gomme présente pendant quelque temps encore une surface rouge vineux qui pâlit peu à peu, et la cicatrice définitive présente un aspect nacré, elle est déprimée et adhérente par quelques points aux parties profondes.

Les bords de la gomme peuvent faire une légère saillie au-dessus de la peau, ce qui augmente la dépression. Cependant au bout de peu de temps l'induration qui marquait les limites de la gomme, diminue; elle se fond insensiblement, et il ne reste plus que la cicatrice blanche nacrée, présentant une desquamation épidermique qui cesse à la longue, tandis que la cicatrice déprimée est indélébile.

Les *complications* des gommes sont de deux ordres, les complications de la gomme elle-même, et les complications de voisinage.

Les premières peuvent d'abord tenir au volume de la gomme : on en a vu égaler un œuf de dinde. Le nombre des tumeurs est aussi une complication sérieuse par suite de la suppuration abondante qu'elles provoquent. Cazenave en a observé cinquante sur le même malade ; Follin, qui cite ce cas, a observé un individu « dont le tissu cellulaire était parsemé, et il en existait à tous les degrés de développement. »

Plusieurs gommes peuvent se réunir les unes aux autres et former ainsi une large surface ulcérée.

Une gomme peut se rouvrir de nouveau et parcourir les deux phases d'ulcération et de réparation avec les mêmes symptômes.

Puis viennent les complications de voisinage. Ainsi une tumeur gommeuse développée au voisinage d'un nerf, exerce une pression douloureuse ; et cette douleur peut s'accompagner de troubles fouctionnels.

Nous observons dans ce moment un malade qui présente cinq gommes développées isolément d'abord, mais se confondirent en une seule et même ulcération. Elles occupent tout le sillon interfessier, depuis le coccyx jusqu'à l'anus. Il éprouve de vives douleurs quand il va à la selle.

Grâce au traitement les symptômes douloureux se sont amendés, les fonctions rectales ne font plus souffrir le malade, mais les gommes sont loin d'être cicatrisées.

Le *diagnostic* de la gomme est ordinairement facile. La forme insidieuse, l'aphlegmasie, la marche lente, doivent faire éliminer l'idée d'une tumeur maligne. Si donc on se trouve en présence d'une ulcération nettement découpée, à bords réguliers, ayant une surface bourgeonnante, il faut songer à une gomme.

Cette lésion syphilitique offre plusieurs points de ressemblance avec d'autres ulcérations.

Ainsi une gomme peut être confondue avec un *abcès froid* ; mais, dans ce dernier cas, la suppuration consiste en un pus mal lié, il n'y a pas de bourbillon, et le malade présente d'autres manifestations de la diathèse scrofuleuse.

Les *ulcères variqueux* ont souvent été confondus avec des gommes ; mais outre le lieu d'élection de ces ulcères à la face interne des jambes, il y a toujours aux environs de la plaie, des varices, ou bien des cicatrices d'anciens ulcères, et ces cicatrices brunâtres ou bleuâtres ne peuvent en aucune façon faire songer à une gomme cicatrisée, la cicatrice de cette dernière étant blanc nacré. Et l'ulcération gommeuse ne provoque autour d'elle aucune phlegmasie ou changement de couleur de la peau.

Le *cancer* a été confondu avec des gommes et réciproquement. Mais il y a deux moyens d'en faire le diagnostic différentiel. Dans le cancer, les douleurs sont très vives à tous instants, s'accompagnent quelquefois d'hémorrhagies, et les ganglions du voisinage sont toujours pris; tandis que, dans les gommes, les douleurs sont très supportables, quand elles existent; elles offrent une exacerbation nocturne, et les ganglions, quelque rapprochés qu'ils soient du néoplasme syphilitique, ne sont jamais le siège d'une altération quelconque.

Il est une lésion sur laquelle les Drs Brissaud et Josias [1] ont appelé l'attention, à cause de la ressemblance avec la gomme syphilitique : c'est la *gomme scrofuleuse*. Mais, dans ce dernier cas, les bords sont irréguliers, décollés; on peut les soulever, « introduire un stylet sous la face profonde de la peau »; l'évolution est plus lente.

Il est enfin un moyen de diagnostic pour établir la différence d'avec le cancer, la gomme scrofuleuse et la gomme syphilitique. Ce moyen qui est la pierre de touche, c'est le traitement par l'iodure de potassium. La gomme syphilitique se guérit vite sous l'influence de ce médicament, les deux autres affections sont absolument réfractaires à cette thérapeutique.

Dans le cas de gomme syphilitique, l'iodure de potassium doit être porté très rapidement à la dose de 6 à 8 grammes par jour. On pansera les ulcérations avec l'onguent napolitain ou l'emplâtre de Vigo. Chez les individus affaiblis, les toniques sont indiqués.

---

1. *Revue mensuelle de médecine et de chirurgie*, 1879. 3° année. N°ˢ 10 et 11. Pages 817 et 889.

CHAPITRE II

LÉSIONS DES ORGANES GÉNITAUX

I. — Lésions de la verge.

1° Ecthyma. Rupia.

Les accidents tertiaires développés sur la verge, peuvent présenter toutes les formes que nous avons décrites dans le chapitre précédent.

L'*ecthyma* et le *rupia* sont cependant assez rares. Nous avons représenté figure 3, planche XXII, une croûte de rupia du fourreau de la verge. Tout autour de la croûte existait une surface exulcérée, primitivement recouverte par la bulle.

2° Tubercules.

La syphilide tuberculeuse sèche de la verge n'offre aucune particularité.

Mais, quand les tubercules s'ulcèrent, les choses changent d'aspect, car il arrive que, dans certains cas, les tubercules ulcéreux offrent une grande ressemblance avec les chancres simples et même avec les chancres infectants.

Ainsi la figure 1, planche XXIII, représente des syphilides ulcéreuses développées sur le gland et sur le fourreau de la verge, chez un malade qui avait eu son chancre plusieurs années auparavant.

11.

Le gland était rouge vif, la muqueuse tendue, luisante. Sur la face latérale droite, on voyait une ulcération verdâtre, à contours irréguliers, mais non déchiquetés.

Dans la rainure on en voyait une seconde, à bords saillants, formant un relief sur la muqueuse. L'ulcération était nettement découpée, et sa cavité était remplie d'une masse purulente jaune verdâtre. Quand on examinait cette dernière ulcération par la face latérale, on voyait qu'elle avait une forme conique d'une régularité parfaite et pénétrait obliquement de dehors en dedans, en se dirigeant vers la portion balanique du canal de l'urèthre. Mais elle n'atteignait pas le canal, car le malade n'avait jamais constaté l'écoulement de l'urine par cette plaie.

Immédiatement au-dessus du méat urinaire, une cicatrice bleuâtre, violacée, déprimée, indiquait l'évolution terminée d'une ulcération semblable à celle qui l'avoisine.

Pareille cicatrice se voyait à la face inférieure du gland, pénétrait dans la rainure, après avoir complètement détruit le filet.

Au premier abord, on songeait à des chancres simples ; mois l'adénite inguinale n'existait pas, et de plus, le malade, qui décrivait parfaitement toutes les phases successives qu'avaient parcourues les ulcérations, nous disait que toutes avaient débuté par un petit tubercule rouge sombre, qui s'était ulcéré consécutivement.

Semblables lésions s'observaient sur la muqueuse balano-préputiale, où elles présentaient une grande analogie avec un chancre simple.

D'autres, développées sur le fourreau de la verge, entourées d'un liseré rouge vif, avec des stries sanguinolentes et quelques petits bourgeons charnus à la surface, offraient une grande ressemblance avec des chancres infectants, ecthymateux. Mais un signe manquait pour confirmer ce diagnostic, c'était l'adénopathie.

Ces ulcérations faisaient beaucoup souffrir le malade, et, la nuit, les douleurs augmentaient au point de lui enlever la sommeil.

Les tubercules ulcéreux de la région pénienne peuvent prendre la forme phagédénique ou la forme serpigineuse.

Ces complications occasionnent alors des désordres locaux très variables. Ainsi une ulcération peut gagner en profondeur jusqu'au canal de l'urèthre, et une fistule urinaire est la conséquence de cette ulcération. Le phagédénisme ne peut entraîner la destruction de tout ou partie de la verge.

Le *diagnostic* de ces syphilides tuberculeuses présente au premier abord quelques difficultés par leur grande analogie avec le chancre simple.

Aussi faut-il explorer tout d'abord la région inguinale; s'il n'y a pas d'adénite, on a une grande certitude d'avoir affaire à des syphilides tertiaires.

Il faut ensuite interroger le malade sur la façon dont ont débuté les ulcérations.

Les syphilides débutent toujours par un *tubercule*, le chancre simple par une *pustule*. L'ulcération de ce dernier se montre beaucoup plus rapidement que l'ulcération du tubercule.

Les bords de la plaie chancreuse sont irréguliers et le plus souvent déchiquetés. Ceux des tubercules peuvent être irréguliers, mais ils ne sont ni déchiquetés ni décollés.

La suppuration non plus n'est pas la même. Le chancre simple sécrète un pus bien lié. Les syphilides sécrètent une sérosité purulente mêlée à des grumeaux blanchâtres.

Le *cancroïde* de la verge présente quelques points de ressemblance avec les syphilides ulcéreuses de la verge, surtout quand ces lésions prennent la forme phagédénique.

Le *cancroïde* a une marche beaucoup plus lente que les syphilides; l'ulcération se montre beaucoup plus tardivement. Quand la surface du cancroïde est ulcérée, le fond de la plaie est rougeâtre, irrégulier, présente des reliefs et des dépressions; les bords sont déchiquetés et décollés, on peut les soulever. Ainsi, planche IV, figure 3, nous avons représenté un cancroïde de la muqueuse préputiale. Au premier abord, on ne songeait pas à une lésion aussi grave; mais l'interrogatoire du malade faisait connaître que cette ulcération avait débuté trois mois auparavant, et, quand on l'examinait, on constatait dans l'aine une adénite de tous les ganglions, signe qui ne s'observe jamais avec les syphilides de cette période. De plus, comme pierre de touche, l'action de l'iodure ou du mercure est sans influence sur le cancroïde. Aussi, dans les diagnostics douteux, doit-on commencer par le traitement avant de porter un instrument tranchant sur la verge.

Pronostic. — Le pronostic de ĉes syphilides de la verge est extrêmement variable. Tout dépend, on le conçoit, de la marche qu'ont prise les tubercules et des complications qu'ils ont présentées dans leur évolution.

Il peut aussi se former sur le gland, sur la muqueuse balano-préputiale des ulcérations tertiaires, qui offrent une grande analogie avec un chancre infectant érosif. Ainsi, planche VI, figure 3, on voit une ulcération de ce genre, développée sur la muqueuse balano-préputiale. Bien qu'elle présente une forme irrégulière, elle n'a pas les bords décollés ni déchiquetés. Au moment où nous l'avons dessinée, elle était à sa période de réparation, et sa surface, parsemée de bourgeons charnus, pouvait donner le change, mais l'adénopathie manquait; tandis qu'à cette période du chancre les ganglions inguinaux sont toujours hypertrophiés.

Nous avons vu une ulcération semblable parfaitement circulaire, sécrétant une légère sérosité. A première vue, on songeait au chancre; mais, dans ce cas également, il n'y avait pas d'anéopathie, et le malade avouait une syphilis antérieure remontant à quatre ans. La cicatrisation de cette syphilide demanda deux mois.

Traitement. — Il faut appliquer des pommades mercurielles sur les parties malades et donner de l'iodure de potassium et le sirop mercuriel ioduré.

Quant aux fistules urinaires qui pourraient survenir, c'est à la thérapeutique chirurgicale qu'il faut s'adresser.

3° Gommes.

Les gommes sous-cutanées du fourreau de la verge sont peu communes. La marche et les symptômes ne diffèrent pas des tumeurs semblables de la surface cutanée.

Nous avons eu l'occasion d'en voir deux cas presque simultanément dans le service du Dr Mauriac (1876). Le pre-

mier malade avait eu, douze ans auparavant, un chancre phagédénique. Quand il entra à l'hôpital du Midi, il présentait
à la face latérale droite une tumeur logée sous la peau du
fourreau. Dans le sillon balano-préputial existaient deux
ulcérations par où s'écoulaient les produits de la gomme.
Un stylet introduit par un de ces orifices pénétrait à 3 centimètres sous la peau, décollée, et à la face cutanée, on sentait à ce niveau un rebord dur, qui indiquait la limite de la
tumeur.

La verge était augmentée de volume, le prépuce en paraphimosis.

Les douleurs se faisaient sentir le soir et augmentaient la
nuit.

L'élimination du bourbillon demanda un mois, et la guérison ne fut complète qu'au bout de deux mois et demi.

L'autre malade avait la gomme du fourreau à la région
dorsale; il y avait également un paraphimosis, et la verge
était augmentée de volume.

La guérison complète exigea également un temps très long.

II. — NODI DES CORPS CAVERNEUX.

Les altérations causées par la syphilis dans les corps caverneux portent le nom de *nodi*. Ce sont des épanchements
plastiques sous forme de petites tumeurs, dures, arrondies,
parfaitement circonscrites. Ces nodosités évoluent sans faire
souffrir le malade, mais cette aphlegmasie est malheureusement compensée par des troubles fonctionnels quelquefois
irrémédiables.

Ces *nodi* sont constitués par un dépôt plastique dans les
auréoles des corps' caverneux et s'opposent, au fur et à mesure qu'elles augmentent de volume, à l'afflux du sang dans
les points où ils se sont développés ; en sorte que, lorsque
l'érection se produit, l'allongement de la verge ne se fait
que du côté sain, et le côté où siègent les tumeurs, ne pouvant suivre le mouvement d'érection, il en résulte une déviation latérale du côté malade.

Si les nodosités sont situées à la face dorsale, la verge
subit une incurvation inférieure.

Quand elles siègent à la partie inférieure, la verge s'infléchit en haut, et, dans certains cas, elle peut former un demianneau, le gland venant en contact avec les parois abdominales, ainsi que l'ont observé le Dr Ricord et le Dr Mauriac.

Dans ces conditions-là, tout rapport sexuel étant impossible, les malades deviennent hypochondriaques, et on en a vu chercher dans le suicide un terme à leur malheureuse situation, car, dans la plupart des cas, cette lésion est irréparable.

Au début de l'affection, les frictions mercurielles, l'iodure de potassium peuvent quelquefois en enrayer le développement. Mais dès que le tissu est organisé, que les vacuoles de corps caverneux ont disparu dans la tumeur, les fonctions sexuelles sont absolument perdues.

III. — Lésions du canal de l'urèthre.

Les syphilides tertiaires du canal sont extrêmement rares. Il est des auteurs qui n'en font même pas mention. Parmi ces lésions tertiaires, les unes sont consécutives à une lésion du gland, du fourreau, etc. Ainsi des tubercules ulcéreux, semblables à ceux dont nous avons parlé page 189, peuvent prendre la forme phagédénique, détruire le gland, les corps caverneux, le canal, ainsi que M. le professeur Fournier en a observé un cas (*Leçons sur la syphilis*, 1876).

Dans un fait semblable, la syphilis du canal n'est pas une lésion de l'urèthre proprement dite ; c'est un accident tertiaire développé dans le voisinage et qui a étendu ses ravages jusqu'à l'organe excréteur de l'urine. Aussi ces lésions peuvent-elles s'observer plus fréquemment que les lésions primitives du canal.

Celles-ci sont d'une extrême rareté. Le professeur Fournier en cite deux faits observés par lui. La marche fut tout à fait insidieuse dans un cas, le canal de l'urèthre fut affecté d'une induration qui lui donnait « l'apparence d'un cylindre cartilagineux ». Cette induration s'accompagna d'une fistule.

Dans l'autre cas, la syphilide du canal prit la marche et l'aspect d'une blennorrhagie. Un écoulement avec douleurs s'établit, et au bout de « douze jours » M. Fournier aperçut

une ulcération intra-uréthrale. Cette syphilide guérit, mais
il y eut une rechute en même temps que le gland présenta
des lésions semblables, et ces accidents tertiaires prirent la
forme phagédénique, et ils ne furent guéris qu'au bout de
plusieurs semaines.

Ce dernier fait de lésion tertiaire commençant par un
écoulement uréthral nous amène à redire ce que nous avons
dit à propos du chancre uréthral : Tout écoulement s'établissant sans cause occasionnelle, longtemps après un coït, alors
que le sujet n'avait pas une blennorrhée, doit être surveillé
de très près, car il peut cacher un chancre infectant ou une
syphilide tertiaire. Et on doit alors appliquer le traitement
anti-syphilitique, qui, seul, dans ces cas, peut tarir l'écoulement. Dans les cas de phagédénisme, on mettra en œuvre
la thérapeutique usitée dans cette complication.

IV. — LÉSIONS DE LA PROSTATE.

Les lésions syphilitiques de la prostate sont encore plus
rares que celles du canal de l'urèthre. Le seul fait que nous
connaissions est relaté par le Dr Reliquet dans ses *Leçons
des maladies des voies urinaires.*

Il s'agit d'un jeune homme de vingt-huit ans atteint de contracture spasmodique du canal et de la vessie. Il rendait par
les urines des petites masses purulentes nummulaires. Ce malade avait les épididymes indurés et les testicules augmentés
de volume. Les injections profondes avec le nitrate d'argent
soulageaient le malade sans pourtant apporter la guérison
complète, quand un jour une éruption papuleuse se montra
derrière les oreilles; le malade, soumis au traitement anti-
syphilitique, vit disparaître tous ses accidents.

V. —LÉSIONS DU SCROTUM ET DU TESTICULE

Les lésions tertiaires de la peau du scrotum ne diffèrent
aucunement des affections semblables développées sur un
point quelconque de la surface cutanée.

Nous venons de voir des syphilides tuberculo-ulcéreuses
qui s'étaient formées sur la face postérieure de la peau du
scrotum. Ces ulcérations s'étaient développées chez le ma-

lade dont nous avons parlé (page 187) et qui portait des gommes dans la région intra-fessière. Les syphilides du scrotum ressemblaient aux plaques muqueuses ulcérées représentées sur la face antérieure d'un scrotum (planche XVIII, fig. 2) ; mais elles ne s'accompagnaient d'aucun prurit, et elles guérirent très vite par le traitement à l'iodure de potassium.

VI. — Lésions du testicule.

Les affections des organes contenus dans le scrotum se développent surtout sur le testicule. L'épididyme est beaucoup plus rarement atteint.

La marche de l'*orchite tertiaire* est excessivement lente et insidieuse.

Au début, on constate une légère augmentation de volume de la glande. Cette hypertrophie indolore est constituée anatomiquement par une prolifération de jeunes cellules dans le tissu cellulaire interstitiel. Les canalicules séminifères se trouvent comprimés par ce dépôt plastique, et leur fonction est momentanément suspendue. L'augmentation de volume s'accentue de plus en plus, et le testicule malade peut acquérir un volume triple et même quadruple de son état normal.

Si, à ce moment, on examine le testicule, il présente une surface parfaitement lisse ; il est dur et donne la sensation d'un œuf en ivoire perçu à travers un linge. La pression ne s'accompagne d'aucune douleur.

L'épididyme, accolé à la tumeur, ne participe en aucune façon à l'hypertrophie du testicule.

Cette première phase de la lésion testiculaire peut se guérir par le traitement à l'iodure de potassium. Mais, abandonnée à elle-même, la maladie peut se terminer de deux façons, par sclérose et atrophie, ou par ramollissement.

La forme scléreuse consiste dans la rétraction du tissu cellulaire proliféré. Ce tissu se rétracte peu à peu, comprime, en les oblitérant complètement, les canalicules séminifères, et ceux-ci finissent par disparaître dans les dépôts scléreux. Au fur et à mesure que cette rétraction se fait, le testicule perd de plus en plus son rôle physiologique et le sens génésique s'émousse insensiblement. Quand les deux testicules subissent la même altération syphilitique, il y a abolition complète de la fonction génératrice et cessation de tout désir de rapprochement sexuel. Cette première forme d'orchite tertiaire pourrait être aussi désignée sous le nom de *cirrhose syphilitique* du testicule.

Par opposition à cette forme scléreuse, nous avons la terminaison par ramollissement. C'est la véritable *orchite gommeuse*. En un point quelconque du scrotum, on voit apparaître une petite rougeur sombre qui passe bientôt à la teinte violacée ; le sommet de cette douleur se ramollit, et il s'écoule le liquide gommeux. Mais bientôt, et c'est un fait que Rollet a mis en lumière, on voit, par cet orifice, poindre une fongosité rouge vif, granulée, analogue aux végétations. Cette fongosité n'est autre que la substance même du testicule, c'est le *fongus bénin syphilitique*.

Nous avons vu, à la consultation du Midi, un malade qui portait sur le scrotum du côté droit, une tumeur fongueuse épanouie, ressemblant à un chou-fleur. Ce malade ne souffrait aucunement, la pression ne provoquait aucune douleur.

Du côté gauche, on ne découvrait en fait d'organe qu'un petit corps allongé, de la grosseur d'une fève, qui n'était autre que les débris de l'épididyme et de l'albuginée. Le malade disait avoir vu son testicule gauche s'éliminer de la même façon que le testicule droit. La syphilis remontait très loin dans l'existence du malade, âgé environ de quarante ans, et l'affection des testicules durait depuis trois ans.

Le *diagnostic* des affections tertiaires du testicule n'offre pas de difficultés. On ne peut confondre cette maladie avec aucune autre.

L'épididymite blennorrhagique est douloureuse, le testicule participe rarement à l'inflammation de l'épididyme.

De même, pour l'épididymite chronique, la forme de cette maladie ne peut être confondue avec le testicule syphilitique. Le gonflement de la partie inférieure de l'épididyme, les douleurs intermittentes qui se font sentir sans que le testicule ne présente aucune complication, sont des symptômes que l'on ne rencontre jamais avec les lésions tertiaires.

Le *cancer du testicule* pourrait être confondu avec le fongus syphilitique, mais la marche du carcinome est beaucoup plus rapide; les douleurs sont très vives; les ulcérations du scrotum sont sanieuses, saignantes, les bords décollés, tandis que dans le fongus on rencontre rarement des ulcérations. Et en outre, signe important, les ganglions iliaques profonds sont toujours pris dans le cas de cancer et sont toujours indemnes dans la syphilide.

Le *pronostic* varie suivant l'état que présente le testicule, quand on est à même de l'examiner. Il est plus grave si les deux testicules sont pris. Dans la première période, lorsqu'il y a simplement prolifération cellulaire, sans rétraction du tissu de nouvelle formation, on peut espérer que le traitement enrayera la lésion.

Mais, lorsque le tissu cellulaire passe à l'état fibreux, comme cela s'accompagne d'atrophie des canalicules séminifères, le pronostic devient plus grave, car le testicule perd ses propriétés physiologiques.

Pour l'état fongueux, on peut, en enlevant les fongosités exubérantes, s'opposer à l'élimination de la substance séminifère; mais le traitement est souvent impuissant, et la lésion aboutit fatalement à une élimination complète du testicule.

Traitement. — La thérapeutique varie avec les différents degrés de la lésion.

Au début, l'iodure de potassium est nettement indiqué, on peut plus espérer de ce médicament que des frictions mercurielles, qui sont néanmoins un adjuvant utile.

La dose d'iodure est de 4 à 6 grammes.

Quand la lésion syphilitique est passée à l'état fibreux, le traitement est absolument impuissant.

Pour l'orchite fongueuse, on peut enlever les fongosités avec le galvano-cautère ou tout autre procédé chirurgical, et toucher ensuite la surface avec du nitrate d'argent ou la teinture d'iode. On donnera en même temps le traitement interne. Rollet a vu des cas de fongus syphilitiques, traités de cette façon, être arrêtés dans leur marche et le restant du testicule conserver ses propriétés. Néanmoins, ce traitement n'empêche pas les récidives de cet accident tertiaire.

CHAPITRE III

Avant de passer à l'étude des accidents tertiaires des autres lésions, nous décrirons les lésions du *système osseux* et du *système musculaire*. Car nous verrons que les syphilides de la région céphalique, en particulier, présentent si souvent des lésions osseuses et musculaires tout à la fois, qu'il est indispensable de connaître le processus de ces deux formes d'accidents tertiaires.

Les altérations osseuses peuvent être *primitives*, c'est-à-dire débuter par le périoste et l'os; elles peuvent être *consécutives* à des lésions cutanées térébrantes ayant communiqué la phlegmasie au squelette de la région. De même, par contre, l'ostéo-périostite gommeuse propage l'inflammation nécrobiotique aux parties molles.

Les lésions anatomiques consistent dans la tuméfaction et l'hyperémie de la face profonde du périoste, accompagnée d'un prolifération de cellules embryonnaires osseuses. Si la périostite continue sa marche, il arrive bientôt que sa face profonde se trouve transformée en tissu osseux de nouvelle formation et que Delpech désignait sous le nom d'*état cartilagineux* du périoste.

Cet état osseux embryonnaire s'organise peu à peu, et il se forme alors plusieurs couches de lamelles osseuses d'un tissu plus dense, plus compact. Cette forme d'ostéite, désignée sous le nom d'*ostéite condensante* ou *éburnation* de l'os, constitue les exostoses.

La seconde forme d'ostéite consiste dans la propagation inflammatoire sous-périostique aux canalicules de Havers, qui se comblent de cellules médullaires, subissent une dilatation, puis une destruction ; c'est l'*ostéite raréfiante*.

L'inflammation peut s'arrêter spontanément ou par suite de traitement. De nouvelles couches osseuses se forment dans les canalicules de Havers, et, de raréfiante qu'elle était, l'ostéite devient condensante. Dans cette nouvelle phase de la maladie, les canalicules peuvent subir un rétrécissement, exercent une compression sur les vaisseaux nourriciers de l'os, entravent la nutrition et prédisposent à la nécrose.

Les mêmes lésions qui se passent à la superficie de l'os peuvent avoir lieu dans le canal médullaire, en produisant une *enostose*.

L'*ostéo-périostite* gommeuse est une des formes les plus graves de l'inflammation du tissu osseux. Le processus est le même que pour les gommes de la peau ; elles peuvent s'étendre en profondeur ou en largeur et entraîner quelquefois une grande étendue de tissu osseux dans une fonte nécrosique.

CHAPITRE IV

LÉSIONS DES MUSCLES

L'altération des muscles pendant la période tertiaire consiste surtout dans la production de gommes au milieu du tissu musculaire.

Nous avons vu que, dans la période secondaire, les muscles biceps brachial et biceps fémoral étaient atteints de contracture. La lésion anatomique est inconnue.

Pour la myosite tertiaire, il y a deux formes, la *forme diffuse*, la *forme gommeuse*.

La *myosite diffuse* consisterait, d'après Virchow, dans la prolifération de l'élément cellulaire dans les faisceaux des muscles. Ce tissu cellulaire finirait par se scléroser et amènerait l'atrophie de l'élément musculaire.

La *myosite gommeuse* est constituée par la prolifération cellulaire, avec tendance au ramollissement et à l'élimination du néoplasme, en ulcérant la peau et laissant à leur place, dans le muscle, une perte de substance qui se comble peu à peu de tissu fibreux cicatriciel, compromettant dans de certaines limites l'intégrité fonctionnelle des muscles.

La gomme peut également ne pas se terminer par élimination, elle passe à l'état fibreux, qui se montrent sous forme de noyaux durs situés dans le corps des muscles.

CHAPITRE V

Sous cette dénomination, nous comprendrons tous les accidents qui se développent dans la région buccale, soit sur la muqueuse, soit sur le squelette.

I. — LÈVRES.

Dans les syphilides tertiaires des lèvres, nous avons d'abord la forme éruptive.

L'*impétigo* des lèvres se présente avec des croûtes exubérantes, boursoufflées, irrégulières et non stratifiées, comme dans le rupia. L'ulcération qu'elles recouvrent, au lieu d'être superficielle, a profondément entamé le derme. Le fond est sanieux, purulent.

Quand la cicatrisation se fait, l'ulcération laisse une surface blanche, déprimée, privée de poils.

La forme *tuberculeuse* ou *tuberculo-ulcéreuse* se rencontre également dans cette région, et, comme sur les autres endroits où elle se développe, elle peut prendre la forme *phagédénique* et la forme *serpigineuse*.

Cette dernière complication peut entraîner la perte de la lèvre, ou bien la perforer, gagner le sillon naso-labial et établir une communication entre le nez et le vestibule de la bouche, ainsi que M. Mauriac en cite un cas.

Cette syphilide peut également s'étendre jusqu'à la joue et, de lésion labiale, devenir une ulcération d'une plus ou moins grande partie de la face.

II. — Gencives et arcades dentaires.

Les accidents des gencives peuvent débuter par la muqueuse. Dans ce cas, celle-ci devient rouge, tuméfiée en un point, et quand l'ulcération arrive, elle peut entraîner une portion de la gencive qui conserve alors une légère encoche.

Mais il arrive aussi que l'ulcération gagne l'alvéole, laquelle devient le siège d'une ostéite pouvant se terminer par nécrose et entraîner la chute de la dent correspondante.

Nous avons vu chez un malade une ulcération de la gencive inférieure au niveau de la première canine gauche. Cette ulcération, large d'un demi-centimètre, montrait l'alvéole nécrosée, d'une coloration verdâtre et la dent était ébranlée.

La gingivité tertiaire est une lésion assez rare; on ne saurait la confondre avec la gingivite mercurielle. Dans ce dernier cas la lésion est générale, les gencives sont comme affaissées, et les dents semblent sortir de leur alvéole. Elles ont une coloration jaune sale. L'odeur est beaucoup plus infecte que dans le cas de gingivite tertiaire.

La périostite alvéolo-dentaire débute par une rougeur de la gencive, et la suppuration se montre beaucoup plus rapidement que dans la gingivite tertiaire.

III. — Langue.

Avec les lésions tertiaires de la *langue* commence la série des accidents réellement graves de la cavité buccale.

Rangées sous la dénomination commune de *glossites tertiaires*, on les divise en deux classes :

La *glossite scléreuse*,

La *glossite gommeuse*.

Ces deux formes de glossite ont été décrites par M. le professeur Fournier, dans ses leçons faites à l'hôpital Saint-Louis. Nous avons aussi les thèses des docteurs Hugonneau, G. Simon, Charrayron, dans lesquelles sont rapportées des observations extrêmement intéressantes.

[1° Glossité scléreuse.

Cette glossite comprend deux formes :
La forme *superficielle* ou *corticale* ;
La forme *profonde*.

a. La *glossite scléreuse superficielle* est constituée anatomiquement par une prolifération cellulaire, dans le chorion ou derme lingual qui subit alors un épaississement assez marqué.

Quand on examine la langue, elle présente une coloration rouge sombre aux points où a lieu l'infiltration, ce qui les distingue ainsi de l'aspect villeux et granulé du reste de l'organe. En outre, les parties sclérosées ont un aspect lisse, comme vernissé, sans que pour cela il y ait dénudation de la couche épithéliale. Au palper, ces plaques offrent une sensation parcheminée.

Il peut exister plusieurs plaques sclérosées sur toute la surface de la langue, et, daus ce cas, elles sont séparées par des sillons plus ou moins profonds. Le plus ordinairement, la langue est comme séparée en deux par un sillon médian antéro-postérieur, d'où partent des sillons transversaux, donnant eux-mêmes naissance à d'autres sillons plus petits ; il en résulte une sorte d'arborisation sur la surface de l'organe. C'est cette disposition que M. Fournier désigne sous le nom d'*état parqueté* de la langue.

Cette modification de la surface linguale est analogue à celle représentée figure 4, planche XVI ; mais, dans ce dernier cas, les lésions que l'on voit sur la langue sont dues à une éruption de plaques muqueuses survenues à la période tertiaire.

b. Dans la *glossite scléreuse profonde*, l'hyperplasie gagne jusqu'aux couches musculaires superficielles ; la prolifération cellulaire augmente, dans ce cas, les plaques d'induration prennent une forme lobulée, et la langue subit une augmentation de volume en largeur et en épaisseur.

Cette lobulisation de la langue peut exister sur les bords ou sur la pointe seulement, et la lésion se présente avec une forme mamelonnée, ainsi que l'on peut voir planche XVI, figure 5 (1 et 2).

La glossite scléreuse profonde est aussi désignée par M. le professeur Fournier sous le nom de *cirrhose linguale*. La lésion anatomo-pathologique subit le même processus que dans la cirrhose du foie.

Dans les deux formes de glossite scléreuse, les sillons qui séparent les plaques parcheminées ou les lobules indurés et hypertrophiés peuvent s'ulcérer, et ils deviennent alors douloureux, surtout quand des débris alimentaires un peu durs, tels que les croûtes de pain ou des aliments salés, viennent en contact avec ces ulcérations. Les souffrances sont même très vives, au point que les malades ne peuvent prendre que des liquides et, dans ce cas, la nutrition générale finit par s'en ressentir.

Comme autre trouble fonctionnel, on constate de la difficulté dans la parole.

La glossite scléreuse peut également subir la dégénérescence gommeuse et s'ulcérer.

2º Gommes de la langue.

Les tumeurs gommeuses peuvent se développer dans le derme lingual. Dans ce cas, elles sont superficielles et présentent au toucher une sensation de petites tumeurs lobulées, du volume d'une lentille ou d'un pois; mais la surface de la langue ne présente aucune altération, comme dans la glossite scléreuse.

Les gommes superficielles sont susceptibles de s'ulcérer et alors la surface de la langue est parsemée de petites ulcérations nettement découpées.

3º Gommes parenchymateuses.

Les *gommes parenchymateuses*, ou *intra-linguales*, ne sont, à proprement parler, que des gommes musculaires, et, il faut le dire, il y a peu d'organes musculeux où on les rencontre aussi fréquemment.

Le processus est en tout semblable aux gommes sous-cutanées. Elles présentent, comme ces dernières, les quatre périodes de crudité, de ramollissement, d'ulcération et de réparation.

Le début de la période de crudité échappe bien souvent aux malades. Au fur et à mesure que cette première période s'avance, les malades ressentent une gêne légère dans les mouvements de la langue et dans l'émission de certains sons. Si, à ce moment, on examine la langue, on voit qu'elle est comme bosselée.

Quand on pose le doigt sur l'organe, on sent des tumeurs dures, nettement limitées, situées dans l'épaisseur de la couche musculaire, comme si, suivant la comparaison du Dr Ricord, « la langue était rembourrée de noisettes. »

Cette période de crudité dure très longtemps, deux à trois mois, quelquefois six et même plus.

Pendant la période de ramollissement, les gommes font de plus en plus saillie à la surface de la langue, et leur coloration est bien différente des tissus voisins.

Dans la figure 5, planche XVI, 3 et 4, on voit deux tumeurs gommeuses à la période de ramollissement, situées de chaque côté de la langue. La base de ces gommes est entourée d'un bourrelet rouge lie de vin. Quand on passait le bout du doigt sur la langue, on sentait que la gomme se prolongeait dans la couche musculeuse.

Lorsque les gommes s'ulcèrent, un petit pertuis se forme au sommet de la tumeur, et la sécrétion gommeuse s'écoule. L'ulcération s'agrandit peu à peu et acquiert le volume de la tumeur. Les bords sont nettement découpés, abrupts ou légèrement inclinés de la partie supérieure au fond de l'ulcère, où l'on aperçoit la masse blanc-jaune qui constitue le bourbillon. Les bords de la plaie forment quelquefois une légère saillie au-dessus des tissus voisins.

Les symptômes douloureux, qui sont nuls pendant les deux premieres périodes, sont plus accusés à la période d'ulcération. Mais les douleurs sont moins aiguës que dans le cas de simples fissures de la glossite scléreuse.

La cicatrisation des gommes de la langue se fait par des bourgeons charnus qui comblent la cavité de l'ulcération, et quand la réparation est complète, il subsiste toujours une cicatrice plus ou moins déprimée.

Le nombre des gommes est quelquefois assez considérable pour un organe aussi peu étendu que la langue. On
en a compté jusqu'à dix. Il est vrai de dire que le volume
des tumeurs est en raison inverse de leur nombre.

Plusieurs gommes cependant peuvent acquérir un volume
assez gros et, dans ce cas, occasionner un développement
assez considérable à la langue ainsi que l'a observé M. le
professeur Cloquet. Dans ce cas, la langue était volumineu-
sement hypertrophiée; elle pendait hors de la bouche jusqu'à trois pouces (0 m. 09) au-dessous du menton. On se
croyait en présence d'un cancer quand M. Cloquet soumit le
malade au traitement par le bi-chlorure, et la guérison fut
complète au bout de deux ans et demi.

Les gommes de la langue peuvent également se compliquer de phagédénisme. Tels sont deux cas observés par
M. Fournier et rapportés dans ses leçons sur les *Glossites
tertiaires*.

Le *pronostic* de ces glossites tertiaires est grave, non pas
en tant que lésion, car un traitement énergique en vient à
bout assez rapidement.

Mais la glossite tertiaire indique le réveil de la maladie
et peut n'être que le prélude d'autres manifestations encore
plus sérieuses.

Le pronostic varie d'ailleurs avec le degré et la nature des
accidents. La glossite scléreuse est à ce compte-là plus sérieuse que la gomme, car elle dure des années et même
n'est influencée par aucun traitement (Fournier).

Les gommes sont sujettes à des récidives, soit au point
où elles ont déjà évolué, soit sur une autre partie de la
région. Ainsi le malade dont nous avons représenté la langue
(pl. XVI, fig. 5) voyait depuis trois ans ces tumeurs se reproduire à la fin de l'automne ou au commencement de
l'hiver. Dans une de leurs évolutions, elles avaient un si
mauvais aspect que l'on crut à un cancroïde et que l'on
proposa l'amputation de la langue. Mais le malade ne voulut
point y consentir, et le traitement anti-syphilitique remplaça
avantageusement le bistouri.

Diagnostic. — La glossite scléreuse ne peut être confondue
qu'avec le *psoriasis lingual*. Dans le premier cas, on a cette

coloration rouge vineux, l'aspect lisse, vernissé; dans le second la lésion consiste dans une desquamation épithéliale, ce sont des écailles blanches argentées.

Le *lichénoïde lingual* est constitué par des taches rouge vif; mais elles sont entourées d'un liseré blanc opaque, qui n'existe pas dans la glossite scléreuse, et le lichénoïde se rencontre aussi à la face inférieure de la langue, tandis que les lésions secondaires et tertiaires n'occupent que la face supérieure.

Les *plaques muqueuses* sont colorées en blanc par le crayon d'azotate d'argent, tandis que les plaques de la glossite scléreuse ne subissent aucun changement de coloration. C'est ce signe différentiel qu'indique M. le professeur Fournier pour établir la distinction entre ces deux sortes d'accidents.

Les *gommes* au début ne peuvent être confondues avec aucune autre affection de la langue.

Quand elles sont ulcérées, le diagnostic peut présenter quelques difficultés. On peut les confondre avec la glossite dentaire et avec l'épithélioma.

Mais l'épithélioma est *unique;* l'ulcération n'a pas le même aspect que la gomme. L'ulcération est irrégulière, anfractueuse; les bords forment un bourrelet saillant, sont décollés; le fond de la plaie n'a pas de bourbillon, il saigne facilement, et de plus, signe le plus important, les ganglions sont toujours envahis avec le cancroïde, et sont toujours absolument indemnes avec la gomme.

En outre, les douleurs dans l'ulcération gommeuse peuvent ne pas exister; si elles existent, elles sont purement locales et sont le plus souvent provoquées par les mouvements de la langue ou par les aliments, tandis que, dans l'épithélioma, elles sont continues et, au lieu de se localiser à la surface de l'ulcération, s'irradient vers l'oreille.

Enfin comme un dernier moyen de diagnostic, nous avons le traitement. Mais on ne doit l'employer qu'avec une extrême réserve : si au bout de douze ou quinze jours, on ne voit apparaître aucune modification notable dans l'état local, il faut suspendre le traitement, car la médication iodurée ou mercurielle est désastreuse pour l'épithélioma.

La *glossite dentaire* présente quelquefois des ulcérations

considérables; mais elles débutent par la face latérale de la langue, et on trouve toujours des chicots au voisinage de l'ulcération. Une fois ceux-ci enlevés, l'ulcération se guérit très rapidement.

Les *tubercules de la langue* peuvent être pris pour des gommes ulcérées, mais on tiendra compte de la forme de l'ulcération qui n'est jamais aussi nettement découpée que dans la gomme, et tout autour existent souvent de petites taches jaunâtres qui, en s'ulcérant à leur tour, augmentent la superficie de l'ulcère primitif.

Aussi, quand on rencontre cette forme de glossite chez un malade, on devra examiner l'appareil pulmonaire, et l'auscultation fera éliminer l'idée de la syphilis.

Traitement. — Le traitement des glossites tertiaires doit être rapide et énergique. L'iodure de potassium constitue la base de la thérapeutique des manifestations linguales de la syphilis. Il faut le donner à la dose de 2 grammes et la porter rapidement à 4 et 6 grammes par jour.

Indépendamment de cette médication interne, le malade devra se lotionner le plus souvent possible avec une solution épaisse d'eau de guimauve (Fournier). Les pulvérisations d'une solution d'iodure de potassium produisent de bons effets.

Les cautérisations doivent être rejetées dans la plupart des cas; mais, dans les fissures de la glossite scléreuse, elles ont leur utilité. De même, dans la période de réparation des gommes, on peut toucher légèrement la surface de la plaie avec le crayon d'azotate d'argent; cela stimule la cicatrisation.

Le mercure ne doit pas être employé, car il peut augmenter le ptyalisme qui existe toujours avec les lésions tertiaires de la langue.

Comme hygiène de la bouche, il faut éviter les causes d'irritation telles que le tabac, l'alcool; les malades doivent absolument renoncer à ces deux habitudes.

Comme alimentation, on devra les nourrir de potages, de lait, de viande hachée dans du bouillon. Surtout éviter les salaisons et les aliments salés. Si les mouvements de la langue étaient par trop douloureux, on devra, afin d'éviter des souffrances aux malades, leur donner peu de nourriture à la fois, en augmentant le nombre des repas dans la journée.

12.

CHAPITRE VI

LÉSIONS DE LA VOUTE PALATINE

Les syphilides tertiaires de la voûte palatine se divisent en :

Syphilides ulcéreuses ;

Syphilides gommeuses ;

Au point de vue du *siége* en :

Syphilides du voile ;

Syphilides du palais ostéo-muqueux.

Et ces dernières présentent une certaine différence dans la marche, suivant qu'elles se développent sur ou dans la muqueuse, ou bien dans la partie osseuse.

I. — LÉSIONS DU VOILE DU PALAIS.

1° Syphilides ulcéreuses.

Les *syphilides ulcéreuses* de cette région ne diffèrent pas des lésions de même nature développées sur les autres muqueuses.

Ces ulcérations, ordinairement circulaires ou ovalaires, n'entament pas profondément la muqueuse. Le fond de la plaie est exulcéré, les bords plus ou moins congestionnés.

Les ulcérations peuvent s'étendre en largeur, éroder les tissus, mais elles ne sont jamais assez profondes pour produire des perforations completes.

Ces accidents, le plus souvent indolents par eux-mêmes, peuvent cependant communiquer de la sensibilité au palais pendant la déglutition.

D'un pronostic peu sérieux et d'un diagnostic assez facile, elles peuvent passer inaperçues quand elles siègent à la face postérieure du voile. Aussi, pour les rechercher, il faut pratiquer l'examen avec le rhinoscope.

2° Gommes.

Les *gommes* du voile du palais, lorsqu'elles accomplissent leur évolution complète, sont, au point de vue du résultat, beaucoup plus graves que celles de la langue.

Comme ces dernières, elles s'établissent d'une façon insidieuse, sans que les malades éprouvent la moindre gêne dans les mouvements du voile pendant la déglutition. La voix ne subit pas non plus la moindre altération. Les symptômes de la *période de crudité* sont donc absolument nuls.

Si le traitement n'intervient pas, la gomme se *ramollit* et elle atteint la *période d'ulcération*.

L'ulcération peut se produire de trois façons : la gomme s'ouvre à la *face antérieure* du voile, ou à la *face postérieure*, ou elle le *perfore* complètement.

Quand l'ulcération se fait à la *face antérieure* du voile, les troubles fonctionnels sont nuls, ou tout au moins peu appréciables. Dans un cas observé par M. le docteur Mauriac, l'ulcération mesurait 1 centimètre de diamètre et 3 millimètres de profondeur. La déglutition des aliments solides occasionnait de vives douleurs. Malgré la gravité du pronostic en pareil cas, une amélioration se manifesta, et la guérison fut complète au bout de trois semaines à partir du début de la période d'ulcération. M. Mauriac a revu le malade, et la guérison ne s'était pas démentie. Seulement, il y avait eu une manifestation du côté des organes génitaux.

M. Mauriac cite à ce propos le fait du docteur Hermann (de Breslau). Dans ce dernier cas, l'ulcération se fit à la *face postérieure*. Comme symptômes, le voile du palais était tendu au point que « la luette était dirigée presque perpendiculairement à la paroi antérieure ». Les mouvements spontanés du voile étaient devenus impossibles; il y avait une altération de la voix, se traduisant « par un timbre nasillard et grasseyant. »

Ces deux formes de gommes ulcérées constituent la *forme bénigne* des gommes du voile du palais. La terminaison sans perforation doit être considérée comme extrêmement favorable ; malheureusement, ces faits sont aussi rares qu'ils sont heureux pour les malades, car on peut dire que la terminaison par perforation est la règle.

Les symptômes des trois premières périodes des gommes qui se terminent par perforation sont les mêmes que dans les cas ci-dessus. Seulement la tumeur gommeuse, au lieu de faire saillie sur l'une ou l'autre face du voile du palais, se dirige vers les deux faces, et, quand l'ulcération se fait, il se produit une perforation du voile, et à partir de ce moment le voile du palais a perdu ses propriétés physiologiques.

Quelquefois, la perforation est si promptement faite, que les malades ne s'en aperçoivent que par les troubles fonctionnels : *nasonnement de la voix* et *reflux des aliments par les fosses nasales.*

La perforation peut se faire d'une autre façon : la gomme s'ulcère sur l'une ou l'autre face, et, le processus morbide continuant sa marche, l'ulcération s'établit sur la face encore intacte, et le voile est perforé. Aussi doit-on toujours redouter un pareil résultat, quand on voit une ulcération se faire sur la surface antérieure du voile, par exemple, croire que tout est terminé et que la gomme va se cicatriser. Les soins doivent être au contraire plus continus et plus énergiques.

Sans parler des complications de phagédénisme, les gommes évoluant simplement peuvent présenter des dimensions considérables. Ainsi M. Mauriac a observé un malade chez lequel existait une perforation de 2 centimètres de diamètre. M. le professeur Fournier a vu une perforation ovale de 3 centimètres de diamètre transversal et 1 centimètre et demi de diamètre antéro-postérieur.

Ces pertes de substance siègent sur la surface même du voile ; elles sont quelquefois ovales, le plus souvent arrondies ; c'est, qu'on me passe l'expression, un véritable « jour de souffrance » percé dans le voile et ouvrant sur la cavité naso-pharyngienne. Les bords sont nettement découpés ; tout autour existe une teinte congestive.

D'autres fois, cependant, les perforations ne sont pas aussi étendues; il se forme une simple fente, une boutonnière dirigée dans le sens antéro-postérieur, et dans ce cas les troubles physiologiques sont bien moins considérables, si même ils existent.

Les gommes peuvent siéger sur la périphérie du voile, et, quand elles s'ulcèrent, il en résulte une échancrure plus ou moins étendue.

D'autres fois, la gomme laisse après elle une perte de substance en forme de V renversé. Tantôt elle découpe le voile en ogive. C'est cette disposition que M. Fournier désigne sous le nom de *division en rideaux*.

Quand les gommes du voile du palais prennent la forme phagédénique, dans ce cas les désordres sont quelquefois épouvantables. M. Mauriac cite dans ses leçons sur la « Syphilose pharyngo-nasale » le cas d'un malade qui contracta la syphilis au Mexique en 1864. Au bout de sept ans, c'est-à-dire en 1871, une syphilide gommeuse phagédénique détruisit le voile du palais tout entier, les deux piliers, les amygdales. « Cette syphilide avait transformé le fond de la bouche en un véritable cloaque horrible à voir. »

Le malade dont nous avons déjà parlé (page 189) et qui avait ces ulcérations tertiaires de la verge représentées fig. 1, pl. XXIII, présentait une perte de substance marginale du voile du palais. Ce qui restait formait une arcade allant d'une amygdale à l'autre. La luette, déviée à gauche, avait contracté des adhérences avec l'amygdale de ce côté (pl. XXIII, fig. 2).

D'autres fois, le voile du palais est atteint par le phagédénisme, présentant une forme irrégulière dans sa marche. Quand la cicatrisation se fait, il reste une portion plus ou moins grande du voile. Les piliers peuvent être détruits d'un côté et le voile attiré du côté sain; il en résulte que l'isthme du gosier se trouve situé latéralement au lieu d'occuper la partie médiane de la bouche.

Dans un cas observé par Delpech, les ulcérations s'étaient manifestées au bord inférieur du voile, et la cicatrisation avait ramené les côtés vers le point central en produisant une diminution de la surface du voile.

D'autres fois, quand il existe des ulcérations sur le dos
de la langue, des adhérences peuvent s'établir par l'intermédiaire de fibres cicatricielles, ainsi que M. Ricord l'a
observé. Ces cicatrices vicieuses s'opposent aux mouvements du voile et à ceux de la langue.

II. — Lésions du palais.

Les gommes de la portion ostéo-muqueuse du palais peuvent se développer dans la couche muqueuse ou dans la
couche osseuse.

Les gommes de la muqueuse peuvent s'ulcérer, évacuer
leur contenu et se cicatriser. Mais il arrive le plus souvent
que l'inflammation gommeuse se communique à la voûte
osseuse, la nécrose, et, quand la cicatrisation est complète,
il en résulte une perte de substance comprenant la muqueuse et la partie osseuse correspondante. Cette perforation peut atteindre quelquefois une étendue assez. grande.
M. Mauriac en a observé une qui mesurait 4 centimètres
dans tous les sens.

La nécrose de la partie antérieure de la voûte palatine
peut atteindre l'arcade dentaire et provoquer une périostite
alvéolo-dentaire extrêmement douloureuse. Les dents peuvent tomber spontanément. Ou bien elles sont entraînées
par la nécrose de l'arcade dentaire ; ainsi Delpech a observé
un malade chez lequel toute la partie antérieure du rebord
alvéolo-dentaire supérieur s'était nécrosée et avait entraîné
avec elle les dents incisives, les canines et trois molaires.

. Les lésions de la voûte palatine peuvent se propager à
l'apophyse nasale du maxillaire, gagner ensuite les os du
nez. Mais ces complications font partie des syphilides nasales, que nous étudierons plus loin.

. Les symptômes des gommes du voile du palais sont, nous
l'avons vu, absolument nuls au début. Néanmoins on constate quelquefois de la raideur du voile du palais. Les malades éprouvent une sensation de lourdeur. et une gêne
dans la déglutition. Ces altérations, si légères qu'elles soient,
doivent mettre en éveil, et les recherches les plus minu-

tieuses doivent être pratiquées sur et derrière le voile du palais.

Mais la scène change quand la perforation du voile s'est faite, car cette perte de substance se fait tout d'un coup, et elle ne s'annonce que par des troubles fonctionnels très graves et malheureusement souvent irrémédiables par la médication interne.

Les troubles fonctionnels consistent en troubles de la *déglutition* et de la *phonation*.

Pour bien se rendre compte des troubles fonctionnels produits par suite de la perforation du voile, nous allons rappeler brièvement son rôle physiologique. On sait que, pendant le deuxième temps de la déglutition, la langue s'élève en refoulant le bol alimentaire contre la voûte palatine ; à ce moment, le voile du palais, par l'action de ses muscles, vient s'appliquer contre la paroi du pharynx et oblitère la cavité naso-pharyngienne, et les aliments sont entrainés par le pharynx dans l'œsophage.

Quand il y a une perte de substance assez grande sur les bords du voile, l'oblitération parfaite est impossible, et les aliments remontent dans la cavité naso-pharyngienne et ressortent par les fosses nasales.

Si la perforation siège sur la voûte palatine ou sur la surface du voile, les aliments, trouvant devant eux un orifice, s'y engagent et ressortent également par le nez. On juge alors du supplice de ces malheureux malades, ne pouvant ni boire, ni manger sans voir les aliments solides ou liquides ressortir par les fosses nasales !

Il est cependant des cas où les aliments ne passent pas dans la cavité naso-pharyngienne : si l'échancrure du voile est petite, si la perforation est sous forme d'une simple boutonnière antéro-postérieure, la contraction du voile du palais, qui subit une légère courbure dans le sens transversal, rapproche les deux bords de l'orifice accidentel, et l'oblitération est complète.

Quant aux *troubles de la voix*, le rôle du voile du palais est de diriger les sons vers la cavité buccale. S'il existe une perforation, la voix se divise, une partie des sons se perdent dans les fosses nasales, et la voix devient nasillarde ; si la perforation mesure une certaine étendue, quand presque toute la voûte palatine a disparu, les sons deviennent de plus en plus indistincts, et quelquefois on ne peut absolument rien distinguer de ce que disent les malades.

Diagnostic. — Quand on voit sur les bords du voile, sur sa surface, une petite tumeur d'un volume variable, sans changement de coloration des parties, indolente, n'occasionnant aucun trouble, aucune gêne au malade, dans ce cas on doit soupçonner une gomme à sa première période.

Le doute n'est plus possible quand, au lieu d'une tumeur incolore, on a devant les yeux une tumeur rouge sombre à sommet bleuacé, comme transparent. La gomme est à sa période de ramollissement et ne va pas tarder à s'ulcérer.

La perforation complète se présente sous forme d'une perte de substance circulaire, ovale, transversalement ou dans le sens antéro-postérieur. Si la perforation est récente, on voit encore tout autour une teinte congestive, rouge foncé; quelquefois les bords forment une légère saillie au-dessus des parties voisines. Puis on a les troubles fonctionnels, le reflux des aliments, le nasonnement, qui ne permettent pas le moindre doute sur la lésion.

Quand la perforation est incomplète, on voit, comme dans toutes les gommes, un ulcère à bords nettement découpés et, dans le fond, une matière jaunâtre, pultacée. Dans ces conditions-là, l'absence de troubles fonctionnels complétera le diagnostic de perforation incomplète ; *surtout il faut bien se garder de faire l'exploration avec un stylet pour s'assurer de l'état du voile*, car il peut arriver que la pointe du stylet perfore la face postérieure du voile et établisse une perte de substance là où il ne s'en serait peut-être pas produit.

Lorsque l'ulcération siège à la face postérieure, le rhinoscope seul pourra faire reconnaître la lésion; mais il faut agir avec beaucoup de ménagement, car le moindre mouvement un peu brusque peut amener la perforation.

Quant aux lésions de la voûte ostéo-muqueuse, si la perte de substance est complète, on a les mêmes signes et les mêmes troubles fonctionnels que pour les perforations du voile.

Si l'ulcération n'a pas complètement envahi la voûte palatine, on pourra s'en assurer avec le stylet, mais il faudra agir avec beaucoup de douceur, pour les mêmes raisons que pour les ulcérations incomplètes du voile.

Les perforations de la voûte osseuse peuvent également se rencontrer avec des perforations du voile.

Diagnostic. — On pourrait confondre cette syphilide du palais avec une *ulcération scrofuleuse.* Dans ce dernier cas, il n'y a pas de tumeur initiale ; la scrofulide débute par une ulcération. La marche est lente, extrêmement lente, et, quand la perforation se fait, il n'y a pas cette explosion soudaine de troubles fonctionnels. L'ulcération n'a point non plus cette régularité de la lésion gommeuse. De plus les scrofulides appartiennent plutôt à la jeunesse qu'à la période où l'on voit survenir les accidents tertiaires, à part, bien entendu, la syphilis héréditaire.

Quant aux divisions congénitales du voile du palais et de la voûte osseuse, il est rare que les lèvres ne portent pas une encoche ou une cicatrice indiquant un bec-de-lièvre opéré. Aussi ne faudrait-il pas conclure à une lésion syphilitique si un malade se présentait avec une voix nasonnée.

Le *pronostic* des gommes du palais est toujours sérieux. Lors même que la lésion serait limitée, la perte de substance qui en résulte occasionne des troubles fonctionnels très pénibles pour les malades. Et ces difficultés dans la déglutition les forcent à s'isoler, et à ne pas prendre leurs repas en présence d'autres personnes.

Quelques-uns cependant, à force de patience, en s'étudiant à manger, en faisant en quelque sorte un véritable apprentissage de déglutition, finissent par empêcher les aliments de refluer dans les fosses nasales. Mais, pour peu qu'ils s'oublient, qu'ils mangent un peu vite, les troubles fonctionnels reparaissent.

Lorsque la syphilide prend la forme phagédénique, dans ce cas le pronostic est autrement grave ; les nécroses se communiquent aux régions voisines, et la cachexie, la difficulté de se nourrir, finissent, dans quelques cas, par emporter les malades.

Traitement. — Dès que l'on est en présence d'une gomme

13

du palais, il faut tout de suite donner de l'iodure de potassium et le prescrire à des doses élevées, 4, 6 et même 8 grammes par jour. Ce n'est qu'en agissant ainsi qu'on évitera une perforation souvent imminente, toujours certaine si l'on n'intervient pas.

Le traitement externe a peu d'action. Il faut surtout se garder d'appliquer des médicaments trop irritants, dans la crainte d'altérer la muqueuse et de produire ce que l'on veut empêcher.

M. le professeur Fournier recommande la solution suivante :

Eau distillée......................	150 gr.
Iodure de potassium............	3 à 6 gr.
Teinture d'iode.................	25 à 50 gouttes [1].

qu'on emploiera en gargarismes alternant avec des gargarismes émollients.

Quand la perforation est faite, il n'y a plus rien à attendre de la médication interne ou externe. Cependant, si la perforation est très petite, le traitement à l'iodure de potassium peut avoir assez d'action pour cicatriser et oblitérer la perforation ; mais quand celle-ci dépasse 4 ou 5 millimètres les bords seuls se cicatrisent et la perte de substance ne se comble plus. Néanmoins il ne faut pas cesser l'emploi de l'iodure, car la médication peut résoudre d'autres gommes, s'il s'en trouvait soit sur cette région, soit sur une autre.

Si l'on ne peut guérir la perforation, on peut heureusement réparer ou, tout au moins, atténuer les troubles fonctionnels, à l'aide d'appareils prothétiques ou *obturateurs*.

Ces appareils sont extrêmement variés sous le rapport du mécanisme et de la matière première, et il n'y a pas lieu de les décrire ici. Disons cependant que les plus simples sont souvent les meilleurs. Pourvu que la perte de substance soit oblitérée, les troubles fonctionnels disparaissent complètement. Ainsi M. Fournier a vu un malade chez lequel une

---

1. Ce qui représente de 1 à 2 grammes de teinture d'iode, ou 7 à 15 centigrammes d'iode.

simple feuille de papier à cigarettes, appliquée sur la perforation suffisait à restituer l'intégrité normale de la voix. Dans d'autres circonstances, un simple tampon d'ouate, de charpie suffit à faire cesser les troubles de déglutition et de phonation. Ces moyens sont évidemment insuffisants; mais ils permettent tout au moins d'attendre que l'on puisse appliquer un appareil prothétique. Une fois celui-ci en place, il est impossible, bien souvent, de soupçonner l'infirmité de celui qui en est pourvu.

III. -— LÉSIONS DES AMYGDALES.

Nous n'avons que peu de chose à dire sur les accidents de ces glandes. Les amygdales peuvent être isolément attaquées par les ulcérations ou par les gommes.

Ces deux lésions laissent après elles des cicatrices déprimées, quelquefois de véritables excavations, plus ou moins profondes.

Le plus souvent, les amygdales sont emportées dans la fonte gommeuse du voile et des piliers.

Comme accident local, le pronostic est peu grave, mais le phagédénisme peut venir compliquer l'évolution de la gomme ; il devient de cette façon la source des accidents graves de la région bucco-palatine.

CHAPITRE VII

LÉSIONS DU PHARYNX

Les syphilides du pharynx comprennent la *forme ulcéreuse* et la *forme gommeuse*.

1° Les *syphilides ulcéreuses* peuvent être limitées à la région pharyngienne en rapport avec l'isthme du gosier.

Elles peuvent également être situées au-dessus du voile du palais ou près de l'œsophage. Dans ces deux cas, elles passent inaperçues, et elles peuvent s'étendre par suite de l'absence de traitement.

L'ulcération peut également couvrir toute la paroi postérieure du pharynx depuis la partie sus-palatine jusqu'à la partie sus-œsophagienne.

Ces syphilides ulcéreuses sont plutôt superficielles, et, à part quelques douleurs dans la déglutition, le traitement en vient facilement à bout.

Les *gommes* du pharynx sont beaucoup plus fréquentes que les syphilides ulcéreuses.

Les gommes peuvent occuper toute l'étendue du pharynx, et de leur siège dépend la gravité du pronostic. Le début de cette syphilide ne présente pas plus de symptômes douloureux que sur les autres organes ; il arrive alors que, lorsque les gommes se développent sur les parties du pharynx inaccessibles à la vue, telles que la partie située au-dessus du voile du palais, la partie *naso-pharyngienne* proprement dite, ou la partie inférieure située derrière les amygdales, on n'est averti de leur présence que par des symptômes douloureux ou par des troubles fonctionnels.

Les gommes du pharynx se présentent sous forme de tumeurs de grosseur variable. Quand l'évolution se fait sans complication de phagédénisme, une fois la période d'ulcération atteinte, les tissus se comblent, et les parties reprennent leur aspect normal.

Quand des gommes acquièrent un volume assez considérable, non seulement la déglutition se trouve entravée, mais on voit survenir des troubles respiratoires, ainsi que M. le professeur Fournier a pu l'observer.

Lorsque les gommes situées à la partie inférieure du pharynx, viennent à s'ulcérer, lors même qu'elles ne seraient pas très volumineuses, il se produit des douleurs très vives pendant la déglutition, au point de rendre l'alimentation difficile. On observe de plus du ptyalisme.

Si elles siègent à la partie sus-palatine du pharynx, elles peuvent occasionner une surdité momentanée, par suite du gonflement de l'orifice de la trompe d'Eustache.

En outre, on observe de l'enchifrènement, du coryza et du nasonnement.

Ces tumeurs gommeuses se compliquent également de phagédénisme.

Celles de la partie inférieure entrainent parfois la destruction de la paroi pharyngienne, des piliers, du voile du palais et des amygdales. La langue peut être elle-même comprise dans le phagédénisme.

C'est dans ces conditions que se produisent les adhérences du voile du palais avec les parties voisines, lorsque cet organe est en même temps le siège d'ulcérations gommeuses. Ces adhérences peuvent être partielles; il peut même arriver que le voile du palais tout entier contracte des adhérences avec la paroi pharyngienne, produisant ainsi un véritable diaphragme séparant la région pharyngo-buccale de la cavité naso-pharyngienne (Mauriac). Il est un mode de terminaison de gomme ulcérée du pharynx qui n'a pas souvent été observé : c'est le *rétrécissement* du pharynx. Ce cas est rapporté dans les *Annales de dermatologie* de 1880, n° 1. Un malade, dans un état d'asphyxie imminente, est apporté à la clinique du professeur Nussbaum, de Munich. En examinant le malade on trouve un rétrécissement du pharynx au niveau de l'orifice du larynx. De plus, il existe une ulcération de la paroi supérieure, perforation du voile et adhérence de la luette au pilier droit. On pratique la trachéotomie séance tenante; on met le malade au traitement mixte, et il sort de l'hôpital au bout de quelques jours. Quand il revint, on examina le pharynx. Le rétrécissement admettait à peine un stylet. Malgré cela, le malade pouvait respirer et se nourrissait d'aliments liquides; il portait toujours un tube trachéal. Le professeur Œrtel soumit le malade à la dilatation pendant quelques jours, « puis pratiqua trois incisions au bistouri, à la suite desquelles on retrouva le larynx intact. » Ce traitement amena la guérison complète du malade, qui respira depuis sans un tube trachéal.

Si les gommes sus-palatines viennent à prendre la forme phagédénique, elles peuvent détruire l'orifice postérieur des fosses nasales, la trompe d'Eustache et s'accompagner de symptômes douloureux et physiques, dont nous parlerons quand nous étudierons les lésions des fosses nasales.

Il est enfin une dernière complication phagédénique des gommes du pharynx. C'est quand, la destruction des parties molles une fois faite, l'ulcération continue sa marche, détruit le corps vertébral et vient, après avoir ulcéré la dure-mère et l'arachnoïde, mettre en communication le canal vertébral avec la cavité buccale. Un fait de ce genre est rapporté par M. Mauriac, d'après l'observation publiée par Leprestre, de Caen (1829).

Diagnostic. — Les tumeurs gommeuses non ulcérées peuvent, au premier abord, présenter quelques ressemblances avec les abcès pharyngiens; mais la marche de ces derniers est beaucoup plus prompte que dans les gommes. Les symptômes douloureux se font surtout remarquer pendant l'évolution de l'abcès, pour cesser dès qu'il est ouvert; tandis que la gomme est indolore pendant le temps de son développement, pour devenir douloureuse dès que l'ulcération s'est faite.

La recherche des gommes situées à la partie sus-palatine

est assez pénible pour le malade, et de plus elle est assez difficile eu égard à la sensibilité du voile du palais. M. le professeur Fournier conseille de relever brusquement le voile à l'aide d'une ou deux cuillers ; de cette façon, on peut le renverser presque complètement.

Si l'exploration était tout à fait impossible, on pourrait préalablement faire des pulvérisations avec une solution de bromure de potassium, et on obtient ainsi l'anesthésie locale, qui facilite les recherches.

Le *pronostic* des ulcérations gommeuses du pharynx dépend de leur siège et de leur marche. Une gomme située sur la paroi du pharynx, accessible à la vue, et qu'on peut surveiller, cette gomme peut très bien se résoudre sous l'influence du traitement. Une fois qu'elle est ulcerée, le traitement local venant en aide au traitement interne, on peut en enrayer la marche. Mais, si les gommes siègent au-dessus du voile du palais, elles évoluent sans apporter de troubles fonctionnels, et l'ulcération se fait, peut même prendre un certain développement avant que l'on ait institué le traitement ou plutôt avant que les malades se soient décidés à venir se faire examiner. C'est dans des cas semblables qu'il faut tenir compte du coryza, du nasonnement, et prescrire l'iodure dès que ces symptômes prennent un caractère chronique.

Quant aux ulcérations inférieures, la dysphagie, la dyspnée peut augmenter la gravité de la lésion, à plus forte raison si l'ulcération prend une marche phagédénique.

La terminaison par rétrécissement est des plus rares. Cependant Morell Mackenzie l'a observé en même temps qu'une laryngite gommeuse, et le pronostic dépend exclusivement du degré d'atrésie du pharynx.

Au point de vue de la nutrition, ces deux dernières terminaisons, phagédénisme et atrésie, compliquent beaucoup le pronostic, et alors on emploierait pour nourrir et relever les forces des malades les moyens qui varient évidemment avec chaque cas.

Si le phagédénisme gagne en profondeur, comme dans le cas de Leprestre cité plus haut, la gravité est hors de toute ressource thérapeutique.

Traitement. — L'iodure de potassium est le seul médicament sur lequel on puisse compter avec ces lésions.

On y adjoindrait des caustiques légers, nitrate d'argent, en solution au vingtième, de la teinture d'iode pour toucher les ulcérations.

S'il y avait des ulcérations naso-pharyngiennes, il faudrait faire des injections avec une décoction d'eau de guimauve tiède, qu'on fera suivre d'injection phéniquée à 1 pour 100.

On devra aussi relever l'état général, nourrir le malade le mieux possible, et donner les toniques.

CHAPITRE VIII

Les syphilides du nez comprennent :
La *syphilide cutanée*,
La *syphilide des muqueuses*,
La *syphilide osseuse*.

La *syphilide cutanée* se rencontre souvent seule : ainsi l'on voit une syphilide ulcéreuse, ou une gomme évoluer sans retentissement inflammatoire sur le reste de l'organe.

Mais il n'en est plus de même si la syphilis s'établit sur la muqueuse. Il est rare que les accidents ne se propagent pas à la charpente cartilagineuse ou osseuse du nez; de même que la lésion osseuse se propage à la pituitaire.

I. — LÉSIONS DE LA PEAU.

Les syphilides cutanées présentent toutes les formes précédemment décrites : ecthyma, tubercules, gommes.

Les *tubercules* qui se développent sur la peau du nez présentent la forme non ulcéreuse et la forme ulcéreuse.

Nous avons vu dernièrement dans le service de M. Mauriac un malade qui portait sur la face latérale droite du nez des tubercules secs à forme hypertrophique. Ils avaient le volume d'une moitié de noisette, et ils étaient constitués par une multitude de petits tubercules de la grosseur d'un grain de chènevis.

Ces tubercules secs peuvent également se développer sur les narines, sur le bout du nez, et ils ont une ressemblance avec les verrues.

Quand les tubercules siègent sur les ailes du nez et qu'ils viennent à s'ulcérer, ils détruisent une partie de la région; s'ils siègent sur les bords des narines, ils les découpent en forme de festons. D'autres fois, la narine est complètement perforée. Quelquefois, on voit de légères dentelures recouvertes de croûtes, gagnant la face interne de la narine.

Ces syphilides tuberculeuses peuvent également prendre la forme phagédénique serpigineuse. M. Mauriac cite le fait d'un malade qui présentait une lésion de ce genre. Elle était formée de deux parties; la première entourait, comme aurait fait un anneau, toute la partie libre du nez depuis le bord inférieur des os propres « en suivant le sillon labio-nasal et en contournant les ailes du nez ». L'autre partie de l'ulcération était constituée par deux bandes ulcéreuses, partant de l'ulcération dorsale et remontant de chaque côté du nez jusqu'à la paupière inférieure. Cette ulcération formait de cette façon un 8 de chiffre incomplet en haut et à cheval sur le nez.

« Sur la joue gauche, les croûtes étaient épaisses et recouvraient un foyer ulcéreux de la largeur d'une pièce d'un franc. » Cette ulcération présentait des points cicatrisés recouverts d'un épiderme de nouvelle formation. D'autres points étaient en pleine période de réparation; sur d'autres, on voyait des tubercules nouveaux; ailleurs, des croûtes. L'aile gauche avait été détruite; la pointe du nez, par suite de la rétraction cicatricielle de l'ulcération à sa partie moyenne, était attirée en haut.

Les *gommes* de la peau du nez provoquent une déformation plus ou moins considérable des parties.

Sur les ailes, elles présentent d'abord du gonflement, une rougeur diffuse, puis circonscrite, et enfin, si la gomme atteint la période d'ulcération, on voit un petit cratère furonculeux, qui au bout de quelques jours évacue son bourbillon. La gomme se répare, en provoquant une rétraction cicatricielle qui laisse une encoche à l'aile du nez ou une diminution dans l'orifice de la narine.

A la racine du nez, les gommes occasionnent une tuméfaction des parties, et il peut en résulter une compression des parties voisines, et produire de l'épiphora.

Ces syphilides cutanées peuvent se propager à la charpente du nez et produire ces nécroses dont nous allons parler.

II. — Lésions de la muqueuse et des os.

Les accidents des fosses nasales qui se développent sur la muqueuse ont une si grande tendance à se propager à la charpente ostéo-cartilagineuse, qu'il est préférable de décrire ces deux formes de syphilides en même temps.

Ces lésions tertiaires ne présentent rien de particulier au début de leur évolution. Mais les symptômes que nous avons vus apparaître dans les ulcérations de la cavité naso-pharyngienne, enchifrènement, coryza opiniâtre, se montrent ici avec une plus grande intensité ; les malades se plaignent d'avoir de la difficulté à respirer par le nez ; le nasonnement de la voix est plus prononcé. La sécrétion augmente de plus en plus, et lorsque les gommes arrivent à la période d'ulcération, la sérosité des fosses nasales fait place à une suppuration épaisse, verdâtre, mélangée de sang coagulé et de croûtes noirâtres et communiquant à toutes les fosses nasales une odeur fétide qui a le nom d'*ozène* ou *punaisie.*

Si les ulcérations sont limitées à la partie antérieure des fosses nasales, cet ozène est à peu près supportable. Mais, si les lésions sont situées profondément à la partie postérieure des fosses nasales, la suppuration, retenue dans les replis des cornets, devient plus épaisse, plus abondante, et les malades exhalent une odeur tellement infecte, qu'on peut à peine rester près d'eux et qu'ils sont obligés de vivre isolés, confinés dans leur chambre.

Les syphilides ulcéreuses de la membrane pituitaire ne tardent pas à se propager à la charpente osseuse [1] du nez,

---

1. La charpente du nez est, on le sait, ostéo-cartilagineuse. Elle est formée par des os du crâne et par des os de la face. Tous ces os recou-

et c'est alors que l'on voit apparaître ces lésions qui amènent des déformations si étranges et si horribles de la face.

Dans les syphilides osseuses des fosses nasales, il en est qui ont des symptômes communs avec les lésions de la bouche : par exemple lorsqu'une gomme évolue sur le plancher des fosses nasales, la nécrose perfore la paroi osseuse, et, la communication s'établissant entre les fosses nasales et la bouche, les symptômes sont les mêmes que lorsque la perforation débute par la voûte palatine.

Quand les lésions osseuses élisent domicile sur les os ou sur les cartilages du nez, dans ce cas la nécrose s'accompagne d'une suppuration abondante, mélangée de sang et de débris osseux, et exhalant cette odeur caractéristique de l'ozène plus accentuée encore.

Dans ces syphilides osseuses, les lésions peuvent produire une perforation de la cloison et établir ainsi la communication entre les deux fosses nasales.

Lorsque les os qui entrent dans la constitution de la

verts par les parties molles concourent à former les fosses nasales dont les parois sont constituées de la façon suivante :

La paroi antérieure est formée en haut par les os nasaux ou os propres du nez accolés par leur bord interne et s'articulant en haut avec le frontal et latéralement avec l'apophyse montante ou nasale du maxillaire supérieur.

La paroi interne est formée par la lame perpendiculaire de l'ethmoïde s'articulant avec le vomer. De la réunion de ces deux os il résulte un angle aigu ouvert en avant, dans lequel vient s'engager le cartilage de la cloison, lame quadrilatère qui achève la séparation complète des deux fosses nasales.

La paroi externe est occupée dans ses trois quarts supérieurs par les cornets, dont le supérieur et le moyen appartiennent à l'ethmoïde. L'inférieur est un os indépendant; le quart inférieur de la paroi est formé antérieurement par les cartilages latéraux supérieur et inférieur qui complètent également la paroi antérieure, postérieurement par l'apophyse montante du maxillaire et par l'os palatin.

La paroi inférieure est formée par l'apophyse palatine du maxillaire inférieur et par la lame horizontale du palatin.

Cette dernière paroi n'est séparée de la cavité buccale que par l'épaisseur de ces deux os doublés de la muqueuse pituitaire supérieurement et de la muqueuse du palais inférieurement, et elle forme le *plancher des fosses nasales.*

cloison sont nécrosés, le nez privé de tout soutien, s'affaisse, et on voit survenir des difformités variables suivant le degré de la lésion ostéo-cartilagineuse.

Quand il ne reste plus que les os propres du nez, celui-ci se déprime au niveau de leur bord inférieur, les parties molles sont attirées en arrière, et la pointe du nez se porte en haut.

Lorsqu'enfin les os nasaux sont emportés par la nécrose, le nez s'affaisse complètement, arrive au niveau des joues, et on ne voit plus trace de l'organe. La charpente osseuse se trouve réduite aux deux apophyses montantes du maxillaire supérieur. Celles-ci peuvent également se nécroser, soit l'une ou l'autre, soit toutes les deux, et il se forme alors une dépression qui augmente encore la hideur de la face.

Il peut même se faire que la peau soit envahie par le phagédénisme, et on n'a plus devant soi qu'un hiatus énorme, un orifice béant à travers lequel on voit la paroi du pharynx. Un cas de ce genre a été observé par le professeur Fournier. Ces horribles lésions ne se rencontrent plus aussi souvent heureusement, et Swediaur, qui écrivait au commencement de ce siècle, avait déjà constaté la diminution de ces manifestations syphilitiques.

Les syphilides de la partie postérieure des fosses nasales peuvent se propager à la trompe d'Eustache, produire la surdité. Elles peuvent également prendre la forme phagédénique et se communiquer à toute la paroi postérieure et à la paroi supérieure du pharynx.

Dans tous les cas, quel que soit le siège d'une syphilide gommeuse des fosses nasales, les symptômes prémonitoires sont un coryza, un écoulement séreux, puis purulent, quelquefois de l'épistaxis (Mauriac), puis enfin l'ozène et l'élimination des séquestres.

Les lésions du palais, du pharynx et des fosses nasales peuvent également se montrer toutes à la fois, soit qu'elles débutent toutes en même temps, soit qu'elles se propagent de l'une à l'autre. Ces accidents tertiaires sont décrits complètement avec des observations extrêmement intéressantes, dans la monographie du docteur Mauriac, qui les a désignés sous le nom générique de *Syphilose pharyngo-nasale*.

Ces faits de syphilis graves, de syphilis phagédéniques dans toute l'acception du mot, se rencontraient assez fréquemment autrefois. Delpech, dans sa « Chirurgie clinique » de Montpellier (page 421 et suiv.), en cite plusieurs cas. L'un des plus curieux en même temps que des plus épouvantables est le suivant, que nous allons rapporter en le résumant :

En 1816, un voilier de Cette fut pris, dix ans après son chancre, de céphalées, d'engorgement du péricrâne qui suppura en plusieurs points. Les fosses nasales se couvrirent d'ulcérations, suivies de la nécrose des cornets et du cartilage de la cloison. Le nez, déformé, se couvrit d'ulcères phagédéniques. La syphilis attaqua la bouche, détruisit le voile du palais, perfora la voûte palatine en plusieurs points. « Le rebord alvéolaire du côté droit, avec toutes les dents correspondantes, s'ébranla et ouvrit de ce côté le sinus maxillaire. L'apophyse nasale du maxillaire gauche, l'os unguis, l'ethmoïde et une grande portion de la région moyenne du frontal se nécrosèrent. » Les fosses nasales laissaient écouler des matières ichoreuses d'une grande fétidité.

Le traitement avait jusque-là consisté en frictions mercurielles poussées jusqu'à salivation.

Ce fut à ce moment que Delpech l'entreprit. Il soumit le malade à l'oxyde d'or (13 milligr. par jour) et au muriate d'or (3 milligr. en frictions).

Sept mois de ce traitement relevèrent les forces du malade et facilitèrent l'élimination de plusieurs séquestres. A la même époque, des douleurs se montrèrent dans les oreilles, et la surdité devint complète à droite. Pendant deux ans, le malade suivit par intervalles le traitement au muriate d'or, avec les toniques et les amers; de nouveaux séquestres de la bouche s'éliminèrent, et « les ulcérations de la voûte, du voile du palais, du bord alvéolaire, du grand angle de l'œil gauche et du front se cicatrisèrent. »

Il n'y avait plus qu'une fistule à la région malaire, à travers laquelle on sentait un séquestre. On suspendit tout traitement. Huit mois plus tard, c'est-à-dire deux ans et huit mois après le début de la première manifestation tertiaire, le malade fut pris de douleurs de tête. La suppuration nasopharyngienne augmenta, et l'exploration par les fosses nasale fit constater des séquestres mobiles à la base du crâne.

Des vertiges se montrèrent ; la vue se perdit. Le malade fut pris d'engourdissement, puis devint paralysé des quatre membres. Mais les fonctions respiratoires et digestives restèrent intactes, en sorte que l'on put nourrir le malade. Cet état de choses dura cinq mois. Pendant ce temps, des fragments de l'ethmoïde, le corps du sphénoïde furent éliminés. « Enfin, dit Delpech, une pièce énorme se détacha et fit craindre la suffocation ; nous y reconnûmes l'*angle tout entier de l'os occipital.* »

A partir de ce moment la paralysie cessa, l'ouïe et la vue redevinrent normales. Seul le séquestre de l'os malaire n'était pas tombé. Malgré cela, le malade vécut pendant un an encore et succomba à une attaque d'apoplexie.

A l'autopsie, on trouva, outre les traces de l'apoplexie, une tuméfaction considérable de la dure-mère au niveau des parties correspondantes au corps du sphénoïde et de l'angle de l'occipital.

Le *diagnostic* de la syphilide nasale ne peut être confondu qu'avec celui de la scrofulide. Mais cette dernière lésion, qui est surtout une affection de la jeunesse et de l'enfance, a une marche beaucoup plus lente que la syphilide.

L'ozène se rencontre dans les deux cas.

Les cicatrices de la syphilis sont blanc nacré, celles de la scrofule rosées avec des bourgeons charnus.

Quant au diagnostic de la syphilide nasale, il faut tenir compte des symptômes que nous avons décrits, et surtout du coryza chronique et de l'enchifrènement.

Le *pronostic* est toujours grave ; mais la gravité dépend surtout du processus de cette manifestation tertiaire.

Traitement. — L'iodure de potassium doit être employé avant tout à la dose de 2, 4, 6, 8 grammes.

Contre l'ozène, on fera des lavages aussi souvent que possible avec une solution phéniquée au centième.

On peut, dans l'intervalle ou quand l'ozène n'est pas très accentué, faire priser au malade la poudre suivante :

Sucre................................. 10 gr.
Sous-nitrate de bismuth................ 5
Calomel .... 50 centigr.
                                      (MAURIAC.)

CHAPITRE IX

LÉSIONS DU CRANE ET DE LA FACE

Avant de passer à l'étude des lésions syphilitiques du larynx et de l'appareil digestif, nous allons décrire les autres affections tertiaires de la région céphalique.

Les *syphilides ulcéreuses* de la peau ne diffèrent pas des lésions semblables que nous avons vu évoluer sur le nez et sur les lèvres.

Les gommes de la peau du crâne, évoluant seulement dans l'épaisseur du derme, ne présentent pas de gravité. Si elles accomplissent leurs quatre périodes, elles évacuent leur bourbillon et laissent après elles une surface blanche, déprimée, privée de cheveux. Nous avons vu un malade atteint de lésions semblables. Les gommes étaient à leur période d'ulcération ; la peau du crâne était tout entière atteinte, mais surtout au sommet de la tête. Les ulcérations avaient une forme ovale ou parfaitement circulaire, nettement découpées dans l'épaisseur de la peau du crâne, n'occasionnaient aucune douleur au malade, qui pouvait vaquer à ses occupations et même faire des voyages, sans en être autrement incommodé que lorsqu'il faisait usage du peigne. La guérison se fit sans que le malade fût arrêté un seul instant.

Les gommes atteintes de phagédénisme peuvent s'étendre en largeur; elles peuvent également prendre la forme térébrante et gagner la couche osseuse sous-jacente, laquelle est elle-même atteinte par la nécrose. Le Dr Pichard rapporte dans sa thèse l'observation d'une malade atteinte de gommes placées sur le sommet de la tête. Ces gommes s'ulcérèrent, se propagèrent à la couche osseuse, qui se nécrosa, et une perte de substance se produisit à travers laquelle on voyait la dure-mère ulcérée. Malgré cette complication, qui entraînait un pronostic des plus graves, la malade guérit et reprit ses fonctions d'infirmière dans le service.

Les *ostéites gommeuses* peuvent être primtives ; et dans ce cas l'affection est quelquefois limitée à la table externe de l'os. Ainsi le musée Dupuytren possède un crâne où une gomme syphilitique phagédénique a étendu ses ravages sur le frontal d'une apophyse orbitaire à l'autre. De ce point, l'ulcération remonte sur la face latérale, gagne le pariétal jusqu'à la suture lambdoïde, puis descend jusqu'au bord de l'orbite gauche. Elle contourne cette dernière et ulcère les os malaires, les maxillaires et s'arrête au bord alvéolaire.

Nous avons vu en 1872, dans le service de M. le Dr Tillaux, à Saint-Louis, un malade atteint d'une nécrose syphilitique du frontal. La lésion se présentait sous forme de dépression transversale, irrégulière, perforée de petits orifices par lesquels s'écoulait un liquide purulent de mauvaise nature. La moitié supérieure du frontal semblait s'enfoncer derrière la moitié inférieure.

Dans un cas observé par MM. Cornil et Ranvier, chez un malade mort dans le service de M. le Dr Lailler, la partie moyenne du frontal présentait un séquestre de la moitié de l'épaisseur de l'os, « nageant dans le pus et enchâssé comme un verre de montre dans une sertissure formée par des ostéophytes venues de l'os normal et qui avaient passé par-dessus lui. »

Les *exostoses* du crâne de cette période peuvent acquérir un volume considérable. Tant qu'elles sont localisées à la face externe, ces troubles fonctionnels n'existent pas. Mais si les exostoses se sont développées à la face interne, alors la compression exercée sur la substance cérébrale détermine des troubles nerveux variables comme symptômes, comme force et comme pronostic, mais qui ne peuvent être rattachés qu'indirectement à la syphilis.

Quand on examine une gomme du crâne à la période de

ramollissement, indépendamment de la teinte rouge violacée que présente le sommet de la gomme, on sent, en déprimant la tumeur, que l'os situé au-dessous présente une dépression cupuliforme, dont l'étendue varie avec la lésion.

Tandis que, lorsque la gomme siège seulement sur la peau du crâne, cette dépression n'existe pas; on sent au-dessous la surface plane de l'os.

Le traitement de cette syphilide doit être rapide et énergique. L'iodure de potassium, à la dose de 4 à 10 grammes, surtout si l'on voit survenir des troubles cérébraux, et dans ce dernier cas, on y adjoindrait des frictions mercurielles sur le siège de la lésion et à la face interne des cuisses et des aisselles.

CHAPITRE X

Les syphilides de l'appareil auditif comprennent :
Les lésions du pavillon et du conduit auditif externe ;
Les lésions de l'oreille moyenne et interne ;
Les lésions de la trompe d'Eustache.

Les syphilides du pavillon prennent, comme les syphilides de l'aile du nez, la forme tuberculeuse sèche et la forme tuberculo-ulcéreuse.

La première n'offre aucune particularité à noter.

La forme *tuberculo-ulcéreuse* occasionne quelquefois des pertes de substance plus ou moins considérables.

Les *gommes* peuvent prendre la forme confluente ; ainsi M. le professeur Fournier a observé à l'hôpital de Lourcine deux cas de ce genre. La première malade avait une oreille extrêmement hypertrophiée, sans qu'elle fût déformée. Sur la seconde malade, l'oreille était complètement déformée ; le pavillon s'était déroulé et aplati [1].

Les syphilides du conduit auditif externe, affectant le caractère tuberculeux, provoquent une diminution momentanée de l'acuité auditive. Si elles prennent la forme tuberculo-ulcéreuse ou pustuleuse, il en résulte un écoulement abondant par l'oreille et la propagation de ces accidents sur la membrane du tympan, en amenant la perforation et l'abolition de l'ouïe.

---

1. Voir Leçons sur la syphilis tertiaire, faites à l'hôpital Lourcine, 1876.

Dans les accidents tertiaires de l'oreille moyenne, on a observé la nécrose des osselets et du promontoire.

M. Barié a publié dans le *Progrès médical* du 2 janvier 1875, l'observation d'une malade de 47 ans morte dans le service de M. Mesnet. Cette femme présenta pendant 18 mois un écoulement intarissable de l'oreille gauche, accompagné de douleurs horribles. En même temps on constatait de l'œdème au-dessous et en arrière du conduit auditif externe. Cet œdème envahit peu à peu tout le crâne de ce côté. La malade finit par succomber sans présenter le moindre symptôme cérébral.

A l'autopsie, on trouva des sequestres du conduit auditif; l'*apophyse mastoïde* avait disparu presque entièrement. « La *dure-mère* présentait de la *pachyméningite*. Le sinus pétreux supérieur et le sinus latéral gauche oblitérés par un caillot de 0,06 centim. de long. Le *rocher* était détruit et l'*oreille moyenne* absolument méconnaissable. »

Les syphilides de l'oreille interne comprennent l'ostéite du rocher, la névrite du nerf auditif (8e paire). Quand de pareilles lésions se montrent sur un malade, on comprend que le diagnostic du siège de la lésion soit réellement impossible ou tout au moins très difficile. Le cas observé par Delpech (voir page 230) ne mentionne pas quelle était la lésion qui avait occasionné la surdité, bien que l'autopsie du malade ait été faite.

Les altérations de la trompe d'Eustache sont tantôt primitives, tantôt consécutives. Ces dernières ont été étudiées avec les syphilides pharyngo-nasales.

Quant aux syphilides primitives, le diagnostic ne peut être fait que par l'examen rhinoscopique ou le cathétérisme de la trompe ; mais ce n'est encore qu'avec les symptômes : perte ou diminution de l'ouïe, bourdonnements d'oreilles, et absence de tout autre symptôme, tels que congestion, coryza, que l'on pourra soupçonner la syphilide.

Le *pronostic* de ces lésions profondes étant grave au point de vue fonctionnel, dès qu'on aura le moindre doute sur l'existence larvée de la syphilis, on devra soumettre immédiatement le malade au *traitement* par l'iodure de potassium.

CHAPITRE XI

LÉSIONS DE L'ORGANE DE LA VISION

Les troubles visuels qui surviennent pendant la période tertiaire reconnaissent pour causes les lésions de la cavité orbitaire et des organes qui y sont contenus et les altérations de l'œil lui-même. Les lésions de la cavité orbitaire comprennent : les exostoses et les nécroses ; -- les altérations des muscles ; — les altérations des nerfs.

I. — EXOSTOSES ET NÉCROSES.

Les exostoses de l'orbite se développent sur les os du crâne et sur les os de la face.

Nous avons déjà vu, dans les faits que nous avons précédemment cités, des ostéites nécrosiques de l'os inguis entraîner la destruction du canal nasal et produire de l'épiphora.

Une exostose de la lame horizontale du maxillaire supérieur peut amener une compression sur le petit oblique et empêcher l'action de ce muscle. Si l'exostose est assez considérable, l'œil sera refoulé en haut, et la vision serait considérablement gênée.

On a observé du strabisme à la suite d'exostose des parois latérales de l'orbite.

Si la lésion osseuse siège à la selle turcique, par exemple, il en résultera une cécité permanente ou momentanée, par suite de la compression du chiasma des nerfs optiques ; tel est le cas cité par Delpech. Dans ce fait, l'élimination du corps du sphénoïde nécrosé fit cesser la cécité.

Boerhave, cité par Rollet, a vu un cas analogue de perte de la vision, à la suite d'une exostose.

En comparant ces deux faits, on peut considérer la nécrose de l'os, comme une terminaison relativement heureuse, tandis que si l'exostose s'organise, la perte est irrémédiable.

Rollet cite également un fait de Baillou, dans lequel l'ethmoïde carié causa de l'amaurose.

Virchow a trouvé à l'autopsie d'une femme une adhérence des méninges au chiasma des nerfs optiques. « A la selle turcique, une substance dense d'un gris clair, transparente, gélatineuse, traversée par les oculo-moteurs profondément altérés. Les olfactifs se perdaient également dans un tissu pathologique de nouvelle formation. »

L'exophtalmie, suite d'exostose du fond de l'orbite, a été observée par Guérard et guérie par l'iodure de potassium. Les périostites et les exostoses de l'orbite seraient, d'après beaucoup d'auteurs, de cause scrofuleuse ou syphilitique.

Quant au diagnostic de ces deux lésions, à part la syphilis infantile ou héréditaire, les exostoses syphilitiques se présentent beaucoup plus tard que l'époque où d'ordinaire évoluent les manifestations scrofuleuses. Si par exemple un homme de vingt-cinq à trente-cinq ans se présente avec une exostose de l'orbite, on doit songer à la syphilis. Si c'est un sujet au-dessous de vingt ans, la scrofule est en jeu, à moins que les antécédents n'accusent la syphilis. Et d'ailleurs, dans les deux cas, on trouvera toujours sur les malades des traces de l'une ou l'autre de ces deux maladies.

II. — LÉSIONS DES MUSCLES ET DES NERFS MOTEURS.

Ces deux lésions ne vont généralement pas l'une sans l'autre.

Les paralysies syphilitiques des muscles de l'œil ont été observées sur les muscles releveurs de la paupière supérieure en produisant un ptosis.

Les paralysies du muscle grand oblique, produites soit par une lésion du nerf pathétique, soit par une tumeur intramusculaire, sont presque toujours d'origine syphilitique. (Ricord, Fournier.)

Les symptômes de cette lésion sont les mêmes que les paralysies de cause commune ; c'est-à-dire que la diplopie n'a lieu que dans la partie inférieure au-dessous du plan horizontal. Les images sont superposées, l'image vue par l'œil malade est située au-dessous de celle vue par l'œil sain.

Pour le traitement des lésions des muscles ou des nerfs de cause externe, c'est-à-dire qui ne tiennent pas à une lésion de l'organe central de l'innervation, on peut employer l'électricité, un pôle sur la paupière, l'autre sur la région occipitale. On y adjoindra l'iodure de potassium.

III. — Lésions du globe de l'oeil.

Les syphilides ulcéreuses de la cornée sont rares. Les accidents tertiaires s'observent surtout sur l'iris et les parties profondes.

Les *gommes* de l'iris se présentent sous forme de petits tubercules. Elles se développent dans le tissu connectif intra-iridien, ou dans le parenchyme de l'iris lui-même.

Quand les gommes arrivent à la période d'ulcération ou de ramollissement, le contenu se répand dans la chambre antérieure de l'œil en produisant un hypopyon.

Prises à temps, elles peuvent se résoudre, mais elles laissent malgré cela, après elles, une atrophie des fibres musculaires iriennes qui empêche le libre fonctionnement de l'iris, il se produit alors une déformation de l'ouverture pupillaire.

Abandonnées à elles-mêmes, les gommes peuvent atteindre un volume considérable, et elles viennent alors jusqu'à la face postérieure de la cornée. Dans ce cas, il peut se produire une perforation de cette membrane.

Les gommes du *corps ciliaire* ont été également observées et on les a vues perforer la sclérotique. Ces lésions sont extrêmement sérieuses car l'iris peut se détacher sur un de ses points et vient flotter dans la chambre antérieure.

Dans le cas de perforation, il s'engage dans la cornée et une synéchie antérieure se produit, laquelle ne peut être guérie que par l'intervention chirurgicale.

Le *diagnostic* de l'iritis tertiaire ne diffère pas de l'iritis secondaire. Comme dans ce dernier, il y un cercle péri-kéralique ; mais Sœlberg Wells donne, comme signe différentiel de l'iritis tertiaire, une injection plus marquée des vaisseaux au point correspondant à la syphilide, et à ce point également, l'iris est plus enflammé et plus épaissi.

Il faudra donc dans un cas de ce genre examiner si l'on ne voit point une petite tumeur faisant saillie sur l'iris.

Quand la gomme est assez grosse on la voit distinctement en regardant l'œil dans une direction oblique. De plus, il y a toujours à ce moment une déformation pupillaire plus ou moins marquée.

Le *pronostic* est toujours grave, car la résolution de la gomme entraine une atrophie des fibres musculaires, et l'accommodation pupillaire est toujours intéressée.

Pour la perforation de la cornée par la propagation inflammatoire, il est de beaucoup plus sérieux; outre la synechie, il se produit des taies sur la membrane qui interceptent les rayons lumineux et qui entravent d'autant l'acuité visuelle.

La fonte purulente de l'œil a été observée par Hutchinson, chez un malade atteint de nécrose syphilitique du frontal. (*Lancet* de 1872, vol. II, page 334.)

Le *traitement* doit être dirigé contre l'affection elle-même et contre l'état général.

Contre l'iritis, des frictions autour de l'orbite, dans l'aisselle, à la face interne des cuisses, jusqu'à ce qu'il se produise de la salivation, que l'on combattra, sans toutefois l'arrêter complètement. De Wecker et Sœlberg Wels emploient les compresses chaudes maintenues en permanence jour et nuit pendant plusieurs jours.

Contre l'état général le calomel à la dose de 10 ou 15 centigrammes à l'intérieur, de façon à produire une dérivation sur le tube intestinal. Le sirop mercuriel ioduré ; l'iodure de potassium à haute dose.

Les autres affections du globe de l'œil exigent surtout l'emploi de l'ophtalmoscope. Elles ne sont d'ailleurs que les lésions secondaires à un degré plus marqué.

Du reste, beaucoup d'auteurs ne décrivent les affections oculaires que comme accidents de transition ; elles font d'ailleurs partie de la pathologie générale de l'œil, qui comporte une description spéciale ne pouvant trouver sa place dans ce Manuel.

CHAPITRE XII

LÉSIONS DE L'APPAREIL RESPIRATOIRE

I. — LÉSIONS DU LARYNX.

Les syphilides tertiaires du larynx se manifestent sous formes d'ulcérations, de gommes, et ces dernières provoquent parfois autour d'elles des complications d'une très grande gravité.

Quant au siège des syphilides, la fréquence diminue en procédant des parties supérieures, c'est-à-dire de l'*épiglotte*, jusqu'au voisinage de la trachée.

La première forme des lésions tertiaires de l'épiglotte consiste dans des *ulcérations superficielles*, mais remarquables par leur ténacité désespérante.

En même temps, il se fait une suffusion sous-muqueuse, qui produit la tuméfaction de l'épiglotte.

Les *gommes* viennent ensuite comme fréquence. Elles siègent sur le bord libre, sur la face supérieure et sur la face inférieure.

Le nombre des néoplasmes est aussi très variable. Isambert a observé sur un malade de son service quatre gommes de l'épiglotte, dont l'une pénétrait dans le larynx et semblait adhérer à la corde vocale.

Les gommes siègent aussi sur le repli aryténo-épiglottique. Norton, cité par Morell Mackenzie, a vu une gomme de la grosseur d'un œuf de pigeon située sur cette partie du larynx.

14

Mandl a observé des gommes de l'épiglotte et du ligament thyro-aryténoïdien.

Les *cordes vocales* sont aussi le siège des gommes. Le Dr Josset Moure a représenté dans une des planches placées à la fin de sa thèse une gomme de la *corde vocale inférieure* observée par le Dr Fauvel.

Morell Mackenzie les a souvent observées sur la face antérieure de la paroi postérieure du larynx, où elles formaient un groupe.

Quand les gommes viennent à s'ulcérer et que la cicatrisation se fait, il se produit des désordres plus graves que la lésion elle-même. Comme dans toutes les régions la cicatrisation s'accompagne de la rétraction des éléments, il en résulte un rétrécissement de l'orifice du larynx.

Lorsqu'elles ne se compliquent pas de phagédénisme, les gommes du larynx n'en comportent pas moins un pronostic sérieux, au point de vue de l'émission de la voix. Les troubles respiratoires sont moins appréciables.

Mais, lorsque les gommes prennent la forme phagédénique, l'ulcération emporte une plus ou moins grande partie de l'épiglotte. Dans l'ouvrage de Morell Mackenzie [1], ce médecin anglais représente deux cas observés par lui. Dans le premier, l'épiglotte est détruite dans sa plus grande partie ; ce qui reste de cet opercule consiste en quatre petits lambeaux triangulaires à bords irrégulièrement découpés, et ces lambeaux présentent de la tuméfaction. Dans le second cas l'épiglotte est moins entamée, mais la tuméfaction est beaucoup plus considérable.

Les gommes des cordes vocales viennent aussi à s'ulcérer, et il arrive que la cicatrisation, surtout lorsque les deux cordes sont atteintes, établisse des adhérences entre elles, adhérences plus ou moins considérables.

Ainsi le Dr Elsberg, de New-York, a rapporté un fait représenté par Mackenzie. Les deux cordes vocales sont réunies par une membrane cicatricielle qui oblitère complètement la glotte, sauf à la partie postérieure, où existe un orifice semi-circulaire dont le diamètre correspond à la

1. *Diseases of the throat and of the nose*, vol. I, p. 352.

paroi postérieure du larynx ; indépendamment de cette membrane, la corde vocale gauche présente une tuméfaction notable sur toute sa surface, tandis que la corde droite est indemne dans sa plus grande superficie.

Sommerbrods, de Berlin, a observé vingt et un cas semblables.

L'ulcération phagédénique peut entraîner la nécrose des cartilages et des cordes vocales.

Il est enfin une lésion syphilitique du larynx, laquelle, quoique moins grave comme marche, n'en est pas moins sérieuse comme résultat final : c'est l'*arthrite de l'articulation crico-aryténoïdienne*. Cette arthrite peut se terminer par ankylose des surfaces articulaires dans leurs rapports anatomiques, ou par déformation et luxation ou sub-luxation de l'article ; et dans l'un et l'autre cas la corde vocale inférieure se trouve immobilisée dans une situation variable, indéterminée, mais toujours en rapport avec le degré de déformation subi par l'articulation. Et, comme résultat final, modification plus ou moins étendue de la voix.

Symptômes, marche, terminaison. — Les *symptômes* des laryngites tertiaires varient avec chaque lésion et avec chaque organe lésé.

Quand l'épiglotte est seule atteinte par les gommes, lors même que la suffusion plastique sous-gommeuse provoquerait une tuméfaction marquée de l'épiglotte, les symptômes sont peu accusés : pas de douleurs, du nasonnement de la voix, pas de troubles respiratoires, à moins que l'épiglotte ne soit extrêmement épaissie. Quant à la déglutition, les troubles sont absolument nuls.

Dans le cas d'ulcérations profondes de l'épiglotte, les troubles de la voix et de la respiration ne sont pas observés ; tout se passe du côté de la déglutition ; l'épiglotte n'oblitérant qu'imparfaitement, ou même n'oblitérant pas du tout l'orifice glottique, les aliments s'engagent dans le larynx.

Les modifications de la voix se rencontrent dans le cas des lésions des cordes vocales. Lorsque les gommes évoluent, il se produit au-dessous et autour d'elles une suffusion plastique, occasionnant un gonflement de l'organe,

qui rétrécit plus ou moins l'orifice glottique et apporte,
avec les troubles de phonation, des symptômes de suffocation.

Si les gommes s'ulcèrent, la rétraction cicatritielle consécutive amène avec elle une altération dans l'émission des
sons ; la voix est rauque, bi-tonale ; quelquefois il y a de
l'aphonie complète, soit que l'une des deux cordes ou les
deux cordes vocales aient été emportées par la nécrose
gommeuse, soit que les ulcérations cicatricielles aient provoqué des adhérences entre elles deux comme dans les
faits d'Elsberg et de Sommerbrods.

. En même temps que se passent ces phénomènes morbides, on observe des symptômes subjectifs consistant en
un ptyalisme assez abondant quelquefois ; les malades re-
jettent en outre des matières purulentes puro-sanguinolentes, mélangées à des débris de cartilages (Jousset-
Moure, Virchow). La toux est peu fréquente. Les douleurs
se montrent généralement avec ces lésions, comme douleurs spontanées, et de plus la pression exercée au niveau
du larynx éveille une douleur assez vive, et celle-ci s'ir-
radie vers l'oreille, par suite des rapports intimes qui
existent entre le pneumo-gastrique et le rameau auriculaire d'Arnold, lequel naît du ganglion supérieur du
pneumo-gastrique [1].

Les troubles de dyspnée sont quelquefois très intenses
quand la suffusion gommeuse a produit un rétrécissement
de la glotte ; mais la suffocation n'atteint pas le degré que
l'on observe dans le cas de tuméfaction des replis aryténo-
épiglottiques. C'est cette lésion qui produit l'*œdème de la glotte*,
mauvaise dénomination, puisque la glotte, étant un orifice,
ne peut s'œdématier ; aussi serait-il préférable de désigner
cette affection sous le nom d'*œdème aryténo-épiglottique* ou
œdème péri-glottique. Quoi qu'il en soit, l'œdème n'est pas

---

1. Le même phénomène se passe en sens inverse, mais à un degré
moindre, quand on introduit un corps étranger dans le conduit auditif
externe. Un spéculum auris, un cure-oreille venant en contact avec la
partie du conduit auditif innervée par le rameau auriculaire, il se produit quelquefois de l'aphonie et souvent une toux légère, qui cessent
dès que l'objet est retiré de l'oreille.

une lésion syphilitique par lui-même, car on l'observe dans d'autres affections ; il n'est que la conséquence des lésions de voisinage des gommes ulcérées ou non et qui, par leur développement, entravent la circulation, produisent la stase sanguine, et consécutivement suffusion séreuse dans les mailles du tissu cellulaire lâche sous-muqueux, situé dans l'épaisseur des ligaments aryténo-épiglottiques. Cet œdème, amenant une suffocation pouvant entraîner la mort à bref délai, réclame une intervention énergique et rapide, dont nous reparlerons au traitement.

Les troubles apportés par l'*arthrite* crico-thyroïdienne ne peuvent guère être observés qu'au laryngoscope, les symptômes vocaux se confondant avec ceux observés dans les autres lésions des cordes vocales.

La terminaison de ces lésions syphilitiques varie avec le degré des accidents ; c'est ainsi que l'on observe de la raucité, de l'aphonie, des adhérences des parties entre elles, de l'épiglotte avec la base de la langue, des rétrécissements de l'orifice glottique.

Les ulcérations laissent après elles des cicatrices vicieuses, des pertes de substance plus ou moins bizarres. Le Dr Josset-Moure représente dans sa thèse une épiglotte observée à la clinique du Dr Fauvel. L'épiglotte est presque entièrement détruite ; ce qui en reste se présente sous forme d'une corne roulée en spirale.

Dans le même ouvrage, on voit une ulcération serpigineuse qui a détruit toute la partie supérieure du larynx.

Mackenzie a vu et représente dans son livre (fig. 74) une excroissance cornée implantée sur la partie postérieure du larynx.

Une complication sur laquelle M. le D[r] Ch. Mauriac a publié un travail [1] est le *phlegmon péri-laryngien* qui se montre pendant l'évolution des syphilides tertiaires. Ce phlegmon, que rien ne peut faire prévoir, se développe à la région cervicale, en s'accompagnant des douleurs observées dans toutes les phlegmasies aiguës du tissu cellulaire, et provoque des accès de suffocation.

---

1. *Annales des maladies de l'oreille et du larynx*, 1876.

14.

Pronostic. — Le *pronostic* de la syphilis tertiaire du larynx est toujours extrêmement sérieux. Que l'épiglotte soit seule intéressée et présente une perte de substance plus ou moins étendue, on observe des troubles de déglutition. Les malades sont obligés d'avaler en deux temps, c'est-à-dire de mâcher les aliments, puis d'incliner la tête en arrière, de façon que le bol alimentaire tombe pour ainsi dire de son propre poids dans l'œsophage. Pour les liquides, ils sont obligés de boire lentement, en inclinant la tête en arrière, et, si à ce moment on distrait leur attention, les liquides prennent une fausse direction et tombent dans le larynx.

Au point de vue de l'appareil phonateur, la lésion des cordes vocales entraine toujours une altération plus ou moins marquée dans l'intégrité des sons.

Le plus grave de tous les accidents, c'est la suffocation qui survient soit à la suite d'un gonflement exagéré des cordes vocales ou par suite de l'œdème aryténo-épiglottique.

Diagnostic. — C'est le laryncoscope seul qui permet d'affirmer la syphilis tertiaire du larynx.

Les gommes se présentent sous forme de petites tumeurs, de la grosseur d'une lentille, d'un grain de chènevis, d'un pois; le volume d'un œuf de pigeon, ainsi que l'a observé Morton, est considérable et d'une extrême rareté. Dans des cas semblables, il y aurait nécessairement des troubles dyspnéiques, en dehors de toute autre tuméfaction des parois de la glotte.

Quand elles sont ulcérées, les gommes présentent le même aspect que les gommes des autres régions muqueuses ; c'est toujours le même fonds sanieux, grisâtre par suite de la présence du bourbillon.

Les cordes vocales qui sont le siège d'accidents semblables sont tuméfiées, rouge vif, perdent de leur souplesse; par suite, raucité de la voix.

Quelquefois la tuméfaction des parties supérieures, épiglotte, muqueuse aryténoïdienne, est telle que l'examen de la glotte est impossible. Dans des cas semblables, il faut, tout en réservant le diagnostic sur l'existence ou l'absence de lésions tertiaires sur les parties inaccessibles à la vue, ne pas attendre que la tuméfaction ait disparu pour se livrer à un examen plus complet, mais instituer immédiatement le traitement.

Quand il y a athrite, on constate une immobilité absolue d'une des cordes vocales, et la direction anormale d'un des organes suffit pour établir le diagnostic d'un changement de rapport dans les surfaces articulaires.

Dans le cas de plegmon péri-laryngien, M. Mauriac a noté ce signe important dans le cas où les symptômes douloureux ne seraient pas assez intenses pour éveiller l'idée d'une inflammation aiguë du tissu cellulaire : c'est l'effacement des saillies et des dépressions du larynx, et la « diminution dans la mobilité de l'organe de haut en bas et dans le sens latéral ».

La *syphilis laryngée* peut présenter les mêmes symptômes que la *phtisie laryngée*, et le diagnostic présente quelquefois de réelles difficultés, difficultés qui peuvent tenir à l'analogie des symptômes observés et ensuite à la présence simultanée de la phtisie et de la syphilis sur le même malade. A ce sujet, nous ne pouvons qu'appeler l'attention des lecteurs sur la thèse du Dr Jösset-Moure (Th. de Paris, 1879). Dans ce travail, la question a été traitée de la manière la plus complète et la plus remarquable.

Quand un malade se présente avec de la laryngite, on doit rechercher avec soin si cette affection tient à une maladie antérieure. L'auscultation fait toujours reconnaitre des manifestations pulmonaires. En l'absence de ces signes, on devra examiner le malade au point de vue d'éruptions cutanées antérieures ou actuelles. Si l'on ne trouve rien sur le corps, reste alors l'examen au laryngoscope.

Les ulcérations syphilitiques sont moins nombreuses que les tumeurs tuberculeuses.

La marche de l'affection syphilitique est plus rapide que celle de la tuberculose. Les ulcérations de la syphilis, développées sur l'épiglotte, marchent « généralement de haut en bas, de la périphérie au centre ; tandis que celles de la tuberculose marchent du centre à la périphérie » (Josset-Moure).

En outre, la toux est rare dans la syphilis laryngée, et constante dans la tuberculose.

Traitement. — Comme dans toutes les syphilides tertiaires, c'est l'iodure de potassium que l'on doit employer, aux doses que nous avons déjà indiquées, c'est-à-dire 4, 5 et 8 grammes par jour.

Les pulvérisations d'une solution de sublimé à 1 gramme ou 50 centigrammes pour 1000 rendent de bons services dans toutes les laryngites syphilitiques secondaires ou tertiaires.

Dans le cas de suffocation imminente, soit par l'œdème péri-glottique, soit par la tuméfaction des cordes vocales, la trachéotomie doit être pratiquée immédiatement.

Le Dʳ Krishaber a vu cependant un malade présentant des phénomènes de suffocation nécessitant la trachéotomie et qui se refusa à se laisser opérer. M. Krishaber prescrivit alors 20 grammes de liqueur de Van Swieten et 4 grammes d'iodure de potassium par jour. Sous l'influence de ce traitement, le malade fut guéri.

Ce fait peut être considéré comme très heureux, et on peut le rapprocher du cas observé par Isambert et rapporté par le Dʳ Jullien. Il s'agissait d'une femme atteinte d'œdème péri-glottique et de dyspnée. Isambert toucha les parties œdématiées avec de l'acide chromique, en répéta les cautérisations trois fois, et la malade guérit.

M. Jullien cite également le fait de Dupuis (de Bordeaux), qui obtint le même résultat avec la cautérisation au nitrate d'argent et des révulsifs cutanés.

Bien que ces faits soient concluants en faveur de la médication expectante, on ne devrait cependant pas trop y compter, dans la majorité des cas. D'abord, on n'a pas toujours sous la main un laryngoscope, ou un instrument pour porter les caustiques sur la glotte.

Aussi, dans le cas d'asphyxie imminente, la trachéotomie doit être le seul traitement que l'on puisse employer.

Nous avons vu à Beaujon une malade qui avait contracté, quelques années auparavant, la syphilis, en allaitant un enfant syphilitique. On l'apporta à l'hôpital au milieu de la nuit, dans un état d'asphyxie presque complète. On pratiqua la trachéotomie séance tenante, et la malade fut sauvée.

Néanmoins, dans le cas où le malade et la famille se refuseraient à une opération, et si l'asphyxie, sans être imminente, menaçait de se montrer à courte échéance, on pourrait employer les révulsifs, vésicatoires, pointes de feu sur la région cervicale, cautérisations à l'acide chromique, au nitrate d'argent sur les parties œdématiées. Mais si ces moyens sont infructueux, que l'asphyxie menace d'emporter le malade, on doit user de son autorité pour faire l'opération. Si l'entourage du malade refuse, il faut alors quitter la place.

Contre les rétrécissements du larynx, il faut employer les instruments en usage et dont nous ne pouvons faire l'énumération. Nous ne mentionnerons que le *laryngotome-dilatateur* du Dr Whistler. Cet instrument, très utile pour la section des membranes cicatricielles obturatrices, est d'autant mieux combiné, qu'il est plus simple; il représente une tige recourbée suivant le trajet pour arriver dans le larynx. A l'extrémité de cette tige se trouve une masse en forme d'amande. L'extrémité conique de cette masse est dirigée en bas, et contient dans sa cavité une lame analogue à celle de l'uréthrotome de Maisonneuve ; cette lame manœuvre à l'aide d'un mécanisme semblable à celui des lithotomes et qui est placé sur le manche de l'instrument, et la lame est disposée de façon à pouvoir sectionner en avant ou en arrière et à n'inciser que les parties cicatricielles.

Quant au phlegmon péri-laryngien, il faut l'ouvrir de bonne heure et ne pas attendre que la collection purulente se soit faite (Mauriac).

Une fois les accidents conjurés, le malade devra se soumettre pendant quelques mois encore au traitement par l'iodure de potassium, en suspendant et en reprenant par intervalles ; il devra veiller avec soin à ne pas contracter de laryngite *a frigore*, car la laryngite syphilitique est sujette à récidive et vient souvent se greffer sur une laryngite simple.

Le Dr Krishaber fait suivre à ses malades le traitement suivant. Après la guérison de la laryngite, cessation de tou traitement pendant un mois. Puis, les huit premiers jours du mois suivant une cuillerée à café de liqueur de Van

Swieten, une ou deux fois par jour. Repos pendant quinze jours ; puis, les huit derniers jours du mois, un gramme d'iodure de potassium. Ce traitement doit être suivi pendant une année environ et repris à la moindre manifestation laryngée.

II. — Lésions de la trachée et des bronches.

Les accidents tertiaires de la syphilis diminuent de fréquence à mesure que l'on descend plus profondément dans les organes respiratoires.

Sur la *trachée*, on observe quelquefois des *ulcérations* plus ou moins régulières comme forme et comme grandeur. On n'a guère l'occasion de les constater qu'à l'autopsie, à moins qu'elles ne siègent à la partie supérieure de la trachée sur les premiers anneaux, visibles au *laryngoscope*.

Quel que soit le processus affecté par les syphilides, le résultat est toujours un rétrécissement cicatriciel plus ou moins étroit du canal trachéal, avec dilatation au-dessus et au-dessous (Lancereaux).

Beger a trouvé une gomme ouverte dans la trachée ; le conduit ulcéré, rétréci ; les petites bronches dilatées. Sur un autre sujet la trachée avait été perforée par une ulcération et communiquait avec l'œsophage. (*Ann. de Derm.* 1880, p. 783, et *Deutsches. Archiv. Klin. med.* 1879, vol. III.)

Les *symptômes* consistent dans de la dyspnée accompagnée de sifflement ou de cornage. La toux est fréquente, sèche ; les malades ont la sensation d'un léger chatouillement produit par un corps étranger de la trachée (Lancereaux). L'expectoration consiste en des crachats mucoso-purulents ou nummulaires jaune verdâtre.

Pareils symptômes se montrent quand les lésions siègent sur les grosses bronches. Lorsque les accidents se développent sur les petites bronches, ils se confondent avec les altérations syphilitiques du parenchyme pulmonaire.

La trachéite et la bronchite syphilitique diffèrent de la forme aiguë de ces deux maladies, par la marche beaucoup plus lente de l'accident tertiaire et par son début moins brusque et moins défini.

Quand les ulcérations sont faites, l'irritation qu'elles provoquent rendent la toux plus fréquente et les crachats plus abondants.

Lorsque les cicatrices ont causé les rétrécissements, les troubles respiratoires devenant plus accentués, on pourrait croire à un cancer de l'œsophage ou à un anévrysme de l'aorte; mais chacune de ces deux affections a des symptômes propres à chacune d'elles : troubles de la déglutition, douleurs, adénite pour le cancer de l'œsophage; signes stéthoscopiques : souffle, troubles circulatoires, etc., pour l'anévrysme de l'aorte.

Quant à la tuberculose pulmonaire, l'auscultation fera constater la présence des troubles respiratoires propres à cette maladie.

Le *pronostic* est grave par suite du rétrécissement cicatriciel consécutif. Celui-ci étant en dehors de toute intervention chirurgicale, le traitement interne est sans effet et la mort est souvent la terminaison d'une trachéite syphilitique ulcéreuse.

La médication interne n'est efficace que dans le début. L'iodure de potassium produira une modification dans la marche des syphilides ; de plus on obtiendrait *peut-être* un résultat favorable en appliquant au devant de la poitrine un vésicatoire, que l'on panserait avec de l'onguent napolitain.

III. — LÉSIONS DES POUMONS.

La syphilis pulmonaire de la troisième période ne revêt qu'une forme, la *forme gommeuse.*

Les *gommes* du poumon, *pneumonie gommeuse, phtisie syphilitique* sont les trois dénominations qui peuvent servir à désigner l'altération pulmonaire de la syphilis tertiaire.

Symptômes. — L'évolution de la gomme du poumon est excessivement lente: c'est par mois et même par années que l'on doit compter la durée du processus.

Au début les symptômes sont nuls, le néoplasme s'organise petit à petit, les fonctions du poumon ne sont pas encore entravées. Aussi n'observe-t-on pas de toux; les malades n'éprouvent aucun trouble respiratoire, en sorte que les signes stéthoscopiques, auscultation et percussion, ne donnent rien, surtout quand le néoplasme siège profondément.

Quand la gomme est volumineuse, alors les malades éprouvent quelques phénomènes morbides, tels que dyspnée, toux plus fréquente. Mais il n'y a pas à proprement parler de signe spécial pour la gomme du poumon dans la période de crudité et de ramollissement.

La gravité de la syphilide pulmonaire se montre surtout à la période d'ulcération et d'élimination.

La toux devient plus fréquente; la dyspnée augmente, et l'expectoration qui jusque-là n'avait consisté qu'en crachats spumeux, blanchâtres, se montre alors sous forme de matière jaune, purulente, épaisse, mélangée de sang. Quelquefois, on observe des hémoptysies. Le Dr Southey, de Londres, dit même que l'hémoptysie n'est pas rare chez les syphilitiques et que c'est le premier symptôme d'une manifestation pulmonaire de la syphilis.

Du côté du système général on a observé de l'hippocratisme des ongles (Belin, Th. de Paris, 1879), des sueurs nocturnes, fièvre le soir. Tous ces signes qui appartiennent en propre à la tuberculose, se montrent dans la phtisie syphilitique, surtout lorsque celle-ci arrive à la phase cachectique.

La percussion de la poitrine révèlera de la matité, de la submatité, de la douleur.

L'auscultation donnera les mêmes signes que s'il s'agissait d'une caverne: souffle, râle caverneux, gargouillement, etc.

Arrivée à ce degré la phtisie syphilitique est tout aussi grave que la phtisie tuberculeuse et, comme cette dernière, elle finit par emporter les malades.

Diagnostic. — En présence de tous les signes et symptômes de la syphilis tertiaire du poumon, on voit que la seule affection avec laquelle on peut confondre la gomme pulmonaire, c'est la tuberculose.

Cependant il est des signes qui appartiennent en propre à l'une et à l'autre de ces deux maladies et qui permettent dans un très grand nombre de cas d'affirmer que les troubles respiratoires appartiennent à la syphilis et non à la tuberculose.

Dans la syphilis, les lésions pulmonaires se montrent par toute l'étendue du poumon; la gomme occupe indifféremment la base, la partie moyenne, le sommet du poumon. Elle est souvent unique ; seraient-elles en plus grand nombre, les gommes n'atteignent jamais celui des tubercules.

Dans la phthisie tuberculeuse, les lésions siègent toujours au sommet. Qu'un malade vienne se plaindre de tousser, surtout la nuit, d'avoir des hémoptysies, des sueurs nocturnes, la première chose que l'on fait est d'examiner les sommets, et il est rare que l'on ne trouve pas dans les régions sus-épineuses des signes stéthoscopiques qui confirment l'idée que l'on s'était faite sur l'altération survenue dans la poitrine du malade.

Si l'on ne trouve rien aux sommets, on doit avoir des doutes sur la présence des tubercules et penser tout de suite à la syphilis; l'examen fait avec soin fera découvrir une lésion plus ou moins superficielle, plus ou moins étendue, d'une manifestation pulmonaire syphilitique; mais il faut pour cela que la gomme ait atteint la période d'élimination.

Dans un cas rapporté par le Dr Belin, le malade, étudiant en médecine, eut pendant un an des troubles respiratoires, accompagnés d'amaigrissement; il alla consulter quatre médecins. Tous constatèrent « dans le sixième espace intercostal gauche, à 3 centimètres environ, en dehors de la ligne mamelonnaire, de la matité circonscrite dans l'étendue d'une pièce de cinq francs en argent; râles sous-crépitants en cet endroit même. Mais rien au sommet ni dans le reste de la poitrine. » En présence de ces signes, le diagnostic des médecins fut : deux pour une congestion pulmonaire, un pour une bronchite localisée, le quatrième pour un frottement pleural limité.

Le malade fut alors examiné par le professeur Fournier, qui conclut à une *gomme du poumon*, institua le traitement antisyphilitique et guérit le malade.

Mais il ne faudrait pas croire que le diagnostic fût toujours facile, car, dans un cas observé par le professeur Fournier, une malade se présenta avec tous les signes manifestes d'une phthisie pulmonaire à la période ultime. Heureusement pour la malade, elle avait en même temps un ulcère tertiaire phagédénique du pied, et le traitement institué pour cette syphilide guérit en même temps l'affection pulmonaire, laquelle n'était autre qu'une gomme du poumon. Depuis sa sortie de l'hôpital, la guérison ne s'est pas démentie [1].

Un autre signe différentiel entre la syphilide pulmonaire et la tuberculose est le contraste qui existe entre leur évolution respective. La première a une marche très lente; la seconde a un processus beaucoup plus prompt, et la tuberculose est en outre précédée d'un ensemble de symptômes qui ne se montrent pas dans la syphilis.

Dans les cas douteux, on devra essayer le traitement par l'iodure de potassium.

Pronostic. — Une gomme du poumon méconnue peut emporter le malade à la longue ; aussi doit-on réserver le pronostic quand on se trouve en présence d'un malade qui présente des signes de lésions profondes de l'appareil respiratoire. Sans doute la phtisie syphilitique est moins sombre comme pronostic que la phtisie tuberculeuse. Mais, comme souvent on n'est appelé à donner de soins aux malades que lorsque la gomme est arrivée à la période d'ulcération, il ne faudrait pas trop compter sur le traitement pour amener la guérison. Par contre, si l'on soupçonne la syphilis dans une affection anormale du poumon, le traitement sera très efficace. Mais si, en même temps que la lésion syphilitique, le malade est dans un état cachectique, la nutrition générale se ressent de l'état morbide du poumon, et on aura grand'peine à obtenir la guérison. A plus forte raison, si la syphilis se rencontre sur un sujet phtisique, les désordres causés par cette dernière rendront tout traitement impuissant à guérir les manifestations pulmonaires de la première.

Traitement. — Iodure de potassium, traitement mixte (sirop de Gibert, de Boutigny), telle est la thérapeutique des

1. On lira l'observation et les réflexions qui l'accompagnent dans les *Annales de dermatologie et de syphiligraphie,* t. X, p. 121, année 1879.

Pour la description des gommes du poumon, on lira avec intérêt deux thèses : l'une du Dr Belin, *Gommes du poumon,* Paris, 1879 ; la seconde du Dr Bresse, *Phthisie syphilitique chez l'adulte,* Montpellier, 1879.

affections pulmonaires de la période tertiaire; on y adjoindra des frictions mercurielles sous les aisselles.

Il est également indispensable de relever l'état général par les ferrugineux, le quinquina et l'alcool.

IV

Pour terminer l'étude de l'appareil respiratoire, nous signalerons le cas d'une *gomme du diaphragme* trouvée à l'autopsie d'une malade morte dans le service du Dr Stewart, Middlesex hospital, Londres. L'observation est rapportée dans les *Murchison hospital reports*, vol. XIII, p. 251.

CHAPITRE XIII

LÉSIONS DU TUBE DIGESTIF

Nous avons décrit les syphilides tertiaires de la bouche (pages 202 et suiv.); il nous reste maintenant à parler du tube digestif proprement dit : œsophage, estomac, intestin, rectum et anus, en y comprenant les glandes annexes de la digestion intestinale : le pancréas et le foie.

1. — ŒSOPHAGE.

Les syphilides de l'œsophage sont extrêmement rares; les ulcérations qui se font sur la muqueuse ont pour conséquence d'amener un rétrécissement cicatriciel.

Follin en a observé deux cas; l'un guérit sans rétrécissement, par suite de la précaution que l'on prit de passer la sonde œsophagienne tous les jours, en y adjoignant le traitement interne. L'autre ne fut qu'amélioré.

Le cas de West, cité par M. Lancereaux, fut contrôlé par l'autopsie. C'était une jeune malade de vingt-un ans, qui succomba à la tuberculose. Lorsqu'elle entra à l'hôpital, elle se plaignait de difficultés à avaler, et elle avait en même temps une éruption syphilitique de la gorge. La dysphagie devint de plus en plus complète, et la malade mourut d'épuisement. A l'autopsie, on trouva des tubercules, des cavernes pulmonaires. Mais l'œsophage était rétréci sur une étendue de 2 pouces 1/2 (près de 7 centimètres). Le rétrécissement était produit par un épaississement de la muqueuse et par des dépôts fibreux sous forme de bandes et de brides. Au-dessus du rétrécissement existait une large dilatation de 4 pouces d'étendue. « La membrane muqueuse, fortement épaissie, présentait çà et là des taches qui paraissaient être dues à des cicatrices récentes. » A partir de l'orifice inférieur du rétrécissement jusqu'à l'estomac, l'œsophage était intact.

D'autres cas de lésions de l'œsophage ont été observés par quelques auteurs. Mais la rareté de ces accidents font que l'on ne connaît pas bien la symptomatologie. Néanmoins la dysphagie, survenant progressivement sans être accompagnée de symptômes généraux, de douleurs, pourra faire soupçonner la syphilis, et dans tous les cas le traitement combiné· par la dilatation et par l'iodure fera peut-être cesser cet état dysphagique, qui à la longue finit par comporter un très grave pronostic.

II. — Estomac.

Les cas de gastrite syphilitique sont encore plus rares. Les auteurs ont signalé des autopsies dans lesquelles on trouva sur la muqueuse stomacale des cicatrices, des ulcérations appartenant manifestement à la syphilis.

M. Fioupe a publié dans le *Progrès médical* (vol. II, p. 424) le fait d'un malade qui mourut dans le service de M. Siredey, à Lariboisière. Ce malade entra à l'hôpital pour des hématémèses à la suite desquelles il succomba. A l'autopsie, on trouva près du pylore une ulcération de la dimension d'une lentille, à bords nettement découpés et au fond de laquelle on voyait une artère divisée, source des hématémèses. Le malade présentait des exostoses du corps des vertèbres, et des gommes du foie. En l'absence de tout antécédent alcoolique et en tenant compte d'une excellente santé antérieure jusqu'au moment où les hématémèses eurent lieu, MM. Siredey et Fioupe rattachèrent, avec juste raison, cette lésion à la syphilis. La marche de cette affection stomacale est, du reste, absolument en rapport avec l'évolution insidieuse des syphilides, qui ne s'annoncent d'ordinaire par aucun trouble, dans les premiers temps de leur évolution, et qui ne signalent leur présence qu'à la période ulcéreuse, en produisant des accidents propres à toutes les ulcérations.

III. — Intestin.

Dans toute l'étendue de l'intestin grêle et du gros intestin jusqu'à la partie inférieure de l'S iliaque à la naissance du rectum, les syphilides ne semblent pas être très fréquentes. Cependant on a vu des diarrhées dysentériformes graves guéries par le mercure et l'iodure de potassium (Andral, Gendrin, Vidal), et M. Cullerier et M. Lancereaux ont fait des autopsies dans lesquelles l'intestin présentait des syphilides à leurs différentes périodes.

Mais la région de l'intestin où l'on a plus souvent l'occasion, par rapport au reste du tube intestinal, d'observer des lésions syphilitiques, c'est le *rectum*; néanmoins ces syphilides ne sont pas d'une très grande fréquence.

Nous avons d'abord les syphilides ulcéreuses, qui ne diffèrent pas de celles observées sur d'autres points de la muqueuse intestinale. Mais elles sont rares; il en est de même des gommes.

La seule lésion tertiaire que l'on ait réellement l'occasion d'observer, c'est le *rétrécissement syphilitique du rectum*.

Cet état pathologique n'est pas admis par tous les auteurs comme accident de la syphilis. Les uns en font un rétrécissement de cause vénérienne, c'est-à-dire succédant à l'inflammation de voisinage causée par l'évolution d'un chancre infectant ou d'un chancre simple, ou bien consécutif à des rapports anormaux. Cette dernière cause ne peut pas être admise, car la pédérastie produit au contraire la dilatation anormale de l'orifice ano-rectal. Quant aux deux autres causes, la seule raison qui nous fait les éliminer également, c'est que le rétrécissement se produit longtemps après l'évolution de ces chancres.

Le rétrécissement du rectum est constitué par une hyperplasie sous-muqueuse, qui d'abord, formée de cellules conjonctives, passe à la longue à l'état fibreux. Il en résulte alors l'hypertrophie de toutes les parois du rectum aux dépens de son calibre intérieur.

Le rétrécissement commence quelquefois immédiatement au-dessus de l'anus; le plus ordinairement, il siège à 7 ou 8 centimètres au-dessus de l'orifice anal. Dans tous les cas, et c'est ce qui en fait son caractère pathognomonique, il est toujours accessible par le toucher rectal.

Bien que, dans l'immense majorité des cas, l'hyperplasie ait envahi toute la circonférence du rectum, on a observé néanmoins des valvules, le rétrécissement d'une partie seulement de la cavité rectale. D'après les recherches de M. Godebert (Th. de Paris, 1873), on ne l'a vu double qu'une seule fois, et le fait appartient à Sauri (Th. de Paris, 1868).

Quant à l'étendue du rétrécissement, il varie de 3 à 7 centimètres.

Symptômes. — Comme toutes les affections syphilitiques, le rétrécissement du rectum est d'une organisation extrêmement lente. Aucune modification, aucun trouble dans les garde-robes pendant les premiers mois; puis, à mesure que le calibre du rectum diminue, les selles deviennent de moins en moins fréquentes et de plus en plus difficiles. La rareté des selles s'accentue, et une constipation d'une opiniâtreté extrême s'établit. L'intervalle entre chaque garde-robe se compte par quatre, cinq jours, un mois. Une malade observée par le Dr Godebert n'allait à la selle que toutes les six semaines. « C'était alors, dit M. Godebert, un véritable travail; bien que les purgatifs lui fissent peu d'effet, elle en prenait un pour se préparer; et lorsque le ventre était ballonné, la respiration très gênée, elle se mettait toute nue dans sa chambre, et, s'aidant du doigt introduit dans le vagin, la face cyanosée, elle passait la plus grande partie de la journée à expulser les matières fécales, qui, d'abord extrêmement dures, étaient à la fin liquides. »

Cette constipation s'observe dans toutes les affections de la partie inférieure de l'intestin; elle tient d'abord à la difficulté d'expulsion des matières fécales, puis aux douleurs éprouvées par les malades, qui reculent toujours le moment d'aller à la selle.

Les matières, s'accumulant au-dessus du rétrécissement, provoquent la dilatation de l'intestin, puis de la rectite. Celle-ci s'accuse d'abord par une sécrétion séro-purulente spumeuse, puis par de la suppuration sanguinolente, dues à une ulcération qui se produit toujours au-dessus ou derrière un rétrécissement, qu'il s'agisse du rectum ou de l'urèthre, et à laquelle la syphilis est complètement étrangère.

En outre, les fibres musculaires de cette partie de l'intestin, à force de se contracter pour expulser les matières fécales, finissent par s'hypertrophier, et on a alors, comme lésions anatomiques, hypertrophie fibro-cellulaire au niveau du rétrécissement, hypertrophie musculaire au-dessus [1].

Comme lésions de voisinage, nous avons de la prostatite, de la métrite, des envies fréquentes d'uriner.

Du côté de la défécation, de fausses envies d'aller à la selle, des épreintes, expulsion de matières séro-purulentes. En même temps se montrent des troubles de la digestion stomacale, de la dyspepsie, de la vomiturition, des vomissements, des nausées fréquentes, de la céphalalgie, un dégoût profond pour les aliments. Pour éviter la douleur des garde-robes, les malades se privent de manger, la nutrition générale s'en ressent, les malheureux finissent par tomber dans le marasme, et la mort vient enfin mettre un terme à de longs mois de souffrances.

Tous ces symptômes sont communs à d'autres maladies du rectum ; mais ce qui les distingue dans ce cas, c'est leur longue durée.

Diagnostic. — Il faut tenir compte des symptômes généraux et locaux, suppuration, hémorrhagies, etc. Puis l'examen ano-rectal viendra confirmer le diagnostic. Quand on introduit le doigt dans le rectum, on sent, à une hauteur variable suivant le cas, un bourrelet d'une consistance plus ou moins rénitente ; en promenant le doigt à la surface, on découvre l'orifice, et, si l'on fait pénétrer le doigt, on a la

---

1. Cette hypertrophie musculaire n'a rien de syphilitique non plus ; elle se rencontre dans tous les organes qui ont à lutter contre un rétrécissement, vessie, cœur, intestin.

même sensation que lorsque l'on pénètre dans l'orifice d'un utérus.

Sauf dans les cas les plus graves, c'est-à-dire ceux où le rétrécissement est très étroit, le doigt peut être introduit dans le rétrécissement; mais *on ne doit jamais employer la force pour le faire pénétrer*. Le rétrécissement est reconnu : c'est là le point important.

Si le doigt pénètre sans trop de difficulté dans le rétrécissement, on sera déjà fixé sur le calibre de celui-ci. Quant à la hauteur, il est absolument inutile de vouloir essayer avec le doigt, car, le rétrécissement ayant généralement 7 ou 8 centimètres de longueur, jamais on ne pourrait l'atteindre, et cette exploration, d'inutile qu'elle est, deviendrait dangereuse, même mortelle. L'exploration avec la sonde a même été suivie de la mort de la malade, à plus forte raison l'exploration avec le doigt.

Malgré cela, il faut savoir quelle est la longueur du rétrécissement. Chez la femme, le toucher vaginal donnera quelques renseignements, car l'hypertrophie rectale vient faire saillie sur la paroi postérieure du vagin, et l'on peut dans certains cas en mesurer la longueur.

Chez l'homme, il faut se servir de la sonde, et nous conseillerons de prendre une bougie à boule ; en allant avec précaution, la bougie s'engagera dans le rétrécissement, et, quand elle l'aura dépassé, on la sentira libre dans la dilatation; la ramenant alors avec précaution, la boule sera arrêtée par le bourrelet supérieur, et rien ne sera plus facile que de mesurer la longueur du rétrécissement.

On peut encore se servir d'une sonde munie à son extrémité d'une petite poche en baudruche ; on l'introduit dans le rétrécissement, et, en l'insufflant, elle sera arrêtée au retour comme la bougie à boule.

Toutes ces explorations devront être conduites avec une extrême lenteur.

Les matières fécales serviront également à donner le degré d'étroitesse du rétrécissement. Elles sont aplaties, rubanées. Mais on les rencontre également dans certains cas de contracture sphinctérienne. Le Dr Reliquet nous a montré un cas de ce genre. Aussi l'examen des matières

15.

fécales ne peut-il que faire songer à une altération du tube ano-rectal ; mais la forme n'est pas un signe pathognomonique du rétrécissement.

Le toucher rectal fera également reconnaître si le rétrécissement est syphilitique ou cancéreux. Dans le premier cas, la sensation est celle d'une surface lisse, tandis que dans le carcinome on a sous le doigt une surface molle, bosselée, inégale, qui se laisse pénétrer par le doigt ; la pression fait sortir de la sérosité puro-sanguinolente, d'une grande fétidité.

La marche du syphilome est beaucoup plus lente que celle du cancer, et le retentissement sur les ganglions iliaques ne se montre jamais dans la syphilis tertiaire, tandis que dans le carcinome ils ne tardent pas à être envahis.

Marche. Terminaison. — D'une durée extrêmement longue, le rétrécissement syphilitique pris à temps peut se terminer par une amélioration assez grande pour pouvoir être considérée comme la guérison.

Mais, si le rétrécissement résiste au traitement, la difficulté des garde-robes, les douleurs éprouvées par le malade lui font reculer de plus en plus le moment de satisfaire ses besoins. Pour éviter une trop grande accumulation de matières fécales, il se prive même de nourriture ; la nutrition générale finit par s'en ressentir, la période cachectique arrive, et les malades succombent.

Pronostic. — D'une façon générale, le rétrécissement du rectum est toujours une affection grave. Mais il va sans dire que le pronostic sera basé sur le degré d'étroitesse du rétrécissement.

On doit tenir compte de la constitution du malade. Chez les individus tuberculeux, la lésion du rectum compliquera beaucoup leur état diathésique. En outre, la suppuration incessante qui s'écoule du rectum, étant une cause de débilitation, pourra faire naître des lésions pulmonaires chez des malades prédisposés.

Il faudra aussi, dans le pronostic, faire les plus grandes réserves quand il y aura des lésions de voisinage, des accidents du côté de la vessie, de la prostate, de l'utérus, les fistules à l'anus, les abcès de la fosse ischio-rectale. Ces derniers se montrent quelquefois avec le rétrécissement.

Quant à la péritonite, nous n'insisterons pas sur sa gravité.

Traitement. — On n'a rien à attendre de la médication interne seule ; il faut lui adjoindre le traitement local.

Avant de décrire ce dernier, nous devons parler du traitement des symptômes. Quand on se trouve en présence d'accidents généraux dus à la rétention des matières fécales, on devra donner un purgatif. L'intestin débarrassé, le diagnostic bien posé, on pourra commencer le traitement local.

Il n'y a que deux procédés, la *dilatation temporaire progressive* et la *section du rétrécissement*. Quant à la *dilatation forcée* ou *divulsion, elle doit être rejetée de la façon la plus absolue.*

La dilatation temporaire progressive consiste à introduire tous les jours une mèche de coton ou de tarlatane graissée de pommade iodurée ou de pommade mercurielle. Mais il faut savoir que ce traitement, si simple en apparence, est très difficilement supporté par les malades. Il demande un temps très long, une sorte d'accoutumance de la région. Aussi le premier jour, par exemple, on introduira la mèche, et on la laissera en place jusqu'à ce que le malade commence à en souffrir ; devrait-on ne la laisser qu'une ou deux minutes, cela suffit ; peu à peu, le malade s'accoutumera à la garder plus longtemps. Il faut dans ce traitement de la *prudence* et de la *patience* et de la part du médecin et de la part du ou de la malade ; ne pas se rebuter, laisser quelques jours de repos pendant la durée du traitement.

On facilitera les selles par des lavements ; mais ici encore des règles doivent être observées. Dans les premiers temps, le lavement ne pénétrerait pas à travers le rétrécissement ; il serait alors complètement inutile. Il faut donc attendre que la dilatation puisse permettre l'introduction d'une canule *en gomme, longue, étroite, souple,* et la porter aussi haut que possible dans l'intestin, et laisser aller le lavement très lentement ; le piston de l'irrigateur doit descendre d'une manière, pour ainsi dire, insensible.

C'est le procédé qu'emploie M. le Dr Reliquet dans les congestions prostatiques, et nous avons vu des malades, qui n'avaient jamais pu garder un lavement de leur vie, conserver le liquide dix, quinze, trente minutes, sans être incommodés.

On pourra donner le lavement huileux, à l'eau de graine de lin, au miel.

On n'abusera pas des purgatifs si l'on voit les intestins ballonnés, distendus par des gaz : on devra en donner un ; mais il ne faudra pas employer ce moyen pour faciliter les selles journalières.

Quand la dilatation temporaire progressive a donné une certaine largeur au rétrécissement, on peut, si l'on voit que les résultats obtenus jusqu'à ce moment restent stationnaires, faire la section du rétrécissement à l'aide d'un instrument, et celui que l'on devra prendre est le rectotome du Dr Tillaux. Nous le lui avons vu employer dans son service sur la malade qui fait le sujet de l'observation IV de la thèse de M. Godebert.

Cet instrument a l'immense avantage de ne couper que les tissus malades. Les lames ressemblent à deux lames d'uréthrotome Maisonneuve adossées l'une à l'autre. Elles sont renfermées dans une olive en métal, et un mécanisme les fait sortir au degré voulu. On introduit l'olive au-dessus du rétrécissement, on fait saillir les lames, et en tirant à soi on divise les tissus sclérosés.

La section faite, on continue d'appliquer des mèches médicamenteuses de façon à maintenir l'écartement des lèvres de la plaie.

Quant à la divulsion, elle doit être absolument repoussée ; c'est un procédé brutal, avec lequel on ne sait ce que l'on fait. Il se passe ordinairement ceci : on introduit l'instrument dans la partie rétrécie et on écarte le divulseur ; si l'orifice du rétrécissement est central et que les tissus soient parfaitement homogènes dans toute la circonférence, on ne déchirera rien. Mais, si l'orifice siège sur un des côtés, s'il s'agit d'un rétrécissement valvulaire, en écartant les branches du divulseur on déchirera les parties les plus faibles, c'est-à-dire la portion saine du rectum, la partie sclérosée restant intacte, et, quand la cicatrisation se fait, on a un nouveau tissu fibreux cicatriciel qui vient augmenter l'étroitesse du rectum.

Quel que soit le procédé que l'on emploie, dilatation temporaire progressive ou rectotomie, il ne faut pas s'attendre à une cure radicale, car on observe souvent des récidives. Aussi les malades devront-ils se soumettre à des règles d'hygiène et de précautions indispensables : tout d'abord, éviter la constipation; prendre de temps en temps des laxatifs légers, et venir se faire examiner pour voir si le rétrécissement ne se reproduit pas; s'introduire des mèches dans le rectum; et éviter toute cause qui provoque aux congestions des organes du petit bassin.

Quand il y a complication de fistules à l'anus, on emploiera les procédés chirurgicaux en usage pour cette opération et qu'il n'y a pas lieu de décrire ici.

IV. — LÉSIONS DE L'ANUS.

Les accidents tertiaires de l'anus s'observent sur les sphincters et sur la portion mucoso-cutanée de l'orifice.

Les lésions des *sphincters* ne sont autre chose que des gommes intra-musculaires, qui ne présentent aucune particularité dans leur processus, mais qui, en se développant sur un point quelconque du sphincter, entravent la fonction complète du muscle, et il se produit alors de l'incontinence des matières fécales.

Sur l'orifice anal, on observe des condylomes, des gommes. Celles-ci siègent quelquefois dans les plis radiés de l'anus et en s'ulcérant prennent la forme fissuraire. Pendant la contraction musculaire et pendant la défécation, ces fissures deviennent très douloureuses. Nous venons d'observer un malade atteint de gommes ulcérées de toute la région interfessière, jusqu'à la partie postérieure du scrotum. Les gommes avaient pris une forme phagédénique, en sorte que toute la région était convertie en une seule et même ulcération. Les bords de l'anus étaient tomenteux; entre chaque bourrelet, on voyait des ulcérations fissuraires à fond sanieux, mais qui saignaient chaque fois que le malade allait à la selle. La position assise était très douloureuse; la nuit, les douleurs prenaient un caractère plus aigu.

Le traitement à l'onguent napolitain et l'iodure de potassium guérirent promptement le malade.

V. — LÉSIONS DU PANCRÉAS.

On n'a que très rarement l'occasion de constater les syphilides du pancréas. A part deux ou trois cas observés par Rostan et le Dr Lancereaux, qui l'un et l'autre trouvèrent des dépôts gommeux dans le pancréas, la syphilis de cette glande au point de vue symptomatologique est encore à faire.

D'ailleurs, même au point de vue de pathologie générale, la pancréatite est une lésion extrêmement rare.

VI. — LÉSIONS DU FOIE.

Les accidents du foie au contraire observés pendant la troisième période, sans être d'une extrême fréquence, se sont présentés assez souvent pour pouvoir être étudiés au point de vue anatomo-pathologique, en même temps qu'au point de vue nosologique.

On peut les ranger sous la dénomination générale d'*hépatite tertiaire*.

L'hépatite tertiaire comprend deux formes :

L'*hépatite interstitielle*,

L'*hépatite gommeuse*.

1° L'*hépatite interstitielle* n'est autre chose que la *cirrhose syphilitique*.

La cirrhose du foie est, on le sait, caractérisée par la prolifération du tissu cellulaire interlobulaire, provoquant d'abord l'hypertrophie de l'organe. Ensuite la transformation de ce tissu cellulaire en tissu fibreux produit par sa rétraction l'atrophie du foie.

Or la syphilis tertiaire est plus que toute autre caractérisée par cette prolifération des éléments cellulaires avec tendance à la rétraction ou à la dégénérescence cellulo-graisseuse. Mais, tandis que dans la *cirrhose ordinaire* la prolifération cellulaire se montre sur tout l'organe, dans la syphilis la cirrhose n'est que partielle; elle ne se montre jamais sur toute l'étude du parenchyme hépatique; un seul lobe, les deux même peuvent être envahis par la syphilis; mais la prolifération ne se fait que par places circonscrivant des ilots absolument sains. Et, quand arrive la période de rétraction, les bandes sclérosées en se rétractant divisent le foie en un nombre plus ou moins grand de lobes secondaires, qui donnent à l'organe, suivant la comparaison de M. Lancereaux, « un aspect analogue aux reins des jeunes veaux ». Cette sclérose se montre également sur la capsule de Glisson, qui s'épaissit par places.

Symptomatologie. — D'une durée longue, l'*hépatite interstitielle* ne s'annonce au début par aucun trouble fonctionnel digne d'être noté.

Au fur et à mesure que la lésion s'établit, on observe de l'*ictère*. Cet ictère est dû à deux causes : à l'étranglement des canalicules biliaires par le tissu sclérosé, et à l'état catarrhal provoqué par l'inflammation. La teinte ictérique est bien moins accusée que dans la période secondaire.

La douleur se montre légère au début; mais elle peut, dans certains cas, revêtir un caractère assez intense, et, dans tous les cas, présente des exacerbations vespérales et nocturnes. Chez un malade observé par le Dr Delavarenne, la douleur réveillait le malade et lui causait de la difficulté à respirer.

Un troisième symptôme se montre dans les cas graves : c'est l'*ascite*. Elle est produite par la gêne circulatoire due à la rétraction du foie. Cette ascite est quelquefois le seul symptôme qui oblige les malades à réclamer les soins, les douleurs et l'ictère n'étant pas assez intenses pour les arrêter complètement.

2º Avant de passer au diagnostic, nous décrirons les symptômes de l'*hépatite gommeuse*.

Les *gommes du foie* présentent une grande variété comme nombre, comme volume.

Quand elles sont en certain nombre, le foie prend un aspect lobulé également, comme dans le cas d'hépatite *interstitielle*; mais, dans le cas de gomme, on ne trouve pas ces dépressions profondes comme dans la cirrhose syphilitique, à moins que les deux formes se soient développées en même temps. Dans ce dernier cas, on trouve alors la lobulisation due à la cirrhose, et çà et là sur les lobules secondaires du foie des dépôts gommeux ou bien des cicatrices déprimées, indiquant l'évolution terminée du néoplasme.

Le siège des gommes du foie n'a pas de caractère pathognomonique. On a vu des gommes siéger à la face convexe du foie et établir des adhérences entre la glande et le diaphragme ; quelquefois le néoplasme s'est étendu jusque dans l'épaisseur du muscle et donnait lieu à de la gêne respiratoire.

Symptômes. — Moins accusée que l'hépatite interstitielle, l'hépatite gommeuse, bornée à une ou deux tumeurs, ne s'accompagne d'aucun symptôme. Aucune douleur, pas d'ictère, rien ne décèle l'évolution du syphilome.

Quand il n'existe qu'une ou deux gommes, le néoplasme subit à un moment donné une régression caséeuse ; les produits de la gomme sont éliminés par la circulation, et on ne trouve plus à leur place qu'une cicatrice déprimée.

Lorsque les gommes sont mutiples, les symptômes sont plus graves, car il se produit, quand le syphilome se cicatrise, une véritable hépatite scléreuse diffuse, provoquant les mêmes désordres fonctionnels que dans l'hépatite interstitielle.

Diagnostic. — Dans le début de l'hépatite interstitielle, la palpation fera reconnaître que le foie descend au-dessous du rebord des fausses côtes. Dans ce cas, il faut rechercher avec soin les antécédents du malade, examiner si l'on ne trouve pas sur la surface cutanée des traces de syphilides anciennes. La douleur se montre dans cette première période. On devra en outre tenir compte de l'ictère.

Puis, quand arrive la période d'atrophie, le foie diminue de volume ; en déprimant la paroi abdominale, on sent des bosselures irrégulières. Mais, lorsque l'atrophie a réduit le foie à un très petit volume, qu'il est pour ainsi dire en dehors de la palpation, il faudra tenir compte de l'absence de troubles digestifs dans la syphilis, ce qui est un syptôme dominant dans la cirrhose alcoolique. Seulement ces signes différentiels ne tardent pas à disparaître, par suite de l'état cachectique dans lequel tombent les malades.

Comme terminaison, on a observé la *dégénérescence graisseuse* et la *dégénérescence amyloïde*.

Pronostic. — La syphilis tertiaire du foie est toujours grave. Que l'hépatite soit interstitielle ou gommeuse, il faut être très-réservé sur l'issue de la maladie. S'il n'y a qu'une petite portion de foie atteint par la sclérose et que le traitement semble produire une amélioration dans l'état général du malade, le pronostic sera favorable; mais lorsque le foie tout entier est envahi par la syphilis, qu'indépendamment de la cirrhose il se trouve des gommes disséminées, si l'ascite se montre et que les troubles digestifs apparaissent en même temps que l'albumine dans les urines, le pronostic est des plus graves, car la mort est la terminaison de l'hépatite arrivée à cette période. Néanmoins, même à ce degré dans l'évolution de la maladie, on devra tenter le traitement.

Traitement. — On donnera l'iodure de potassium et celui-ci associé au bi-iodure de mercure; comme traitement local, vésicatoires pansés avec l'emplâtre de Vigo, des frictions mercurielles; et, comme traitement plus actif, des ventouses sèches, des cautères (Delavarenne).

Contre l'ascite on devra faire la ponction, et éviter les diurétiques dans le cas probable d'une altération des reins. Il faudra s'attacher en outre à remonter l'état général par le traitement tonique et surtout par le régime lacté; ce dernier mode de traitement, quoique diurétique, n'a pas d'influence fâcheuse sur le tissu rénal.

L'hygiène devra également intervenir; on enverra les malades à la campagne, au bord de la mer, en y adjoignant des bains chauds d'eau de mer, ou à défaut des bains sulfureux.

CHAPITRE XIV

LÉSIONS DES REINS

Les manifestations syphilitiques qui se montrent du côté
des reins sont assez rares; mais il n'est plus possible
aujourd'hui de les mettre en doute. Rayer les avait déjà signalées comme complication des lésions du foie; mais, indépendamment de l'albuminurie que l'on rencontre dans certains cas d'hépatite tertiaire, albuminurie qui augmente
beaucoup la gravité du pronostic de la lésion du foie, les
reins sont susceptibles d'être atteints directement par la
syphilis.

Comme lésion, nous avons la *néphrite interstitielle* et la
néphrite gommeuse. Les altérations anatomiques sont les
mêmes que pour l'hépatite tertiaire.

La *néphrite interstitielle* est causée par la prolifération
cellulaire dans le tissu conjonctif du stroma rénal, inflammation par propagation des tubuli et desquamation épithéliale de ces derniers.

Les *gommes* ont été trouvées à l'autopsie par M. Lancereaux et par M. Cornil. La structure anatomique est absolument semblable aux gommes des autres organes.

Comme *symptômes*, on observe de l'albuminurie, sans
qu'il y ait diminution dans la sécrétion urinaire. Cet état
se maintient pendant l'organisation du tissu interstitiel;
mais, au fur et à mesure que le tissu conjonctif passe à
l'état fibreux, les glomérules, les tubuli sont comprimés,
étouffés par le tissu de nouvelle formation, et l'on observe

une diminution très notable de l'excrétion urinaire, et, dans la période ultime, de l'anasarque se montre, l'anurie, puis l'urémie.

Le *diagnostic* de néphrite syphilitique est difficile à faire quand on n'a pas d'autres symptômes que l'albuminurie ou des troubles dans la sécrétion urinaire. Lorsqu'il existe des syphilides cutanées ou viscérales, de l'hépatite par exemple, il y a beaucoup de chances pour que la lésion rénale soit aussi sous la dépendance de la syphilis.

Dans tous les cas, lorsque l'on se trouve en présence d'un malade avec des troubles urinaires, sans cause bien déterminée, on devra tenter la médication antisyphilitique et donner l'iodure de potassium, mais l'*iodure de potassium seul; le mercure aggraverait certainement la lésion des reins.* Si la néphrite est de cause syphilitique, le *traitement* produira de l'amélioration, surtout si la lésion n'est pas très avancée. Témoin les deux faits observés par M. Lancereaux. Le premier a trait à une malade qui entra à l'*Hôtel-Dieu* avec des lésions syphilitiques : alopécie, ulcérations, hyperostose, hépatite caractérisée par la lobulisation du foie. Elle avait en outre de l'albumine dans les urines. Le traitement par l'iodure de potassium, à la dose de 2 grammes par jour seulement, apporta une amélioration notable et rapide dans l'état de la malade.

Le second cas se rapporte à un malade qui fut atteint d'anasarque et pris de symptômes urémiques, « épistaxis, vertiges, éblouissements, urines chargées d'albumine ». Quelques jours après, il présenta une gomme à chaque mamelle. Le traitement dirigé contre cette manifestation syphilitique guérit en même temps les accidents des reins.

Mais, si la thérapeutique a souvent raison des néphrites syphilitiques, le *pronostic* de ces lésions rénales n'en est pas moins fort sérieux et fort grave. Quand la lésion est peu avancée, qu'elle est à la période d'organisation, le traitement aura une grande action sur la syphilide; mais quand le tissu fibreux est organisé, que la sclérose est complète, les fonctions du rein étant supprimées, les malades succombent dans le coma urémique.

CHAPITRE XV

LÉSIONS DE L'APPAREIL CIRCULATOIRE

I. — PÉRICARDE.

Le péricarde est rarement le siège des accidents tertiaires de la syphilis. M. Lancereaux a trouvé dans deux autopsies une fois un épaississement du péricarde, et une autre fois une gomme de la grosseur d'une noisette à la surface interne de la séreuse.

II. — MYOCARDE.

Les lésions du myocarde ne sont autres que des gommes musculaires. Elles peuvent occuper l'épaisseur des parois du cœur ou bien faire saillie sur l'une ou l'autre de ses faces.

M. Lancereaux rapporte l'observation d'un malade âgé de vingt-neuf ans, qui entra dans son service en présentant des symptômes de dyspnée, d'œdème et de cyanose des extrémités, mais sans que l'auscultation révélât le moindre bruit anormal du côté du cœur. A l'autopsie, on trouva le ventricule gauche parsemé de petites tumeurs gommeuses situées sous l'endocarde. Les colonnes charnues étaient également envahies par le néoplasme. M. Lancereaux a d'ailleurs représenté ces différentes lésions à la planche II de son *Traité sur la syphilis*.

Dans un autre cas, le même auteur a trouvé des lésions semblables sur le ventricule droit.

M. Jullien a relevé 19 cas de gommes du cœur. Dans tous, les malades avaient présenté de la cyanose et de l'œdème des extrémités. Les *symptômes* serviront plutôt que l'auscultation à établir le *diagnostic* de la lésion du cœur.

Quant au *pronostic*, il est fort grave. La gomme peut subir la dégénérescence graisseuse et entraîner la rupture d'une des colonnes charnues. Les malades peuvent succomber par asystolie; la mort subite a été observée 13 fois sur les 19 cas cités par M. Jullien.

Néanmoins le *traitement* n'est pas sans influence sur cette lésion. M. Lancereaux a obtenu la guérison d'un malade après plusieurs mois de traitement par l'iodure de potassium.

III. — ARTÈRES.

Nous avons déjà vu que l'induration chancreuse était constituée par la prolifération de cellules endothéliales dans les parois artérielles, quelques-unes venant en outre oblitérer la lumière du vaisseau. Dans le cours de la syphilis tertiaire, cette *artérite* s'observe à un degré beaucoup plus marqué. L'artérite peut être *primitive*, c'est-à-dire que l'inflammation naît dans les parois de l'artère. Elle peut être *consécutive* à une lésion de voisinage, à une gomme ou à l'inflammation des organes qu'elle nourrit ou qu'elle traverse.

Cette artérite peut se terminer par la dégénérescence gommeuse. Elle s'observe sur les gros troncs principalement : aorte, artère pulmonaire, carotide, tronc brachio-céphalique, etc. Dans les *Annales de dermatologie* (n° 4, t. I, 1880, p. 183), nous trouvons un fait observé par Zeissl jun. sur un malade de trente-un ans. La syphilis remontait à dix ans, et, quand il fut examiné par Zeissl, ce dernier constata sur l'artère humérale gauche une tumeur du volume du pouce, s'étendant du col chirurgical de l'humérus à la moitié du bras, sur une étendue de 8 centimètres. La tumeur avait débuté deux ans auparavant; depuis deux mois, des douleurs s'étaient manifestées. Le malade avait également remarqué que la main était plus froide que la droite. Zeissl constata de plus que le bras était un peu atrophié ; le pouls radial était faible ; pulsations au niveau de la tumeur. « L'extension de l'avant-bras sur le bras était impossible. Le traitement fit disparaitre la tumeur, mais l'artère s'oblitéra ; néanmoins la circulation collatérale s'établit. Cette artérite oblitérante se rencontre également dans les artères du cerveau, et, la circulation ne se faisant plus dans ce point, on observe du ramollissement de la substance encéphalique. » (Labarrière, Julliard, Cunningham Russel.)

A côté de cette *artérite scléreuse*, il faut mettre la gomme des parois de l'artère, laquelle n'est autre qu'une artérite subissant la période de régression graisseuse. Les gommes peuvent prendre naissance sur l'une ou l'autre des tuniques et, par leur développement, venir faire saillie dans l'intérieur du vaisseau.

Des gommes développées au voisinage d'une artère peuvent provoquer de l'artérite, ou bien se communiquer aux parois du vaisseau et entraîner la rupture de l'artère, en produisant une hémorrhagie foudroyante : tel est le cas observé par MM. Siredey et Fiouppe (page 257).

La syphilis semble avoir une assez grande influence sur la production des anévrysmes.

M. Lancereaux a vu un anévrysme de la sous-clavière guéri par l'iodure de potassium. Le même auteur a cité un fait du Dr Blachez qui vit un malade succomber à une hémorrhagie méningée consécutive à la rupture de l'artère basilaire. Dans la thèse du Dr Moty, nous trouvons l'observation d'un malade qui, après avoir eu un chancre infectant en 1870, entra en 1877 dans le service du Dr Laveran, au Val-de-Grâce, pour des accidents intenses de dyspnée [1]. Il avait en outre de l'expectoration sanguinolente. A l'examen, on trouva une voussure marquée de la région précordiale, un *thrill* sensible vers la pointe et le *pouls*

---

1. L'observation et l'autopsie du malade ont été prises par notre ami le Dr Bussard, enlevé trop prématurément à la science. Qu'il nous soit permis, en passant, de rendre un juste hommage à sa mémoire !

de l'insuffisance aortique. Quinze jours après son séjour à l'hôpital, il mourut ; et l'autopsie fit découvrir « au niveau de l'artère pulmonaire, dans le ventricule, le long de la paroi postérieure du vaisseau, à l'endroit où l'artère pulmonaire est en contact avec l'aorte, une saillie bilobée. A l'endroit où la tumeur se confond avec la paroi de l'artère pulmonaire se voit un orifice déchiqueté, irrégulier, à bords amincis, » pouvant admettre une sonde ordinaire et à travers laquelle l'artère pulmonaire communique avec une dilatation anévrysmale de l'aorte. « Au-dessus de l'anévrysme, l'aorte présente de nombreuses traces d'inflammation ; sa surface est inégale, ulcérée sur plusieurs points ; la paroi est notablement épaissie. » Les recherches micrographiques firent découvrir une abondante prolifération de cellules embryonnaires dans la tunique moyenne.

Les *symptômes* de l'artérite sont très obscurs ; mais, quand la tumeur prend un développement assez considérable, la compression qu'elle exerce sur les filets nerveux voisins provoque de la douleur, comme dans le cas de Zeissl cité plus haut, où les douleurs provenaient de la compression exercée sur le médian et le musculo-cutané. Quant aux troubles circulatoires du cerveau, on ne peut, pour arriver au diagnostic, que procéder par exclusion, en tenant compte de l'état des organes centraux de la circulation. Les anévrysmes n'ont pas de symptômes propres, et ils ne diffèrent aucunement de ceux étrangers à la syphilis.

Le *pronostic* est grave, mais encore varie-t-il avec le siège de la lésion.

Comme *traitement*, il n'y a que l'iodure de potassium qui puisse produire quelque résultat.

IV. — Vaisseaux et ganglions lymphatiques.

Si les ganglions et les vaisseaux sont toujours concomitants d'une lésion primitive ou secondaire, il n'en est pas de même quand on est en présence d'une syphilide tertiaire. Jamais ou du moins très rarement la lymphadénopathie se montre en même temps qu'une lésion tertiaire.

Mais il peut arriver que les lymphatiques et les ganglions soient atteints par la syphilis tertiaire au même titre que les autres organes de l'économie; et l'on voit survenir alors une hypertrophie ganglionnaire assez marquée, et quelquefois généralisée, laquelle peut subir la dégénérescence gommeuse. La gomme peut à son tour prendre la forme phagédénique et entrainer les organes voisins dans la gangrène; tel est le cas rapporté par le professeur Verneuil, dans les *Archives de médecine*. Un malade atteint d'une gomme ganglionnaire de l'aine succomba à l'hémorrhagie foudroyante de l'artère fémorale ulcérée par le phagédénisme gommeux.

V. — GLANDES VASCULAIRES SANGUINES.

La *rate* présente souvent de l'hypertrophie dans le cours d'une syphilis viscérale, principalement quand le foie est atteint. On a également trouvé des gommes.

Semblables lésions ont été rencontrées dans les *capsules surrénales* (Virchow, Moxon, Lancereaux, Lomikowski).

Le *corps thyroïde* est hypertrophié. Cette lésion s'observe plus fréquemment chez la femme (Lancereaux).

Ce même auteur a trouvé une gomme du *corps pituitaire*. Le Dr Gamel cite dans sa thèse une observation du Dr Dugout Bally, qui constata, à l'autopsie d'une femme de trente-deux ans, la disparition complète du corps pituitaire et sa place occupée par du pus.

CHAPITRE XVI

Les lésions tertiaires des articulations se rencontrent sur la synoviale et sur les surfaces articulaires.

La *synovite tertiaire* se manifeste par de l'hydarthrose. L'épanchement se fait lentement, d'une façon insidieuse et sans s'accompagner d'aucune douleur. Cette première forme de synovite peut se résoudre par le traitement; mais il arrive que l'on constate quelquefois des épaississements de la synoviale, lesquels ne sont autre chose que des dépôts gommeux. Ceux-ci peuvent se faire dans les franges de la membrane synoviale, et alors ils ont une marche progressive (Plateau, Thèse, 1877). Quand ces gommes sont volumineuses, l'articulation semble être envahie par une arthrite fongueuse.

Les gommes peuvent siéger sur les ligaments de l'articulation. Ainsi M. Lancereaux a représenté planche III de son traité une gomme de 4 centimètres d'épaisseur située en avant du tendon rotulien.

Comme symptômes, on observe rarement de la douleur. Les malades ne s'aperçoivent de la lésion que par la difficulté des mouvements de flexion. Si les douleurs se montrent, elles sont généralement peu intenses et présentent de l'exacerbation nocturne.

Le siège de cette arthrite est, d'après les faits observés, le genou et en particulier le genou gauche; néanmoins on l'a vue envahir l'articulation cubito-humérale (Letulle et Plateau). Dans ce dernier cas, les malades éprouvent de la difficulté à porter le bras plus loin qu'à angle droit.

Lorsqu'il y a arthrite proprement dite, les douleurs sont beaucoup plus vives. Dans une autopsie, M. Lancereaux a trouvé les surfaces articulaires couvertes d'érosions et d'ulcérations.

Les signes fournis pas l'exploration font constater le choc rotulien, l'empâtement de la région et l'épaississement par places de la membrane synoviale.

Ce qui différencie cette arthrite de la forme rhumatismale ou blennorrhagique, c'est l'absence de tout symptôme fébrile au moment de la production de l'hydarthrose.

Le pronostic est moins sérieux que les autres formes d'arthrite ; cependant, chez les sujets prédisposés, on l'a vu passer à la forme fongueuse [1].

Le traitement interne : iodure de potassium ; les frictions mercurielles agissent assez vite sur l'arthrite tertiaire.

Les séreuses sous-cutanées et sous-tendineuses sont également atteintes dans la période tertiaire.

Le Dr Moreau, dans sa thèse (Paris, 1873), a décrit spécialement cette lésion, pour laquelle il cite des cas à l'appui. La séreuse de la patte d'oie a été trouvée atteinte des deux côtés chez un malade du professeur Verneuil. La tumeur se présentait sous une forme triangulaire, « le bord antérieur à la crête du tibia ; les deux autres bords, supérieur et inférieur, convergeaient l'un vers l'autre et se réunissaient en haut et en arrière vers le condyle interne du fémur. » Dans un autre cas, la tumeur avait le volume et la grosseur d'un œuf de poule. La bourse séreuse de la paume de la main présente quelquefois une altération gommeuse chez les individus qui exercent des pressions assez fortes et prolongées sur cette région.

La gaine des tendons peut également être envahie, et alors la tumeur se dessine assez nettement sous la peau et donne quand on la palpe la même sensation que si elle était

---

1. D'ailleurs, pour la pathologie complète de ces arthrites, on devra lire la monographie du professeur Richet sur les tumeurs blanches.

remplie de colle de pâte. On ne remarque pas non plus de changement de couleur à la peau dans le début; mais, quand arrive la période d'ulcération, la peau est entamée et la plaie a le même aspect que dans les autres formes de gomme.

C'est par l'absence de douleur et de symptômes prémonitoires, tels que la fièvre, que l'on pourra éliminer l'idée de synovite aiguë. Le changement de couleur à la peau ne se remarque jamais dans le début de la synovite tertiaire. La douleur, quand elle existe, se montre surtout la nuit; les mouvements spontanés ou provoqués ne la font pas naître. Dans un cas observé par nous, on pouvait faire exécuter au malade tous les mouvements possibles; le palper, la pression ne causait aucune souffrance; mais la nuit les douleurs devenaient pour ainsi dire intolérables. La lésion siégeait, dans ce dernier cas, dans la gaine des péroniers latéraux au niveau de la malléole.

Trois grammes d'iodure par jour et des frictions mercurielles guérirent le malade en très peu de temps. D'ailleurs, dans des cas douteux, le traitement constituerait un bon élément de diagnostic.

CHAPITRE XVII

Les altérations osseuses de la période tertiaire qui se manifestent sur le squelette des membres ne peuvent être constatées au toucher que sur les os superficiels ou sur ceux qui ne sont entourés ou revêtus que d'une faible couche de parties molles. Le *tibia* est, pour ainsi dire, le lieu d'élection des gommes ou des périostoses tertiaires.

Dans le premier degré de ces lésions osseuses, quand on passe la pulpe du doigt sur la crête du tibia, on la sent raboteuse, et ces saillies formées par des exostoses peuvent présenter un volume inégal, mais elles sont toujours très régulières. D'autres fois, l'os tout entier est envahi par l'ostéite et présente une augmentation de volume considérable. Nous avons vu un malade présentant une ostéite qui s'étendait depuis la tubérosité antérieure du tibia jusqu'au tiers inférieur de l'os à la partie antéro-interne. Cette tumeur était irrégulièrement bosselée et présentait des contours indécis qui se confondaient insensiblement avec les tissus sains. Sur l'autre tibia, on sentait la crête rugueuse et irrégulière formée par une petite série de petites tumeurs, variables comme volume.

M. Oulmont a trouvé dans une autopsie les deux humérus enveloppés « comme d'un manchon osseux, de 4 à 5 centimètres de longueur sur 1 environ d'épaisseur, à surface externe irrégulière et comme vermoulue, mais très dure » (*Progrès médical*, t. V, p. 571).

Cette première forme d'ostéite peut subir la dégénérescence granulo-graisseuse et donner lieu à des gommes osseuses qui viennent perforer la peau de la région.

Semblable lésion s'observe sur les doigts ou sur les orteils, en donnant lieu à une *dactylite*. Celle-ci, en se développant, fait parfois subir au doigt tout entier ou à une seule phalange une augmentation de volume qui donne l'aspect d'une *spina ventosa*.

Nous avons observé un malade atteint de dactylite au troisième orteil; celui-ci était augmenté de volume; pas de changement de couleur à la peau; la face dorsale de l'orteil, au lieu de présenter une surface convexe, était aplatie, la face plantaire également, en sorte que l'orteil avait une forme quadrangulaire. A part cette hypertrophie, on ne constatait aucune douleur à la pression, sauf à la face plantaire, au niveau de l'articulation métatarso-phalangienne. Pas de douleur à la marche ni dans la station debout.

Le Dr Jullien a représenté dans son *Traité des maladies vénériennes* des cas de dactylite observés par le Dr Taylor, de New-York. Les lésions siègent à la main et présentent des formes réellement malignes de cette manifestation syphilitique; l'un des doigts figuré présente à la première phalange une tuméfaction triple du volume normal; chez d'autres malades, les doigts étaient raccourcis, incurvés.

Nous ne reviendrons pas sur ce que nous avons dit pour le traitement de l'ostéite tertiaire. Iodure de potassium. Frictions mercurielles. Quand il y a un séquestre mobile, l'intervention chirurgicale est nettement indiquée.

16.

CHAPITRE XVIII

GOMMES DU STERNO-CLÉIDO-MASTOÏDIEN

Indépendamment des gommes musculaires dont nous avons parlé à propos des lésions de la langue et de l'œil, il est d'autres muscles qui sont, pour ainsi dire, le lieu d'élection des manifestations tertiaires. Nous avons déjà vu les *biceps* atteints de contracture pendant la période secondaire, tandis que les autres muscles de l'économie jouissaient d'une immunité à peu près absolue. De même, pour la période tertiaire, le muscle moteur où l'on a le plus souvent occasion d'observer des gommes, c'est le *sterno-cléido-mastoïdien.*

Le Dr Ballivet (Th. de Lyon, 1878) a rassemblé tous les faits connus de cette myosite gommeuse ; et, sur huit cas, six fois la tumeur occupait la partie inférieure du muscle. Une autre fois, la gomme musculaire s'était développée en même temps qu'une ostéite gommeuse de la clavicule. Dans un cas de Salomon (cité par Ballivet), le sterno-mastoïdien était occupé par une série de petites tumeurs qui lui donnaient l'aspect et une sensation bosselés. Bouisson a observé une tumeur sur les deux muscles.

Les symptômes qui accompagnent l'évolution du syphilome sont d'abord une difficulté fonctionnelle : raideur du cou, inclination latérale du côté de la tumeur ; moins fréquemment, de la gêne circulatoire produisant de l'œdème du cou, et des troubles de la respiration, par suite de la compression du pneumo-gastrique ou de la déviation de la trachée.

L'ulcération de la gomme n'est pas très fréquente ; cependant M. Ballivet cite le fait observé par M. Poncet : l'ulcération mesurait 7 centimètres de large sur 12 de longueur.

Le *diagnostic* de cette tumeur du cou se fera par élimination.

Une tumeur siégeant sur la face latérale du cou peut être une adénopathie cervicale, un anévrysme, un abcès froid ou un phlegmon de la région.

L'adénopathie cervicale est rare à la période tertiaire, et, dans le cas où l'on se trouverait en présence d'un cas de ce genre, on apprendrait du malade que la tumeur ganglionnaire a eu un développement assez rapide, tandis que la gomme a un processus beaucoup plus lent.

Dans l'anévrysme, on aura les battements, des troubles cardiaques de la dyspnée. La gomme ne s'accompagne d'aucun de ces symptômes, sauf de la dyspnée, laquelle ne présente jamais l'intensité de celle observée par suite d'une lésion artérielle.

Les *abcès froids* ont un développement lent dans le genre des gommes ; mais on ne les rencontre que chez les jeunes sujets ou chez des individus portant des traces de scrofulose.

La *myosite aiguë* se rencontre quelquefois à la suite d'une maladie grave, entre autres l'érysipèle, et dans ce cas, outre l'impotence fonctionnelle, on a de la douleur aiguë, lancinante, de la fièvre, la fluctuation, et, si l'abcès s'ouvre spontanément, un pus bien lié, qui ne ressemble en rien à la sérosité puro-sanguinolente de la gomme.

Quant à reconnaitre si la gomme fait corps avec le muscle, on le constatera en faisant contracter le muscle. Dans ces conditions, la gomme ne peut subir aucun mouvement de latéralité ou de bas en haut.

Comme *pronostic* local, la gomme ne serait grave que dans le cas où elle serait volumineuse au point de comprimer la trachée et de provoquer des accès de dyspnée, et dans le cas où la gomme prendrait une tournure phagédénique. Comme lésion syphilitique, elle présente le même pronostic que les accidents de même nature, c'est-à-dire une nouvelle poussée de la diathèse, et, comme thérapeutique, les moyens prompts et énergiques, frictions mercurielles, iodure de potassium, et toniques suivant les cas.

CHAPITRE XIX

LÉSIONS DU SYSTÈME NERVEUX

Les accidents tertiaires du système nerveux se divisent, au point de vue des symptômes, en lésions de l'*encéphale* et en lésions de la *moelle*.

Comme *étiologie*, nous avons à envisager :

Les lésions osseuses,

Les lésions des méninges,

Les lésions de la substance nerveuse.

I. — LÉSIONS DE L'ENCÉPHALE.

Le *diagnostic* des lésions de la surface externe du cerveau et du cervelet est difficile, car on ne peut dire au premier abord quelle est la partie atteinte.

Une exostose de la face interne du crâne, venant comprimer les méninges et la substance cérébrale, provoquera les mêmes symptômes que si l'élément nerveux était atteint.

Dans ce cas, il faut encore faire la part des accidents qui appartiennent à la syphilis et de ceux qui ne s'y rattachent qu'indirectement. Ainsi, par exemple, une exostose comprime les organes encéphaliques et occasionne des accidents nerveux assez graves pour entraîner la mort du malade ; à l'autopsie, on ne trouvera sur le cerveau que des altérations anatomiques dues à la compression, désordres absolument semblables à ceux produits par un cal osseux. C'est donc une syphilide osseuse ayant amené des troubles cérébraux ; mais ce n'est pas une syphilide cérébrale. Il peut, bien entendu, se faire qu'en un autre point du cerveau il y ait dans la substance cérébrale une gomme qui provoque de son côté des désordres fonctionnels, et on aura alors une syphilide osseuse et une syphilide cérébrale. Dans ce cas, on peut voir le traitement amener la cessation des troubles fonctionnels causés par la gomme intra-cérébrale, tandis que ceux dus à la compression osseuse persisteront. De même, nous avons vu que des exostoses des trous du crâne, comprimant les nerfs, provoquaient les altérations fonctionnelles, comme si ces nerfs étaient directement lésés, soit dans leur constitution, soit au niveau de leur origine apparente, soit à leur origine réelle.

Une gomme des méninges qui fera contracter des adhérences avec le cerveau produira les mêmes lésions fonctionnelles que si le cerveau était atteint par le syphilôme.

Le *pronostic* varie également si les troubles sont provoqués par une exostose complètement organisée, ayant subi l'*éburnation*, par exemple, ou si les troubles encéphaliques sont causés par une gomme des méninges ou même par une gomme de la substance cérébrale.

Dans le premier cas, le *traitement* même le plus soutenu, le plus fidèlement suivi par le malade, n'amènera aucune amélioration, tandis qu'il pourra faire disparaître la gomme, pourvu toutefois que la substance nerveuse n'ait pas subi une désorganisation trop profonde, car, ainsi que le dit M. Mauriac, quelle que soient l'activité et la spécificité d'un médicament, on ne lui fait pas « *refaire ce qui a été détruit. Il n'est pas doué du don créateur.* »

1° Lésions osseuses.

Les lésions osseuses du crâne comprennent les ostéites et les gommes. Tous les os du crâne peuvent devenir le siège de l'altération syphilitique.

Nous avons déjà vu que le rocher atteint d'ostéite entraînait la surdité, une paralysie de la face par compression des nerfs auditifs et facial.

L'ostéite du corps du sphénoïde et de la selle turcique

produira une compression à la base du cerveau, et les nerfs optiques eux-mêmes participent à l'inflammation et donnent lieu à de la cécité définitive ou momentanée.

L'apophyse basilaire a été emportée par la nécrose (Delpech). M. Dugout-Bailly (cité par Gamel) l'a trouvée atteinte d'ostéite raréfiante. M. Gamel a vu la voûte du crâne présenter une épaisseur de 3 centim. 1/2.

La suppuration de la table interne d'un des os du crâne peut propager l'inflammation à la portion méningo-cérébrale située au-dessous et donner lieu à des accidents qui ne peuvent être rattachés qu'indirectement à la syphilis.

2° Lésions des méninges.

Les méninges qui sont le plus souvent le siège des lésions tertiaires sont la dure-mère et la pie-mère. L'arachnoïde est rarement atteinte par le syphilome.

La méningite tertiaire présente deux formes, la *méningite scléreuse* ou *pachyméningite syphilitique*, et la *méningite gommeuse*.

Comme constitution anatomique de la méningite scléreuse, nous n'avons rien à ajouter. C'est toujours une prolifération plus ou moins abondante de cellules embryonnaires produisant sur une étendue variable des plaques indurées. Ces altérations méningitiques finissent par établir des adhérences des membranes entre elles ou bien avec la substance cérébrale (*symphyse méningée, symphyse méningo-cérébrale* du professeur Fournier). L'inflammation, en se propageant aux artères, produit des lésions analogues à celles qui se passent dans les reins ou dans le foie ; les vaisseaux, comprimés, étouffés par le néoplasme, sont rétrécis, et la circulation est suspendue.

La *méningite gommeuse* se présente sous forme d'infiltrations diffuses, en nappe (Fournier), ou bien sous forme de tumeurs gommeuses semblables à toutes les gommes.

Quand elles se développent sur la dure-mère, elles occupent indifféremment la face externe ou la face interne. Dans le premier cas, ce ne sont que des gommes sous-périostées, et, dans leur processus, elles peuvent détruire les os du crâne en produisant une ou plusieurs perforations. Tel est

le cas observé par M. le professeur Bouchard et rapporté
par M. Jullien : « Le crâne était percé de trous et criblé à
jour, surtout à la face interne. Dans les trous se logeaient
des tubercules et des végétations de la dure-mère. »

Hutchinson a observé un fait semblable consécutivement
à une carie du frontal.

Quand les gommes occupent la face interne, elles com-
priment, en se développant, la substance nerveuse, en produisant les mêmes symptômes que les exostoses, ou que si
la gomme occupait le parenchyme cérébral. Le Dr Stretch
Dowse [1] a trouvé à l'autopsie d'une femme de trente-trois
ans, morte à l'hôpital Highgate, après avoir présenté des
crises épileptiformes, la dure-mère adhérente à la voûte crânienne, et à peu près toute la moitié droite plus ou moins
épaissie ; en un point, sur une étendue de 26 millimètres
carrés, l'épaississement atteignait 6 millimètres, et la
membrane était extrêmement adhérente au pariétal. A la
face interne de la dure-mère et au point où elle présentait
cette épaisseur, il s'était développé une gomme pénétrant
dans la substance cérébrale, à la partie moyenne de l'hémisphère droit. Les dimensions de cette tumeur étaient
5 centimètres de diamètre transverse et 26 millimètres
d'épaisseur. Tout autour il y avait du ramollissement cérébral.

3° **Substance nerveuse.**

Les lésions de la substance nerveuse consistent dans la
sclérose diffuse, les *gommes* et dans les *altérations des vaisseaux*. Comme symptômes, les troubles sont les mêmes.
Qu'une région du cerveau soit envahie par une gomme ou
qu'elle ne reçoive plus de sang par suite de la lésion artérielle, les fonctions physiologiques seront momentanément
ou définitivement perdues selon le degré de la lésion.

La *sclérose diffuse* est une lésion assez rare. Comme constitution anatomique, c'est une infiltration interstitielle, se
présentant sous forme de lignes, de dépressions. M. Lan-

1. *Lancet*, 1872, vol. I, p. 539.

cereaux a trouvé sur un cerveau « de petites dépressions étoilées assez peu profondes, mais rappelant les sillons si fréquents de la surface du foie. » M. Barthélemy a présenté à la Société anatomique le cerveau d'une femme de vingt-sept ans, morte hémiplégique du côté gauche. « Sur des coupes de la région fronto-pariétale gauche, on voyait dans la substance blanche, sous-jacente aux circonvolutions, une série de petites lacunes du volume d'une lentille, grisâtres, non diffluentes, mais plus molles que le tissu ambiant et se déprimant par la coupe. A droite sur les coupes pré-frontale, pédiculo-frontale et pariétale, on trouve les mêmes lésions, mais beaucoup plus accentuées [1]. » MM. Charcot et Gombault ont trouvé de la sclérose en plaques disséminées, « gris rouge à leur périphérie et jaunâtres au centre, et ne dépassant pas la dimension d'une pièce de cinquante centimes [2]. »

Les *gommes* du cerveau, quoique assez rares, se rencontrent cependant plus fréquemment que la sclérose diffuse. On les a trouvées dans toutes les régions de l'encéphale (cerveau, cervelet, protubérance). Le volume de ces syphilomes atteignait quelquefois des dimensions assez considérables, de même qu'on a rencontré des cas de gommes multiples, tantôt réunies en un seul point, tantôt occupant des régions différentes, tantôt occupant les *méninges* et la *substance nerveuse*. MM. Bourceret et Cossy ont trouvé au niveau de la partie postérieure de la face externe de la corne frontale gauche de la pachyméningite et de la symphyse méningo-cérébrale; et à la partie postérieure des deuxième et troisième circonvolutions frontales gauches et dans une partie de la circonvolution pariétale adjacente, une gomme à peu près sphérique, de 3 centimètres de diamètre [3]. Le Dr Gamel donne, dans sa thèse inaugurale sur les *Tumeurs gommeuses du cerveau*, la description anatomique et symptomatologique de ces néoplasmes. Dans un cas, une gomme de la grosseur

1. *Société anatomique*, séance du 27 mars 1877, et *Progrès médical*, 1877, p. 671.

2. *Archives de physiologie*, t. V, p. 143, 1873.

3. *Société anatomique*, séance du 2 mai 1873, *Progrès médical*, t. I, 1873, p. 30.

d'un petit œuf de poule occupait la cavité du troisième ventricule, et elle empiétait de chaque côté sur les couches optiques
et sur le bord antérieur de la protubérance. Sur le même
cerveau, à la base, trois autres gommes, deux à gauche et
une à droite, s'étaient développées sur « les couches superficielles de la substance des lobes frontaux » (Gamel, obs. I).
Dans une autre autopsie, une gomme du volume d'une
noix était située à la corne frontale du ventricule latéral
droit; elle déprimait le corps strié correspondant. En outre,
la pie-mère contenait dans son épaisseur une gomme de la
grosseur d'une lentille, et en ce point elle adhérait au cerveau (obs. II). Le même auteur a trouvé une gomme dans le
lobe droit du cervelet. M. Lancereaux a représenté [1] une
gomme de la protubérance située sur la ligne médiane et
au tiers inférieur. Cette tumeur était formée par « deux
nodosités jaunes assez fermes, réunies par une substance
grisâtre vasculaire résistante. »

Le Dr Bradbury a présenté à la Société médicale de Cambridge un cas de gommes généralisées (testicule, foie). Dans
les organes encéphaliques, on trouva quatre gommes : une
à la face interne de la dure-mère, au niveau du centre de la
circonvolution pariétale ascendante droite, qu'elle déprimait;
une seconde, près du pont de Varole, englobait les racines des
nerfs des cinquième et sixième paires et recouvrait la septième; une troisième dans les méninges cérébelleuses; une
quatrième grosse comme une noix située dans la substance
nerveuse du lobe occipital gauche (*Lancet*, 10 juillet 1880;
Annales de dermatologie, 1881, p. 167).

II. — LÉSIONS DE LA MOELLE.

Comme dans les lésions de l'encéphale, les accidents nerveux sont provoqués par une lésion osseuse, par une méningite, par la myélite elle-même.

---

1. *Traité de la syphilis*, p. 350, fig. 10, ch. VII.

1º Lésions osseuses.

Les accidents tertiaires de la colonne vertébrale sont constitués par les exostoses du canal vertébral; puis viennent les gommes osseuses se terminant par nécrose ou carie, donnant lieu, dans ce dernier cas, à un véritable *mal de Pott* syphilitique. Le professeur Verneuil l'a observé chez un enfant qui guérit par le traitement à l'iodure de potassium (*Gazette des hôpitaux*, du 4 février 1879. *Annales de dermatologie*, 1879, p. 236). M. le professeur Fournier a eu également un malade [1] de cinquante-six ans qui succomba à la cachexie tertiaire et chez lequel on trouva un *mal de Pott* de la colonne lombaire. « Le corps des troisième, quatrième et cinquième vertèbres lombaires était atteint d'ostéite condensante, et l'apophyse épineuse de la troisième vertèbre était elle-même envahie par l'infiltration gommeuse. Mais la principale lésion siégeait sur la troisième et la quatrième vertèbre. Le disque intervertébral était détruit dans sa moitié postérieure, et à sa place existait une excavation. La vertèbre placée au-dessus était échancrée par le processus destructeur de la carie, et le corps des deux vertèbres était remplacé à sa moitié postérieure par un produit gommeux.

La nécrose de la colonne vertébrale peut être consécutive à une lésion gommeuse phagédénique des parties molles qui la recouvrent. Ainsi, lorsque nous avons fait l'étude de la syphilose pharyngo-nasale, nous avons parlé d'un malade observé par Leprestre, de Caen. Une ulcération de la paroi postérieure du pharynx perfora le corps de la troisième colonne vertébrale et ulcéra la dure-mère et l'arachnoïde.

2º Lésions des méninges.

On observe les mêmes altérations que sur les méninges cérébrales, pachyméningite, symphyse méningée, symphyse

---

1. L'observation du malade, et la planche représentant la lésion vertébrale, sont rapportées dans les *Annales de dermatologie*, 1881, nº 1, t. II, p. 19 et suiv.

méningo-médullaire, gommes. Toutes ces lésions se rencontrent aussi sur l'enveloppe des nerfs qui naissent de la moelle.

3° Lésions de la moelle.

Quant à la syphilis tertiaire de la moelle, les altérations consistent surtout dans la sclérose diffuse et dans les gommes; mais ces lésions sont très rares. Le Dr Julliard [1] n'a pu rassembler que cinq cas bien authentiques de gommes de la moelle.

4° Lésions vasculaires.

Les lésions artérielles du système encéphalo-rachidien font plutôt partie de la syphilide tertiaire des vaisseaux. Les désordres fonctionnels ne sont que consécutifs aux lésions artérielles et les *altérations anatomiques du système nerveux n'ont rien de syphilitique*. Pour indiquer le processus dans un cas de ce genre, nous avons : lésion initiale des artères, diminution de l'apport sanguin, puis ischémie et enfin ramollissement de l'élément nerveux.

Il arrive quelquefois que l'infiltration scléreuse ou gommeuse des méninges se répande dans la gaine des vaisseaux et les suive plus ou moins loin dans la partie qu'ils doivent nourrir. Dans ces cas-là, la lésion artérielle n'est que consécutive à la lésion méningée, mais le résultat est le même : rétrécissement artériel, oblitération, thrombose, ischémie de la région cérébrale nourrie par l'artère, et enfin ramollissement de la substance nerveuse.

Toutes les artères du cerveau et de la moelle peuvent être atteintes. M. Larché cite un cas observé par M. Labarrière; « l'artère basilaire était comprise dans un épaississement des méninges, que l'on était obligé de sectionner pour trouver le vaisseau; les parois artérielles étaient fortement épaissies, et la diminution du calibre était telle que l'on pouvait à peine y passer une soie de sanglier. Par suite de cette lésion

1. Thèse de Lyon, 1879.

artérielle, il s'était produit un ramollissement de la partie centrale du cervelet entre les deux lobes. »

Le professeur Fournier cite, dans son livre sur la « Syphilis du cerveau », un fait observé par le Dr Buzzard, de Londres, lequel trouva, à l'autopsie d'un sujet de trente-quatre ans, une thrombose de tout le cercle de Willis, consécutive à une artérite scléreuse.

Enfin les anévrysmes des artères cérébrales sont souvent observés chez les syphilitiques. Cunningham Russel a observé l'oblitération complète des artères de la base; les parois épaissies présentaient de petits anévrysmes du volume d'un pois. Semblables lésions se rencontrent sur les vaisseaux de la moelle.

III. — TROUBLES FONCTIONNELS CONSÉCUTIFS AUX LÉSIONS ENCÉPHALO-RACHIDIENNES.

Les troubles fonctionnels résultant des lésions du système nerveux ne diffèrent aucunement, comme symptômes, de ceux étrangers à la syphilis. Cependant l'irrégularité que présentent quelquefois certains d'entre eux permet d'affirmer que la maladie nerveuse a une origine syphilitique.

1° Céphalées.

A cette période, on rencontre encore ces atroces douleurs de tête, se montrant surtout la nuit, ou bien durant constamment avec exacerbations nocturnes. Ces douleurs siègent le plus souvent à la région frontale ou temporale; mais on les rencontre aussi à la région pariétale et occipitale; dans ce dernier cas, elles occupent surtout la partie située au dessous de la protubérance externe. Ces céphalées sont très souvent un symptôme de lésions plus graves, gommes, méningite scléreuse, etc., entraînant des manifestations nerveuses, telles que l'épilepsie, l'aphasie, etc.

2° Épilepsie.

L'épilepsie tertiaire présente dans sa forme une différence assez grande pour la distinguer de l'épilepsie idiopathique. Dans cette dernière forme, le malade pousse un cri et tombe comme une masse. Quelquefois l'attaque est précédée *d'aura*, qui chez quelques malades les avertit de l'imminence de la crise et leur permet de pouvoir prendre des précautions, soit pour se dérober à la vue des personnes qui les entourent, soit pour pouvoir se mettre au lit et éviter une chute souvent dangereuse. Les mouvements convulsifs qui ont lieu pendant l'attaque sont généraux ; tous les membres sont agités.

Dans l'épilepsie syphilitique, on rencontre bien cette forme d'épilepsie générale ; mais le professeur Fournier insiste beaucoup sur l'absence du *cri initial*, puis sur la persistance de la paralysie consécutive à la crise syphilitique.

La forme d'épilepsie qui a réellement le caractère syphilitique, c'est l'*épilepsie partielle*. Dans cette forme, un des côtés du corps, un bras, une jambe seulement sont quelquefois atteints de convulsions. En 1827, Bravais dans sa thèse inaugurale décrivit l'épilepsie partielle sous le nom d'*épilepsie hémiplégique*. Chez un malade, l'attaque commençait par le membre inférieur gauche, et elle durait d'un quart d'heure jusqu'à deux heures. Le début de cette épilepsie avait eu lieu à la suite d'un bain trop chaud, le malade avait ressenti une vive douleur partant du pied gauche et remontant jusqu'à la tête, sans qu'il perdît connaissance.

Un malade de M. Fournier était pris d'accès convulsifs d'un des membres supérieurs, et qui consistaient « d'abord en une sorte de crispation des doigts, qui se raidissaient et s'écartaient les uns des autres, puis, un peu plus tard, en une flexion forcée de l'avant-bras sur le bras : double phénomène, bientôt suivi de secousses saccadées, presque rythmiques, qui ébranlaient fortement tout le membre. »

Dans un autre cas, les convulsions se passaient au pied et à la jambe. Le professeur Charcot, dans une clinique de la Salpêtrière, a cité trois cas d'épilepsie partielle qu'il a observés. Le premier était un malade de quarante-deux ans, employé, qui un jour, « assis à son bureau, sentit, sans avoir rien éprouvé auparavant, son membre inférieur droit agité de secousses convulsives rythmiques, précipitées, très énergiques. Cette sorte de trépidation dura peut-être quelques secondes, puis le membre inférieur rigide se souleva tout d'une pièce, et presque aussitôt le malade tomba sans connaissance [1]. » Un second accès le prit deux mois après, en descendant d'un omnibus, et un troisième deux mois après le second. Mais cette fois les convulsions ne se localisèrent pas au membre inférieur, elles gagnèrent le membre supérieur, puis la tête, qui fut portée vers l'épaule droite, en même temps que le côté droit de la face était grimaçant.

Chez un autre malade, la crise était précédée par une augmentation de la céphalalgie, mais les convulsions débutaient par le membre supérieur. La main gauche était prise de contracture, ensuite le bras et la tête subissaient un mouvement de torsion du même côté. Des secousses rythmiques agitaient le membre supérieur, puis le membre inférieur. Quelquefois le côté opposé se prenait à son tour. Mais la prédominance existait surtout à gauche, et il arrivait parfois au malade d'éprouver un mouvement de torsion vers la gauche, et à la fin de la crise il se trouvait couché sur le ventre.

Le troisième malade fut pris de convulsions du membre inférieur, lesquelles gagnèrent le membre supérieur; mais la perte de connaissance n'arriva qu'une fois; dans toutes les autres attaques, le malade avait conscience et observait toutes les phases de la crise.

Dans les trois cas, il y eut consécutivement de l'amnésie, de l'hébétude et de l'amaigrissement des malades. Néanmoins le traitement amena la guérison de tous ces accidents.

Un autre malade de M. Charcot avait ses crises chaque fois qu'il allait à la selle, soit volontairement, soit inconsciemment [2].

Hutchinson (*Lancet*, 1872, vol. II, page 334 et 849) a eu dans son service un malade qui fut atteint d'ostéite syphilitique du frontal du côté droit. Après l'élimination de plusieurs séquestres, il fut pris de crises épileptiques commen-

---

1. Publiée dans le *Progrès médical*, janvier 1877, p. 21 et 61.
2. *Gazette des hôpitaux*, 1880, *Annales de dermatologie*, 1880, p. 744.

çant dans les doigts de la main gauche et remontant dans
la tête pour redescendre dans le membre inférieur, sans
que le côté droit fût atteint de convulsions. Le malade
éprouvait une violente céphalée du côté gauche de la région
occipitale. On examina la carie du frontal, on enleva un
séquestre, et cela donna issue à une grande quantité de
pus fétide et qui venait de l'hémisphère droit, dans lequel
on introduisait un stylet dans une profondeur de 4 pouces
(10 centimètres). Hutchinson donna libre cours au pus, et
le malade fut débarrassé de ses crises; la paralysie, qui
s'était montrée en même temps que les crises, disparut peu
à peu; mais, une dizaine de jours après, les crises repa-
rurent, l'hémiplégie s'accentua et le malade succomba.
L'autopsie fit découvrir un trajet fistuleux, partant de
l'orifice externe, où siégeait la nécrose, et allant jusqu'au
corps strié, converti en une bouillie purulente et fétide.
Mais il n'y avait aucune lésion des méninges.

Ces quelques faits montrent le caractère propre à l'épilepsie syphilitique; c'est presque toujours une hémi-épilepsie. Quant à la lésion qui lui donne naissance, on
s'accorde généralement aujourd'hui à la localiser à la surface des circonvolutions frontale ou pariétale ascendante.
La marche que suivent les convulsions doit aussi être notée.
Quand elles débutent par la face, elles ont une marche
descendante : le membre supérieur d'abord, puis le membre inférieur. Lorsqu'elles débutent par le membre supérieur, elles remontent à la face pour redescendre dans le
membre inférieur. Lorsqu'enfin ce dernier est le début de
la crise, les convulsions s'emparent du membre supérieur
avant d'envahir la face.

Les crises de l'épilepsie syphilitique laissent après elles
un état d'hébétude, de paralysie. Si elles se répètent, l'hémiplégie peut être le résultat de ces attaques. Aussi, quand
on se trouve en présence d'épilepsie partielle ou d'épilepsie
survenant chez un adulte au-dessus de vingt-cinq ou trente
ans, il faut songer à la syphilis et donner immédiatement
un traitement énergique à l'iodure de potassium : dose de
4 à 8 grammes, 10 grammes même, et en même temps
des frictions mercurielles, avec 4 ou 6 grammes d'onguent

napolitain. Cette thérapeutique est assez puissante pour faire résoudre le syphilome, cause de ces accidents, et ceux-ci, dans l'immense majorité des cas, ne tardent pas à disparaître.

3° Aphasie.

Le centre de la faculté du langage articulé siège, on le sait, dans la partie postérieure de la troisième circonvolution gauche ; donc toute lésion syphilitique exerçant en ce point une compression quelconque, soit de dehors en dedans, soit par suite de gomme intra-cérébrale, provoquera des troubles dans l'articulation de la parole et pourra même produire l'*aphasie* complète. L'aphasie d'origine syphilitique n'a pas, comme l'épilepsie de même nature, de caractère propre ; mais l'ensemble des symptômes qui l'accompagnent permettent quelquefois de lui reconnaître la syphilis comme étiologie : ainsi l'intermittence des crises d'aphasie, sa coïncidence avec d'autres lésions, et surtout l'amélioration qu'elle subit par suite du traitement.

La façon dont *débute* l'aphasie est très variable ; elle se montre tantôt d'une façon progressive, tantôt brusquement, et c'est le cas le plus fréquent.

Comme *prodromes* il y a de la *céphalée ;* quelquefois on observe des crises d'*épilepsie partielle* qui peut être très limitée : ainsi une malade du Dr Buzzard, de Londres, était prise de mouvements convulsifs dans les doigts de la main droite, ou bien elle ressentait dans le membre inférieur droit la même sensation que si « un chien lui grimpait le long de la jambe ».

D'autres fois on n'observe aucun symptôme prémonitoire. Au milieu d'une conversation, d'une lecture à haute voix, l'individu s'arrête, il ne peut plus parler ; d'autres fois c'est au réveil que l'aphasie se montre.

L'aphasie peut être *complète*. Les malades sont dans l'impossibilité absolue de pouvoir prononcer un seul mot. D'autres fois les malades n'ont à leur disposition qu'un seul mot, qu'une seule syllabe, qu'ils emploient à tout propos et qui sert à toutes leurs réponses.

Dans ces deux formes d'aphasie la mémoire peut être entièrement conservée, l'intelligence intacte, et, pour preuve, les malades écrivent parfaitement leurs· sensations. Ils ne sont pas *amnésiques*. Tel le fait observé par le Dʳ Doyon et cité par le professeur Fournier. Un jeune homme de vingt-deux ans, syphilitique, pris d'aphasie, pendant la nuit, pouvait néanmoins écrire tout ce qu'il ressentait et répondait par écrit aux questions qui lui étaient faites.

A côté de ces faits d'aphasie complète où la parole est absolument suspendue, on rencontre des malades atteints *d'aphasie incomplète* à différents degrés. Ainsi il y a des malades qui, sans être aphasiques à proprement parler, éprouvent une difficulté assez grande à trouver le mot; c'est une paresse de la mémoire plutôt que de l'amnésie.

Cette forme peut être précédée d'une crise d'aphasie complète. Tel est le fait observé par Buzzard (*Lancet*, 1873, vol. 1, page 335) : Un commerçant ressentit tout d'un coup dans les deux premiers doigts de la main droite de l'engourdissement auquel succéda une immobilité complète. Cette sensation remonta dans la joue droite qui semblait être serrée dans un nœud; et, pendant une ou deux minutes, il ne pouvait prononcer un seul mot. Puis tout rentrait dans l'ordre sauf du côté de la parole. Le malade faisait des efforts considérables pour parler et devait réfléchir longtemps avant de pouvoir trouver le mot dont il avait besoin, et souvent il employait un mot pour un autre. Ces crises d'aphasie complète se répétaient plusieurs fois dans la même journée.

D'autres malades, sans être aphasiques, sont atteints de ce que l'on pourrait appeler une *ataxie des paroles*; il y a *incoordination des paroles avec l'idée conçue par les malades*. Tel adresse des injures, quand il a la conviction de dire un compliment. Cette incoordination peut se limiter à un seul mot, tandis que le reste de la phrase est parfaitement correct. Du côté de l'écriture, ces malades écrivent un mot pour un autre et s'aperçoivent de leur erreur, sans pouvoir parvenir à la corriger.

Dans certains cas, on a rencontré des malades qui, dans l'impossibilité absolue de parler et d'écrire, pouvaient néanmoins chanter en donnant des intonations parfaites. On en

17.

a même vu (Falret, *Dict. encyc. des sciences méd.*, Aphasie, p. 620) qui pouvaient, en chantant, prononcer des paroles, alors qu'en parlant il leur était impossible de pouvoir dire un seul mot.

L'aphasie se rencontre avec l'*hémiplégie droite* ou avec la *monoplégie* limitée soit au membre inférieur, soit au membre supérieur.

Ces différentes formes d'aphasie, avec ou sans hémiplégie, affectent parfois le caractère intermittent. Les attaques se montrent tantôt plusieurs fois par mois, tantôt plusieurs fois dans la même journée; et elles peuvent disparaître ou bien finir par une aphasie persistante , quelquefois irrémédiable. M. le Dr Mauriac, dans son travail sur « l'Aphasie et l'hémiplégie droite à forme intermittente », cite deux faits extrêmement curieux. Dans le premier, le malade souffrit de *céphalées opiniâtres occupant tout le crâne;* ensuite il ressentit à diverses reprises de la faiblesse musculaire dans la main droite; dans le bras, dans le membre inférieur, et, en même temps, la face était déviée à gauche. L'écriture, la marche devinrent difficiles, et le malade éprouva un certain embarras de la parole. La crise d'aphasie et d'hémiplégie se reproduisait plusieurs fois dans la journée et durait quatre ou cinq minutes. A part une diminution de la mémoire, jamais il n'eut de crises épileptiformes. Mais cinq mois après, étant à se promener, le malade sans avoir eu ni vertiges, ni titubation, ni perte de connaissance, tomba, « incapable de proférer un mot et de remuer le bras et la jambe du côté droit ». L'attaque dura quinze à vingt minutes et tout disparut; trois ou quatre crises semblables se reproduisirent dans la journée. Le lendemain une nouvelle attaque eut lieu, « *la céphalée se localisa dans le côté gauche* », et, à partir de ce moment, l'hémiplégie et l'aphasie devinrent permanentes, jusqu'à ce que le traitement produisit une amélioration notable.

Le second fait a trait à une malade. Chez celle-ci les attaques débutèrent comme des crises d'hystérie. Trois attaques eurent lieu dans la même soirée. Pendant la nuit il y en eut une quatrième à la suite de laquelle la malade devint aphasique et hémiplégique. Cet état disparut pour se montrer de nouveau deux jours après, et cette fois avec nausées et vomissements pendant vingt-quatre heures. Au bout de dix jours, des accidents vertigineux se montrèrent; il y eut de l'aphasie sans hémiplégie. Pendant la crise d'aphasie, il n'y eut aucun désordre intellectuel, seulement, une difficulté à trouver les mots et la fausse adaptation des mots avec les idées. L'hémiplégie reparut de nouveau avec l'aphasie, et tout disparut. La malade, soumise au traitement, éprouva tout de suite de l'amélioration.

On a également rencontré l'aphasie avec l'*hémiplégie gauche*.

L'*aphasie* et l'*hémiplégie droite* causée par une gomme sont clairement démontrées par le fait suivant, observé par MM. Bourceret et Cossy dans le service du Dr Descroizilles à Bicêtre [1]. Un homme est pris, au commencement de 1872, d'aphasie, qui diminua sans disparaître tout à fait. De nouvelles attaques d'aphasie et de paralysie se montrèrent, et les troubles de la parole augmentaient à chaque fois. En 1873, le malade ne pouvait dire que oui et non et ne comptait que 1 et 2; malgré cela il comprenait bien les questions qu'on lui adressait. Le traitement produisit une certaine amélioration, car au bout d'un mois le malade pouvait compter jusqu'à 10 et prononçait quelques mots. Les crises épileptiformes apparurent sans que l'état général fût autrement influencé. Mais au bout de quatre mois d'alternative d'amélioration et d'aggravation, le malade succomba dans le *coma* et à l'autopsie on découvrit une *tumeur gommeuse* occupant la partie postérieure des deuxième et troisième circonvolutions frontales gauches, et mesurant 3 centimètres de diamètre.

Avec l'aphasie et l'hémiplégie on rencontre, ainsi que nous l'avons dit plus haut, l'épilepsie partielle, mais on observe en outre des troubles de la vue, de l'ouïe et de la paralysie de la langue.

4° **Paralysies.**

Nous avons déjà parlé des paralysies de l'appareil de la vision et de l'ouïe (chap. IX), à propos des lésions osseuses.

1. *Progrès médical*, 1873, p. 30.

Des gommes situées sur le trajet ou à l'origine des nerfs sensoriels donneront les mêmes phénomènes que s'il s'agissait d'altération des os. Il en sera de même pour les nerfs moteurs.

Une tumeur gommeuse, ou toute autre lésion syphilitique développée à l'origine ou sur le trajet du nerf grand hypoglosse, provoquera une paralysie de la langue ou *glossoplégie*. Une lésion de ce genre aura pour double résultat des troubles de la déglutition et de la prononciation. En sorte que les malades sans être aphasiques n'en pourront pas plus exprimer leur pensée. Comme conséquence de la difficulté dans la déglutition, on observe du ptyalisme, non par suite d'une lésion d'une glande salivaire, mais par l'impossibilité où sont les malades de pouvoir avaler leur salive. Dans un cas semblable observé par M. le Dr Mauriac, le malade, qui présentait une paralysie des muscles de la déglutition, était affecté d'un écoulement incessant de salive. Lorsqu'il voulait boire, il était obligé d'introduire un biberon muni d'un long bec jusque dans le pharynx. Le même malade présentait une *amyotrophie* complète des muscles temporal et masséter, au point « que la peau était littéralement collée sur les os ».

Le ptyalisme peut être également causé par une lésion siégeant sur le plancher du quatrième ventricule qui, on le sait, donne naissance à la corde du tympan. Un fait de ce genre a été observé par Broadbent [1]. Le malade était en outre atteint de *boulimie* et de *hoquet* extrêmement tenace, qui persista pendant cinq jours.

Le *diabète*, avec une lésion du quatrième ventricule, a été également observé; le Dr Servantie (Th. de 1875) rapporte le fait de Leudet de Rouen, relativement à une malade qui en même temps que d'autres accidents syphilitiques présenta du sucre dans les urines. A l'autopsie, on trouva la substance cérébrale, au niveau du bord gauche du calamus scriptorius, érodée, irrégulière et ramollie. Ce qui prouve bien l'influence de la syphilis sur la production du diabète,

---

1. *On syphilitic affections of the brain* (*Lancet*, 1874, vol. II, p. 774, cas V).

c'est que, pendant la maladie de cette femme, le traitement à l'iodure de potassium fit disparaître le sucre des urines.

Dans la même thèse nous trouvons une observation prise dans le service de M. Moissenet. Un malade atteint de polydipsie, de polyurie et de boulimie, vit tous ces symptômes s'amender peu à peu et disparaître complètement au bout d'un mois de traitement par l'iodure de potassium.

Les affections tertiaires de la *moelle* produiront, suivant leurs localisations, de la paralysie des membres supérieurs, ou des membres inférieurs, ou de la vessie et du rectum, ou de l'amyotrophie.

Le Dr Vinache, dans sa thèse sur les « paraplégies syphilitiques » (Paris 1880), cite le fait d'un malade ancien soldat de l'armée d'Afrique, et qui, après avoir eu un chancre en 1858, éprouva vingt ans plus tard, c'est-à-dire en 1878, des douleurs très violentes à la nuque, descendant jusqu'à la quatrième vertèbre dorsale et ayant le caractère nocturne. Puis les douleurs s'emparèrent de l'épaule et du bras gauche, en même temps que le malade constatait une diminution notable dans la force musculaire du bras. Il y avait en outre de l'hémianesthésie de tout le côté gauche. La pression sur les apophyses épineuses de presque toutes les vertèbres cervicales provoquait de la douleur. Le bras et l'épaule étaient atrophiés, les mouvements d'élévation du bras très limités. « La force musculaire marquait pour la main droite 45 kilogrammes, pour la gauche 2 kilogrammes. »

La paraplégie s'empara ensuite des deux membres inférieurs; il y eut de la constipation, mais pas de troubles dans la miction; les douleurs, qui étaient toujours intenses, cédèrent au sulfate de quinine (1 gramme par jour). L'iodure de potassium, à la dose quotidienne de 8 grammes, amena une amélioration telle qu'au bout de trois mois le malade pouvait se tenir debout, et la force musculaire de la main gauche marquait 29 kilogrammes. L'anesthésie diminua également; mais des troubles gastriques forcèrent d'interrompre la médication; des vertiges l'obligèrent de nouveau à garder le lit. Néanmoins, dix jours après, l'amélioration se produisit, et le malade ne conserva qu'une faiblesse dans la jambe gauche; les fonctions urinaires s'étaient conservées intactes tout le temps. La constipation avait cessé.

Ce fait, que l'on trouvera relaté en entier dans la thèse du Dr Vinache, ainsi que d'autres également intéressants, montre une myélite généralisée due à l'influence de la syphilis. Mais les faits observés montrent de plus que la paralysie des membres inférieurs seuls est plus fréquente. Dans ce cas, on observe des douleurs en ceinture à la partie antérieure de l'abdomen, le long de la colonne vertébrale; ainsi le Dr Julliard (Th. de Lyon, 1879) a observé une malade qui, entre autres symptômes, présentait une douleur très vive à la pression au niveau des quatrième et cinquième vertèbres dorsales; et à l'autopsie on trouva à ce niveau une méningite de la pie-mère, laquelle était très injectée et épaissie, « par suite d'une grande quantité de leucocytes ou de cellules de segmentation. La moelle présentait du ramollissement dans ses cordons latéraux et postérieurs, et même la substance grise « était le foyer d'hémorrhagies interstitielles, et par la tuméfaction du cylindre-axe ».

Quant aux membres inférieurs, on observe souvent de l'anesthésie, de l'hyperesthésie. La marche est quelquefois impossible, ou bien, si les malades peuvent se servir de leurs membres, il leur semble avoir des souliers en plomb, ou bien que le sol est irrégulier, ou bien qu'une couche de laine soit interposée entre leur pied et le sol : tous symptômes et signes que l'on rencontre dans les myélites ordinaires.

Du côté de la vessie et du rectum, on observera de l'incontinence d'urine et des matières fécales, de la constipation, des fausses envies d'aller à la selle, une miction longue, difficile, de la rétention d'urine nécessitant le cathétérisme, etc. Les intestins sont ballonnés.

Enfin, de même qu'on rencontre des troubles trophiques sur les muscles de la tête et de la face (voy. p. 300), on rencontre les mêmes lésions, aux membres inférieurs, aux fesses, au sacrum, sous forme d'eschares.

La paralysie faciale peut se compliquer de paraplégie; ainsi un malade de Buzzard présentait la paralysie de la jambe droite, du bras, de la face et de la jambe gauche.

Le bras gauche restait seul intact. Il y avait en outre de l'incontinence des matières fécales et d'urine, et de l'impuissance génitale.

Quelquefois, on observe des émissions involontaires de sperme.

Les *vasomoteurs* sont également influencés par l'affection centrale. M. Mauriac observa sur un malade une rougeur scarlatineuse de toute la surface du corps. Buzzard cite un malade qui éprouvait des fourmillements dans les extrémités, et les veines de la main se contractaient au point de ressembler à de minces filets bleus. Ces contractures spasmodiques des veines se répétaient plusieurs fois dans la journée. On rencontre aussi des malades pris subitement de pâleur du visage et tomber dans un état syncopal. Un autre malade de Buzzard sentait un frémissement lui parcourir les mains; et sur la face il éprouvait la même sensation que si on y faisait couler du sable très fin.

Il est un symptôme que l'on rencontre dans la syphilis nerveuse et qu'on a voulu donner comme signe pathognomonique de la syphilis héréditaire : c'est l'*insomnie*. Celle-ci peut tenir à une céphalée; ou bien elle peut être seulement l'indice d'une lésion cérébrale.

La *paralysie générale* peut également reconnaître pour cause la syphilis; comme manifestation, elle ne diffère pas beaucoup de la paralysie générale progressive consécutive à la péri-encéphalite. On observe le délire de la persécution de l'hypochondrie, l'idée fixe d'avoir commis une mauvaise action, la manie des grandeurs. Puis, après quelques mois de maladie, arrivent les crises épileptiformes, la paralysie de tous les organes, et les malades succombent dans le coma. Quelquefois, les malades sont pris de délire furieux avant de succomber.

5° **Ataxie locomotrice.**

La sclérose ascendante des cordons postérieurs de la moelle, qui donne lieu à cet ensemble de symptômes constituant l'*ataxie locomotrice*, est également quelquefois causée par des lésions syphilitiques. M. Jullien cite le fait de Gailleton, qui guérit un malade atteint d'ataxie locomotrice en le soumettant au traitement par l'iodure de potassium.

6° Début, marche, terminaison.

La syphilis nerveuse débute soit d'une manière brusque, soit par la *forme comateuse*. Le malade est frappé comme dans le cas d'hémorrhagie cérébrale ; il tombe, reste sans connaissance pendant un certain temps ; puis il reprend ses sens et présente alors de l'hémiplégie, des troubles de l'intelligence, de la sensibilité.

D'autres fois, la syphilis cérébrale débute, comme nous l'avons vu, par des fourmillements, des engourdissements dans les membres ; puis l'attaque survient, soit sous forme d'hémiplégie seule, ou d'aphasie et d'hémiplégie droite ; les crises sont sujettes à des intermittences ; et, si le traitement ne vient pas immédiatement combattre les manifestations, les crises deviennent de plus en plus fréquentes, les accidents nerveux finissent par devenir permanents, et les malades succombent par suite de la désorganisation de l'élément nerveux.

Diagnostic. — La question du diagnostic est, d'une façon générale, fort difficile, car il peut très bien se faire que l'on ait affaire à des accidents nerveux chez des sujets syphilitiques sans que la syphilis soit le moins du monde la cause de ces accidents. Aussi la gravité du pronostic est-elle intimement liée au diagnostic. D'après l'ensemble des symptômes, d'après le début des accidents, leur forme et leur marche, on peut très souvent leur donner une origine syphilitique.

Prenons l'épilepsie. Si cette affection nerveuse se développe pour la première fois chez un homme de vingt-cinq, trente, quarante-cinq ans, qui n'a jamais présenté, dans son enfance ou dans son adolescence, cet état que l'on qualifie de *nervosisme*, dans la famille ou dans les ascendants duquel n'existe aucune trace de cette névrose ou de sa congénère l'hystérie, dans ce cas il y a beaucoup de chances pour que la syphilis soit la cause de cette épilepsie. On analysera ensuite les symptômes, les signes qui se sont

montrés dans les attaques, et on n'oubliera pas surtout que
l'épilepsie syphilitique est une *épilepsie partielle*. On interrogera avec soin le malade ; si par hasard l'épilepsie, au lieu
d'être partielle, était *générale*, et que l'on ne voie le malade
qu'après la crise, on remarquera qu'il persiste *toujours* ou
presque toujours des phénomènes de paralysie ou des troubles de l'intelligence, ce qui ne se présente jamais pour
l'épilepsie vraie.

Quant aux autres formes des lésions nerveuses, aphasie,
paralysie, etc., si on les voit apparaître chez des individus
encore jeunes relativement, on peut presque à coup sûr
leur reconnaître un caractère syphilitique.

L'âge auquel apparaissent les accidents peut donc en
quelque sorte servir à établir la nature des accidents qui
surviennent du côté du système nerveux. Malgré cela, il
faudra examiner avec soin l'organe de la circulation, car
une embolie due à une lésion du cœur ou des gros vaisseaux
peut provoquer des troubles d'aphasie ou de paralysie, etc.

Pronostic. — Le pronostic dépend de la nature de la
lésion, de son siège et du degré qu'elle présente. Ainsi une
lésion qui tient à une gomme présente moins de gravité
que si elle était due à une exostose, les dernières, par suite
de la compression qu'elles exercent, finissant toujours par
provoquer de l'encéphalite ou du ramollissement, tandis que
la gomme est souvent résorbée par le traitement.

7° **Traitement.**

Le traitement est encore ici la pierre de touche dans des
cas douteux ; aussi, lorsque l'on se trouve en présence
d'accidents cérébro-spinaux mal définis, doit-on commencer
immédiatement à donner l'iodure de potassium à doses
massives, en y adjoignant le traitement mercuriel. Ainsi
dans ce moment, il y a à Cochin dans le service du Dr Mou-
tard-Martin, une jeune femme phthisique et hémiplégique.
Le traitement mercuriel seul suffit à faire disparaître les
accidents d'hémiplégie [1]. C'est qu'en effet le traitement com-

---

1. Communication orale de M. Paul Legendre, interne du service.

biné a produit parfois des effets surprenants, merveilleux, aussi bien du côté des organes broncho-pulmonaires, que du côté des organes encéphaliques, et la guérison, inespérée dans certains cas, est venue ramener des malades à la vie, alors qu'on les croyait absolument perdus.

La médication consistera donc en iodure de potassium à la dose de 2 grammes d'emblée, que l'on portera jusqu'à 8 et 10 grammes par jour. Des frictions mercurielles avec 6 ou 8 grammes d'onguent napolitain sous les aisselles et à la partie interne des cuisses; on emploie pour cela une pièce de flanelle à l'aide de laquelle on pratique des frictions sur les parties ci-dessus, tous les jours, pendant huit ou dix minutes. Se produirait-il de la salivation, on diminuera la dose du mercure, mais on n'en continuera pas moins les frictions, et l'on combattra la salivation par des gargarismes fréquents au chlorate de potasse. Pour les troubles de la sensibilité et de la motilité, on y adjoindra l'électrisation des parties.

QUATRIÈME PARTIE

SYPHILIS CHEZ LA FEMME

CHAPITRE PREMIER

CHANCRE

La syphilis chez la femme présente quelques particularités qui, sans en faire un type spécial au sexe féminin, s'écartent néanmoins de la syphilis de l'homme par certains traits spéciaux qui nécessitent une étude particulière.

En premier lieu, nous avons l'accident primitif, le *chancre*, que l'on a rarement occasion de constater *de visu*. L'évolution se fait, dans la presque totalité des cas, d'une façon insidieuse, sans aucune espèce de douleur, et la femme est alors une source involontaire de contagion. C'est une des causes principales qui montrent combien la prophylaxie des maladies syphilitiques a encore besoin de faire des progrès, pour empêcher ou tout au moins arrêter la propagation de la syphilis.

Néanmoins, dans les hôpitaux consacrés spécialement au traitement des maladies vénériennes, on le rencontre assez souvent pour avoir pu en donner une description exacte, tant au point de vue de la forme qu'au point de vue du siège.

Toutes les formes différentes du chancre que nous avons

décrites au commencement de ce manuel se rencontrent dans les chancres de la femme.

Quant au *siège* du chancre génital, les *grandes lèvres* sont les points où l'on rencontre plus fréquemment le chancre infectant.

Dans cette partie des organes génitaux, constituée anatomiquement par un repli de la peau, le chancre prend souvent la *forme érosive* ou *ecthymateuse* que lui donne la croûte qui le recouvre. Cette forme de chancre a son analogue chez l'homme dans le chancre de la peau du scrotum, que nous avons figuré (pl. IX, fig. 2).

Ils peuvent également prendre la forme bombée, comme celle représentée sur le fourreau de la verge (pl. V, fig. 2).

Sur les petites lèvres, il siège le plus souvent à la face interne. La fourchette est également un lieu d'élection pour les chancres infectants.

La fosse naviculaire ou vestibule, espace compris entre la fourchette et l'orifice du vagin et qui représente une cavité en forme de godet, est quelquefois le siège du chancre ; une jeune femme que nous avons observée portait un chancre de cette région ; l'accident primitif occupait toute cette cavité, qui avait pris une coloration rouge brun sans qu'il eût une induration bien notable.

Dans la cavité vaginale, le chancre est rare ; ou plutôt on ne l'observe pas très fréquemment, et cela tient à l'indolence de l'accident, qui est assez profondément situé quelquefois, pour se dérober à la vue quand on ne fait qu'un examen superficiel. C'est alors qu'il faut toujours examiner avec le spéculum fenêtré. Quand le chancre est situé en bas dans le vagin, on peut, en écartant la vulve, le découvrir assez facilement. Une malade du dehors, que nous avons observée en 1873, dans le service de M. Tillaux, à Lariboisière, avait un chancre placé sur la paroi inférieure du vagin (pl. I, fig. 3). Le chancre avait une forme ovalaire, était de la dimension d'une pièce d'un franc. Les bords étaient saillants, légèrement indurés, très réguliers, sauf un petit prolongement à la partie inférieure et du chancre, ne présentaient aucune déchiqueture. Le fond du chancre était rouge brunâtre, avec de petites stries sanguinolentes à la surface, ainsi que de petits points rougeâtres disséminés. La malade était venue à la consultation pour une adénite indurée de la région inguinale.

M. Mauriac nous racontait, dans sa clinique, avoir vu un chancre dans le cul-de-sac utéro-vaginal.

L'accident primitif du *col de l'utérus* peut, plus que tous les autres, évoluer sans attirer aucunement l'attention des malades et des médecins, car il ne provoque aucun retentissement sur les lymphatiques accessibles à la vue ou au toucher. Ils prennent la forme ulcéreuse, la forme bombée, ont une teinte grise lardacée et sont généralement très indurés.

L'*adénite* concomitante pour tous les chancres génitaux, sauf ceux de l'utérus, se développe dans les ganglions inguinaux.

La *lymphite* est moins facilement appréciable; cependant M. Rollet a pu, chez une femme maigre, compter les cordons indurés des lymphatiques de la région pubienne.

CHANCRES EXTRA-GÉNITAUX.

En dehors des chancres de la région vulvo-vaginale, on rencontre, par ordre de fréquence, les chancres développés sur la région ano-rectale.

Le *chancre anal* a chez la femme une bien plus grande fréquence que chez l'homme. Quant à l'étiologie, il est inutile d'insister; les rapports anormaux ont la part la plus grande dans le développement du chancre de cette région. Comme aspect, il présente la forme fissuraire eu égard aux plis radiés de la muqueuse anale. Il est indolore, la plupart du temps; cependant M. le professeur Gosselin a rencontré un cas où les douleurs étaient constantes et s'exaspéraient au moment de la défécation. Dans ce dernier cas, les chancres s'étaient ulcérés (*Progrès médical*, tome II, page 167).

Le chancre peut également se rencontrer sur la face interne des fesses, et dans ce cas il prend les mêmes aspects que les autres chancres cutanés, c'est-à-dire couleur rouge musculeux, ou bien brunâtre quand il est recouvert de la croûte.

La *région mammaire* est souvent le siège du chancre infectant. On le rencontre fréquemment entre les deux seins, par suite de rapports anormaux. La face convexe de la mamelle présente également l'accident primitif; les nourrices y sont plus sujettes que les autres femmes, par suite de l'allaitement des enfants syphilitiques.

Le chancre de cette région présente une différence dans la forme, suivant qu'il occupe la surface de la mamelle ou l'auréole et le mamelon. Dans le premier cas, c'est un chancre cutané, recouvert le plus souvent d'une croûte brunâtre, et présentant, une fois celle-ci enlevée, cette coloration rouge musculeux. Sur l'aréole, ils ressemblent aux chancres des petites lèvres ou à ceux du gland. Ils peuvent être uniques, ou au nombre de deux, trois ; le Dr Chadzynspki, médecin de l'hôpital de Lemberg (Gallicie), a observé une nourrice portant douze chancres cutanés sur le sein droit et trois sur l'aréole du sein gauche. M. Jullien cite, dans son livre, un cas où le chancre occupait toute l'aréole et formait une couronne chancreuse au mamelon.

Sur ce dernier, le chancre a le plus souvent la forme fissuraire; on peut néanmoins le rencontrer présentant une forme en godet à peu près semblable au chancre plat du limbe préputial que nous avons représenté (pl. III, fig. 4). Seulement, sur le mamelon, la coloration du chancre est plutôt celle d'un chancre des lèvres buccales.

Les chancres chez la femme sont également susceptibles de prendre la marche phagédénique.

CHAPITRE II

PLAQUES MUQUEUSES

Les plaques muqueuses chez la femme présentent les mêmes formes que celles que l'on rencontre chez l'homme.

Quand elles se développent sur les petites lèvres, l'induration et l'hypertrophie des vaisseaux lymphatiques provoquent une gêne circulatoire et consécutive, une infiltration œdémateuse, dure, analogue à celle que nous avons rencontrée dans le *scrotum*; par suite, les petites lèvres augmentent de volume et atteignent parfois des dimensions considérables.

Les plaques muqueuses du vagin occupent plus particulièrement les culs-de-sac.

Sur le col de l'utérus, elles se développent sans provoquer de poussée inflammatoire, ce qui les différencie des ulcérations dues à une métrite du col.

A la région mammaire, elles siègent surtout sur le mamelon et sur l'aréole; aussi, quand une nourrice présente la moindre ulcération sur ces points-là, doit-on examiner avec beaucoup d'attention, afin de savoir si ce sont bien des plaques ou des érosions dues à la succion de l'enfant ou à des ulcérations eczémateuses, cette région du sein étant le siège de prédilection pour l'eczéma. Mais, dans ces deux derniers cas, les douleurs quelquefois très vives, le prurit serviront à élucider le diagnostic.

Quant aux plaques de la bouche et de la langue, elles ne diffèrent aucunement de celles que l'on rencontre chez l'homme.

CHAPITRE III

SYPHILIS TERTIAIRE

Les accidents tertiaires des organes génitaux comprennent les syphilides ulcéreuses et les gommes.

Les syphilides ulcéreuses ne diffèrent aucunement des syphilides des autres régions; ce sont toujours des ulcérations irrégulières comme forme, mais à bords parfaitement réguliers.

Les gommes siègent dans les grandes lèvres; elles atteignent quelquefois une très grande dimension. Elles peuvent occuper les petites lèvres.

Quand elles prennent la forme phagédénique, elles produisent alors des ulcérations plus ou moins profondes. Les petites lèvres peuvent être déchiquetées, séparées complètement de leurs adhérences avec les parties profondes.

Les lésions de la cavité vaginale sont au contraire très rares.

Les parois de l'*utérus* ont été rencontrées avec des gommes. Montanier et Velpeau [1] ont observé une gomme de la partie inférieure de l'utérus, comprimant le rectum et la vessie; le traitement par l'iodure de potassium la fit disparaître très rapidement.

L'*ovaire* a été trouvé atteint de syphilis tertiaire (Richet, Lecorché, Lancereaux).

1. Cités par Fournier, *Leçons sur la syphilis*. Paris, 1876, p. 135.

La lésion anatomique est la même que celle de l'orchite syphilitique.

Des gommes de la mamelle ont été aussi quelquefois observées.

Velpeau cite, dans son *Traité des maladies du sein*, plusieurs cas de gommes dans cette région. Quatre sont dues à M. Maisonneuve et la cinquième à M. le professeur Richet, alors chirurgien à Lourcine.

Dans les faits de M. Maisonneuve, la tumeur gommeuse s'ulcéra dans trois cas.

Dans le fait observé par M. Richet, la gomme avait, au moment de l'entrée de la malade à l'hôpital, le volume d'une châtaigne, et elle était située près du mamelon. Au bout de quelques jours, elle atteignait le volume d'une petite pomme, et le mamelon était attiré en dedans. Quand la tumeur fut fluctuante, la ponction avec le bistouri donna issue à un pus visqueux, mélangé de détritus organiques, et l'iodure de potassium guérit la malade au bout de deux mois.

Quand une gomme du sein s'ouvre spontanément, — et nous revenons sur ce que nous avons déjà dit, qu'on ne doit jamais porter le bistouri sur une tumeur gommeuse, *si fluctuante qu'elle soit*, — si cette gomme prend le caractère phagédénique, on peut la confondre avec un cancer de la région.

Mais là encore nous avons deux éléments de diagnostic : l'absence des ganglions avec la gomme, tandis que, dans le cancer, l'adénite axillaire finit toujours par se montrer, et l'amélioration rapide de la tumeur gommeuse sous l'influence de l'iodure de potassium, qui ne produit aucun effet sur le carcinome.

Enfin la marche de la gomme est beaucoup plus lente que celle du cancer.

Le Dr Lang (de Vienne) a rencontré chez une femme une gomme mammaire du volume d'un œuf de poule; la mamelle était augmentée de volume; elle était dure, la peau rouge et enflammée.

L'onguent mercuriel et l'iodure de potassium amenèrent la guérison.

Mentionnons, en passant, le fait de M. le professeur Verneuil (cité par Lancereaux), qui rencontra, à l'autopsie d'un homme atteint de gommes multiples, entre autres une gomme du sein de 6 centimètres de diamètres, et 3 centimètres d'épaisseur. (*Traité de la syphilis*, p. 187.)

M. Lancereaux a également observé un cas semblable.

CINQUIÈME PARTIE

SYPHILIS INFANTILE

La *syphilis infantile* présente à considérer deux parties bien distinctes au point de vue de la manifestation des accidents, de la nature de ces accidents et du pronostic. Aussi devons-nous la diviser en *syphilis infantile congénitale* ou *héréditaire*, et en *syphilis infantile accidentelle*.

Dans le premier cas, l'enfant vient au monde en puissance de syphilis contractée pendant l'état fœtal.

Dans le second, il vient au monde absolument sain, mais il contracte la syphilis quelque temps après sa naissance, par une cause quelconque, infection par la nourrice, par une personne syphilitique, usage d'un biberon ayant servi à un autre enfant syphilitique, ou bien soit que le biberon ait été amorcé par une personne syphilitique. Cette forme de syphilis infantile est bien moins grave comme pronostic que la *syphilis congénitale*. Aussi est-ce par cette dernière que nous commencerons l'étude de la syphilis chez l'enfant.

CHAPITRE PREMIER

Nous supprimons à dessein le mot *infantile* dans le titre de ce paragraphe, car ce mot semble entraîner avec lui que la syphilis héréditaire ne se rencontre que sur les petits enfants. Or c'est maintenant un fait acquis dans la science que la syphilis héréditaire se manifeste par des accidents cutanés, muqueux ou viscéraux, longtemps après la première enfance. C'est ainsi que l'on trouvera dans la thèse du Dr Augagneur (Lyon, 1879) des faits de syphilis héréditaire observés chez des sujets de quarante, quarante-deux et soixante-cinq ans. Il n'y a d'ailleurs rien de surprenant à ces faits, car la syphilis est *une*, et de quelque façon qu'elle pénètre dans l'individu, soit à la suite du coït, soit par un accident, soit par le fait de la conception, le virus n'en a pas moins élu domicile dans l'organisme, et, dans le cas de syphilis congénitale, il se manifestera des accidents différents par leur processus et par leur pronostic, mais absolument identiques comme nature à ceux qui sont le résultat d'une syphilis acquise par contagion extérieure.

Pour montrer la différence qui existe entre la *syphilis infantile congénitale* et la *syphilis infantile acquise*, nous dirons que dans le premier cas l'enfant vient au monde avec des accidents secondaires (plaques muqueuses) et des accidents tertiaires (pemphigus, ulcérations, croûtes); si ces accidents ne sont pas encore parus au moment de la naissance, ils se manifesteront plus tard; mais *jamais* on ne constatera la présence du *chancre;* tandis que, dans la syphilis infantile, acquise, elle débute, comme chez l'adulte, par le *chancre ;* puis se montreront les accidents secondaires, et plus tard les accidents tertiaires.

I. — Habitus extérieur des syphilitiques congénitaux.

L'enfant qui naît de parents syphilitiques peut venir au monde sans avoir sur la peau ou sur la muqueuse la moindre éruption ou la moindre ulcération. Mais son aspec t extérieur indique déjà que l'on a devant soi un enfant présentant des signes de vitalité extrêmement douteuse. La peau est jaune bistrée, pâle. Quand on palpe l'enfant, au lieu de sentir cette fermeté que l'on rencontre habituellement sur les enfants bien constitués et bien portants, on remarque que la peau est flasque; elle est, pour ainsi dire, *trop grande* pour l'enfant; on peut la prendre et l'isoler des couches profondes.

Mais c'est surtout sur la face que l'on observe des modifications profondes. La peau a la même flaccidité que sur les autres parties du corps; elle est couverte de rides ; les enfants ont l'air triste ; ils ont en même temps la physionomie plus expressive que les enfants de cet âge, mais cette physionomie exprime la souffrance : ce sont des *vieillards en miniature.*

Ils présentent en outre des éruptions cutanées de différente nature, que nous décrirons plus loin : ulcérations, bulles, plaques muqueuses. Nés dans ces conditions, et avec un ensemble de symptômes aussi graves, la mort arrive au bout de peu de temps. L'autopsie fait alors découvrir des lésions viscérales des différents organes, lésions incompatibles avec l'existence de ces petits êtres, si débilités déjà par la cachexie syphilitique.

D'autres fois, au contraire, les enfants viennent au monde dans un état de santé générale relativement satisfaisant, et les éruptions ne se manifestent que quinze jours ou deux mois après la naissance. Ces enfants sont les plus dangereux pour la nourrice ou pour les autres personnes qui les envi-

ronnent. Car leur bonne santé apparente cache les manifestations de la syphilis, et des plaques muqueuses buccales
sont aperçues quelquefois trop tard pour que l'on puisse
prévenir l'infection de la nourrice. Ces plaques muqueuses
ne diffèrent aucunement de celles de l'adulte. Elles ont cependant une tendance plus grande à prendre la forme
diphthéritique. Sur la peau des fesses, dans le sillon génito-
crural, sur la vulve, sur le scrotum, elles ont le caractère
papulo-hypertrophique et sont analogues à celles représentées
planche XII. En même temps que ces accidents se développent, on remarque que l'enfant commence à maigrir, ne
veut plus teter; la peau devient flasque, ridée, et alors
apparaît une éruption qui ne se montre que sur les enfants
syphilitiques : c'est le *pemphigus*.

II. — PEMPHIGUS.

Cette éruption appartient à la classe des *bulles*, et elle a
son analogue chez l'adulte dans le *rupia*. Elle se montre
plus généralement sur les faces palmaire et plantaire; quelquefois, elle débute par la face palmaire de la dernière phalange et s'étend tout autour d'elle, en prenant l'aspect d'une
tourniole.

Le pemphigus débute par de petites taches rougeâtres
sur lesquelles on observe un léger soulèvement de l'épiderme,
qui augmente de jour en jour, et la bulle, une fois arrivée
au terme de son développement, peut avoir le volume d'un
pois, d'une balle de plomb, quelquefois plus quand elles se
développent sur le tronc. Leur contenu consiste dans un
liquide citrin mélangé de sérosité sanguinolente et qui se
transforme bientôt en un liquide purulent. La bulle se crève,
et le pus, en se desséchant, forme une croûte verdâtre qui
recouvre une ulcération à fond blanchâtre de mauvais
aspect. La cicatrisation se fait comme dans les autres syphilides chez l'adulte. Mais il est assez rare d'observer la cicatrisation, cette éruption bulleuse comportant toujours un
pronostic très grave pour l'enfant.

III. — ECTHYMA.

L'*ecthyma profond*, qui constitue une des formes graves des syphilides de l'adulte, se rencontre également chez l'enfant. Cette lésion commence par une pustule; au-dessous se fait une ulcération profonde du derme, laquelle présente des bords taillés à pic, mais une très grande régularité dans sa forme.

Cette lésion est aussi grave comme symptômes que le pemphigus, car l'un et l'autre annoncent une cachexie profonde et des altérations viscérales.

IV. — SYPHILIDES ÉRYTHÉMATEUSES, PAPULEUSES ET ULCÉREUSES.

Outre ces deux manifestations, la syphilis congénitale présente les mêmes autres lésions que chez l'adulte : on rencontre l'érythème, les papules, les syphilides ulcéreuses.

L'érythème a une coloration plus foncée que celui de l'adulte : il ressemble à l'érythème solaire, ce qui faisait dire à Vidal (de Cassis) que les enfants sont comme *échaudés*. Cette teinte érythémateuse se rencontre surtout aux points où il y a de la pression et des frottements. Les papules se présentent avec une coloration rouge jaunâtre pointillée de brun.

Les syphilides ulcéreuses se rencontrent principalement autour des orifices naturels, narines, bouche, oreilles, et autour des yeux ; elles sont recouvertes quelquefois de croûtes noirâtres.

L'*impétigo syphilitique* chez l'enfant est assez rare ; mais, comme on pourrait le confondre avec l'impétigo simple, on reconnaîtra ce dernier aux croûtes jaunes ambrées, tandis que l'impétigo syphilitique a des croûtes brunâtres.

V. — CORYZA.

Cette manifestation de la syphilis, que l'on rencontre très fréquemment chez les enfants, présente un pronostic très grave à deux points de vue, d'abord comme lésion, ensuite comme cause locale de troubles fonctionnels.

Le *coryza* s'annonce d'abord par un écoulement muqueux abondant ; la membrane pituitaire s'enflamme, rétrécit les cavités nasales et gêne les fonctions respiratoires ; en sorte que lorsque les enfants prennent le sein, comme la respiration nasale ne se fait plus ou se fait mal, ils sont obligés de quitter le sein pour pouvoir respirer, et leur nutrition s'en ressent. L'écoulement des fosses nasales devient bientôt purulent, analogue à l'écoulement de l'ozène, se mélange de sang et exhale une grande fétidité. Plus l'écoulement augmente, plus l'allaitement devient difficile, et l'enfant meurt par impossibilité de pouvoir se nourrir.

A ce premier degré de syphilide nasale s'ajoute l'ostéite des os et des cartilages du nez et du plancher des fosses nasales ; mais ces lésions sont plus rares.

Comme complications, il faut ajouter l'irritation produite par cet écoulement sur la peau des lèvres supérieures et sur la peau de la joue, comme dans le coryza ordinaire, et qui finissent par prendre le caractère d'ulcérations syphilitiques et ajoutent encore à la difficulté de respirer par les croûtes qui se forment à l'intérieur et à l'orifice des narines.

VI. — Bouche.

Sur la bouche, on rencontre des *fissures*, qui se forment à la commissure médiane de la lèvre inférieure et de chaque côté du lobule médian de la lèvre supérieure. A la face interne des lèvres, des joues, sur la langue, on rencontre des plaques muqueuses qui n'ont aucune différence d'avec celles de l'adulte : c'est toujours une plaque argentée entourée d'une auréole rouge ; mais, ainsi que nous l'avons dit plus haut, elles ont une tendance plus grande à prendre le caractère diphthéritique.

Sur la voûte palatine, sur le voile du palais, les lésions syphilitiques sont plus rares. La paroi du pharynx présente quelquefois des ulcérations.

VII. — Lésions osseuses.

Les lésions osseuses infantiles se manifestent par un épaississement limité à l'extrémité inférieure et externe de l'humérus, à l'extrémité supérieure du radius, sur la face interne du tibia.

Sur les os du crâne, les pariétaux entre autres, on trouve des exostoses visibles à l'œil nu et qui donnent au pariétal un aspect mamelonné. Quelquefois, deux de ces éminences sont séparées par un sillon assez profond, auquel M. le professeur Parrot a donné le nom d'*éminences natiformes*.

Quand les enfants meurent, on trouve à l'autopsie les lésions suivantes. Les os sont couverts d'une couche ostéophytique, qui augmente le corps des *os longs* et leur donne un volume double de ce qu'il est normalement. En même temps, le *cartilage calcifié*, qui sépare la diaphyse de l'épiphyse, subit une augmentation en épaisseur, par suite de l'incrustation calcaire plus abondante. Ces deux premières lésions sont désignées par M. Parrot sous le nom de *périostogénése* et de *chondro-calcose*. Par suite des progrès de l'affection osseuse, le corps de l'os, ou plutôt les nouvelles couches osseuses sont envahies par une prolifération médullaire (*médullisation*). En outre, l'extrémité de la diaphyse, en rapport avec le *cartilage calcifié*, subit une transformation *gélatiniforme*, laquelle se passe également sur le cartilage épiphysaire, de sorte que la diaphyse et l'épiphyse de l'os sont séparées par la couche calcaire hypertrophiée et finissent par se disjoindre. Il en résulte des modifications dans la direction de l'os, qui présente des torsions anormales, des courbures. Comme dernière transformation, les os passent à l'*état spongoïde*, comme dans le *rachitisme*, ce qui, pour certains auteurs et pour M. Parrot entre autres, fait du rachitisme une lésion syphilitique héréditaire.

Quand cette transformation gélatineuse des os se passe sur la suture de deux os pairs, comme le maxillaire supérieur, il en résulte que, au moment de la pousse des dents de la deuxième dentition, les incisives supérieures ne peuvent prendre une implantation solide dans ce tissu mou gélatineux et restent dans un état de mobilité constante.

Au niveau des articulations chondro-sternales, il en résulte une déformation de la cage thoracique.

VIII. — LÉSIONS GLANDULAIRES PARENCHYMATEUSES.

Les autres altérations que l'on rencontre dans la syphilis congénitale infantile peuvent s'observer sur les organes glanduleux.

1° Le thymus subit une augmentation de volume. A la coupe, on trouve du pus disséminé ou bien collecté (P. Dubois). On y a également trouvé des gommes.

2° Les *poumons* sont le siège de gommes. Ils présentent aussi de l'hépatisation. La coupe montre une surface blanchâtre. Ils tombent au fond de l'eau. Portal, cité par Lancereaux, a trouvé, dans un cas, le poumon droit complètement détruit par la suppuration; le gauche contenait quelques abcès dans le lobe supérieur.

Le Dr Coupland [1] a rencontré une tumeur gommeuse du volume d'un pois dans le poumon droit d'un enfant de trois mois.

3° Le *cœur* subit quelquefois la dégénérescence graisseuse de ses parois (Portal, Coupland).

4° Le *foie* est plus souvent le siège des altérations syphilitiques que les autres organes. Il est hypertrophié, sa surface lobulée. A la coupe, la coloration du tissu est d'un jaune brun pâle analogue à de la pierre à fusil (Gubler). Il est en outre le siège d'une hépatite interstitielle diffuse.

Quelquefois, on rencontre des gommes. Celles-ci présentent une très grande variété comme volume. Ainsi on les trouve disséminées dans le foie (*gommes miliaires* de Virchow). Les Drs Ory et Déjerine ont présenté un cas de ce genre à la Société anatomique (juillet 1875). Le foie présentait en outre un épaissississement de la capsule. De même qu'on a vu ces syphilomes atteindre un volume considérable, Coupland a trouvé sur le même enfant cité plus haut une tumeur gommeuse volumineuse qui occupait presque tout le lobe gauche et plongeait dans le lobe droit sur une

1. *Lancet,* 1875, vol. II, 593 (*Path. Soc. London*).

étendue de 3 pouces (7 centim. 1/2). En outre, on rencontrait de petits nodules gommeux disséminés dans le parenchyme hépatique.

Ces lésions s'accompagnent également d'*ascite*.

La *rate* est le siège d'une péri-splénite ; elle est hypertrophiée. Dans le cas cité par Ory et Déjerine, elle avait « le volume de la rate d'un enfant de dix ans. »

Les *capsules surrénales* sont plus fréquemment atteintes dans la syphilis congénitale héréditaire que chez l'adulte. La lésion est diffuse, ou circonscrite sous forme d'amas de noyaux présentant la dégénérescence granulo-graisseuse.

L'*estomac*, l'*intestin grêle* sont le siège de dépôts gommeux (Oser, cité par d'Espine et Picot).

L'ensemble de toutes ces lésions contribue à aggraver l'état des enfants, qui finissent par succomber dans l'*athrepsie*.

Comme autres lésions, on trouve de la néphrite parenchymateuse interstitielle, l'orchite scléreuse, le fongus du testicule (Obédenare et Lancereaux).

IX. — MANIFESTATIONS TARDIVES DE LA SYPHILIS HÉRÉDITAIRE.

Lorsque les enfants ont pu surmonter les premières attaques de la syphilis héréditaire, ils n'en sont pas moins encore sous la dépendance de la diathèse, et il arrive que plus tard, dans la seconde enfance, dans la jeunesse, dans l'âge adulte, l'on voit survenir des accidents contagieux et des accidents tertiaires. Les faits cliniques montrent que ces manifestations ne sont pas aussi rares qu'on le croyait, et ceci n'a rien qui doive surprendre, la syphilis étant une maladie *incurable*. Une manifestation infantile de la maladie ne met pas le sujet, alors qu'il est grandi, à l'abri de nouveaux accidents.

Lésions dentaires.

Outre l'implantation mobile des dents, dont nous avons parlé, la syphilis manifeste sa présence sur la constitution même des dents. Jonathan Hutchinson, en Angleterre, avait appelé l'attention sur cette lésion : les dents sont plus petites qu'à l'état normal, leur bord inférieur présente une *encoche*, et celle-ci est excavée en cupule très allongée dans le sens transversal. D'autres fois, les bords sont déchiquetés, la surface de la dent présente des rayures, des sillons, des dépressions comme *étagées;* elles sont espacées les unes des autres et irrégulièrement implantées.

Les autres manifestations de la syphilis héréditaire s'observent également sous forme de phénomènes nerveux, *épilepsie*, *hémi-épilepsie.*

Les yeux présentent comme lésion des kératites diffuses interstitielles ; l'iritis, survenant dans le jeune âge, serait, d'après Sœlberg-Wells, d'origine syphilitique. La rétinite pigmentaire, lésion survenant à la suite d'union consanguine, aurait également une origine syphilitique.

Nous retrouvons les lésions du foie, qui ont certainement une étiologie syphilitique quand on ne peut pas invoquer l'alcoolisme.

L'arrêt de développement des organes génitaux, des mamelles, serait, d'après M. Augagneur, un indice de syphilis héréditaire.

Les glossites gommeuses sont également observées. Nous nous souvenons avoir vu en 1874, à un examen passé à l'Hôtel-Dieu, un malade chez lequel le professeur Dolbeau reconnut des gommes multiples de la langue, et M. Dolbeau insistait beaucoup sur les renseignements fournis par le malade, qui ne se souvenait jamais avoir eu de chancre, mais qui se rappelait au contraire très bien avoir eu des croûtes, des éruptions, et les avait également observées sur son père.

Les syphilides osseuses de la première enfance provoquent, par suite de l'état friable de l'os, des fractures dans des cas qui n'exigent presque pas d'effort musculaire. Nous citons plusieurs faits de ce genre au chapitre de la pathologie générale (page 343).

Nous ne reviendrons pas sur ce que nous avons dit sur la gravité du *pronostic;* en général, un enfant atteint de

syphilis congénitale est un enfant voué à la mort. Malgré
cela, il faut faire un traitement pour essayer de le sauver,
car on a vu, par une thérapeutique bien faite et des soins
hygiéniques, les enfants être ramenés à la vie.

X. — TRAITEMENT.

Avant de commencer le traitement, il faut mettre l'enfant dans des conditions telles qu'il ne puisse transmettre la
syphilis à aucune des personnes étrangères qui pourraient
l'approcher.

Il faut écarter de lui les enfants, ces derniers étant toujours portés à embrasser les nouveau-nés.

*La mère devra nourrir son enfant; il n'y a aucun danger
pour elle,* en admettant qu'elle ne fût pas syphilitique. De
même, une mère syphilitique *devra* nourrir son enfant; il n'y
a aucune crainte qu'elle transmette sa syphilis à son enfant,
quand même celui-ci ne présenterait aucune trace de syphilis.

Quelque bizarres que puissent paraître ces faits, ils n'en
existent pas moins ; ils sont inexpliqués, seront peut-être
toujours inexplicables, *mais ils sont.* Dans tous les cas, la
mère contracterait-elle la syphilis en allaitant son enfant,
mieux vaut que ce soit elle, que de contagionner une nourrice, qui peut à son tour infecter son mari, si elle en a un,
ou le nourrisson qu'elle pourrait prendre plus tard.

Si par une circonstance ou par une autre, en cas de mort
de la mère par exemple, ou bien que la mère n'ait pas de
lait, il faut alors élever le nourrisson, en prenant toutes les
précautions possibles pour que la nourriture qu'on lui
donne puisse agir sur sa constitution débile. *Dans aucun cas
on ne doit le confier à une nourrice étrangère,* à moins qu'*elle
ne soit syphilitique.* Quant aux bouts de sein, quelque per-
fectionnés qu'ils soient, c'est absolument comme si l'on ne
s'en servait pas. La salive de l'enfant n'a qu'à couler le long
du tube, la nourrice n'a, dans un moment de distraction,
qu'à donner à teter sans prendre le bout de sein, elle con-
tractera sûrement la syphilis. Donc il faut avant tout éviter
un semblable malheur pour une femme saine, qui ne donne

pas son lait par pur dévouement, cela n'est pas douteux dans bien des cas ; mais qui peut pour une raison quelconque, à la suite d'une discussion, vouloir quitter la place dans laquelle elle est, et elle transportera avec elle la syphilis, qu'elle donnera infailliblement au malheureux nourrisson qu'elle allaitera ensuite. A défaut de nourrice, on prendra une chèvre, *qui ne servira qu'à l'enfant*. Quelque défectueux que soit ce mode de nutrition, il est bien préférable au biberon. Si le biberon aide les mères de famille, il tue les enfants qui ne se nourrissent qu'avec cet appareil.

Ces précautions prophylactiques prises, et il faut les prendre, le médecin doit les exiger, il n'a pas à écouter les supplications, les condoléances de la famille ; il ne faut pas que la nourrice allaite l'enfant. Si, par hasard, le médecin se laissait *entortiller*, qu'on nous passe l'expression, par les mots d'indemnité, de compensation pour la nourrice, que le père est toujours disposé à accorder *dans ces moments-là* (plus tard, la thèse change), libre à lui de le faire ; mais il doit bien s'attendre à partager le payement de l'indemnité que le tribunal ne manquera pas d'accorder à la nourrice pour le crime commis de connivence avec la famille de l'enfant.

Si, malgré les avis et les remontrances, on ne tenait pas compte de vos recommandations, il n'y a plus qu'à se retirer et à rompre toute relation. Mais, dans les familles raisonnables, on n'a pas cela à craindre, et l'on y trouvera plutôt un aide puissant pour faire exécuter la médication.

Dans ces circonstances, en présence d'un être aussi faible, aussi débile que l'enfant syphilitique, on doit agir aussi vite que le permet l'état du petit malade. Quoi que l'on puisse dire, le mercure est ici nettement indiqué. Seulement il faut le donner de façon qu'il puisse agir sur la syphilis sans produire de troubles intestinaux, qui auraient pour résultat d'empêcher la continuation du médicament et qui augmenteraient la gravité de l'état de l'enfant. Nous avons également à traiter les accidents cutanés et des muqueuses.

Comme médication de la diathèse, et pour remplir la condition très importante de ne pas agir sur les intestins, les frictions mercurielles avec la glycérine ainsi formulées :

> Onguent napolitain............ }
> Glycérine.................... } āā 15 gr.

à diviser en quinze doses, faire une friction par jour.

On peut encore prendre l'onguent mercuriel belladoné. On aura soin de ne jamais faire deux frictions de suite dans le même endroit, à cause de la sensibilité si grande de la peau.

Les bains de sublimé, 1 ou 2 grammes pour un bain, produisent également de bons effets.

Vient ensuite la médication interne. Chez l'enfant, il est préférable de donner le sublimé, comme étant un sel soluble, et d'ailleurs il est plus actif que le proto-iodure, qui est insoluble et qui demande un plus grand travail de digestion et d'absorption. On le donne sous forme de liqueur de Van Swieten :

> Sublimé.......................... 1 gr.
> Alcool.......................... 100
> Eau distillée.................... 900

Chaque cuillerée à bouche contient 15 milligrammes de cette liqueur. Mais, pour l'enfant, on ne commencera que par *un gramme* de la liqueur, ce qui représente par conséquent 1 milligramme de sublimé, et peu à peu on portera la dose à une cuillerée à café ou 5 milligrammes et à deux cuillerées à café ou 10 milligrammes. Si l'on donne le proto-iodure, on devra commencer par 20 à 25 milligrammes ; et, dans une potion, on formulerait ainsi :

> Proto-iodure d'hydrargyre........ 40 centigr.
> Julep gommeux.................... 150 gr.

Chaque cuillerée à café contient 20 milligrammes. Quand on donnera la potion, il faudra avoir soin d'agiter, car le sel de mercure n'est qu'en suspension dans le sirop et non dissous.

Le Dr Archambault prescrit la formule suivante :

> Mercure.......................... 1 gr.
> Gomme arabique................... 3 gr.
> Sirop diacode.................... 4 gr.

2 décigrammes à 1 gramme dans une potion.

Quelle que soit la formule que l'on se décide à adopter, *on ne doit jamais le donner en pilules.*

On peut faire prendre les solutions mercurielles dans du lait, de préférence à tout autre excipient.

Dans le cas où l'enfant ne pourrait pas prendre de mercure, on devra donner du sublimé à la nourrice, ce qui du reste n'a aucun inconvénient pour elle, ét le lait se chargera du principe médicamenteux.

Dans cette première phase de la syphilis infantile, l'iodure de potassium est rarement indiqué.

Contre les plaques muqueuses, on fera des cautérisations avec une solution de nitrate d'argent au 50e.

Si l'enfant présente des ulcérations dues au pemphigus ou à l'ecthyma, on saupoudrera les plaies avec de la poudre d'iodoforme et non avec l'onguent napolitain; outre la longueur du pansement, il y aurait à la surface du corps une trop forte dose de mercure.

Il faudra en outre donner les plus grands soins de propreté à l'enfant, des bains d'amidon de cinq à six minutes, saupoudrer les régions crurales, scrotales, interfessières, avec un mélange d'amidon et de poudre de calomel.

Le coryza devra être l'objet de soins tout particuliers, car c'est lui qui s'oppose à la nutrition de l'enfant. Pour cela, on enlèvera les mucosités purulentes avec un pinceau introduit dans les fosses nasales, en prenant soin de ne pas érailler la muqueuse. On fera ensuite des injections émollientes d'eau de guimauve, suivies d'injections au sublimé à la dose de 50 centigrammes pour 1000. Si la syphilis nasale se compliquait de nécrose des cartilages, on peut donner l'iodure de potassium à la dose de 10 à 20 centigrammes; mais on en surveillera l'emploi, afin d'éviter les phénomènes d'iodisme.

Si le traitement a assez d'influence pour guérir l'enfant, on devra continuer néanmoins pendant quelque temps encore, le suspendre et le reprendre à nouveau, en se comportant avec la syphilis de l'enfant comme avec celle de l'adulte, suivant les préceptes que nous donnons au paragraphe « Traitement» dans l'étude de la Pathologie générale de la syphilis.

Quant aux fractures spontanées, aux décollements épiphysaires, aux mauvaises directions des os, on agirait comme pour une fracture ordinaire.

Quant à la syphilis héréditaire tardive, celle qui se montre seulement après l'âge de trois, quatre, six, dix ans, c'est une syphilis tertiaire, qu'on traitera comme si l'on avait affaire à une syphilis dont les premiers accidents auraient débuté dans la première enfance ou mieux peu de jours après la naissance.

CHAPITRE II

SYPHILIS INFANTILE ACQUISE

Les causes de la syphilis infantile sont assez nombreuses. Mais il en est deux qui priment toutes les autres : la première, c'est l'infection contractée par la *vaccination* ; la seconde, c'est l'infection à la suite de baisers, d'usage de biberon ayant servi à des enfants syphilitiques; ces deux causes d'infection sont celles que l'on rencontre plus fréquemment dans la syphilis des petits enfants. Plus tard, il faut aller plus loin pour reconnaître la source du mal, et on tombe alors dans la médecine légale, viol, attentat avec violence, attouchements, etc.

I. — SYPHILIS VACCINALE.

La syphilis contractée par la vaccination débute par un chancre que l'on a désigné sous le nom de *chancre mixte vaccino-syphilitique*. La marche de l'accident a lieu ainsi : La pustule initiale de la vaccine se développe complètement, parcourt en un mot toutes ses phases, éruption, purulence, dessiccation, et, huit ou quinze jours après, se montre sur le lieu même un chancre infectant, qui évolue à son tour et qui ne diffère en aucune façon des autres chancres cutanés. C'est toujours cette croûte brunâtre, recouvrant une érosion couleur rouge musculeux, rouge cuivreux.

L'adénite concomitante a pour siège les ganglions de l'aisselle.

II. — Syphilis acquise par cause accidentelle.

Comme cause première, nous avons l'allaitement de l'enfant par une nourrice syphilitique. Que la nourrice n'ait pas de plaques muqueuses sur le mamelon, la succion de l'enfant peut développer quelques crevasses, qui, sous l'influence de la diathèse et de l'irritation constante, prennent le caractère de plaques muqueuses, et dans ce cas le nourrisson aura un chancre buccal, lèvres, langue ou face interne des joues; et il deviendra à son tour une cause de contagion.

III. — Syphilis contractée pendant l'accouchement.

Jusqu'à présent, il ne paraît pas démontré que l'enfant puisse contracter la syphilis à son passage dans le conduit utéro-vulvaire.

Le Dr Violet (Th. de Paris, 1874) a même fait l'expérience dans un accouchement de laisser l'enfant longtemps au passage, bien que la mère eût un chancre de la grande lèvre droite, et il ne présenta pas d'accident syphilitique. Quelque téméraire que soit cette expérience, elle ne fait que confirmer les observations, et par cela même elle n'est pas concluante. On sait qu'un enfant absolument sain, né d'une mère syphilitique, peut être nourri par elle sans qu'il puisse contracter la syphilis, soit par les baisers, soit par tout autre contact avec des accidents contagieux. En second lieu, si l'enfant a été conçu en même temps que la mère a contracté la syphilis, il est lui-même syphilitique, vient au monde avec des accidents ou sans accidents, mais ne peut plus contracter de chancre.

Si l'enfant contracte la syphilis au passage, c'est quand l'accoucheur présente des accidents cutanés contagieux, chancres, plaques muqueuses. En pratiquant le toucher vaginal, en faisant les manœuvres de l'accouchement, tant pour dégager la tête ou pour dégager un bras, l'enduit qui recouvre le fœtus est alors enlevé par l'accoucheur ou par la sage-femme et ne met plus l'enfant à l'abri des accidents contagieux. On n'a qu'à lire dans les *Annales de gynécologie* de 1874 (p. 245 et suiv.) les faits observés par le professeur Bardinet, de Limoges, dans une véritable épidémie de contagion syphilitique à Brives. Une sage-femme avait un chancre du doigt, et elle inocula la syphilis à plus de cinquante femmes, à dix-neuf enfants dont trois moururent. Sur ces cinquante femmes, huit la donnèrent, à leur tour, à leurs maris [1].

IV. — SYPHILIS CONTRACTÉE PAR VIOL OU PAR ACCIDENT.

On sait que certaines personnes s'imaginent guérir leur maladie vénérienne en ayant des rapports avec des enfants sains. Aussi l'on rencontre des petites filles victimes de viol et ayant contracté la syphilis dans ces conditions.

Le Dr Violet (thèse citée) a observé un cas de syphilis accidentelle chez une petite fille de six ans. On l'amena à l'hôpital avec des plaques muqueuses et un écoulement vaginal. Le père fut accusé; mais, quoique étant l'auteur de la contagion, le Dr Gailleton ne reconnut aucune trace de violence sur la fille; seulement le père dit qu'il faisait coucher sa fille avec lui pour la préserver du froid, et c'est pendant le sommeil qu'il lui communiqua la syphilis sans s'en douter.

V. — TRAITEMENT.

Le traitement de la syphilis acquise chez les petits enfants est exactement le même que celui de la syphilis congénitale.

Pour les enfants au-dessus de trois ou quatre ans, on donnera le même traitement, mais en augmentant les doses.

Comme traitement des accidents tertiaires, ils rentrent dans la classe générale des syphilitiques.

---

1. En raison de ces faits, la sage-femme fut condamnée, pour homicide par imprudence, coups et blessures involontaires, à deux ans de prison et 50 francs d'amende.

VI. — Pronostic.

Le *pronostic* de la syphilis acquise est moins grave que celui de la syphilis congénitale; la constitution de l'enfant offre plus de ressources. Mais il faut s'attacher surtout à bien remonter l'état général et à nourrir les enfants, tout en observant les précautions que nous avons données pour empêcher la contagion à d'autres personnes.

Quant au pronostic futur de la maladie sur l'enfant, tout est dépendant de sa constitution, de son genre de vie. On ne peut faire que des conjectures. Seulement, le traitement persévérant, interrompu de temps à autre, une bonne hygiène devront être rigoureusement observés. Et, pour cela faire, nous n'hésitons pas à dire que nous considérons comme un devoir et comme une obligation absolue *de prévenir les enfants, une fois qu'ils auront l'âge de raison, de les mettre au courant de leur état diathésique*, afin qu'ils puissent par eux-mêmes prendre les précautions nécessaires, comme hygiène et comme traitement.

SIXIÈME PARTIE

PATHOLOGIE GÉNÉRALE DE LA SYPHILIS

Nous n'avons plus maintenant qu'à étudier les phénomènes généraux de la syphilis et les différentes formes qu'elle affecte dans sa marche et dans ses manifestations. Nous avons donné la définition de cette maladie page 2 : *« une maladie virulente et contagieuse, caractérisée d'abord par un chancre, puis par des éruptions successives et variées sur la peau et sur les muqueuses, et par la diffusion de son virus dans tous les tissus et organes de l'économie, pouvant entraver les fonctions de ces divers appareils, modifier entièrement la constitution du sujet atteint par cette maladie et pouvant enfin provoquer l'éclosion de manifestations de la scrofule et du lymphatisme. »*

Après avoir manifesté sa présence dans l'économie par l'apparition d'un ou de plusieurs chancres, l'infection syphilitique continue sa marche, se montre de nouveau sous forme exanthémo-papuleuse, *roséole* et *plaques muqueuses*, et quelquefois de l'alopécie, de la laryngopathie. Cette manifestation d'accidents est désignée sous le nom de *période secondaire*. Mais, indépendamment de ces manifestations cutanées et muqueuses, il y a un retentissement sur toute l'économie, sous forme de malaise général, des céphalalgies nocturnes, des troubles viscéraux, de l'inappétence, des douleurs précordiales, de l'hyperesthésie à la région occipitale, dans les articulations, et enfin de la fièvre.

La *fièvre syphilitique*, contrairement à la fièvre que l'on voit dans les autres maladies éruptives graves, ne précède pas la première manifestation syphilitique, c'est-à-dire le chancre; elle ne se montre que concurremment ou antérieurement à l'apparition de la roséole.

Cette fièvre revêt le caractère *intermittent*, mais elle diffère de la *fièvre intermittente* proprement dite par l'*irrégularité de son intermittence*. Au lieu d'avoir le type tierce, quarte, elle prend le type quotidien; mais l'apparition du frisson est variable comme intensité et comme régularité horaire. Ainsi dans les pays à fièvres intermittentes, les malades qui en sont atteints savent à la minute près le moment où la fièvre se montrera. Rien de tout cela avec la fièvre syphilitique. Chez un malade que nous avons vu à l'hôpital du Midi en 1877 et dont nous avons rapporté l'observation dans notre thèse, la fièvre se montrait quotidiennement, mais avec exaspérations le soir, et le malade se plaignait en outre de douleurs lombaires et de vertiges. Chez lui, la fièvre avait le caractère régulier quotidien; mais il arrive que des malades sont pris de frisson un jour, après cela intervalle de santé de trois ou quatre jours; nouvel accès, intervalle de deux jours cette fois; troisième accès, intervalle de six ou huit jours, etc.

Il arrive aussi que la fièvre prend le caractère continu; le Dr Antonini, dans sa thèse, cite un fait, observé par M. Lancereaux; la fièvre présenta les mêmes allures, comme température, qu'une fièvre typhoïde, au point que l'on crut à cette dernière affection, d'autant mieux qu'il régnait à ce moment dans l'hôpital une épidémie de fièvre typhoïde; mais une éruption papuleuse se montra sur la malade, et la fièvre disparut. C'est à des cas semblables que le professeur Fournier a donné le nom de *typhose syphilitique*.

Quelquefois cette fièvre est remplacée par des phénomènes d'*asthénie*. Les malades éprouvent un sentiment de malaise, en même temps qu'une diminution dans les forces musculaires, de la perte complète d'appétit; les idées tristes envahissent le cerveau. Cet état ne comporte rien de fâcheux par lui-même.

Nous trouvons, dans le *Journal de médecine pratique*,

(avril 1881) l'analyse de quatre observations du Dr Kiernan (de Boston) [1].

Le premier fait a trait à un *alcoolique* ayant un chancre infectant. Au moment de l'éruption de la roséole, la fièvre se montra, et il fut pris en même temps d'hallucination : il s'imaginait qu'on voulait le fusiller. Les frictions mercurielles et la quinine le guérirent au bout d'un mois, et la guérison se maintenait encore un an et demi après. Dans le cas ci-dessus, on peut invoquer le délire alcoolique ; mais alors reste à savoir si ce délire fût apparu sans la syphilis, ou si la syphilis n'a pas été plutôt la cause de ce délire. Quoi qu'il en soit, *il est indéniable qu'il est dû* ici à la syphilis, le mercure ayant eu une si grande influence sur la guérison.

Le second cas se rapporte à un homme n'ayant aucun antécédent alcoolique ou d'aliénation et qui, en regardant les animaux d'un jardin zoologique, fut pris d'hallucination. Il croyait qu'il allait être dévoré. La roséole survint ; les hallucinations persistèrent, mais disparurent par le traitement mercuriel.

Les deux autres faits s'appliquent à deux individus antérieurement aliénés et qui virent leur aliénation récidiver sous l'influence de la syphilis. Les frictions mercurielles les guérirent tous les deux.

Du côté des articulations, les malades éprouvent des douleurs crampoïdes, de la difficulté à marcher ou à remuer les bras.

Puis se montrent sur la peau toutes les formes de syphilides papuleuses et pustuleuses, qui ne sont pas constantes chez tous les malades. L'ensemble de ces derniers accidents constitue les lésions *secondaires tardives* ou *de transition*.

Ensuite viennent les *accidents tertiaires*. Ce mot d'*accident tertiaire* éveille souvent chez les malades un sentiment d'effroi, car pour eux l'accident tertiaire est toujours un accident grave au dernier degré et qui n'appartient qu'à une période très éloignée de la maladie. C'est là un des inconvénients des classifications, car, si l'on voit des accidents tertiaires vingt, trente, quarante ans et plus après le

---

1. *Boston med. and surg. Journal*, et *London medical record* (1881).

chancre, il n'est pas rare de voir, dans des *syphilis malignes précoces*, ces lésions se montrer presque en même temps, simultanément même avec les accidents secondaires. Aussi doit-on considérer la dénomination d'accidents secondaires et d'accidents tertiaires non d'après l'*époque de leur apparition*, mais d'après la *nature des lésions*. Ainsi des *plaques muqueuses*, *accidents secondaires*, se montrent souvent en même temps que des *gommes*, et cependant ces dernières sont des *accidents tertiaires* non contagieux, tandis que les plaques conservent leur caractère contagieux. De même il y a des malades qui n'ont jamais autre chose que des plaques muqueuses : nous avons vu au Midi un malade qui eut quatre chancres infectants, et, pendant quatre années consécutives, il n'eut jamais d'autres accidents que des plaques muqueuses ; il venait régulièrement à la consultation se faire cautériser, jusqu'au moment où il entra dans le service pour un eczéma du cuir chevelu (eczéma non syphilitique) et pour une poussée suraiguë de plaques muqueuses sur les amygdales et sur les piliers. On rencontre également des manifestations de plaques muqueuses consécutivement à des accidents tertiaires. Les malades qui présentent ces manifestations tardives de plaques muqueuses sont les plus dangereux au point de vue de la contagion, car, si les plaques sont isolées, peu confluentes, il arrive qu'elles passent inaperçues, et le malade transmet la syphilis sans le vouloir, et c'est ainsi que l'on voit des maris ou des femmes devenir syphilitiques après plusieurs années de ménage, que les femmes mettent au monde des enfants infectés, tandis que les premiers qu'elles ont eus étaient indemnes de toute syphilis.

Au point de vue descriptif, la syphilis présente trois périodes, primitive, secondaire et tertiaire, et ces trois périodes devraient évoluer l'une après l'autre et ne se montrer que lorsque les accidents de la précédente sont disparus. Il n'en est pas toujours ainsi, et il arrive en outre que les accidents secondaires récidivent avec une ténacité désespérante, et cela malgré un traitement soutenu et bien dirigé ; nous avons observé au Midi un malade, ancien marin, qui avait fait plusieurs campagnes, chez lequel on ne découvrait aucune diathèse antérieure, qui n'était pas alcoolique ; chez lui les accidents secondaires repullulaient d'une façon continue : il eut d'abord une roséole papuleuse très confluente, puis des plaques muqueuses de la bouche ; celles-ci guéries, se montrèrent des syphilides papuleuses et pustuleuses ; la face était couverte de croûtes d'impétigo, les commissures labiales fendues par des rhagades profondes et très douloureuses, des croûtes dans les cheveux ; il eut, en un mot, toute la série des accidents secondaires. Traitement mercuriel sous toutes les formes, traitement mixte, traitement tonique, rien n'y faisait ; la syphilis suivait sa marche. Enfin, au bout de quinze mois, il sortit guéri.

Plusieurs faits de ce genre donneraient quelque appoint aux doctrines anti-mercurialistes ; mais à côté de quelques faits isolés, noyés dans la grande quantité des malades des hôpitaux et de la pratique civile, combien n'en voit-on pas chez lesquels le traitement mercuriel a une réelle et salutaire influence !

Cette forme de syphilis tenace dans la période secondaire a son analogue dans la période tertiaire : ainsi l'on voit chez des malades des accidents secondaires qui ne présentent aucune anomalie dans leurs formes, mais chez lesquels la syphilis semble réserver ses attaques pour la période tertiaire, et alors elle se manifeste sous forme de syphilides serpigineuses, térébrantes, etc.: témoin le cas de Delpech (voir p. 230) et les autres faits dont nous avons parlé en faisant l'étude des manifestations tertiaires. On consultera en outre la thèse du Dr Pichard sur le « Phagédénisme tertiaire ». L'auteur cite, entre autres, ce fait, observé par le professeur Fournier sur une dame chez qui toute la cuisse était, dans les deux tiers de sa circonférence, envahie par une plaie phagédénique.

Il est de ces accidents tertiaires comme des chancres phagédéniques : ce sont des syphilides anormales dans leurs manifestations ; et on peut dire dans ces cas-là que c'est une *syphilis à marche normale, mais à forme grave ;* les lésions secondaires ou tertiaires se montrent à leur époque habituelle ; les accidents tertiaires n'empiètent pas sur les accidents secondaires ; différant essentiellement par leur marche de cette forme de syphilis que nous allons décrire et que l'on nomme la syphilis maligne.

I. — Syphilis maligne.

La syphilis maligne est une syphilis anormale dans sa marche, dans ses manifestations, mais surtout par la *précocité* de ces manifestations. Ainsi un individu contracte un chancre ; bientôt se montrent les accidents secondaires, et ceux-ci, à peine guéris, ou même étant encore en pleine évolution, apparaissent les accidents tertiaires, *ecthyma profond, rupia, gommes*, etc. Bien plus : ces accidents tertiaires sont caractérisés par la gravité de leur forme ; de là la dénomination de cette forme de syphilis, *syphilis maligne précoce*. Bien étudiée par le Dr Dubuc et par le Dr Ory, qui en ont fait l'un et l'autre l'objet de leur thèse inaugurale, la syphilis maligne avait été signalée par Bazin. C'est donc les travaux de ces différents auteurs que l'on consultera avec fruit pour l'étude complète de cette forme de la syphilis.

Les conditions nécessaires pour l'éclosion de la syphilis maligne dépendent surtout de la mauvaise constitution du sujet, soit par diathèse lymphatique ou scrofuleuse, soit par suite d'excès et surtout d'excès alcooliques ; malgré cela, on rencontre des syphilis malignes chez des individus très robustes et très sobres.

La *grossesse* et l'*allaitement* ont une influence marquée sur la durée du chancre et sur l'éclosion des accidents malins précoces.

La syphilis exotique, c'est-à-dire contractée par des Européens dans des pays étrangers, prend chez eux la forme maligne, soit qu'ils restent dans le pays où ils l'ont contractée, soit qu'ils changent de climat.

On l'a observée également chez des individus qui avaient eu un chancre infectant phagédénique ; cela ne tient pas à la nature du chancre, mais à la nature du terrain sur lequel il s'est développé ; nous avons déjà insisté sur ce point quand nous avons étudié cette forme du chancre (pages 26 et 27), et, pour preuve de ce que nous avançons

nous voyons, dans les faits rapportés par le Dr Ory sur la
syphilis maligne précoce, que les malades qui avaient eu
un chancre phagédénique étaient alcooliques ou scrofuleux.
De plus, à la fin de 1880, il y avait dans le service du
Dr Mauriac deux malades alcooliques, ayant eu un chancre
sans aucune complication de gangrène ou de phagédénisme
et qui étaient en proie aux atteintes d'une syphilis maligne
précoce excessivement grave; dans le mémoire sur les
affections syphilitiques précoces des centres nerveux du
Dr Mauriac, nous trouvons des faits d'encéphalopathie
grave, et même un cas de mort au treizième mois de la
syphilis, sans que le début de la maladie ait été un chancre
phagédénique; tout au contraire, l'accident primitif était
d'une bénignité remarquable. Aussi, lorsque l'on voit la
syphilis se développer sur un individu scrofuleux, lymphatique et surtout alcoolique, il faut être réservé sur le pronostic et prescrire un traitement qui combatte à la fois les
deux diathèses. Nous allons voir dans le paragraphe suivant
l'influence qu'exerce la syphilis sur le lymphatisme, la
scrofule et autres, et réciproquement ces états morbides
sur la syphilis.

II. — Influence de la syphilis sur les maladies constitutionnelles.

La maladie constitutionnelle qui subit le plus l'influence
de la syphilis, c'est la *scrofule*. Chez les scrofuleux, la syphilis se manifeste d'une manière anormale même dès le
début de l'infection; c'est dans ces cas que l'on rencontre
ces larges chancres phagédéniques ou serpigineux.

Du côté des ganglions, on voit survenir ces suppurations
longues et qui nécessitent l'extirpation de la glande pour
tarir l'écoulement purulent.

Les accidents tertiaires se développent plus promptement
que chez les autres malades et prennent souvent la forme
maligne. C'est là que l'on voit ces syphilides phagédéniques
ulcéro-tuberculeuses, qui entament profondément le derme,
les parties molles. Les anciennes cicatrices de la scrofule

se rouvrent quelquefois sous l'influence de la syphilis.

Par contre, l'individu scrofuleux qui contracte la syphilis, alors que les accidents de la scrofule ne sont pas encore complètement guéris, les voit reprendre une nouvelle poussée aiguë, revêtir un mauvais aspect.

Le *lymphatisme* subit également l'influence de la syphilis; les accidents se montrent sous forme d'ecthyma profond, de rupia, et sont le plus souvent généralisés. Du côté du système ganglionnaire, on voit une hypertrophie des ganglions; ceux qui sont le plus souvent atteints sont ceux de la région cervicale, et ils sont susceptibles de suppurer. Enfin la syphilis semble avoir une tendance à la production de l'*adénite*.

L'*alcoolisme*, que l'on peut ranger au nombre des maladies constitutionnelles, prédispose les malades, plus encore que la scrofule, à l'éclosion de ces syphilides graves, malignes, précoces.

Les *maladies de la peau* qui se rencontrent chez les syphilitiques subissent quelquefois une nouvelle poussée éruptive, par suite de l'infection; mais ils ne changent pas pour cela d'aspect et de forme, sauf lorsque les éruptions syphilitiques viennent se greffer sur les éruptions cutanées. Mais il peut arriver qu'un syphilitique, atteint d'une *éruption dartreuse* et d'une *éruption de syphilides*, voie ces deux affections cutanées évoluer chacune de leur côté sans subir d'influence réciproque. Nous avons vu, en 1876, un malade du Midi qui eut un *psoriasis* à l'âge de sept ans. Il contracta la syphilis à vingt-cinq ans, et l'infection se manifesta par *sept chancres du prépuce*. En même temps, le psoriasis se montra de nouveau sur les jambes, et cette éruption dartreuse conserva constamment son caractère propre, c'est-à-dire des *écailles blanches argentées, repullulant au fur et à mesure qu'on les enlève*. Deux mois après se montrèrent des *syphilides papuleuses*, et le traitement guérit ces deux manifestations cutanées, qui ne présentèrent jamais aucune anomalie dans leur forme.

Nous avons vu également un syphilitique atteint d'eczéma, et cette dernière éruption ne fut nullement aggravée par les manifestations syphilitiques.

M. Mauriac a vu des syphilides influencées heureusement

par l'*érysipèle*. M. Lancereaux a vu également une roséole et des accidents muqueux disparaître à la suite d'une *attaque de choléra*.

III. — INFLUENCE RÉCIPROQUE DE LA SYPHILIS ET DU TRAUMATISME.

Fractures.

Lorsque nous avons étudié la syphilis osseuse, nous avons vu qu'une pression continue exercée sur un os superficiel provoquait des lésions du périoste et des couches superficielles de l'os.

Il en est de même pour les fractures ; un os ayant subi des altérations pathologiques, telles que l'ostéite raréfiante par exemple, sera dans des conditions mauvaises pour résister à un choc. Cependant les faits de ce genre sont rares. Malgaigne, dans son *Traité sur les fractures et luxations* (tome I, page 317), cite d'après Marcus Donatus le cas d'un malade affecté de syphilis constitutionnelle avec des exostoses qui se fractura l'humérus droit en jetant à un autre malade une moitié d'orange. La consolidation achevée, il se fractura le bras gauche en se retournant pour prendre son vase. Le Dr Curran, médecin militaire de l'armée anglaise aux Indes, rapporte dans la *Lancet* plusieurs cas de fractures. Dans un cas un soldat se fractura l'humérus en jetant une balle à jouer. Un autre en jetant un morceau de pain. Un troisième en jetant une pêche. Un soldat saisi violemment par le bras par un homme ivre, sentit son humérus « casser comme un tuyau de terre cuite. » Un matelot se fractura le bras en roulant son hamac. Un autre eut une fracture transversale de la rotule en sautant d'un canot à terre. Parker, de New-York, vit un sujet syphilitique se fracturer le bras en arrachant une dent (*Lancet*, 1873, vol. II, pages 259 et 295). Le Dr Benicy (thèse de Paris, 1879) rapporte les deux faits suivants : Un officier prussien se fractura le bras en voulant frapper un soldat avec un bâton. Une femme se fractura la clavicule en s'appuyant sur son bras. Dans les deux cas, la consolidation eut lieu. Mais il n'en est pas toujours ainsi, car la syphilis exerce une influence nocive réelle sur la formation du cal. Ces faits ont été observés bien des fois, où l'on a vu des fractures simples, qui chez un individu sain sont consolidées en trente ou quarante-cinq jours, demander quelquefois trois, quatre, six mois. Dans la *Lancet*, nous trouvons un fait de fracture oblique du tibia à l'union du tiers inférieur avec les deux tiers supérieurs, qui ne fut consolidée qu'au bout de sept mois. Janson (cité par Benicy) a vu une fracture de jambe qui n'était pas consolidée au bout de huit mois et une fracture de l'humérus qui demanda vingt mois avant d'être consolidée. Il y a dans des faits de ce genre une indication formelle de traitement. Quand chez un malade on voit la consolidation se retarder par trop, il faut soupçonner la syphilis et donner de l'iodure de potassium.

Plaies.

Ce que nous disons des fractures s'applique également aux plaies chirurgicales ou accidentelles. Il arrive qu'à la suite d'une amputation ou d'une large incision à la peau, au moment où la réunion semble vouloir se faire, les bords de la plaie s'ulcèrent, des échancrures en demi-lunes, toujours très régulières, se forment, et en même temps sur le corps se montrent des éruptions exanthémo-papuleuses, et la cicatrisation s'arrête. Dans ces conditions, donnez le traitement antisyphilitique, sirop mercuriel ioduré, et les choses reprendront leur cours normal. Autre exemple : Un cordonnier se donne un coup de marteau sur la face dorsale de la deuxième phalange du médius gauche; la peau est entamée; il ne prête aucune attention à cette petite plaie, d'ailleurs insignifiante et peu douloureuse; il la panse seulement avec la glycérine; mais huit jours, quinze jours se passent, et il n'y a aucune apparence de cicatrisation. A ce moment, il nous demande notre avis, et nous voyons une plaie dont les bords sont ulcérés. Quelques croûtes se montrent; le fond de la plaie est sanieux, sécrète une sérosité purulente; de plus, l'individu nous dit qu'il a constaté une augmentation dans le diamètre de la plaie. Nous l'interrogeons sur son passé ; il a eu un chancre alors qu'il était au service, et on lui donna des pilules. Nous prescrivons le sirop mercuriel ioduré, 2 grammes et 2 centigrammes par jour, et au bout de quatre jours tout était cicatrisé.

De ce que la syphilis et les plaies aient l'une sur l'autre une influence fâcheuse, cela ne veut pas dire qu'il faille s'abstenir de tenter les opérations sur les syphilitiques. Seulement il est bon, dans ce cas, de les préparer quelques jours auparavant par un traitement mixte. S'il y avait une opération urgente, il ne faut pas différer ; mais on y adjoindra, comme traitement, la médication iodo-mercurielle à l'intérieur. Quant au pansement de la plaie, le pansement de Lister suffit pour amener la cicatrisation.

Nous voyons donc que la syphilis est souvent un obstacle pour la cicatrisation des plaies ; cependant, si l'on se reporte à ce que nous avons dit sur l'opération du phimosis, que nous et bien d'autres avant nous ont pratiqué en pleine période d'accidents secondaires, on pourrait, à bon droit, dire que les remarques ci-dessus sont en contradiction avec les faits. Nous répondrons que, dans les premières périodes d'une syphilis à marche normale, l'intensité du virus n'a pas acquis une force assez grande pour s'opposer à la cicatrisation, mais qu'au contraire il y a à ce moment une prolifération de lymphe plastique qui favorise la réunion des plaies. De plus, toutes les syphilis ne se ressemblent pas, et il ne faut pas baser une règle en thérapeutique sur quelques faits isolés ; ceux-ci sont un avertissement, un *prenez-garde*, mais ne sont nullement une contre-indication aux opérations. Si l'on adoptait le principe de non-intervention chirurgicale sur les syphilitiques, ceux-ci seraient fatalement condamnés, tandis que l'opération et le traitement les rendront sûrement à la santé.

IV. — ETIOLOGIE.

La cause de la syphilis est intimement liée à celle du chancre ; nous ne ferons donc que renvoyer aux différentes formes de l'accident primitif que nous avons décrites. Mais qu'on le sache bien, surtout au point de vue du coït, *de quelque façon qu'on le pratique*; il n'y en a aucune qui mette à l'abri de la contagion ; la succion de la verge, les rapports avec la bouche, la masturbation pratiquée sur la femme peut donner un chancre du doigt (pl. XVI, fig. 1). Puis vient l'usage des objets ayant appartenu ou appartenant à des personnes infectées ; les coups de rasoir, chez les barbiers, sont une cause assez fréquente. M. Pasteur recommande de passer les rasoirs à la flamme de l'alcool avant de s'en servir. Selon nous, ceux qui ne peuvent ou ne savent pas se raser devraient apporter avec eux leur rasoir et le remporter après, et sous aucun prétexte ne le laisser chez le barbier. Quant à ceux qui ont la mauvaise habitude de fumer dans la première pipe venue au café ou chez des amis, ils devraient avoir un embout à eux et qu'ils adapteraient à la pipe qu'ils veulent fumer.

Nous avons cité, à l'étude du chancre, des faits de contagion bizarres, entre autres un chancre de la nuque contracté en portant une femme sur les épaules ; semblable fait a été observé par notre ami le Dr Chipier, dans le service de M. Simonet. Le professeur Fournier a observé un chancre du mollet sur une femme qui se coupa avec un morceau de verre ; un homme, présent à l'accident, suça la plaie et inocula la syphilis. Le Dr Robert, médecin-major au 9e régiment de chasseurs, a cité [1] des observations de chancre infectant, inoculé par un soldat du régiment qui pratiqua le *tatouage* sur les bras de ses camarades ; l'un d'eux eut huit chancres.

V. — DIAGNOSTIC.

Le diagnostic du chancre présente quelquefois de réelles difficultés ; nous ne reviendrons pas sur ce que nous avons dit pages 11 et suivantes. Le diagnostic des accidents secondaires et tardifs est beaucoup plus facile ; les papules, les

1. *Annales de dermat.*, 1879, p. 417.

croûtes ont un caractère qui n'appartient qu'à ces accidents.

Quant au diagnostic de la syphilis, c'est-à-dire de savoir
si l'individu a eu ou non la syphilis, il est quelquefois, souvent même extrêmement difficile et délicat d'y songer. Ceci
tient à plusieurs choses : d'abord le milieu dans lequel se
trouve le malade pour qui l'on est appelé. Quand on se
trouve dans des familles qui respirent, comme on dit vulgairement, un *air d'honnêteté*, et qu'on voit un malade ou
une malade présenter des accidents nerveux ou viscéraux,
dont la nature et le caractère ne sont pas bien déterminés,
on n'ose pas accuser la syphilis, et cependant, bien souvent,
ce n'est pas une autre affection qui est la cause perturbatrice
de l'économie du malade. Aussi est-ce dans ces conditions-
là qu'il importe d'être d'une grande réserve et de ne pas faire
fausse route. Il faut questionner avec soin le malade ou la
famille, et quelquefois on trouve dans les réponses un indice
de la maladie antérieure. Si les accidents sont nets, bien déterminés, on doit donner le traitement antisyphilique, sans
s'arrêter aux dénégations quelquefois formelles des malades.
D'ailleurs chaque situation comporte un maintien particulier,
et ce n'est qu'en présence de l'ennemi que l'on peut juger
de ce que l'on a à faire.

VI. — PRONOSTIC.

La syphilis est une maladie grave, et il est absolument
impossible de dire, quand un malade a un chancre, quelle
sera l'évolution future de la maladie. Il est également impossible de prédire d'après la nature du chancre, d'un chancre
phagédénique par exemple, que le malade aura plus tard
des accidents phagédéniques ou tout au moins une syphilis
grave. Les faits sont en opposition avec cette opinion. Il est
évident, d'après ce que la clinique enseigne, que les chancres phagédéniques se montrent de préférence chez les individus doués d'une mauvaise constitution, ou bien dans
des conditions hygiéniques déplorables, ou bien enfin me-
nant une vie d'excès, de débauche ou de surmenage, toutes

conditions qui placent son état d'économie générale dans un état d'infériorité. Alors, si cet individu ne corrige pas sa conduite, ne cherche pas dans une vie plus rangée, ou bien dans un travail moins excessif, à se placer dans des conditions hygiéniques meilleures, il est clair que les accidents syphilitiques tertiaires à forme phagédénique, térébrante ou serpigineuse auront beaucoup plus de tendance à se manifester. Comme autre preuve de ce que nous avançons, les syphilides nerveuses se montreraient de préférence, d'après les observations de Broadbent et de Fournier, sur les individus chez lesquels les accidents primitifs ont été remarquables par leur bénignité. Et, s'il est une syphilide grave, c'est bien, il nous semble, la syphilis cérébrale! Est-ce qu'on ne pourrait pas plutôt invoquer dans ce dernier cas l'absence de traitement consécutif aux accidents primitifs? Il arrive en effet que des malades porteurs de petits chancres et de roséoles légères, de plaques muqueuses peu intenses, se croient, par la bénignité de ces accidents, être à l'abri de toute manifestation ultérieure. Alors ils ne prennent plus ni traitement ni précautions, et la syphilis tertiaire éclate avec des symptômes d'une violence extrême. Et ces accidents nerveux se montrent souvent chez des individus jeunes, dans la force de l'âge, sans que rien ne puisse les faire présager. Quand, au contraire, les accidents primitifs sont graves, les malades n'attendent pas les conseils; ils vont au devant, et ils se soignent, et tel qui a eu un chancre grave n'a que des accidents légers, parce qu'il prend des précautions hygiéniques, ne fait pas d'excès de coït, de boissons ou de travail (intellectuel surtout).

L'alcoolisme, nous l'avons vu, est la plus détestable de toutes les affections pour aggraver la syphilis. La scrofulose, le rachitisme, viennent ensuite.

Ces trois affections prédisposent aux *manifestations malignes précoces* (voir page 340).

Dans le pronostic, il faut aussi considérer la gravité des accidents, suivant la région où ils évoluent. A forme égale, une gomme cérébrale est plus grave qu'une gomme pulmonaire, et cette dernière plus grave qu'une gomme sous-cutanée.

L'*âge* auquel le malade contracte la syphilis doit être pris en sérieuse considération. Chez un sujet jeune, elle est bien moins grave que chez un homme âgé; c'est un fait sur lequel M. Ricord a appelé l'attention et qui a été maintes fois contrôlé par les observations. Ainsi, un homme de cinquante, soixante ans qui contracte un chancre, est dans une condition de résistance bien plus inférieure qu'un homme de vingt, trente, même quarante ans. Passé soixante-cinq ou soixante-dix ans, les conditions génésiques ne sont plus les mêmes, au point de vue fonctionnel; et, sans vouloir faire aux hommes de soixante-dix ans l'injure de croire qu'ils sont tous impuissants, il n'en est pas moins vrai que le nombre en est petit. Nous avons vu pour notre part un homme de *quatre-vingts ans* contracter un chancre avec une jeune fille de *dix-sept ans* [1]. Quand on contracte la vérole à cet âge-là, on n'a pas beaucoup de motifs pour redouter ses manifestations ultérieures !

Il faut ensuite considérer la façon dont le malade aura été traité. Ainsi, celui qui se sera toujours soigné au point de vue hygiénique et au point de vue thérapeutique, qui aura pris à intervalles du mercure, de l'iodure, supportera beaucoup plus facilement les atteintes de la syphilis. Il pourra même se faire qu'il ne se voie plus aucunement atteint d'accidents. On nous objectera que des individus ne se sont jamais soignés et n'ont jamais vu apparaitre d'accidents; cela est vrai; mais est-ce que semblables faits ne se rencontrent pas avec les autres diathèses, herpétisme, goutte, rhumatisme? Les malades sont atteints un jour de manifestation dartreuse, ont une attaque de goutte, de rhumatisme; ils se soignent: les accidents cessent, et ils n'en sont plus atteints; et cependant ils n'en sont pas moins herpétiques, goutteux ou rhumatisants. Il est impossible de tracer des règles précises à cet égard; mais ce dont nous sommes convaincus, c'est que dans la syphilis le traitement est tout, et, lors même qu'un sujet syphilitique ne verrait plus apparaitre d'accidents, il doit quand même se soumettre une ou

---

1. Le malade avait un chancre infectant sous-préputial et une balano-posthite.

deux fois par an au traitement interne. On nous dira, comme objection, que des malades ayant suivi régulièrement un traitement n'en n'ont pas moins été atteints d'accidents graves. C'est encore vrai ; mais nous répondrons qu'*il n'y a pas dans toute la matière médicale un seul médicament, un seul, réellement préventif*. Quelque puissant, quelque merveilleux que soit un médicament ou un traitement pour combattre et guérir les manifestations morbides au moment où elles se produisent, ces médicaments n'empêcheront pas les mêmes manifestations de se produire. Si nous prenons l'exemple des diathèses dont nous parlions plus haut, combien ne voit-on pas de malades goutteux, herpétiques ou rhumatisants, qui, malgré une médication ponctuellement suivie, soit par les médicaments, soit par les eaux thermales, ne sont pas moins atteints de manifestations diathésiques ! Pour les calculs vésicaux, des malades vont chaque année aux sources thermales qui ont soi-disant le privilège d'empêcher la formation des calculs, et cependant ils n'en sont pas moins obligés, à un certain moment, de se soumettre à la nécessité de la lithotritie ou de la taille. Ainsi nous avons vu le Dr Reliquet faire l'opération de la taille à un malade qui allait *tous les ans, depuis onze ans*, à Contrexéville, et, malgré ce traitement, il n'avait pas moins de trois pierres volumineuses.

Et combien d'autres faits semblables dans la science !

Aussi, pour nous, le pronostic de la syphilis est basé :

1° Sur l'état constitutionnel du sujet,

2° Sur son âge,

3° Sur la façon dont il aura été ou se sera traité.

VII. — INCURABILITÉ.

De la question du pronostic découle une question d'une très grande importance et qui, encore aujourd'hui, soulève des discussions et des objections extrêmement combattues. C'est la question de l'*incurabilité* de la syphilis.

La syphilis est-elle curable ? Nous n'hésitons pas à répondre : *Non, elle n'est pas curable ;* car une maladie qui, après des périodes de calme de trente, cinquante, soixante ans même, présente des manifestations différentes de l'accident primitif, mais étant de même nature que lui, c'est-à-dire syphilitiques, cette maladie n'est pas une maladie curable. Un malade qui contracte un chancre infectant a la syphilis; *il est syphilitique pour toute la vie.* Sans doute on en rencontre qui ont un chancre suivi d'accidents secondaires et qui ne voient plus rien survenir toute leur vie durant. Mais, à côté de ces derniers, combien n'y en a-t-il pas qui, au bout de vingt ans et plus, alors qu'ils vivent de la vie commune, qu'ils sont entourés de famille, interrogés sur leur vie antérieure, vous répondent : « J'ai eu la vérole dans le temps; mais maintenant elle est bel et bien guérie, » et qui voient survenir des syphilides tuberculo-crustacées, des gommes, des accidents nerveux, des douleurs ostéocopes. Témoin ce fait d'un syphilitique, qui étant père de plusieurs enfants bien constitués, absolument sains, devient tout d'un coup paraplégique. Heureusement pour lui, il avoue sa syphilis à un médecin, qui donne l'iodure de potassium et le rend à la santé et à la vie active. Tel malade se fracture une jambe; la consolidation ne se fait pas, on soupçonne la syphilis, on donne le traitement, la fracture guérit. Tel autre, obligé de subir une opération, passe les premiers jours dans un état satisfaisant, puis tout d'un coup les bords de la plaie s'ulcèrent, la cicatrisation commencée s'arrête, la plaie se rouvre; on reconnaît des syphilides écloses sur la plaie, on institue un traitement mixte, et tout se mène à bonne fin. Est-ce qu'une maladie curable produirait de semblables complications; est-ce qu'un malade qui a eu la variole, la fièvre typhoïde quelques mois auparavant voit survenir cet arrêt dans la marche de la guérison des traumatismes?

Sans doute c'est dur pour un malade d'apprendre qu'il est atteint d'une maladie *incurable;* peut-être en voudra-t-il au médecin qui lui fait cet aveu. Mais de ce côté-là, comme du côté de l'incurabilité de la syphilis, nous sommes de l'avis du D⁣r Denis Dumont : on ne doit pas avoir de scrupules. D'abord cet aveu fait au malade sera une bonne chose pour lui, en ce sens qu'il sera d'autant mieux disposé à se soigner et à suivre un traitement régulier. Tandis que, si l'on dit à un syphilitique qu'il est tout à fait guéri, on assume sur soi une grande responsabilité, car il ne faut pas seulement songer au malade lui-même, à un réveil de la diathèse, à des éclosions plus ou moins graves de manifestations ter-tiaires; il faut songer que le malade peut se marier et donner la syphilis à sa femme, qui mettra au monde des enfants syphilitiques ou qui fera des fausses couches suc-cessives, jusqu'à ce qu'une médication ordonnée à point lui restituera ses fonctions génératrices.

VIII. — NATURE DE LA MALADIE.

Avant de passer au traitement, il nous reste à parler de la *nature de la maladie*. La syphilis est une maladie viru-lente et surtout *contagieuse*, et ceci doit de prime abord indiquer aux malades que chaque fois qu'ils sont porteurs d'un accident transmissible, *chancre* ou *plaques muqueuses*, ils doivent s'abstenir de tout rapport sexuel, et, s'ils sont dans l'obligation d'embrasser des personnes ou des enfants, ils doivent le faire avec la plus grande discrétion, *non pas sur la bouche*, mais *sur le front ou sur la joue*; ils doivent éviter de se servir des pipes, des porte-cigare de personnes étran-gères, à moins toutefois que ces personnes ne soient elles-mêmes syphilitiques. Il y a tant de syphilis dont la cause est inconnue que l'on ne saurait se montrer trop prudent et trop réservé quand on est porteur d'accidents contagieux. Nous savons bien que des plaques peuvent passer inaper-çues, que des malades peuvent prendre pour des éruptions herpétiques ce qui est en réalité des plaques; mais ceux-là sont en petit nombre. Et l'ignorance du mal dont ils sont atteints leur donne en quelque sorte une irresponsabilité morale. Généralement, quand un malade a été atteint, il est trop en éveil par le moindre accident qui lui survient sur n'importe quel point du corps, pour ne pas venir immédia-tement prendre l'avis des médecins. Pour eux, la moindre éruption, le moindre bouton est une syphilide. Mais, à côté de ceux-là, combien d'indifférents, d'insouciants, d'indélicats même pour faire cette réflexion que nous avons entendue : « La femme ne m'a pas dit qu'elle était malade ; pourquoi préviendrais-je que je le suis ? » Par une fatalité bizarre celui qui fit cette réponse contracta la blennorrhagie. Il faut dire avec justice que des gens comme lui font exception. L'idée de revanche vénérienne ne doit jamais venir dans l'esprit d'un honnête homme.

Il est dans l'étude de la syphilis une question qui est pour ainsi dire le côté philosophique, le côté social de la maladie. Pour certaines gens, dont le nombre tend heureusement à diminuer de jour en jour, la syphilis implique au malheureux qui en est atteint comme un stigmate d'infamie, et ils ne peuvent traduire leur pensée autrement qu'en disant de lui : « C'est un vérolé, » voulant dire par là que c'est un homme taré et qu'on devrait repousser. Ces pensées, les paroles plus ou moins naturalistes qui les traduisent, nous les avons entendues maintes et maintes fois, et c'est pour cela que nous voulons réagir contre ces idées. Ce qu'on reproche souvent aux syphilitiques, ce n'est pas de s'être mis dans les risques de contracter la syphilis, c'est de l'avoir contractée. En agissant ainsi, on fait preuve d'un puritanisme idiot. Combien ne voit-on pas de nos jours des personnes occupant des situations fort honorables, entourées de la considération de tous et qui n'en sont pas moins syphilitiques, et cependant quelques moralistes ne manquent pas de dire, dans le but de ternir un peu leur vie honorable : « Oh ! il a eu la vérole dans le temps ! » Aussi faut-il protester contre ces idées absurdes et bien se persuader *que la syphilis n'enlève rien de l'honorabilité de celui ou de celle qui en est malheureusement atteint* et que tout syphilitique qui présente des garanties de moralité civique ne doit pas être moins considéré que les rhumatisants ou les goutteux ! Oui ; mais disent ces profonds moralistes, ces deux dernières maladies ne se contractent pas dans les débauches ! Et qu'en savez-vous ? La goutte ne peut-elle pas être le résulat de bonne chère, de parties fines en plus ou moins nombreuse société. Est-ce que le rhumatisme ne peut pas avoir été occasionné par des promenades ou des stations nocturnes ? Et les phtisies contractées dans ces conditions-

20.

là sont-elles moins blâmables que la syphilis? On n'est coupable et blâmable que si, étant dans des conditions de contagiosité, *et le sachant*, on a des rapports sexuels avec une personne *non syphilitique*. Dans ce cas, c'est une action criminelle que de se livrer au coït, car la syphilis se transmet plus loin qu'à celui ou celle à qui on l'a donnée. Mais, quelles que soient les conditions dans lesquelles on contracte la syphilis, celle-ci n'enlève rien au caractère d'honorabilité d'un homme ou d'une femme. Ils sont assez malheureux dans leur situation pathologique sans que l'on vienne leur jeter le discrédit ou le blâme.

SEPTIÈME PARTIE

SYPHILIS ET MARIAGE

Il y a, dans la sociologie de la syphilis, une question de la plus haute importance : c'est le *mariage des syphilitiques.*

Cette question, qui intéresse les parties contractantes, engage souvent dans une certaine mesure la responsabilité du médecin.

Donc, pour répondre à la question : Un syphilitique peut-il se marier? nous disons : oui.

Mais cela dépend des circonstances différentes, que nous allons passer en revue.

1º Un homme a eu la syphilis dans sa jeunesse et le début de l'infection remonte par exemple à trois ou quatre ans, et il vient consulter pour savoir s'il peut se marier. Tout d'abord, il faut commencer par le faire déshabiller complètement, le mettre à nu et lui faire passer un *conseil de révision* aussi méticuleux que possible : examiner la bouche, chercher dans tous les plis et replis de la verge, de l'anus, si une petite plaque muqueuse n'est pas dissimulée dans l'ombre. L'inspection terminée, si l'on ne trouve rien, répondez-lui qu'il peut se marier. Seulement il faut en même temps lui demander à quelle époque doit avoir lieu son mariage et lui recommander de s'examiner avec soin tous les jours et de venir la veille au moins et mieux le matin même du mariage, afin de subir un nouvel examen, car une plaque peut très bien s'être développée, sans que le sujet, tout entier à sa cour, s'en soit aperçu, et alors cet homme, que vous avez autorisé à se marier, communiquera immanquablement la syphilis à sa femme, et il aura le droit de vous en rendre responsable. Nous mettons les choses au pis, car, dans une question aussi importante, on ne saurait y mettre trop de précautions.

Si, par hasard, il y avait un accident contagieux, il faudrait le cautériser énergiquement et faire remettre le mariage à un autre jour, en invoquant comme cause l'absence d'une pièce dans les papiers civils ou tout autre moyen.

2° Un homme a la syphilis; il est guéri du chancre; la roséole, les plaques ont disparu, et il demande quand il pourra se marier. Autant que faire se peut, il ne faut pas autoriser le mariage avant au moins deux ou trois ans. Et, pendant tout ce temps, le sujet doit suivre scrupuleusement et par intervalles un traitement antisyphilitique et ne pas faire d'excès d'aucune sorte. En se conformant à ces règles, l'individu peut très bien atteindre le moment de son mariage; mais, à mesure que ce moment arrive, les précautions et les examens doivent être plus fréquents et plus méticuleux.

Dans les deux cas que nous venons de citer, les deux individus se sont mariés, les femmes deviennent enceintes, mettent au monde des enfants bien constitués, parfaitement sains. Toutes les apparences sont en leur faveur; malgré cela, qu'ils soient bien prévenus que cette innocuité n'est qu'apparente, qu'ils n'en doivent pas moins suivre par intervalles un traitement et s'examiner, se faire examiner fréquemment. Car il peut arriver qu'une plaque muqueuse, une seule, venant à apparaître, il contagionne sa femme, et, si celle-ci devient enceinte, elle fera des fausses couches, ou ce qui est plus triste, aura un enfant syphilitique, à côté d'autres enfants sains. Dans ces conditions-là, il peut résulter les plus grands dangers pour les aînés, qui sans défiance embrassent le nouveau venu, peuvent contracter la syphilis et la transmettre à d'autres.

Ainsi un homme ayant eu la syphilis quelques années avant son mariage se marie, a un garçon parfaitement sain. Quatre ans plus tard, la femme devient de nouveau enceinte; mais elle est prise de céphalées violentes, d'éruptions cutanées, la couche se fait, l'enfant vient bien, quoique ayant des plaques muqueuses. On le soigne; mais, chose plus grave, une parente de la famille l'embrasse et contracte ainsi la syphilis.

Ces faits si graves sont heureusement peu fréquents, car nous avons, dans le cercle de nos relations, des maris qui ont eu la syphilis dans leur jeunesse et qui n'en ont pas moins des enfants bien constitués sous tous les rapports.

Voici maintenant des cas beaucoup plus graves :

Un mariage est en train de se conclure; de cette union doit résulter pour le mari une situation excessivement avantageuse tant comme relations que comme fortune. Mais, par une triste fatalité, le futur mari revoit une ancienne maîtresse ou toute autre femme, et il contracte la syphilis. Le mariage peut-il avoir lieu? Non, absolument non. Quelle que soit l'assurance formelle que vous donnera le malade de ne voir sa femme que lorsque son chancre sera guéri, de prendre tous les préservatifs possibles et imaginables, *on ne doit jamais autoriser le mariage dans ces conditions-là; on se rendrait complice de la contagion à la femme.* Il faut que le mariage soit rompu, quelque désagréable que soit cette désillusion dans les projets du jeune homme. Mais on peut lui conseiller de faire son possible pour le remettre à deux ans. Nous avons eu l'occasion de voir à la consultation du Midi un malade qui devait se marier quelques semaines plus tard et prendre la direction d'une maison de commerce très importante. Il vint montrer un petit bouton venu sur le gland depuis quelques jours et qui ne le faisait nullement souffrir, et il voulait être guéri, afin de pouvoir se marier. C'était un chancre infectant, et, quand on lui annonça que c'était la vérole, ses traits se décomposèrent, il pâlit et montra une physionomie exprimant une véritable terreur.

Si malgré toutes les objurgations qu'on a faites au malade, et bien qu'on lui a fait entrevoir les conséquences terribles qui peuvent résulter de son obstination à vouloir se marier quand même, il reste sourd à l'appel des sentiments d'honneur et de loyauté, la seule chose à faire est de cesser toute relation avec lui. Un homme qui agit de cette façon n'est qu'un misérable et indigne de toute considération. Les gens qui se conduiraient ainsi sont rares, et il est à peu près certain que le jeune homme renoncera à son mariage. Il peut arriver que les choses ne s'en tiennent pas là, et qu'un membre de la famille vienne s'informer auprès de vous de quoi il s'agit, quel est le motif qui est cause de la rupture ou tout au moins de la remise du mariage; dans ce cas la position du médecin devient excessivement délicate, et c'est alors qu'il faut conserver tout son sang-froid, qu'il ne faut pas, comme on dit vulgairement, « perdre le nord », car il n'est pas de gens qui fassent plus de questions d' « enfant terrible » qu'une personne qui veut avoir un renseignement médical. Aussi les réponses doivent être aussi évasives que possible, et ce n'est qu'en présence de la personne que l'on peut savoir ce que l'on à dire. On ne doit jamais laisser soupçonner le plus petit indice de la maladie; le moindre mot que vous laisseriez échapper peut suffire à éclairer la personne, et, alors sans avoir divulgué la maladie, vous n'en tombez pas moins sous le coup de l'article 378 du Code pénal, qui a trait au secret professionnel [1].

Cependant, si le malade venait avec une autre personne demander les renseignements pour savoir l'époque probable à laquelle il pourra contracter le mariage, on peut, après avoir eu une *autorisation écrite par lui, signée par lui et formulée en votre présence, mais seulement dans ce cas*, mettre le témoin au courant de la situation. Lors même que la personne vous présenterait une lettre signée par le malade, *on ne devra* rien dire, à moins qu'il ne vienne en personne vous apporter la preuve que c'est lui qui a formulé l'autorisation, et, dans les deux cas, vous garderiez l'autorisa-

---

1. SECRET PROFESSIONNEL. — *Code pénal*, art. 378 : « Les médecins, chirurgiens et autres officiers de santé, ainsi que les pharmaciens, les sages-femmes et toutes autres personnes dépositaires, par état ou profession, des secrets qu'on leur confie, qui, hors le cas où la loi les oblige à se porter dénonciateurs, auront révélé ces secrets, seront punis d'un emprisonnement d'un mois à six mois, et d'une amende de cent francs à cinq cents francs. »

tion par devers vous et ne la rendriez sous aucun prétexte.

Le second cas est plus important : c'est quand le mari, après
avoir vu une femme quelque temps avant son mariage,
s'aperçoit qu'il a la syphilis quelques jours après son union.
Les faits du professeur Fournier et du Dr Langlebert montrent que cette triste éventualité, résultat de l'impardon-
nable imprudence du malade, peut se rencontrer, qu'il ait
pratiqué le coït d'une façon normale ou anormale (voir p. 21).

Dans un cas semblable, la contagion pour la femme est
beaucoup plus difficile à éviter que dans le cas ci-dessus,
car là on a pu empêcher le contact des deux individus,
tandis qu'une fois mariés ils ne sont pas généralement disposés à rester inactifs en fait de rapports sexuels. Qu'on
juge donc si la position est délicate ; il faut empêcher 1° les
rapports sexuels, — c'est la partie du traitement la plus difficile à faire observer ; — 2° le traiter sans que sa femme
s'en doute. Dans une circonstance de ce genre, M. Fournier
a pu obtenir un résultat complet, grâce à un traitement
énergique, 15 centigrammes de proto-iodure, 2, 3, 4 centigrammes de sublimé, cautérisations au nitrate acide de mercure ; c'est-à-dire que les accidents primitifs furent promptement guéris et que les accidents secondaires furent peu
intenses [1]. Le traiter à l'insu de sa femme, c'est l'affaire du
mari ; mais ne plus avoir de rapports avec elle, ça ne doit
pas être commode à faire accepter à la femme ; il n'en faut
pas moins tenir la main, et dire au mari qu'il donnera sûrement la vérole à sa femme et qu'il aura des enfants débiles,
mal conformés et ne pouvant pas vivre dans la majorité des
cas. C'est donc une question à débattre entre lui et sa conscience, et, chose plus difficile, entre lui et sa femme. Indépendamment de l'abstention de coït, il doit surveiller sa
bouche, ses lèvres, éviter de boire dans le même verre
qu'elle, et réciproquement.

Quand par malheur il a contagionné sa femme, la position
change, l'abstention de rapports sexuels peut être un peu

---

1. Nous voudrions bien savoir comment un *anti-mercurialiste* agirait
dans une circonstance semblable?

moins absolue. Mais, par contre, il faut soigner la femme et la soigner sans qu'elle s'en doute.

Il n'est pas facile de faire croire à une femme robuste, bien portante, qu'elle est malade et qu'elle a besoin de prendre soit des pilules, soit une solution de sublimé. Les femmes, qui sont ordinairement si difficiles à soigner lorsqu'elles sont malades et qu'elles sont néanmoins convaincues qu'elles ont besoin de soins, à plus forte raison cela devient-il tout à fait ardu pour faire accepter un traitement quand elle est persuadée dans son for intérieur qu'elle n'a besoin de rien. La difficulté disparaît si la femme souffre de plaques muqueuses douloureuses aux organes génitaux, intertrigo, céphalées, etc. Dans ce cas, elle prendra tout ce qu'on voudra ; aussi faut-il profiter de ses bonnes dispositions pour instituer un traitement énergique, car on peut être sûr qu'une fois les accidents disparus la malade redeviendra aussi indocile qu'auparavant. Pour elle, elle est guérie, elle n'a plus besoin de médicaments. Aussi faut-il de nouveau insister, en lui disant que la maladie peut revenir, qu'elle est encore obligée de se soigner, faire intervenir l'autorité du mari, *si cette autorité est reconnue toutefois,* car c'est bien problématique de rencontrer dans ce cas l'obéissance imposée par le Code civil.

On dirigera donc le traitement suivant la nature et la marche des accidents, *mais on devra surtout recommander au mari d'éviter la grossesse.* Dans ce cas, il faut continuer le traitement ou le recommencer comme de plus belle, et peut-être sera-t-on assez heureux pour mener la grossesse à terme.

C'est ici que se place la question de la transmission de la syphilis à l'enfant et l'influence de la syphilis sur la grossesse.

Quatre cas peuvent se présenter :

1º *Le père est syphilitique, mais n'a pas d'accidents contagieux au moment où la femme devient enceinte.* — Dans ce cas, la grossesse parviendra à terme et la femme accouchera d'un enfant indemne de syphilis. La clinique démontre que la transmission directe de la syphilis du père à l'enfant sans contagionner la mère est excessivement rare.

2º *Le père a des accidents contagieux au moment de la conception.* — Il contagionne la mère, et celle-ci transmettra la syphilis à l'enfant, ou, ce qui est plus fréquent, elle avortera.

3º *Le père est sain, la mère est syphilitique.* — Dans ce cas, si elle a des accidents contagieux, elle communiquera la syphilis à son mari; si elle n'a pas d'accidents contagieux, le mari n'a rien à redouter; mais dans les deux cas la fausse couche est certaine, sinon l'enfant naîtra syphilitique.

4º *Le père et la mère sont syphilitiques.* — Dans ce dernier cas, on peut observer trois faits : l'avortement se fera, ou bien l'enfant naîtra avec des accidents, ou bien il naîtra sans manifestations visibles, mais il n'en est pas moins infecté, et il présentera consécutivement des lésions de la syphilis héréditaire soit précoce, soit tardive.

5º *La mère contracte la syphilis pendant sa grossesse.* — Si elle devient syphilitique pendant les quatre ou six premiers mois de sa grossesse, le résultat sera le même que si elle avait contracté la syphilis au moment de la conception, c'est-à-dire avortement ou enfant syphilitique.

Quand la syphilis est contractée après le sixième mois, la grossesse arrivera à terme et l'enfant est indemne de toute contagion.

La cause de l'avortement dans la syphilis tient à une lésion du *placenta* ou *placentite syphilitique.*

Ces lésions sont de deux ordres :

1º *Lésions vasculaires,* identiques à celles que nous avons observées sur d'autres points de l'économie : *endartérite, artérite scléreuse,* oblitérant la lumière des vaisseaux du placenta, diminuant l'apport sanguin, suspension complète de la circulation dans les villosités du placenta, et, comme résultat, avortement par *anémie placentaire.*

2º Les *gommes du placenta* ne diffèrent pas comme structure anatomique de celles du foie; elles ne sont pas toujours une cause d'avortement. Ainsi le Dr Hervieux a observé à la Maternité un cas de *placentite gommeuse.* La malade, âgée de vingt et un ans, avait contracté la syphilis au sixième mois de sa grossesse. L'accouchement se fit à terme; la mère donna naissance à une fille du poids de 3550 grammes, ne présentant aucune manifestation syphilitique. Mais le placenta contenait des gommes, ainsi qu'il résulta de l'examen histologique. L'enfant présenta des plaques des aisselles dix-sept jours après sa naissance (*Bulletin de thérap.*, sept. 1879, p. 231).

Quel que soit le cas, on voit donc que dans le cas de grossesse syphilitique l'alternative est grave : avortement ou enfant syphilitique. Aussi, dès que l'on a le plus petit indice sur l'état du père ou de la mère, on doit les traiter tous les deux, surtout la mère, et on a des chances de voir la grossesse arriver à terme ; l'enfant n'en naîtra pas moins syphilitique, mais il viendra au monde avec une syphilis déjà traitée, il pourra mieux en supporter les atteintes, et peut-être ne succombera-t-il pas aux lésions de cette maladie.

Si la mère met au monde un enfant viable, quoique ne présentant pas d'accidents, elle doit le nourrir elle-même ou lui donner un allaitement animal. Dans aucun cas on ne doit confier l'enfant à une nourrice étrangère, à moins que celle-ci ne soit syphilitique.

TRAITEMENT DE LA SYPHILIS

Le traitement de la syphilis, avons-nous dit page 14, comprend : 1° le traitement du chancre, 2° le traitement de la syphilis, et ce dernier comprend le traitement du début et le traitement des manifestations consécutives.

Pour le traitement du chancre, nous avons dit également que le plus simple était encore le meilleur : pommade au calomel, onguent napolitain, etc. Nous avons rejeté la cautérisation du chancre non seulement comme étant inutile au point de vue thérapeutique, mais encore et surtout comme moyen prophylactique (de προφυλλαξις, garantie) ou abortif des manifestations consécutives. Nous n'en reparlons aujourd'hui que parce qu'un nouveau procédé de traitement soi-disant prophylactique vient de faire sa réapparition après être longtemps resté dans l'oubli. Nous voulons parler de *l'excision du chancre*.

Ce procédé, imaginé par Hüter, vient d'être remis en pratique par Auspitz, Unna, Chadzynski [1]. Si l'on admet que le chancre donne l'accès à la syphilis dans l'organisme, ce procédé semble au premier abord très rationnel et justifie le proverbe latin : *Ablatâ causâ, tollitur effectus.* Enlevons le chancre, se sont dit les auteurs ci-dessus, et nous ferons disparaître la syphilis. Mais la pratique n'a pas jusqu'ici donné raison à cette théorie, et cela pour plusieurs raisons.

La première, c'est que le chancre infectant ne donne pas la syphilis, c'est la syphilis qui donne le chancre. Le virus, imprégné dans l'économie, fait sa première manifestation extérieure par le chancre, qui indique que l'individu est d'ores et déjà syphilitique.

En second lieu, la syphilis est une maladie virulente qui ne se montre qu'après une certaine incubation très variable comme durée. Elle est en cela absolument semblable à la variole et surtout à la vaccine ; vous aurez beau enlever les pustules de l'une et de l'autre, la variole n'en continuera pas moins sa marche, et la vaccine ne sera ni moins effective ni moins préventive. Il en est de même de la syphilis ; qu'on enlève le chancre et avec lui une portion de tissus sains, l'individu n'en sera ni plus ni moins syphilitique.

Pour ceux qui admettent que l'infection ne commence qu'au moment où se montre le chancre, le procédé d'excision concorde parfaitement avec leur opinion. Mais, pour ceux qui n'adoptent pas cette idée, l'excision n'est pas justifiée. Car si les uns et les autres veulent enlever le chancre pour empêcher l'apparition des accidents secondaires, les faits viennent encore démentir la théorie : 1° par l'apparition d'accidents secondaires, plaques ou roséole en même temps que le chancre ; 2° par l'apparition de ces mêmes accidents après l'excision du chancre et présentant dans leur manifestation la même intensité que si le chancre était resté en place.

Voici encore un fait qui montre l'inutilité de l'excision du

---

1. *Sur la valeur prophylactique de l'excision de la sclérose syphilitique initiale,* par Chadzynski (*Annales de dermatologie et de syphiligraphie,* 1880, p. 461). — Lire également l'article de Leloir, *Annales de dermatologie,* 1881, p. 69.

chancre. Un malade a commerce avec une femme; le lendemain ou les jours suivants, il apprend que cette femme est à la période contagieuse de la syphilis. Justement effrayé, il prend toutes les précautions hygiéniques possibles, lavages constants avec un liquide antiseptique; la moindre petite érosion, le moindre petit bouton découvert est immédiatement cautérisé; soins inutiles, le chancre ne se montre pas moins, et, le cautériserait-on profondément, comme cela arrive quelquefois chez certains malades, qui emploient la cendre de cigare brûlante, moyen qui doit être aussi efficace que l'excision, les accidents secondaires se montrent consécutivement.

M. Leloir, dans un article paru dans les *Annales de dermatologie* [1], combat les théories de Chadzynski et autres, et arrive aux mêmes conclusions que nous.

Nous avons eu l'occasion de voir, dans le service et à la consultation de M. Mauriac, des malades ayant eu leur chancre excisé dès le début et venant demander un traitement pour des syphilides érythémateuses ou papuleuses, aussi intenses que si le chancre n'avait pas été enlevé. Un entre autres dont nous avons parlé page 120, ligne 7, avait la face palmaire de la main et des doigts criblée de syphilides offrant le même aspect que des cicatrices profondes de variole.

Si donc nous avons parlé de l'excision du chancre, c'est pour la combattre absolument. Si l'on pouvait cautériser à la minute même où l'individu contracte la syphilis, *peut-être* obtiendrait-on un résultat qui nous semble plus que douteux; mais plus tard il est trop tard, et les expériences que l'on voudrait tenter sur un sujet sain constituent une action criminelle.

L'excision étant inutile, il n'y a plus, lorsque le malade vient consulter, qu'à panser le chancre et à traiter la syphilis. Tant que durent les accidents primitifs ou secondaires, il faut continuer le traitement mercuriel : pilules de

---

1. *De la destruction du chancre comme moyen abortif de la syphilis,* par Henri Leloir, interne des hôpitaux (*Annales de dermatologie,* 1881, p. 69).

proto-iodure, pilules de sublimé, liqueur de Van Swieten (voir les formules, pages 16 et 17), les injections sous-cutanées de mercure à l'aide d'une dissolution de sublimé ou de peptonate de mercure, selon le procédé du Dr Terrillon.

L'iodure de potassium n'est pas indiqué dans cette première période, à moins que l'on ait affaire à une syphilis anormale, maligne, précoce. Dans ce cas, il faut le prescrire et lui adjoindre le mercure sous forme de bi-iodure, ce qui constitue le traitement mixte (voir pages 128, 129 et 366). Il faut d'ailleurs varier les doses avec la nature, la marche des accidents et surtout avec le degré de tolérance du malade ; on peut également varier la dose de mercure avec celle de l'iodure. On peut par exemple, si le malade ne supporte pas bien le mercure, donner 1 centigramme, 2 centigrammes au plus de bi-iodure avec 3 ou 4 grammes d'iodure. Ce mode de traitement s'adresse surtout aux accidents pustulo-crustacés, de toutes les périodes. Si l'on avait à combattre les gommes, l'iodure de potassium seul doit être administré et donné à la dose de 2 ou 3 grammes. Si l'on commence par 50 centigrammes, on voit survenir des phénomènes d'iodisme qui disparaissent quand on élève la dose d'iodure. Nous donnons d'ailleurs plus loin un tableau de formules qui permettent de prescrire exactement la dose d'iodure ou de bi-iodure que l'on veut *faire prendre par jour* au malade.

Disons avant tout que l'iodure est soluble dans l'eau distillée en *toutes proportions*, c'est-à-dire à parties égales (1 gramme d'iodure pour 1 gramme d'eau) ; que le bi-iodure est insoluble dans l'eau, mais le devient en présence de l'iodure de potassium ; que l'iodure de potassium s'écrit quelquefois par abréviation par les deux lettres KI, de l'ancien mot *kalium*, dont on désignait le potassium ; que le bi-iodure de mercure s'écrit HgI² (du mot latin *hydrargyrum*) ; enfin que la cuillerée à bouche d'eau pèse 15 grammes, celle de sirop 20 grammes. La cuillerée à café d'eau pèse 5 grammes, celle de sirop 7 grammes.

Veut-on par exemple faire prendre par jour à son malade 2 grammes d'iodure de potassium et 2 centigrammes de bi-iodure de mercure, il faut prescrire :

SIROP MERCURIEL IODURÉ

Iodure de potassium............................	25 gr.
Bi-iodure d'hydrargyre	25 centigr.
Eau...	Q. S.
Sirop d'écorces d'oranges.....................	500 gr.

On écrit plus généralement hydrargyre que le mot mercure, ce dernier ayant le triste privilège d'effrayer, bien à tort, les malades.

Voici le dosage du sirop mercuriel ioduré :

SIROP MERCURIEL IODURÉ

POUR FAIRE PRENDRE PAR JOUR	IL FAUT FORMULER				Ce qui à la dose d'une cuillerée à bouche matin et soir fait un traitement de :
	IODURE de potassium.	BI-IODURE D'HYDRAR-GYRE	EAU distillée.	SIROP	
1 gr. KI......	12 gr. 50	125 milligr.	20 gr.	480 gr.	12 jours et demi.
1 centig. HgI2.	15 gr.	15 centigr.	20 gr.	580 gr.	15 jours.
2 gr. KI.....	25 gr.	25 centigr.	30 gr.	470 gr.	»
2 centig. HgI2.	30 gr.	30 centigr.	30 gr.	570 gr.	»
3 gr. KI.....	37 gr. 50	375 milligr.	40 gr.	460 gr.	»
3 centig. HgI2.	45 gr.	45 centigr.	45 gr.	555 gr.	»
4 gr. KI.....	50 gr.	375 milligr.	50 gr.	450 gr.	»
3 centig. HgI2.	60 gr.	45 centigr.	60 gr.	540 gr.	»
5 gr. KI.....	62 gr. 50	375 milligr.	65 gr.	435 gr.	»
3 centig. HgI2.	75 gr.	45 centigr.	75 gr.	525 gr.	»

Nous conseillons de ne pas dépasser la dose de 3 centigrammes de bi-iodure, bien que l'on puisse aller jusqu'à 0,05 centigr. Quant à la façon de prendre ce sirop, si les malades avaient de la difficulté à le prendre, on peut le leur donner dans une tasse de houblon.

Pour l'iodure de potassium, voici le dosage par cuillerée à bouche :

SOLUTION A L'IODURE DE POTASSIUM

	POUR FAIRE PRENDRE PAR JOUR	IL FAUT FORMULER		CE QUI A LA DOSE D'UNE CUILLERÉE A BOUCHE MATIN ET SOIR FAIT UN TRAITEMENT DE :
		IODURE DE POTASSIUM	EAU DISTILLÉE	
1	1 gr.	16 gr. 66 20 gr.	500 gr. 600 gr.	12 jours et demi. 15 jours.
2	2 gr.	32 gr. 50 40 gr.	500 gr. 600 gr.	» »
3	3 gr.	50 gr. 60 gr.	500 gr. 600 gr.	» »
4	4 gr.	65 gr. 80 gr.	500 gr. 600 gr.	» »
5	5 gr.	85 gr. 100 gr.	500 gr. 600 gr.	» »

Si le malade avait besoin, outre le sirop, de prendre l'iodure isolément, on pourrait, dans le cas où il y aurait, par exemple, des pustules d'ecthyma ou autres et des gommes, donner le sirop mixte avec 3 grammes d'iodure et 3 centigrammes de bi-iodure *par jour*, et la solution d'iodure à la dose de 3 grammes *par jour*, ce qui fera 6 grammes d'iodure de potassium. Quand on se trouve en présence d'une syphilide nerveuse, comme la dose d'iodure de potassium doit être portée jusqu'à 10 grammes par jour, on peut agir différemment pour obtenir ce résultat. On peut par exemple donner la 5e formule à la dose de *quatre cuillerées* à bouche par jour (chaque cuillerée renfermant 2 gr. 50 d'iodure), ou bien donner le médicament à doses moindres chaque fois, et pour cela prendre la 2e formule : chaque cuillerée contient 1 gramme, et l'on donnera *dix cuillerées* à bouche par jour, une toutes les heures si l'on veut.

Quant au traitement de la diathèse, nous avons pour habitude de faire prendre aux malades, *lors même qu'ils ne présenteraient aucun accident*, pendant les deux ou trois premières années, au printemps et à l'automne, trente pilules de proto-iodure ou de sublimé, soit une par jour, soit deux par jour ; puis les années suivantes, aux mêmes époques, 2 grammes ou 2 gr. 50 d'iodure de potassium par jour.

Mais il va sans dire que, si le malade présentait quelques manifestations syphilitiques dans l'intervalle, nous donnons immédiatement le traitement indiqué par la nature des accidents : sirop mercuriel ioduré, iodure de potassium, bains de sublimé, ou à défaut bains sulfureux.

Si le malade présentait des *manifestations dartreuses* ou *herpétiques*, on peut également lui faire suivre le traitement arsenical, soit sous forme de :

Liqueur de Fowler : (arsénite de potasse), de une à dix gouttes progressivement, dans un demi-verre d'eau ;

L'arséniate de soude :

> Arséniate de soude............... 10 centigr.
> Eau distillée.................... 300

L'arséniate de fer :

> Arséniate de fer................... 1 milligr.
> Conserve de roses.................. Q. S.

Pour une pilule.

F. s. a. 100 pilules semblables.

De 1 à 3 par jour.

Le professeur Gamberini, de Bologne, prescrit souvent dans ces cas la liqueur de Donovan Ferrari, également très employée en Angleterre.

Cette liqueur est composée d'iodure d'arsenic et de bi-iodure de mercure. On la prépare de la manière suivante (Bouchardat, *Formulaire magistral*) :

> Iodure d'arsenic.................... 20 centigr.
> Eau distillée....................... 120 gr.

Dissolvez à chaud dans un matras de verre et ajoutez :

> Bi-iodure de mercure...................... 40 centigr.
> Iodure de potassium..................... 3 à 4 gr.

Filtrez et conservez dans un vase brun et bouché.

4 grammes de cette solution contiennent :

6 milligrammes d'iodure d'arsenic,

12 milligrammes de bi-iodure.

On la donne à raison de 4 à 100 ou 150 gouttes dans 90 grammes d'eau distillée, à prendre trois fois dans la journée, et en augmentant chaque jour d'une à deux gouttes.

La potion de Donovan contient :

> Liqueur Donovan....................... 4 gr.
> Eau distillée........................ 80
> Sirop de gingembre.................... 16

Cette potion contient 4 centigrammes de chacun des iodures. — Dose de 3 à 4 cuillerées par jour.

On peut encore l'administrer de la façon suivante :

> Iodure d'arsenic....................... 10 centigr.

que l'on fait dissoudre dans 10 grammes d'eau distillée. On ajoute alors

> Iode................................. 10 centigr.

pour éviter le précipité.

D'un autre côté, on fait dissoudre :

> Bi-iodure de mercure................. 20 centigr.
> Iodure de potassium.................. 5 gr.
> Eau................................. 290 gr.

On mélange ensuite les deux solutions de façon à avoir la prescription suivante :

> Iodure d'arsenic................ }
> Iode........................... } āā 10 centigr.
> Bi-iodure de mercure........... 20 centigr.
> Iodure de potassium............ 5 gr.
> Eau .... 300 gr.

A prendre par cuillerée à bouche matin et soir.

Chaque cuillerée à bouche contient 5 milligrammes d'iodure d'arsenic, 1 centigramme de bi-iodure de mercure.

Comme soins d'hygiène, les syphilitiques doivent éviter les excès de coït, de travail, surtout les veilles, et par-dessus tout les excès de boissons; l'alcoolisme est fatal aux syphilitiques; comme il débilite lui-même l'organisme, les malades sont dans les plus mauvaises conditions pour supporter les attaques de la syphilis.

Nous sommes convaincus que si les malades voulaient bien se persuader que *la syphilis n'est pas guérie*, parce que *les accidents viscéraux ou cutanés sont guéris*, s'ils voulaient prendre sur eux de se soumettre d'eux-mêmes à prendre deux fois par an des pilules mercurielles ou de l'iodure, ils en retireraient un bien réel, et nous nous demandons si l'on n'éprouve pas plus de satisfaction personnelle et médicale à voir les malades que l'on a soumis à une bonne hygiène thérapeutique et qu'ils suivent ponctuellement, vous dire que leur état général est toujours bon, qu'ils ne voient plus rien survenir, que de les voir à chaque instant venir se plaindre de nouvelles manifestations, lesquelles ne se seraient peut-être pas montrées en suivant ponctuellement les prescriptions médicales.

Le nombre, heureusement petit, des malades qui, tout en se soignant, ne peuvent sortir des accidents syphilitiques, est encore trop grand pour ne pas être augmenté de ceux qui ne se soignent pas par indifférence, par négligence ou par oubli.

Qu'un syphilitique prenne contre sa maladie les précautions que prennent les goutteux, les rhumatisants et les diabétiques, et l'on verra que les syphilis graves tardives diminueront de plus en plus.

Il arrive fréquemment de rencontrer des syphilitiques qui insistent pour qu'on leur donne des *dépuratifs*, et ils ne s'en vont pas satisfaits si on ne leur a pas ordonné au moins une tisane à prendre. Malgré la renommée de toute-puissance thérapeutique dont jouissent les tisanes dans l'opinion des gens du monde, leur célébrité est bien surfaite. Sans doute les tisanes de houblon, de gentiane, de jus d'herbes, de salsepareille, de gaïac, etc., ont quelques

qualités; mais il leur faut comme auxiliaires des médicaments qui, eux, n'ont aucun besoin d'auxiliaires; il n'est
pas jusqu'à ce fameux gaïac, qui avait toujours été
réputé comme le dépuratif par excellence et dont on a vite
reconnu l'impuissance. Qu'il stimule les fonctions digestives, cela n'est pas douteux; mais tous les amers ont cette
propriété : ils agissent sur l'estomac et les intestins, facili-
tent, il est vrai, la digestion et l'absorption; mais ils ne
jouissent malheureusement pas de propriétés antisyphili-
tiques. Aussi devrait-on ne pas être considéré comme
médecin; car, pour être un bon médecin, dans l'esprit d'un
grand nombre de gens, on doit toujours prescrire quelque
chose quand même; si le malade ne présente aucune mani·
festation, on ne prescrit rien du tout; si le malade a des
accidents ou qu'il vienne consulter aux époques critiques
de l'année, on donne de l'iodure de potassium, bien plus
puissant dépuratif que toutes les tisanes réunies.

Quant aux eaux minérales, elles jouissent d'une propriété
thérapeutique incontestable et incontestée, mais encore ne
guérissent-elles pas la diathèse. Celles qui ont le plus de
renommée, contrôlées par des faits nombreux, sont les eaux
de Barèges, d'Amélie-les-Bains, Cauterets, etc., dans les Pyrénées; celles de Loëche, en Suisse. Quand il y a une diathèse
herpétique ou dartreuse, les eaux de Bagnoles-de-l'Orne,
d'Uriage (Isère), (arsenicales et chlorurées sodiques) peuvent
être prises. Mais il y a encore, dans le traitement des eaux
minérales, une indication à remplir. On ne doit pas les donner à tort et à travers; ainsi, pour un syphilitique dont les
manifestations disparaissent avec les bains de sublimé et le
traitement ioduro-mercuriel, les eaux sont complètement
inutiles; chez ceux qui ont des symptômes cachectiques,
chez lesquels les accidents ne disparaissent que pour reparaître quelques jours plus tard, les eaux thermo-minérales
feront certainement grand bien; mais il faut aussi considérer une chose importante dans le traitement par les eaux :
c'est le milieu où elles sont placées; aussi le grand air, la vue
des montagnes, leur aspect imposant et grandiose, le séjour
au bord de la mer contribuent, dans une large mesure, à
rendre la gaieté, l'appétit et la santé aux malades. Il faut

en outre prévenir les malades qui se soumettent à une médication thermale, que les premiers bains, les premiers verres pris à la source provoquent, dans l'immense majorité des cas, un réveil de la diathèse sous forme de manifestations cutanées ; malgré cela, ils ne doivent pas s'en effrayer, car ces mêmes eaux les feront disparaitre [1]. Conjointement, les malades pourront prendre l'iodure de potassium et le traitement mixte.

C'est ainsi que, par l'emploi de ces divers procédés thérapeutiques, par une médication intermittente scrupuleusement suivie par des soins hygiéniques, les malades se verront débarrassés peut-être pour toujours des manifestations de la syphilis.

---

1. Mettant à profit cette propriété des eaux thermales, on a conseillé d'envoyer les malades aux eaux afin de voir si les accidents étaient complètement disparus, et de les soumettre alors de nouveau à la médication antisyphilitique ; mais ce procédé thérapeutique est, selon nous, inutile. C'est comme si l'on faisait prendre un bain froid en plein hiver à un malade sortant d'une pneumonie, pour voir si elle est bien guérie.

LIVRE DEUXIÈME

DU CHANCRE SIMPLE

CHAPITRE PREMIER

Le chancre simple est une *ulcération virulente, contagieuse, inoculable au malade*, et qui, quel que soit son volume, quelques dégâts qu'il puisse produire quand il prend la forme phagédénique, reste toujours un accident local, absolument local, et ne manifeste jamais sa virulence sur le système général de l'organisme.

Autrefois, et quelques médecins encore aujourd'hui le considèrent comme la forme la plus bénigne de la syphilis. C'est ce qui a donné lieu aux deux doctrines, l'*unicisme* et le *dualisme*. Les *unicistes* rangent la syphilis et le chancre simple sous une même description nosologique, n'admettent qu'un seul et même *virus* pour les deux chancres, seulement se manifestant sous deux formes différentes.

Les *dualistes*, et nous sommes du nombre, en font deux maladies bien distinctes, différant l'une de l'autre par plusieurs caractères, dont le plus important est l'*inoculation* du chancre sur le malade lui-même, et par son *incubation* courte. En un mot, il y a autant de différence entre le *chancre simple* et le *chanerc infectant* qu'entre la *vérole* et la *variole*.

I. — SYMPTOMATOLOGIE.

Comme le chancre infectant, il présente trois périodes :
Incubation,
Ulcération,
Cicatrisation.

1° L'*incubation* est facile à apprécier, par suite du caractère que possède le chancre simple de pouvoir être réinoculé au malade qui le porte. C'est d'ailleurs un moyen de diagnostic dans les cas douteux, mais on ne doit jamais le faire dans un but de curiosité, car le chancre peut prendre la forme phagédénique, et le malade est alors atteint d'un accident sérieux. Néanmoins, si les circonstances l'exigent, on peut faire l'auto-inoculation sur la peau de l'abdomen; mais ce que l'on ne doit jamais faire, c'est de pratiquer l'inoculation *sur un autre sujet.*

L'incubation du chancre est *très courte*, un jour, deux jours, quatre, huit au plus, et c'est l'exception.

Dans les premières heures qui suivent l'*inoculation* [1], on ne voit autour de la plaie aucun phénomène inflammatoire se manifester du côté de la peau. Mais bientôt une teinte rosée se produit, et le point inoculé prend une couleur jaune clair. C'est la pustule du chancre qui se forme, et le lendemain on voit alors sur la peau une pustule jaune de la dimension d'un gros grain de plomb, hémisphérique ou conique, et entourée d'une auréole rouge congestive d'une étendue variable (voir pl. XXIV, fig. 1).

Cette pustule se sèche, s'aplatit et se transforme en une croûte jaunâtre. Quand on enlève celle-ci avec une pince, on trouve une petite excavation furonculeuse à bords irréguliers et sécrétant une grande quantité de pus. Le chancre est constitué, il est à la *période d'ulcération;* et, si une cautérisation immédiate et énergique n'arrête pas ses progrès ulcératifs, il va s'étendre, gagner en profondeur et en largeur, et atteindre quelquefois une dimension extraordi-

---

1. Quand on fait l'inoculation, on doit prendre les précautions que nous avons indiquées page 12, c'est-à-dire recouvrir la piqûre avec un verre de montre maintenu par du diachylum.

naire. Le plus souvent, il est arrêté par l'aponévrose, et alors il s'étend en largeur.

Tels sont les débuts et la marche du chancre d'inoculation, incubation courte, ulcération survenant dès le premier ou second jour. Sur la verge, et en particulier sur la portion balanique ou balano-préputiale, le début est le même; mais on n'a guère l'occasion de l'observer, les malades ne venant consulter que lorsque la période d'ulcération est survenue. A ce moment, il se présente avec les caractères suivants :

Le plus souvent, il n'est pas unique; il y a toujours à côté de lui des chancres nés par suite de la suppuration, qui, venant en contact avec de petites érosions, produit de nouvelles ulcérations chancreuses; en un mot, le chancre simple *fait des petits*. Pendant longtemps, ce caractère de pluralité du chancre a été invoqué comme diagnostic différentiel d'avec le chancre infectant. Mais aujourd'hui c'est un signe absolument négatif. La pluralité du chancre infectant est reconnue et admise par tous les médecins. Néanmoins, on peut tirer de cette pluralité même un élément de diagnostic différentiel. C'est que plusieurs chancres simples se présentent toujours à différents degrés d'évolution : ainsi les uns sont en pleine ulcération, d'autres en voie de se cicatriser, d'autres à l'état pustuleux, et, si le pus chancreux vient en contact des ulcérations cicatrisées, celles-ci peuvent se rouvrir, et un nouveau chancre évoluera sur la place de l'ancien; tandis que *les chancres infectants, quel qu'en soit le nombre, sont toujours au même degré de leur évolution, marchent tous ensemble et du même pas vers la guérison. Ils éclosent en même temps, se guérissent en même temps* et *jamais la sérosité du chancre ne provoquera, même sur une érosion à vif, un chancre infectant.*

Nous représentons planche XXIV, figure 2, la portion balanique d'une verge sur laquelle on voit sur la muqueuse balano-préputiale trois chancres à la période d'ulcération; on remarque d'abord qu'ils sont inégaux comme forme et comme volume. Les bords sont élevés au-dessus des parties voisines; ils sont irréguliers, déchiquetés, décollés, taillés à pic. Le chancre est en pleine période d'ulcération. Mais ce qu'on n'a pu représenter sur le dessin, c'est le fond du chancre; la surface a un aspect alvéolaire; elle est formée par une foule de petites alvéoles très visibles quand on a enlevé le pus avec un linge. A côté de ce chancre s'en voient deux plus petits qui présentent le même caractère; sur le gland, on en voit deux autres; celui de gauche, près de la couronne, est dans sa période de cicatrisation : le fond ne suppure plus, les bords se sont affaissés; tandis que celui de droite est à la période pustuleuse : c'est un chancre naissant.

Le même malade en portait également un au filet.

Dans cette région, le chancre détruit habituellement le filet, soit en l'ulcérant d'avant en arrière, soit en le perforant complètement. Dans la rainure , ils se présentent souvent en nombre considérable. Nous en avons compté une fois *vingt* disséminés et distincts les uns des autres. Il peut arriver, dans ce dernier cas, que, par suite des progrès de l'ulcération, les chancres se réunissent les uns aux autres et finissent par former un large chancre qui occupe toute la circonférence de la verge. Nous avons rencontré un fait semblable chez un jeune homme de dix-huit ans. Il avait caché sa mésaventure à sa famille et malgré les douleurs qu'il éprouvait. Mais un soir les souffrances devinrent extrêmement vives, et il se mit au lit se plaignant d'un mal de gorge; une épistaxis très-opportune survint à ce moment, et on lui fit prendre un bain de pied sinapisé. La nuit fut mauvaise; il eut la fièvre très forte, et il ne dormit pas. Le lendemain matin, je fus mandé près du malade; sa famille, effrayée des symptômes qui s'étaient montrés dans la soirée, crut que le malade allait avoir de nouveau la fièvre typhoïde, pour laquelle je l'avais soigné l'année précédente. Mais, en s'approchant de son lit, la mère du malade fut frappée d'une odeur âcre et infecte qui s'exhalait du malade; et, en découvrant les couvertures, elle découvrit la cause réelle du mal. J'arrivai à ce moment, et, en examinant la verge, je constatai qu'il sortait par l'orifice du prépuce un flot de pus ; je décalottai le gland, et je trouvai dans la rainure un énorme chancre simple, autour duquel une foule de petits chancres secondaires s'étaient développés et formaient une large ulcération occupant toute la rainure. Le chlorure de zinc et le pansement phéniqué guérirent le malade au bout d'un mois.

Sur le limbe préputial, les chancres simples occupent quelquefois tous les plis qui bordent l'orifice, en formant de petites ulcérations miliaires très douloureuses et qui, en rendant la distension de l'orifice préputial de plus en plus difficile, finissent par causer un phimosis complet.

Abandonnés à eux-mêmes, les chancres se guérissent rarement, ils s'étendent de plus en plus, s'accompagnant de douleurs plus ou moins vives ; aussi ne passent-ils jamais inaperçus des malades, qui viennent alors demander un traitement. Ainsi que nous le verrons quand nous parlerons du pansement, les caustiques constituent la thérapeutique qui agit le plus rapidement. La *période de cicatrisation* s'annonce d'abord par un arrêt dans la marche de l'ulcération ; la suppuration cesse peu à peu pour faire place à une sérosité purulente, les bourgeons charnus se développent, le fond de la plaie s'élève, les bords s'affaissent, se régularisent ; une légère couche . épithéliale se montre et augmente jusqu'à complète cicatrisation. Mais pendant longtemps la trace du chancre est visible. Le plus souvent, il y a une cicatrice indélébile.

Les chancres simples présentent quelquefois une base indurée ; aussi est-ce une mauvaise dénomination que celle de *chancre mou*, ainsi qu'on le désigne souvent ; mais cette induration est purement inflammatoire et ne peut aucunement servir pour le diagnostic, car elle peut être due à des cautérisations répétées avec le crayon de nitrate d'argent, lesquelles ont, en outre, l'inconvénient de masquer complètement l'aspect du chancre et rendent ainsi le diagnostic difficile.

II. — Siège.

Le chancre simple se rencontre le plus souvent sur la verge, gland et fourreau, mais on a rarement l'occasion de les observer dans le canal de l'urèthre. Il en est de même du chancre de la face. Pendant tout le temps que nous avons fréquenté l'hôpital du Midi, nous n'en avons jamais vu un seul. Les auteurs le signalent très rarement ; cela ne veut pas dire que la face soit réfractaire à l'inoculation du pus chancreux simple, mais cela peut tenir à ce fait que la douleur, occasionnée par le chancre des parties génitales chez la femme, et qui empêche les rapports normaux, met en éveil celui qui voudrait pratiquer le coït bucco-vulvaire. La même raison de prudence fait que la femme qui a l'habitude de se livrer à la succion de la verge s'y refuse quand elle aperçoit la moindre ulcération sur le pénis. Tandis que les plaques muqueuses, les chancres infectants même passent très bien inaperçus.

Les chancres simples, *chez la femme*, se rencontrent sur les grandes et les petites lèvres, à la fourchette, dans le vagin. Sur la face externe des grandes lèvres, ils se développent quelquefois dans les follicules pileux (folliculite chancreuse). On l'observe également sur le col de l'utérus, et dans ce dernier cas il est indolent.

Quant aux chancres accidentels, c'est-à-dire ceux où le coït n'entre pour rien dans la cause, M. Clerc a rencontré un chancre de la lèvre inférieure situé sur la ligne médiane (*Traité des maladies vénér.*, p. 202). Le même auteur cite les faits observés par MM. Boys de Loury et de Costilhes, qui ont vu chez une femme un chancre simple de l'angle interne de l'œil droit; chez l'autre, un chancre simple du conduit auditif interne. Dans les deux cas, les chancres avaient été inoculés en se grattant.

M. Labarthe (cité par Belhomme et Martin, page 481) a vu un malade s'inoculer un chancre de la lèvre inférieure, en tenant entre ses dents l'épingle qui servait à maintenir le pansement d'un chancre simple qu'il avait à la verge.

La région anale est quelquefois le siège du chancre simple et il présente la forme fissuraire quand il siège à l'orifice même de l'anus. Nous avons vu au Midi un jeune homme de quatorze ans qui présentait un chancre simple, à la face interne de la fesse droite à environ 3 centimètres de l'orifice de l'anus. Quant à l'étiologie de ces chancres, la pédérastie vient en première ligne. Chez la femme, le pus d'un chancre de la fourchette peut, en s'écoulant vers la région anale, produire un chancre, sans que l'on puisse invoquer le coït anormal comme étant la cause du chancre.

III. — Marche, durée, terminaison.

Le chancre simple, qui évolue sans complications de phagédénisme, demande au moins un mois pour être entièrement cicatrisé. Il se termine tantôt par une cicatrice à peine appréciable, tantôt par une véritable perte de substance qui reste toute la vie ; ainsi nous avons vu, dernièrement, un homme qui eut des chancres simples il y a environ vingt-cinq ans ; sur la région dorsale du gland, on voit une cicatrice grande comme une lentille ; les bords sont irréguliers, et la surface de la plaie forme une dépression très appréciable à la vue et au toucher ; on sent parfaitement le relief formé par les limites de la cicatrice. A la face inférieure, au niveau du frein, le gland semble aplati par suite de la perte de substance. Nous avons vu au Midi un malade qui avait eu un large chancre simple à la couronne et s'étendant jusque vers les deux tiers de la portion supérieure du gland. Celui-ci semblait comme si l'on avait enlevé toute la couronne et une portion de sa face dorsale sur une étendue d'un centimètre et demi ; et sur la cicatrice s'était développé un bouquet de végétations.

IV. — Diagnostic.

Ulcération à bords déchiquetés, taillés à pic, suppuration extrêmement abondante et franchement purulente, symptômes douloureux, tels sont les signes qui permettent de dire que le malade a un ou des chancres simples. Rarement cette lésion vénérienne présente de l'élévation au-dessus des parties ; elle est toujours creusée plus ou moins profondément. Si donc on trouve une ulcération ou mieux une papule ulcéreuse formant un léger relief au-dessus de la muqueuse, il faut réserver son diagnostic et se méfier, car la syphilis peut se manifester par un accident primitif à forme anormale. Nous avons vu un malade qui présentait, outre de petits chancres simples typiques, une papule ovale à surface légèrement ulcérée, mais élevée au-dessus de la muqueuse saine. Les chancres simples donnèrent lieu à une adénite inguinale suppurée; mais nous l'engageâmes à surveiller cette papule, et de s'observer en même temps le tronc et l'abdomen; et, en effet, nous avons appris depuis que le malade avait eu la 'roséole et qu'on lui avait donné, à une consultation du Midi, le traitement mercuriel.

Comme autre élément de diagnostic, nous avons l'adénite inguinale, que nous décrirons plus loin et qui a une tendance à suppurer, ce qui arrive rarement avec l'adénopathie syphilitique.

Le chancre *infectant ulcéreux* diffère du chancre simple par l'aspect de ses bords, qui peuvent être irréguliers, mais qui ne sont jamais déchiquetés ni décollés. De plus, la suppuration est bien différente; il peut y avoir du pus, mais ce n'est pas un pus bien lié, comme la suppuration du chancre simple.

Les *syphilides ulcéreuses*, les *gommes ulcérées* (pl. XXIII, fig. 1) ont une grande ressemblance avec le chancre simple; mais les syphilides tertiaires ne s'accompagnent jamais d'adénite, à moins que les ganglions ne soient eux-mêmes le siège de manifestations tertiaires. La sécrétion est, de plus, moins franchement purulente.

Le *cancroïde* de la verge a une marche beaucoup plus lente, et sa surface saigne facilement; les bords sont décollés, et le traitement caustique a peu d'influence sur cette affection.

V. — PRONOSTIC.

Peu grave dans sa forme simple, c'est-à-dire sans complication de phagédénisme ou de balano-posthite. Jamais il ne produit aucun retentissement sur l'organisme. Quand on voit apparaître une éruption cutanée syphilitique, roséole ou papules, c'est que, avant le chancre simple ou pendant l'évolution, il y a eu un chancre syphilitique qui a passé inaperçu.

VI. — TRAITEMENT.

Dès que le chancre s'est manifesté, il faut le cautériser avec le chlorure de zinc. C'est encore le caustique qui arrête le plus rapidement les progrès de l'ulcération. On peut l'employer à l'état de deliquium. Pour cela, on n'a qu'à tenir le flacon débouché, et le chlorure, s'emparant de l'humidité ambiante avec une grande avidité, se réduit en une bouillie épaisse qui cautérise très énergiquement.

Seulement il y a certaines précautions à observer. Il faut avoir soin, si l'on prend le chlorure de zinc avec un pinceau, d'en prendre une petite quantité à la fois, parce que la cautérisation provoque une hypersécrétion à la surface du chancre et, en s'écoulant le long de la peau ou de la muqueuse, produit de petites ulcérations qui deviennent plus tard des chancres. Il faut donc exprimer, autant que faire se peut, le pinceau le long des bords du flacon, et le porter sur le chancre en cautérisant le fond et les bords, et avoir un linge tout prêt pour recevoir l'hypersécrétion. Nous avons vu, à l'hôpital du Midi, un malade chez lequel on fit l'inoculation sur la paroi abdominale, pour élucider un diagnostic douteux. L'inoculation fut positive ; mais le nouveau chancre prit le caractère phagédénique et nécessita des cautérisations nombreuses et répétées. L'infirmier chargé de faire le pansement laissa couler le long de la paroi abdominale le liquide mélangé du pus chancreux, et il se forma une traînée de petits chancres s'étendant jusqu'à la région pubienne. Il n'y eut heureusement pas d'autres accidents ; tous les chancres guérirent sans complication. On cautérise le chancre tous les jours ou tous les deux ou trois jours, selon la nature et la marche du chancre, et comme pansement journalier on applique, matin et soir, un linge imbibé de la solution suivante :

Chlorure de zinc.......................... 2 gr.
Eau distillée............................. 200

En faisant le pansement, il faut avoir grand soin de ne pas frotter les parties voisines pour enlever les croûtes qui peuvent s'être formées, car, en frottant un peu trop rudement, on est exposé à produire des ulcérations qui deviendront autant de chancres. De même, le linge imbibé de la solution chlorurée doit être placé autant que possible sur chaque chancre, car le pus en s'écoulant peut, avec le liquide assez caustique par lui-même, provoquer des inoculations. Comme lotions de la verge, on peut prendre une solution antiseptique quelconque : acide phénique, chlorure de zinc, permanganate de potasse (1 gramme pour 1000), et éviter de se porter les mains sur d'autres points du corps, sous peine de s'inoculer des chancres. M. Clerc a vu un malade atteint de chancres simples, qui se lotionnait habituellement la verge avec une décoction de racine de guimauve; après une longue marche, il fut atteint d'écorchures aux pieds et se les pansa avec la même décoction qui lui servait pour ses chancres, et il s'en inocula un à chaque pied.

Le Dr Apostoli a fait au Midi des expériences de cautérisation avec la *galvano-caustique chimique*, et il en a également obtenu de bons résultats.

Il est un autre médicament qui produit de très bons résultats et qui a l'immense avantage de ne pas faire du tout souffrir le malade : c'est la *poudre d'iodoforme*. Mais son odeur, particulièrement désagréable et pénétrante, en rend l'emploi très difficile en ville et pour certains malades qui ne peuvent pas s'habituer à son odeur. Mais c'est une excellente médication pour le chancre. Pour faire le pansement, on réduit l'iodoforme en poudre impalpable; puis avec un pinceau sec on étend la poudre dans tous les coins et recoins du chancre, dans toutes les anfractuosités des bords, et on doit continuer d'en mettre jusqu'à ce que la surface du chancre ait disparu sous la poudre. On fait ce pansement tous les matins, et le malade n'a plus à s'occuper de son chancre de toute la journée.

Comme adjuvant au traitement, il est bon de prendre de temps en temps de grands bains ou des bains locaux.

Quel que soit le pansement que l'on emploie, il faut avoir soin d'envelopper la verge d'un linge, pour que la suppuration ne vienne pas se porter sur des parties saines et provoquer un nouveau chancre.

Avec le traitement se place ici un moyen thérapeutique dont nous avons déjà parlé dans la *Pathologie générale de la syphilis* (page 362) : nous voulons parler de l'*excision du chancre*. Comme moyen abortif de la syphilis, nous le rejetons complètement; mais, pour le *chancre simple*, c'est différent. Nous ne voulons pas dire par là qu'il faille rejeter tous les autres traitements pour adopter celui-ci, mais il peut, dans certains cas spéciaux, rendre de bons services. Comme preuve de ce que nous avançons, voici un fait qui nous est arrivé il y a deux ans et que nous avons observé sur un étudiant en médecine. Ce jeune homme avait contracté des chancres simples sur le limbe et sur la face dorsale du prépuce. Soit par négligence de sa part, soit par manque de soins dans le pansement, les chancres, loin de se cicatriser, se repullulaient avec une grande ténacité. Cet état durait depuis près d'un mois, et, désespéré, il nous demanda de lui enlever le prépuce, qui d'ailleurs était très long et ressemblait à celui figuré dans la planche VI, figure 2. Comme la verge ne présentait aucune trace de lymphangite, comme le gland était indemne et comme il n'y avait qu'un commencement d'adénite inguinale, nous fîmes l'ablation du prépuce, *selon son désir*, avec le *thermo-cautère* [1]. Aucune complication ne survint; l'adénite inguinale suppura quelques jours plus tard et fut guérie très rapidement. Il est clair que pour un chancre du gland ou de la rainure, pour un chancre du fourreau, nous ne proposerons jamais cette opération; mais, pour un cas comme celui-là, qui empêche qu'on ne l'emploie? Quelles sont les raisons pour ne pas enlever avec le prépuce un chancre demandant quelquefois un mois et demi avant d'être complètement guéri, tandis que la plaie d'opération se guérit en huit ou dix jours?

On nous objectera que les bords de la plaie peuvent devenir chancreux; nous verrons que, dans le cas de balanoposthite et de menace de gangrène, la section dorsale du prépuce est absolument indiquée, et, dans tous les cas que l'on opère ainsi au Midi, on rencontre très rarement l'inoculation chancreuse des lèvres de la plaie. Aussi, sans vouloir faire ranger ce procédé de traitement dans la nomenclature générale de la thérapeutique du chancre simple, nous le proposons et le conseillons dans les cas spéciaux semblables à celui que nous avons mentionné plus haut.

Quant à la suppuration du ganglion, elle viendra quand même si elle doit venir, et cette éventualité n'est pas une contre-indication pour l'excision du chancre simple.

---

1. Soit dit en passant, nous nous promettons bien de ne jamais employer de nouveau ce procédé.

CHAPITRE II

COMPLICATIONS DU CHANCRE SIMPLE

I. — Phagédénisme.

La plus grave de toutes les complications est le phagédénisme, et celui-ci prend une forme beaucoup plus grave et une marche beaucoup plus rapide que dans le phagédénisme du chancre infectant. En outre, elle est beaucoup plus douloureuse. C'est une ulcération rongeante, dans toute l'acception du mot. Un chancre phagédénique du gland enlèvera tout ou partie de l'organe. D'autres fois, le phagédénisme s'étendra en profondeur; ce sera une véritable tarière qui creusera les tissus et ne s'arrêtera qu'au canal de l'urèthre, en établissant une fistule urinaire, ou bien le chancre rongera tout, en disséquant la peau du fourreau de la verge, et entamera la peau du pubis. La portion antérieure de la verge peut disparaître entièrement. Nous avons vu au Midi un malade qui avait perdu 3 centimètres de sa verge, et la cicatrisation s'était faite de la façon suivante. La peau s'était réunie à la partie antérieure du moignon des corps caverneux et tout autour du corps spongieux, et il était resté un orifice qui servait de méat urinaire. La miction n'était aucunement gênée. Nous avons eu l'occasion de voir dans le même hôpital un malade qui avait eu le gland criblé de chancres simples et qui s'étaient cicatrisés en laissant une perte de substance en forme d'entonnoir dont deux ou trois, communiquant avec l'urèthre, formaient autant de fistules urinaires.

Il en est qui présentent des dimensions réellement extraordinaires. M. Coulson (de Londres) a eu dans son service, à Male Lock Hospital, un malade âgé de vingt-neuf ans qui entra à l'hôpital le 28 mai. Depuis trois mois il portait un chancre simple situé à la partie inférieure du fourreau de la verge, au niveau du pli péno-scrotal, et qui s'était déclaré après une incubation de sept jours. A son entrée, le chancre avait le volume d'une pièce d'un franc et envoyait un prolongement ulcéreux vers le dos de la verge. Quinze jours après, un chancre d'inoculation spontanée se déclara à la racine de la cuisse. Au bout d'une seconde quinzaine, le chancre de la verge était cicatrisé à la partie inférieure, mais gagnait en étendue sur la partie dorsale vers le côté droit de la verge. Pendant deux mois, les ulcérations continuèrent, et le chancre d'inoculation se confondit avec celui de la verge. Peu à peu, l'ulcération gagna en profondeur, disséquant la peau et le tissu cellulaire, si bien que les vaisseaux et le ligament suspenseur étaient mis à nu. Quelques jours après, le ligament suspenseur se détacha de son insertion supérieure, et on pouvait introduire trois doigts sous l'arcade pubienne. Enfin, au bout d'un an à partir du début de la maladie, la cicatrisation était faite; le ligament suspenseur de la verge était remplacé par du tissu cicatriciel et ne gênait en rien l'érection. L'ulcération de la cuisse était cicatrisée depuis longtemps.

Le malade avait eu en outre un bubon chancreux de l'aine qui était remonté jusque vers l'ombilic.

Ce chancre était, d'après la description que l'on trouvera en entier dans la *Lancet* de 1873 (vol. 2, p. 300), un type de chancre phagédénique serpigineux.

La marche de ces chancres est relativement assez lente, et la durée varie de cinq mois à un an. M. Ricord en a observé un qui dura *sept ans* (Belhome et Martin, p. 503).

Quant à la *cause*, on peut, comme pour le chancre infectant, faire intervenir le mauvais état général des malades, l'alcoolisme, etc.

Le *diagnostic* se fera d'avec les autres ulcérations phagédéniques, par les signes et les symptômes observés : la présence d'une adénite suppurée dans l'aine, adénite qui se transforme souvent en plaie chancreuse. Les commémoratifs serviront à faire le diagnostic.

Les *gommes phagédéniques* ont une marche beaucoup plus lente que les chancres simples. Et on ne constate pas de ganglions dans l'aine.

Si un chancre simple se développait chez un syphilitique, et présentait quelques difficultés dans le diagnostic, on est autorisé à pratiquer l'inoculation ; mais il faut avoir soin de cautériser dès que la pustule est formée, car le nouveau chancre peut prendre la forme phagédénique.

Le *pronostic* est fort sérieux tant par la durée que par les désordres que produit le chancre simple. Aussi faut-il relever l'état général par tous les moyens possibles.

Le *traitement* doit être énergique : caustiques sous toutes les formes, lotions antiseptiques fréquentes. Dans le fait que nous avons rapporté plus haut, le Dr Coulson, après avoir essayé de tous les caustiques sans obtenir le moindre arrêt dans la marche du chancre, qui durait depuis neuf mois, fit prendre par intervalles au malade des bains prolongés à 36°. La première fois, le malade y resta *quatre jours* de suite ; puis l'opium fut donné, tout en continuant les bains prolongés. Et la guérison s'obtint, mais il fallut encore un traitement de deux mois.

II. — BALANO-POSTHITE.

De même que le chancre infectant, le *chancre simple* est souvent la cause occasionnelle d'un *phimosis* et d'une *balanoposthite*. Mais, avec ce dernier accident vénérien, les choses marchent beaucoup plus rapidement que dans le cas de chancre syphilitique, et le résultat final est de beaucoup plus désastreux avec le chancre simple.

La cause peut tenir à des chancres simples du limbe, qui ne peut plus se laisser distendre, et les chancres, en augmentant d'étendue, viennent s'inoculer sur le gland, dont la muqueuse est irritée, érodée par le passage de l'urine et produit de la balano-posthite.

Dans ce premier cas, les chancres peuvent être arrêtés par le pansement, et, une fois la guérison effectuée, le phimosis cesse.

Bien plus graves sont le phimosis et la balano-posthite, quand les chancres se sont développés sur la muqueuse balano-préputiale. Par suite du gonflement des parties, il y a un arrêt dans la circulation, et la gangrène ne tarde pas à se montrer, et cela au bout de vingt-quatre à trente-six heures au plus.

Comme *symptômes*, le prépuce est gonflé et donne à la verge la forme *en massue*, comme dans la balano-posthite infectante. Mais la peau est le siège d'une rougeur et d'une chaleur phlegmoneuse ; l'augmentation de volume et l'œdème sont plus considérables. La douleur à la pression est beaucoup plus vive ; quelquefois même les parties sont tellement sensibles que les malades ne peuvent supporter la moindre exploration. Ils marchent courbés, à petits pas, afin de causer le moins d'ébranlement possible aux parties. Si l'on peut examiner les parties, on remarque tout d'abord que le prépuce ne présente pas cette dureté propre au phimosis syphilitique. Ce n'est pas un œdème dur, comme dans ce dernier ; c'est un empâtement phlegmoneux, et les lymphatiques ne sont pas indurés, comme dans la balano-posthite syphilitique. La pression, faite avec beaucoup de douceur et beaucoup de ménagements, est bien plus douloureuse que dans le chancre infectant.

L'écoulement qui sort par l'orifice préputial est franchement purulent et très abondant ; le pus coule pour ainsi dire à flot. L'odeur en est âcre, fade.

Tant que les choses restent en cet état, on peut à la rigueur, avec des lavages antiseptiques continus, des cautérisations *avec le crayon de nitrate d'argent*, assez long pour pouvoir aller jusqu'au cul-de-sac balano-préputial, espérer une guérison. Mais si l'odeur qu'exhale les parties devient fétide, analogue à celle de la chair pourrie, si en même temps l'écoulement contient du sang, si les malades sont pris de fièvre, d'insomnie, perdent l'appétit, éprouvent une soif vive, si les souffrances deviennent plus intenses, dans ce cas il y a un commencement de gangrène, et il faut débrider, et débrider immédiatement et largement.

Il y a des cas que l'on peut considérer comme très favorables : c'est lorsque la gangrène se fait seulement aux dépens de la peau du prépuce et sur un point limité. Dans ce cas, on voit se former au niveau du chancre quelques petites phlyctènes qui se réunissent bientôt les unes aux autres; puis elles se rompent, laissent crouler leur sérosité roussâtre et purulente; et au-dessous on trouve une plaque de tissus noirâtres et sphacélés. L'eschare se détache peu à peu des parties voisines, et bientôt, à travers le prépuce perforé, on voit le gland et le chancre.

D'autres fois, la perforation est le fait même du chancre; ainsi nous avons vu au Midi un malade qui avait un chancre simple de la peau du prépuce et un phimosis. Au centre de l'ulcération se trouvait un orifice par où l'on apercevait un chancre placé sur le gland.

Il peut arriver que, soit par suite de la gangrène, soit par suite d'un chancre, la perte de substance soit limitée à la peau du prépuce et soit assez grande pour que le gland puisse faire hernie à travers l'orifice adventice, en refoulant le prépuce au-dessous de lui. C'est un fait de ce genre qui est représenté planche VII, figure 3, et que nous avons déjà rapporté dans notre thèse. Nous avions observé ce cas au Midi, en 1877, dans le service de M. le Dr Horteloup, qui avait eu l'obligeance de nous en laisser prendre l'observation.

Le *diagnostic* du phimosis et de la balano-posthite symptomatique des chancres simples se confond avec celui des mêmes complications occasionnées par les chancres infectants et qui prennent la forme phagédéLique. Mais, dans le chancre simple, la douleur est bien plus vive et la marche plus rapide. L'odeur seule des parties malades, odeur fétide, odeur de charnier rempli de chair en putréfaction, indique la gangrène imminente.

Le *pronostic* est aussi grave que pour les chancres simples phagédéniques; il présente même une plus grande gravité par la rapidité quelquefois foudroyante de la gangrène. Aussi cela demande-t-il une intervention très rapide. S'il n'y a pas menace de gangrène et que les chancres évoluent

sans réaction inflammatoire trop vive, la guérison se fera
plus ou moins tardivement, mais elle ne se fera pas sans
laisser des cicatrices indélébiles. Si, dans le cours d'une
balano-posthite causée par des chancres simples, on voit
survenir de la fièvre, une augmentation de la douleur, en
même temps que s'exhale cette odeur *sui generis* dont nous
parlons plus haut, il ne faut pas tergiverser, il faut agir et
débrider.

Traitement. — La première indication à remplir, c'est de
mettre les parties malades dans les plus grandes conditions
de propreté : lavages fréquents de la verge ; injections
entre le gland et le prépuce d'un liquide antiseptique, injections faites avec une seringue ayant le bec aussi mousse
que possible, pour ne pas provoquer d'érosions ; cautérisations avec le crayon d'azotate d'argent, promené dans toute
la cavité balano-préputiale. S'il faut débrider le prépuce, —
et l'on doit toujours débrider *sur la face dorsale*, — à défaut
de bistouri, on prend des ciseaux et l'on fait la section. Si
l'on débride avec le bistouri, on introduit préalablement
une sonde cannelée jusqu'au cul-de-sac balano-préputial,
puis on conduit un bistouri jusqu'à ce point, on transperce
le prépuce et l'on revient d'arrière en avant. Il est bon de
faire tendre la peau du prépuce en la faisant tenir par un
aide qui saisit la peau à la partie inférieure.

Comme pansement consécutif, on met des serre-fines ;
mais il est bon de laisser saigner pour décongestionner les
parties malades. Si une artère donnait, on la saisirait avec
une pince à ligature ou mieux avec une *pince de Péan;* la
légèreté de cet instrument fait que l'on peut la laisser en
place sans crainte de voir les parties saisies entre les mors
être arrachées par le poids de la pince. Si l'hémorrhagie
s'arrête d'elle-même, on fait de larges affusions froides avec
de l'eau phéniquée ou de l'eau alcoolisée ; on met ensuite
un morceau de carton ou une planche de bois échancrée
qui déborde sur les cuisses du malade et sur lequel la verge
repose, et l'on fait un pansement antiseptique.

Il ne faut pas avoir la crainte de voir de nouvelles inoculations se produire, car cela se produit d'ailleurs assez
rarement, et il est bien plus facile de les cautériser. Au

bout de quelques jours, quand la plaie semble reprendre
quelque activité, on peut faire le pansement à l'iodoforme ;
il n'y a aucun inconvénient, si ce n'est l'odeur du médicament. Pour la durée du traitement, il faut bien compter un
mois à six semaines au minimum. Plus tard, quand la cicatrisation est achevée, on peut réséquer le surplus du prépuce qui se trouve à la partie inférieure de la verge.

III. — HÉMORRHAGIES.

La forme ulcéreuse profonde ou la forme phagédénique
des chancres simples donnent souvent lieu à des hémorrhagies quelquefois assez abondantes.

Quand elles se produisent pendant le cours d'un chancre
phagédénique, elles présentent assez de difficultés à arrêter
par suite de la recherche laborieuse de l'artère au milieu
de tout le magma gangréneux.

La cause de ces hémorrhagies tient à la nature même du
chancre, qui, par son processus ulcéreux, détruit tout dans
sa marche, artères, veines, filets nerveux, et occasionne
ainsi ces hémorrhagies et ces douleurs souvent intolérables.

Nous avons vu plusieurs faits de ce genre à l'hôpital du
Midi, et c'est presque toujours pendant la période ulcérative
que les artères sont ouvertes. Cependant il nous a été donné
de voir une hémorrhagie se produire alors que le chancre
était en période de cicatrisation. Le chancre tendait à la guérison, quand une nuit, vers les cinq heures du matin, le
malade se sentit mouillé, et il s'aperçut que le sang suintait
à travers les linges de son pansement. Appelé près de lui,
je découvris que le sang venait d'une artère située dans le
fond de la plaie. Je la saisis avec une *pince de Péan*, et j'en
fis la torsion. Puis j'appliquai de l'amadou imbibé d'eau
phéniquée, n'ayant pas de perchlorure de fer sous la
main. Dans l'après-midi, étant sorti malgré ma recomman-
dation, l'hémorrhagie reparut, mais fut définitivement arrêtée par du perchlorure de fer et une légère compression.

Traitement. — Dans le cas ci-dessus, il était facile de saisir l'artère, car on la voyait battre, et on voyait le sang sortir par jets intermittents, et les tissus, quoique de nouvelle formation, étaient assez résistants pour supporter la torsion.

Mais lorsque l'hémorrhagie provient d'un foyer gangréneux, bien que les battements soient perceptibles, on ne voit pas le point exact où sort le sang ; il est inutile de songer à pratiquer la torsion, car les tissus se rompent, se déchirent à la moindre torsion, et non seulement elle est impossible, mais elle est même dangereuse, car on est exposé à produire de nouvelles hémorrhagies. Aussi, dans ce cas, faut-il se contenter d'appliquer un pansement hémostatique au perchlorure de fer et à l'amadou. On imbibe l'amadou avec la solution ferrique, on l'exprime avec soin et on met plusieurs couches l'une au-dessus de l'autre ; on enveloppe le tout de bandes imbibées de solution phéniquée ou alcoolisée, et on exerce une compression légère. On n'enlève le pansement qu'au bout de trois ou quatre jours. Si l'on s'aperçoit que le sang vient quand même, on refait le pansement en augmentant la quantité des hémostatiques. Il serait bon de donner du sulfate de quinine à la dose de 50 centigrammes ou 1 gramme, ou bien de l'ergotine, soit en injection sous-cutanée à la région pubienne, soit sous forme de pilules : Ergotine, 0,05 centigrammes, extrait de quinquina 0,10 centigrammes pour une pilule, de 3 à 5 dans la journée.

CHAPITRE III

ADÉNITE. — LYMPHANGITE

Pendant l'évolution du chancre simple, les vaisseaux et les ganglions lymphatiques deviennent le siège d'une inflammation aiguë. Disons tout d'abord que l'*adénite* est beaucoup plus fréquente que la *lymphangite ;* aussi est-ce par la première que nous commencerons.

I. — ADÉNITE.

L'*adénite* ou *bubon*, qui se rencontre avec le chancre simple, ne présente pas cette évolution *froide* et indolore que l'on remarque dans l'adénite du chancre infectant; c'est, au contraire, par de la douleur qu'elle s'annonce ; elle se distingue en outre par sa localisation sur un seul ganglion, deux au plus, tandis que dans l'adénite syphilitique toute la chaîne des ganglions est prise. La marche en est également bien différente. Quand un ganglion suppure dans la syphilis, c'est l'exception, tandis qu'au contraire c'est l'exception de voir, dans le chancre simple, un ganglion qui ne suppure pas.

Les premiers *symptômes* de cette adénite sont caractérisés par une sensation de pesanteur dans l'aine, de picotements, de douleurs vives et passagères ; de la gêne dans la marche. Quand les malades veulent s'asseoir, ils sont obligés d'étendre la jambe du côté malade, de façon à empêcher la flexion au niveau du pli de l'aine et à éviter ainsi une compression

très douloureuse sur le ganglion malade. De même, quand
ils veulent se lever, ils sont obligés de s'aider du bras afin
de pouvoir conserver leur jambe étendue. Si par oubli ils
ne prennent pas cette précaution, le rapprochement brusque
causé par la flexion de la jambe sur la cuisse les ramène
à la réalité, en leur causant une douleur qui souvent leur
arrache un cri.

Si l'on est appelé à ce moment pour constater l'adénite,
voici ce que l'on trouve. La peau ne présente pas encore
aucun changement de couleur ; mais la palpation fait sentir
un empâtement, un gonflement limité, le plus souvent, à
un seul ganglion. Celui-ci est dur, mais n'a pas cette induration ligneuse, amygdaloïde du ganglion syphilitique. C'est
une sensation *testiculaire*, c'est-à-dire analogue à celle produite par la palpation du testicule, et comme pour ce dernier la pression est très douloureuse ; aussi faut-il y aller
avec beaucoup de précautions. Il arrive cependant que la
pression ne soit pas douloureuse partout ; mais il y a un
point très limité extrêmement douloureux qui donne au
malade la même sensation que si on lui « enfonçait une
aiguille dans les chairs ». C'est un signe que la suppuration
se fait et qu'elle ne va pas tarder à s'emparer de tout le
ganglion.

Bientôt la peau prend une teinte légèrement rosée, qui
passe peu à peu au rouge sombre, en présentant une délimitation bien nette et bien marquée d'avec les tissus sains.
La palpation devient extrêmement douloureuse ; mais, en
allant doucement, on peut apprécier la fluctuation qui donne
au palper la même sensation qu'un tampon de ouate assez
serrée et logée sous la peau. Pour peu qu'on appuie la
pulpe du doigt un peu trop fort, le malade fait un brusque
mouvement en arrière ; aussi doit-on se disposer à ponctionner dans quelques heures. Indépendamment de cette
douleur provoquée, il y a une douleur spontanée, pongitive,
lancinante, durant presque constamment, ou bien présentant des intermittences de calme pour reprendre ensuite
plus aiguë et plus vive. En même temps que ces symptômes locaux, on observe des symptômes généraux : la
fièvre s'allume, les malades ont de l'anorexie, une soif vive ;

le sommeil est suspendu ; ils ont du subdélirium, du délire même ; ils se roulent, se tordent sur le lit, changent de position à chaque seconde ; et, si l'on ne donne pas issue au pus, celui-ci se porte sur la face profonde de la peau, et celle-ci s'amincit, prend une teinte bleuacée, devient transparente et finit par s'ouvrir en un ou plusieurs points. Les malades ressentent à ce moment une douleur atroce qui dure à peine une seconde, mais ils sont immédiatement soulagés. Il y a donc dans cette sédation de la douleur, par suite de la rupture de la peau, une indication pour l'intervention aussi prompte que possible. Quand on palpe le ganglion au moment où il est sur le point de s'ouvrir, on sent le pus au-dessous de la peau, et la surface cutanée est tremblotante quand le malade se donne le moindre mouvement.

L'adénite du chancre simple se termine presque toujours par suppuration. Quand il y a résolution, on voit la tuméfaction de la glande diminuer de jour en jour et le ganglion reprendre son volume normal.

Le *diagnostic* se fera d'après tous les signes et symptômes que nous avons indiqués plus haut.

Le *pronostic* n'est pas grave ; seulement l'adénite, ou plutôt les bords de la plaie d'ouverture spontanée ou provoquée, peut prendre le caractère chancreux et donner lieu à des symptômes graves. Nous en reparlerons plus loin.

Le *traitement* de l'*adénite* simple varie avec la marche et la forme. Dans le début, des onctions avec l'onguent napolitain, l'emplâtre de Vigo maintenu en permanence, peuvent favoriser la résolution, mais il n'y faut pas trop compter.

Le Dr Bouteilloux, de Limoges, a eu l'obligeance de nous donner des observations sur un mode de traitement que l'on pourrait appeler le *traitement abortif* de l'adénite. Ce traitement consiste à injecter au centre de la tumeur, avec une seringue à injection sous-cutanée, une solution composée de :

Liqueur de Van Swieten...................... 5 gr.
Acide phénique............................... 1 goutte.

Tous les résultats obtenus par lui ont été très satisfaisants.

Le Dr Apostoli emploie sa méthode de galvano-caustique chimique en introduisant une aiguille très fine au centre de la tumeur, et il laisse l'aiguille en place de dix à quinze minutes. Les effets obtenus ont été également très favorables.

Quelle que soit la méthode que l'on adopte, il ne faut pas espérer empêcher la suppuration. Lorsque celle-ci est certaine, — il ne faut pas pour cela attendre la fluctuation, car *l'absence de ce signe n'indique pas l'absence du pus*, — pour peu que la peau soit un peu rouge, que la pression avec le doigt soit plus douloureuse en un point, et qu'il existe là cette douleur térébrante dont nous avons parlé, il faut en ce point pratiquer une ponction avec un bistouri ordinaire. Lors même qu'il ne sortirait que du sang, il ne faut pas croire avoir ouvert trop tôt, car avec une pression un peu énergique le pus ne tarde pas à se montrer.

Quand la suppuration est manifeste, que la peau présente cette coloration rouge sombre et que la tumeur donne à la pression cette sensation d'un liquide contenu dans une poche en caoutchouc mince, le seul traitement à faire, c'est de faire la ponction du bubon.

Il semblerait que pour ce mode de traitement il n'y eût qu'un seul procédé : faire une ouverture à la peau et donner libre cours au pus. Mais au contraire plusieurs méthodes ont été proposées et employées par divers auteurs.

Vidal (de Cassis) faisait des incisions étroites et multiples selon la grandeur de l'abcès.

M. Reynaud (de Toulon) ouvrait l'abcès avec un cautère à roseau chauffé à blanc. Ce procédé est abandonné aujourd'hui.

M. Apostoli emploie également son procédé de galvano-caustie chimique. Après la séance, on trouve aux points par où a eu lieu l'introduction de l'aiguille une eschare qui s'élimine, et le pus s'écoule ensuite. Nous devons reconnaître que, par son procédé, il ne s'est jamais produit de décollement.

M. Le Pileur a employé dans le service du professeur Fournier la ponction aspiratrice [1]. Une fois celle-ci faite, on

_____

1. Voir *Annales de dermatologie et de syphiligraphie* (1880, p. 224).

introduit une mèche dans la plaie, et on maintient des cataplasmes en permanence. Ce procédé a été couronné de
succès aussi satisfaisants que possible ; chaque fois que
l'adénite ne prenait pas le caractère chancreux, la guérison
avait lieu du cinquième au douzième jour.

Le procédé que nous employons diffère de celui du
D^r Le Pileur ; mais il a également pour but d'éviter ces cicatrices difformes en faisant à la peau une incision aussi
petite que possible.

Voici comment nous procédons :

Dès que la suppuration est complète et que la couleur de
la peau indique une ouverture spontanée du bubon dans
quelques heures, nous lavons les parties avec une solution phéniquée ; puis, avec un bistouri ordinaire, graissé
avec de la glycérine phéniquée et *tenu à plat et parallèlement à la peau*, nous faisons *dans le point le plus déclive*
une ponction, et nous introduisons l'instrument de 2 à 3
centimètres, *en ayant soin de ne pas faire de contre-ponction* ;
nous n'agrandissons pas non plus la plaie d'ouverture, *nous
ne faisons qu'introduire et retirer le bistouri*. Cette ponction,
faite doucement, n'est presque pas douloureuse. Ceci fait,
voici le temps de l'opération le plus douloureux : *par pressions successives et graduées comme force* nous évacuons complètement le pus ou les matières puro-sanguinolentes, en
ayant soin d'injecter une solution tiède d'eau phéniquée au
centième, de façon à dissoudre les matières purulentes et
d'en rendre l'évacuation plus facile, et on continue en alternant les pressions et les injections jusqu'à ce que la cavité
purulente soit complètement débarrassée de son contenu.

Alors nous faisons plusieurs injections, jusqu'à ce que le
liquide sorte absolument clair. Nous lavons tout autour avec
la même solution pour laisser la plaie et ses environs dans
un état de propreté aussi complet que possible. Nous introduisons ensuite une mèche imbibée de glycérine phéniquée, et
nous faisons ensuite le pansement. D'abord une compresse
de tarlatane en huit ou dix doubles bien imbibée d'eau phéniquée, puis une épaisse couche de ouate également imbibée
d'eau phéniquée et on maintient le tout par un spica de l'aine

fait avec une bande de flanelle longue de 12 mètres et large de 8 centimètres.

On fait une compression assez forte, et la couche de ouate doit être assez épaisse pour que, une fois le pansement terminé, on puisse donner quelques coups sur le pansement sans que le malade éprouve de douleur.

On laisse le pansement trois jours, et le malade doit entretenir une humidité constante, en l'arrosant avec la solution d'eau phéniquée.

Si le malade n'éprouve aucune douleur, si ce n'est quelques petits picotements, il n'y a pas à s'en inquiéter. Le troisième jour, on enlève le pansement. Si l'état de la plaie est d'une bonne couleur, a bon aspect ; si l'on ne voit aucune trace d'ulcérations, si la sécrétion ne consiste qu'en une sérosité claire ou roussâtre ; on se contente de remettre un pansement compressif sans mèche. Si la plaie donnait issue à du pus, on peut donner une injection pour laver la cavité, en allant lentement et sans force, dans la crainte que la force de projection ne fasse rompre des adhérences qui pourraient s'être déjà formées.

Le pansement remis, les malades peuvent se lever, sortir même, sans faire de longues marches, et, au bout de huit ou dix jours, la cicatrisation est complète. Il faut dire cependant que ce mode de traitement n'empêche pas la complication chancreuse de la plaie du bubon.

Dans le cas où l'on aurait affaire à un bubon qui fait du pus, mais où ce dernier ne serait pas manifeste, et si les douleurs devenaient trop vives, on fera la ponction du bubon ; mais il faut prévenir le malade qu'il ne sortira peut-être que du sang, et, quand même le pus ne se montrerait pas aussitôt l'incision, que celle-ci soulagera le patient, car la vue du sang, alors qu'on annonce du pus, l'effraie et ne fait qu'accroître son inquiétude.

Pour ponctionner le bubon, au lieu d'introduire le bistouri parallèlement à la peau, on ponctionne perpendiculairement, en pénétrant d'un centimètre et demi à deux centimètres, suivant le volume de la tumeur. On exerce ensuite quelques pressions énergiques, l'on donne une ou deux injections phéniquées, l'on met une mèche, introduite jusqu'au fond de la plaie et on met le pansement ouaté, comme plus haut.

On a conseillé l'emploi des sangsues dans le cas de bubon qui n'a pas encore suppuré, nous rejetons ce mode de traitement, car il ne faut pas perdre de vue que, lorsqu'on ouvre un bubon ou qu'on fait des ponctions multiples comme Vidal de Cassis conseillait de le faire; on ne sait jamais d'avance si l'on a affaire à un bubon simple ou à un bubon chancreux, et alors, autant il y aura de plaies, autant de chancres cutanés, et, dans le cas de traitement par les sangsues, les ouvertures faites par elles se rouvriront et deviendront des chancres. Nous verrons plus loin quelle complication sérieuse est quelquefois l'adénite chancreuse.

II. — LYMPHANGITE.

Il arrive que l'inflammation provoquée par le chancre simple au lieu de gagner le ganglion et de le faire suppurer, s'arrête en chemin et se localise dans les vaisseaux lymphatiques, où elle provoque alors une lymphangite suppurée, que l'on peut rencontrer sur la verge depuis l'extrémité inférieure, gland et prépuce, jusqu'à la région pubienne.

Cette lymphite propage alors tout autour d'elle une inflammation aiguë, qui se communique aux vaisseaux lymphatiques et au tissu cellulaire et a pour résultat un abcès de la muqueuse sous-préputiale, mais plus souvent de la peau du fourreau de la verge, y compris le prépuce.

Nous avons vu au Midi, tant à la consultation que dans les salles, trois malades qui présentèrent de la lymphangite de la verge, tous les trois à un point différent du fourreau de la verge.

Le premier avait un chancre simple sous-préputial qui avait occasionné un phimosis et une balano-posthite.

La verge était œdématiée ; mais c'était un œdème mou et différent du tout au tout de l'œdème dur du chancre infectant. Il avait en outre deux abcès en formation, l'un sous la peau du prépuce, au niveau de la partie moyenne du gland, l'autre un peu en arrière de la couronne. Ces deux

abcès pouvaient être pris entre les doigts et avaient l'un et
l'autre la sensation d'un grain de raisin logé sous la peau.
M. Mauriac ouvrit les deux abcès, et il en sortit un pus crémeux, bien lié. Le pansement phéniqué guérit le malade
très rapidement.

Le second malade était un jeune homme de dix-huit ans.
Il avait eu un chancre simple de la rainure et à la suite une
lymphangite en nappe de toute la région dorsale de la verge
jusqu'à l'angle pubio-pénien. Cette lymphangite s'était ouverte spontanément en *huit* points différents : sept se trou-
vaient à la partie moyenne et communiquaient les uns avec
les autres; la peau était décollée; on pouvait introduire un
stylet et le faire sortir par un autre orifice; seulement le décollement ne dépassait pas la zone de ces sept orifices, et ils
étaient complètement indépendants de l'abcès lymphatique
situé à la racine de la verge.

Au premier abord on songeait à des chancres simples du
fourreau; mais le malade expliquait très bien la marche des
accidents. Le chancre s'était d'abord montré dans la rainure;
puis, au bout de quelques jours, il s'était formé un empâtement du dos de la verge, suivi bientôt d'un gonflement œdémateux, rouge sombre, très douloureux jusqu'à l'ouverture
de ces abcès lymphatiques.

Le troisième malade avait sa lymphangite à la face inférieure du pénil, immédiatement au-dessus du corps du
pubis. La cause était un chancre simple sous-préputial qui
avait occasionné un phimosis, de la balano-posthite et de
l'œdème de la verge. L'ouverture de l'abcès donna issue à
du pus mélangé de sang.

Ces trois faits montrent donc bien que la lymphangite
suppurée, dans le cas de chancre simple, n'a pas de lieu
d'élection pour se développer.

Ajoutons en outre qu'aucun d'eux ne prit le caractère
chancreux. La guérison fut même très rapide, tandis que,
dans le cas de transformation chancreuse des ouvertures
spontanées ou pratiquées avec le bistouri, cela donne lieu à
de véritables chancres, susceptibles eux-mêmes de complications, ce que nous allons décrire dans le paragraphe suivant.

CHAPITRE IV

ADÉNITE ET LYMPHANGITE CHANCREUSES

L'adénite ouverte spontanément ou avec le bistouri présente quelquefois une complication fâcheuse qui retarde d'autant la cicatrisation de la plaie. C'est la transformation chancreuse des lèvres et des bords de l'orifice.

Quelques heures après l'ouverture du bubon, on remarque que les bords de la plaie faite avec le bistouri ne présente plus cette fente régulière ; on observe çà et là, ou dans un point seulement, quelques petites encoches, irrégulières, déchiquetées. Le lendemain, les ulcérations sont plus marquées, la plaie est agrandie, et la suppuration a repris comme de plus belle. Les ulcérations ont une teinte jaune clair bordée d'une auréole rouge vif et reposant sur une surface bleuacée ou violette, entourée elle-même d'une surface rouge congestive qui existait avant l'ouverture du bubon.

Dans ces conditions-là, on n'a qu'une chose à faire : c'est de cautériser avec le chlorure de zinc.

Quant à la cause, elle est encore inexpliquée. Comment se fait-il qu'une adénite double, par exemple, ouverte l'une et l'autre par le même procédé, prennent l'une le caractère chancreux, l'autre évolue sans complication? On peut édifier toutes les théories possibles, on ne discutera que sur des hypothèses ; le fait est là, et on n'a qu'une chose à faire : panser le chancre inguinal de la même façon que le chancre pénien.

Le pronostic est toujours favorable dans le premier degré de cette complication de l'adénite ; la guérison est retardée, mais voilà tout. .

Bien plus grave, au contraire, est cette adénite chancreuse quand elle est envahie à son tour par le phagédénisme. L'étendue de la plaie présente quelquefois des dimensions considérables.

Nous représentons planche XXIV, figure 3, une adénite chancreuse phagédénique. Au moment où nous l'avons dessinée, elle commençait à entrer dans sa période de cicatrisation ; le fond de la plaie était rempli de bourgeons charnus rosés de bonne nature ; les bords sont décollés, bleuacés, entourés d'une auréole congestive de la peau. Mais quand la plaie était en pleine période d'état, l'ulcération descendait jusqu'au pli cruro-périnéal. Près du scrotum la plaie est actuellement fermée, et les bords de la plaie inguinale sont en voie de cicatrisation ; ils conservent encore leur irrégularité mais ils ne sont plus déchiquetés. Bien que cette adénite présente des dimensions assez respectables (18 à 20 centimètres alors qu'elle était en pleine ulcération), on en a vu qui atteignaient des proportions réellement gigantesques. Ainsi M. Jullien représente, dans son *Traité des maladies vénériennes* (page 433), un bubon chancreux phagédénique observé par le professeur Giné, de Barcelone. Les bords de l'ulcère phagédénique parcourent le trajet suivant : Partant de la région inguinale gauche à l'union du tiers externe avec les deux tiers internes, elle remonte dans le flanc jusqu'au niveau du bord inférieur des fausses côtes, de là traverse la paroi abdominale obliquement jusque dans le flanc droit et redescend obliquement de haut en bas, jusqu'à la région inguinale gauche, en contournant le pénil, plonge ensuite dans le pli périnéo-crural, gagne la région interne et postérieure de la cuisse et revient à son point de départ.

MM. Belhomme et Martin ont observé un fait à peu près semblable ; l'ulcération avait détruit la paroi antérieure de l'abdomen, avait gagné la région périnéale et ne s'était arrêtée qu'à l'anus.

Le Dr Coulson, dans le fait que nous avons rapporté plus haut, a observé sur le malade un bubon chancreux qui prit la forme phagédénique et qui rongea la partie inférieure du côté gauche de l'abdomen et la partie supérieure de la cuisse.

Il arrive aussi que le phagédénisme s'étende sous la peau en suivant un trajet considérable. La peau qui recouvre l'ulcération présente une coloration bleuâtre, avec des orifices disséminés sur sa surface.

A côté de cette forme superficielle du phagédénisme, on trouve une forme *térébrante* qui détruit les parties profondes. Le Dr Gready (cité par Jullien) a vu une perforation vésicale; le Dr Aron a observé une perforation de la veine crurale suivie de la mort du malade. Cependant ces cas sont assez rares, le phagédénisme chancreux ne dépassant généralement pas l'aponévrose.

Le *diagnostic* de ces ulcérations phagédéniques est généralement assez facile, il *saute aux yeux* pour ainsi dire. Cependant il est d'autres ulcérations cutanées que l'on pourrait confondre avec celles du chancre simple, entre autres les gommes phagédéniques; mais elles sont en général moins douloureuses que le chancre simple; de plus la marche en est beaucoup plus lente. Le traitement à l'iodure de potassium, très efficace contre le phagédénisme tertiaire, est sans effet contre le phagédénisme du chancre simple. Enfin il est un signe différentiel que MM. Belhomme et Martin ont signalé : c'est que le chancre phagédénique s'arrête en rencontrant un tissu différent par sa nature; ainsi, dans le cas rapporté plus haut et que nous avons trouvé dans leur traité, le chancre s'arrêta à la muqueuse anale et se guérit en peu de temps. Ce signe rencontré plusieurs fois aurait une grande valeur comme diagnostic différentiel, car le phagédénisme tertiaire n'a pas cette prévenance pour les muqueuses : il détruit tout sur son passage.

Le *traitement* de l'adénite chancreuse phagédénique ou plus simplement du *chancre cutané phagédénique* a souvent bien peu d'influence sur la marche de cet accident. Le pansement compressif, les caustiques les plus énergiques, le *nitrate acide de mercure* entre autres, ne s'opposent pas à la marche du phagédénisme. Les grands bains ont eu un bon résultat, depuis les observations des médecins anglais. L'iodoforme est encore ce qui produit le plus d'effet. Malgré cela, on devra alterner de procédé thérapeutique, afin d'éviter l'accoutumance de la plaie à un seul et même traitement, car la chirurgie clinique atteste qu'un traitement, très efficace au début, devient sans effet au bout de quelques jours. Mentionnons enfin l'acide acétique, l'acide citrique.

La *marche* de cet accident est généralement très longue : c'est par semaines, par mois même que l'on compte la *durée* de phagédénisme.

La terminaison se fait en laissant des cicatrices déprimées indélébiles; les bords sont plissés, déchiquetés, *mal cousus* pourrait-on dire, et, comme le *pronostic* est grave, par suite de la débilitation produite par cette supuration longue et incessante, il faut donner les toniques sous toutes les formes, faire changer d'air aux malades et, s'ils ne peuvent marcher, les porter dans un jardin, dans une promenade, afin de renouveler autant que possible leur provision d'oxygène.

La *lymphangite chancreuse* qui prend le caractère phagédénique ne diffère pas, dans son processus, de l'adénite chancreuse phagédénique; elle en est le point de départ, et l'ulcération suit la même marche : c'est un chancre simple phagédénique qui s'est développé sur une lymphangite, au lieu d'avoir débuté par une adénite, et les complications, la marche et le traitement de cette dernière s'appliquent point pour point à la lymphangite.

Comme précautions à prendre par les malades, ils devront avoir soin, en faisant leur pansement, de ne pas laisser couler du pus sur les parties voisines, surtout celles où la peau est fine, car il peut en résulter un chancre. De même, une fois le pansement fait, ils devront le tenir absolument couvert par un linge épais, ou mieux isolé par du caoutchouc ou du taffetas gommé; ce que nous disons ici s'applique également au chancre sans complication, car nous avons vu un malade ayant un chancre du gland puis consécutivement une adénite inguinale chancreuse simple, qui s'inocula par le contact du scrotum avec la peau de la cuisse un chancre de la peau des bourses. Les uns et les autres guérirent san complication.

BUBON D'EMBLÉE.

On désigne sous le nom de *bubon d'emblée* une adénite qui devient chancreuse, sans que la verge présente de chancre simple, ou bien un chancre qui débute d'emblée par une adénite qui suppure, et, une fois ouverte, les bords de la plaie deviennent chancreux. Semblable fait est, on le conçoit, extrêmement rare, car il faut, pour qu'il se produise, que le virus du chancre inoculé, soit par le coït, soit autrement, pénètre assez rapidement dans la circulation lymphatique, sans avoir le temps de se développer au point d'inoculation.

M. le Dr Jullien cite un fait observé par le Dr Mollière. Un homme voit une femme, et un mois après le coït, sans avoir jamais remarqué la moindre petite ulcération sur sa verge, il rentre à l'hôpital pour une adénite fluctuante. La ponction fait sortir du pus crémeux bien lié; mais quelques jours après les bords de la plaie deviennent chancreux, ainsi que le prouvèrent deux inoculations positives.

Ce fait confirmerait la théorie du bubon d'emblée et serait d'accord avec la clinique qui prouve que l'adénite n'apparaît guère que trois semaines ou un mois après l'apparition du chancre.

Quoi qu'il en soit, la question du bubon d'emblée doit être encore étudiée avant de pouvoir être admise dans la nosologie vénérienne.

CHAPITRE V

CHANCRE MIXTE

A l'époque des grandes discussions entre les unicistes et les dualistes (voir page 373) naquit la théorie du *chancre mixte*, chancre pouvant s'inoculer sur le malade lui-même, mais pouvant en outre être en même temps syphilitique.

Pour notre part, nous ne pouvons admettre ce *chancre mixte* comme entité morbide. Dans le chancre mixte, il y a toujours *deux chancres venus l'un sur l'autre et naissant l'un après l'autre.*

Ainsi un homme voit une femme ayant des chancres simples et un chancre infectant ou des plaques muqueuses ; et supposons qu'il ait assez de malchance pour que le coït produise une érosion, *une seule*, mais que cette porte d'entrée vienne en contact avec le virus du chancre simple et le virus des accidents syphilitiques. Voici ce qui va se passer : au bout de douze à vingt-quatre, trente-six heures, il se développera un chancre simple, qui pendant les premiers jours de son évolution ne présentera rien d'anormal dans sa marche ; mais, au bout d'un temps plus ou moins long, les bords du chancre s'indureront ; la surface, tout en sécrétant du pus chancreux simple, sécrétera en même temps une sérosité louche ; les adénites de l'aine, au lieu de se localiser dans un seul ganglion, s'empareront de toute la chaîne, deviendront peut-être bi-latérales, et on aura ainsi un chancre infectant et un chancre simple ; l'inoculation sur le malade produira nécessairement un chancre simple, mais jamais sur ce chancre simple ne se développera un chancre infectant, et cela par suite de la non-inoculabilité de l'accident syphilitique sur le malade.

Admettons pour un instant que ce malade commette l'action indélicate de pratiquer le coït; les deux chancres évolueront dans le même ordre que précédemment, c'est-à-dire au bout de deux ou trois jours le chancre simple, et plus tard développement du chancre infectant.

Dans les deux cas, le chancre infectant ne présentera jamais le caractère type du chancre infectant né seul; car la nature ulcérative du chancre simple empêche l'accident primitif de se développer avec son caractère propre.

Si par hasard un malade porteur d'un chancre infectant s'expose au coït, et qu'il contracte un chancre simple, celui-ci détruira l'accident primitif en vertu de sa propriété ulcérative et destructive, et jouira des mêmes propriétés que s'il s'était développé isolément.

C'est évidemment dans des cas semblables que l'on a voulu donner le chancre simple comme étant un chancre syphilitique, car s'il détruit l'accident primitif, il n'empêche pas moins l'évolution de la syphilis.

Il peut arriver qu'un malade contractant un chancre simple avec une femme atteinte d'une lésion semblable et d'accidents syphilitiques contagieux voie son chancre simple évoluer, se guérir, et à peine cicatrisé, l'accident syphilitique se développer à son tour sur la cicatrice nouvellement formée. Ces cas-là n'ont rien qui doive surprendre, eu égard à un autre caractère distinctif des deux chancres : *incubation courte pour le chancre simple, incubation souvent très longue pour le chancre infectant*. C'est ce caractère qui servira à affirmer qu'un malade porteur d'un chancre infectant aura pratiqué des rapports sexuels alors que ce chancre était à sa période d'état, quand on verra sur l'accident primitif se développer un chancre simple.

Ce sont tous ces faits cliniques qui nous empêchent de pouvoir admettre le chancre mixte comme un seul et même accident vénérien; il y a toujours deux chancres évoluant l'un sur l'autre au même point de contagion et conservant l'un et l'autre tous leurs caractères spécifiques.

VÉGÉTATIONS

On désigne sous le nom de *végétations, choux-fleurs, crêtes de coq*, etc., des excroissances développées le plus souvent sur la muqueuse préputiale et sur le gland, et quelquefois, mais plus rarement, sur la peau du prépuce et du fourreau de la verge.

Elles sont constituées anatomiquement par une hypertrophie des papilles et de l'épiderme.

Quant à leurs caractères, elles sont *pédiculées* ou *sessiles*.

Leur volume va depuis celui d'un grain de chènevis jusqu'à celui d'un œuf. Dans d'autres régions, fesses et parties génitales de la femme, elles atteignent des dimensions encore plus considérables.

La forme *pédiculée* s'observe plutôt avec les petites végétations, et dans ce cas on les rencontre soit isolées, soit par groupes, constituées de petites végétations pédiculées.

D'autres fois, une végétation assez grosse, mais pédiculée, donne naissance à d'autres végétations secondaires qui se développent en arborisations. Nous avons observé une disposition semblable sur des végétations qui avaient pris naissance sur la cicatrice d'un chancre simple.

Quand elles sont *sessiles*, elles ont la forme de petites papules à sommet granuleux. Dans ces conditions-là, elles présentent toujours un volume plus considérable que quand elles sont pédiculées. Il peut également arriver que des végétations à pédicules se développent sur des végétations sessiles. L'aspect ordinaire de la forme qui nous occupe est bien celui d'un chou-fleur. Quand on les examine de près, on reconnaît qu'elles sont formées d'une masse de petits grains arrondis, à peu près du même volume analogue à la surface de ce végétal.

Lorsqu'elles atteignent un volume assez considérable, il se produit une sécrétion séro-purulente exhalant une odeur extrêmement fétide.

Le siège le plus fréquent de ces végétations se trouve

dans la rainure glando-préputiale, sur le reflet de la muqueuse, sur le gland et le canal de l'urèthre.

Ordinairement, leur volume ne dépasse pas celui d'une lentille ou d'un gros pois; il est rare en effet que les malades les laissent prendre un plus grand développement, et ils viennent alors se les faire enlever, ou bien ils les enlèvent eux-mêmes.

Mais il peut arriver que la présence de ces végétations sous le prépuce provoque une balanite, laquelle à son tour occasionne un phimosis. Dans ces cas-là, les végétations se développent tout à leur aise et peuvent atteindre un volume très considérable. Au moment donné, l'aspect que présente la verge est celui que nous avons déjà observé avec les chancres sous-préputiaux, c'est-à-dire la forme en massue.

Ainsi, planche XII, figure 1, nous représentons un cas de ce genre que nous avons observé dans le service de M. Mauriac. Le malade avait vu les premières végétations se développer sur le reflet balano-préputial environ quinze jours auparavant. Le phimosis se forma, et, trois jours avant son entrée à l'hôpital, il remarqua sur la peau de la face dorsale du prépuce une phlyctène qui se creva et laissa voir au-dessous une plaque de gangrène. Quand il fut admis dans le service, la verge avait une couleur brunâtre. Le phimosis était complet. Sur le côté gauche existait une tumeur volumineuse très appréciable et dont les bords inférieurs et supérieurs étaient nettement marqués. Le côté droit présentait du gonflement, mais sans aucune limite bien tranchée d'avec les parties voisines. La plaque de gangrène, d'une couleur rougeâtre avec des bords brunâtres, montrait à sa surface un bourgeon charnu rouge vif, et à côté de lui une fistule par laquelle on pénétrait dans la cavité glando-préputiale. Au-dessous de cette ulcération, on sentait une induration très manifeste. Partout ailleurs existait un œdème inflammatoire. Les veines dorsales étaient tortueuses, dilatées. Les parties exhalaient une odeur infecte. Double adénite inguinale. En présence de cette plaque de gangrène et de l'aspect violacé de la verge, nous pratiquâmes séance tenante la section dorsale du prépuce, et, ceci fait, on mit à découvert une masse énorme de végétations implantées dans la rainure et sur la base du gland. Au lieu d'avoir la couleur rouge vif, elles avaient une coloration analogue à celle de la verge, par suite de la gêne circulatoire. La peau du prépuce était épaissie, avait une consistance lardacée (voir pl. XII, fig. 2).

Les végétations sous-préputiales peuvent donc provoquer la gangrène de la peau qui les recouvre, et elles viennent alors faire hernie au dehors. D'autres fois, les végétations, en se développant sur toute la surface du gland, sortent par le limbe préputial, et elles s'épanouissent sous forme d'un bouquet rouge vif. Nous nous souvenons en avoir vu un cas à la consultation de M. Horteloup. La verge était volumineuse, et en avant du prépuce on voyait une touffe énorme de végétations qui se présentaient sous la forme d'un champignon rouge vif. Quand M. Horteloup fit l'ablation des végétations, on trouva le gland atrophié et disparaissant complètement sous la masse papillomateuse qui s'étendait sur toute la muqueuse balano-préputiale.

Les végétations peuvent également se développer sur la peau du fourreau de la verge (voir pl. XII, fig. 3). Dans le cas que nous représentons, on voit que les végétations formaient deux masses distinctes séparées par un sillon profond. Près de la couronne du gland, on voit deux autres petits bouquets de végétations. Toutes étaient sessiles.

Nous avons également observé quelquefois des végétations implantées à la région anale. Dans un cas que nous avons pu dessiner, mais que le défaut d'espace nous a empêché de représenter avec les autres planches, les végétations s'étaient développées en arrière du scrotum, à 3 ou 4 centimètres en avant de l'anus. Là, elles formaient une masse arrondie ; mais, en arrivant à l'orifice anal, elles se divisaient en deux branches , laissaient complètement libre le sillon inter-fessier et se dirigeaient jusqu'au niveau du coccyx. Vues dans leur ensemble , ces végétations avaient l'aspect des pinces du crabe. Le mélange du pus qu'elles sécrétaient et des matières fécales qui séjournaient dans les anfractuosités des végétations communiquait une odeur dont on peut se rendre compte aisément.

Ces diverses formes de végétations constituent, comme on peut le voir, de réelles infirmités pour les malades qui en sont atteints; mais elles ne comportent pas de gravité dans le pronostic. Quand elles occupent le canal de l'urèthre, elles sont graves par les troubles qu'elles apportent dans la miction. Un autre caractère de ces végétations et qui en fait pour ainsi dire une affection sérieuse, c'est la facilité avec laquelle elles repullulent et récidivent : des malades ne peuvent jamais s'en débarrasser; aussi y a-t-il dans ces cas rebelles des indications différentes pour le traitement.

Le *traitement* varie selon la forme et le volume des végétations. Lorsqu'elles sont très petites et isolées, on les cautérise avec le crayon de nitrate d'argent légèrement humecté, et deux ou trois jours après elles sont flétries, ratatinées, et il n'y a plus qu'à les exciser au ras de la muqueuse avec des ciseaux courbes sur le plat. Seulement il faut être prévenu que la plaie donne en général beaucoup de sang; mais, avec un peu d'amadou, on parvient facilement à l'arrêter.

Quand on a affaire à ces grosses masses de végétations, comme celles représentées planche XII, figure 3, on devra les arroser avec de l'eau phéniquée ou alcoolisée, de façon à bien déterger toutes les anfractuosités qui renferment du pus, et on les saupoudrera matin et soir avec le mélange suivant :

Alun en poudre............... } A parties égales.
Sabine en poudre............. }

Au bout de deux ou trois jours, les parties superficielles sont flétries et offrent une sensation cornée; on les gratte avec l'ongle jusqu'à ce que toutes les croûtes soient tombées. Puis on les panse comme d'habitude.

Ce traitement est un peu long, mais il réussit très bien, et il offre cet avantage de pouvoir être employé sans que les malades suspendent leurs occupations. On pourra l'employer également chez les individus qui ont ces végétations sur le gland et sur la muqueuse préputiale, quand il n'y a pas encore de phimosis.

Quand cette complication se produit, on fera l'incision

dorsale du prépuce : et on pourra employer le même mode de traitement que ci-dessus.

Si les végétations étaient trop abondantes, il est préférable de les exciser immédiatement soit avec des ciseaux, soit avec le serre-nœud de Maisonneuve ou avec le thermo ou le galvano-cautère.

Dans ces cas-là, on devra donner le chloroforme.

Quant à l'atrophie du gland, celui-ci reprend son volume normal quand les végétations ont disparu.

Contre les récidives, les malades devront observer les plus grands soins d'hygiène et de propreté. Se lotionner souvent avec des liquides astringents et antiseptiques. Si, malgré tous les soins, les végétations reparaissaient, il y a indication précise à faire la circoncision.

LIVRE TROISIÈME

BLENNORRHAGIE

PREMIÈRE PARTIE

BLENNORRHAGIE CHEZ L'HOMME

CHAPITRE PREMIER

La *blennorrhagie* est une maladie vénérienne caractérisée par l'inflammation du canal de l'urèthre, qui devient le siège d'une sécrétion purulente, virulente et contagieuse.

On désigne encore cette maladie sous les noms de *chaudepisse, gonorrhée, uréthrite virulente*, etc., etc.

1. — SYMPTOMATOLOGIE.

On considèrè trois périodes dans la blennorrhagie :
Incubation,
Etat,
Déclin.

L'*incubation*, ordinairement très courte, varie de cinq à huit ou neuf jours; nous en avons observé une de quinze jours, mais c'est exceptionnel. Il en est de même pour l'écoulement qui se montre le lendemain d'un coït douteux. Cependant on l'observe quelquefois.

Pendant les jours qui suivent un rapport sexuel impur, les malades éprouvent dans le canal une sensation de chatouillement qui n'est pas désagréable. Quelquefois, cependant, ce chatouillement est assez fort pour obliger les malades à se gratter la verge.

Au moment de la miction, le chatouillement s'accuse plus fort et persiste quelques instants après. Les individus qui n'ont jamais eu la blennorrhagie s'endorment dans une quiétude parfaite et n'attachent aucune importance à ce chatouillement. Ce n'est autre chose, cependant, que le prodrome de la blennorrhagie. Mais, pour ceux qui sont coutumiers du fait, ces symptômes prémonitoires ne laissent aucun doute dans l'esprit.

Comme autre symptôme précurseur, on remarque que la sécrétion normale du canal, ordinairement peu appréciable, devient plus épaisse, plus filante et se montre même sous forme d'une gouttelette blanchâtre, opaline à l'orifice du canal. Déposé sur un linge, ce liquide laisse une tache analogue à une solution de gomme, mais à son centre on voit distinctement une teinte jaune clair qui indique déjà la présence du muco-pus.

Puis les envies d'uriner deviennent plus fréquentes; le chatouillement prurigineux du début fait place à un prurit véritable; on observe même de la cuisson, légère il est vrai, mais qui éveille déjà les soupçons du malade.

Le liquide du canal prend une teinte plus jaune; il devient en même temps plus abondant. Enfin un nouveau symptôme se montre : c'est une gêne légère dans les érections, c'est comme une constriction à la base du gland. En outre, les érections nocturnes deviennent plus fréquentes.

Tous ces symptômes s'accusent de plus en plus, et bientôt l'écoulement devient franchement purulent; le prurit, au moment de la miction, se change en une véritable brulûre, et la blennorrhagie arrive à sa seconde période.

Période d'état. — Pendant la *période d'état*, si l'on ne fait aucun traitement, l'inflammation blennorrhagique gagne de proche en proche et ne tarde pas à envahir tout le canal. Les douleurs augmentent d'intensité, et alors elles peuvent revêtir deux formes. Tantôt elles sont incessantes, horribles, avec exacerbation pendant la miction et pendant les érections. Tantôt les douleurs ne se montrent que pendant ces deux fonctions physiologiques, miction et érection, et les malheureux qui en sont atteints éprouvent alors un véritable martyre. Les douleurs sont surtout plus vives au moment de la miction, et ils n'entrevoient qu'avec inquiétude le moment où il leur faut satisfaire le besoin d'uriner. Ils prennent pour accomplir cet acte toutes les positions possibles. S'ils urinent debout, ils s'appuient contre le mur, la tête sur le bras, ou bien s'accrochent aux objets qu'ils peuvent saisir. D'autres ne peuvent uriner qu'accroupis. Puis, quand arrivent les premières gouttes d'urine, la sensation de brûlure, se manifestant surtout au méat, est telle que les malades contractent les muscles du périnée pour s'opposer à la sortie de l'urine, et cet acte, très douloureux, ne fait qu'accroître leurs souffrances. Quand l'urine reprend son cours, pendant tout le temps de la miction, ce ne sont que des douleurs atroces, donnant la sensation de milliers de pointes d'aiguille passant dans le canal et que le vulgaire traduit en disant qu'*on pisse des lames de rasoir*. Lorsque la miction est finie, les coups de piston ajoutent encore de nouvelles souffrances, persistant quelques minutes après et qui sont quelquefois assez vives pour empêcher les malades de marcher, et ils ne reprennent leur marche qu'en avançant les jambes tout d'une pièce, de façon à ne communiquer aucun ébranlement à la région périnéale.

En même temps que la miction est douloureuse, elle est gênée, le jet d'urine est moins gros, la force de projection moins grande; quelquefois elle est nulle; les malades urinent sur leurs pieds.

La douleur pendant la miction est due à la chute de l'épithélium de la muqueuse uréthrale, laquelle, privée de son enduit protecteur, est irritée par le contact de l'urine.

Quant aux douleurs incessantes ou celles qui présentent des degrés d'exacerbation, elles tiennent au travail inflammatoire même, à la présence du pus et à toutes les autres causes qui appartiennent aux phlegmasies.

La diminution de la grosseur du jet d'urine tient à la phlogose qui diminue le calibre du canal et produit ainsi des rétrécissements momentanés. Il faut joindre, en outre, l'abstention volontaire de tout effort musculaire de la part des malades pour accélérer la vitesse de l'urine.

La douleur pendant les érections est quelquefois le symptôme prémonitoire de la blennorrhagie, avant même que cette inflammation uréthrale se soit manifestée par une hypersécrétion muqueuse ou par des chatouillements pendant la miction. Cette douleur, à vrai dire, est légère au début, c'est plutôt une constriction qu'une véritable douleur, et elle est localisée surtout à la base du gland; il semble qu'à ce niveau la verge soit entourée d'un lien de caoutchouc.

Puis, au fur et à mesure que la blennorrhagie s'accentue, les érections deviennent de plus en plus douloureuses, par suite de la perte de souplesse du canal. Celui-ci ne peut alors suivre la verge dans l'extension des corps caverneux, et il se forme une incurvation à concavité inférieure dans laquelle le canal joue le rôle d'une corde qui sous-tend l'arc formé par les corps caverneux, d'où le nom de *chaudepisse cordée* donnée à cette forme de la blennorrhagie. Il arrive quelquefois que les érections sont assez énergiques pour provoquer de petites éraillures superficielles de la muqueuse uréthrale et occasionnent de petites hémorrhagies ou plutôt une transsudation séro-sanguinolente. Ceci ne présente pas la moindre gravité tant que ces ruptures se bornent à la couche superficielle de la muqueuse. Il est rare d'ailleurs que les érections soient assez énergiques pour occasionner des désordres plus grands. Il en est de même pour les émissions séminales nocturnes. Elles s'accompagnent quelquefois d'un peu de sang, mais cela n'a pas d'autre gravité; cependant il faut en être prévenu pour rassurer les malades, qui s'en montrent fort effrayés.

On rencontre quelquefois des malades qui, pouvant surmonter les atroces souffrances causées par les érections, se livrent quand même au coït. C'est alors qu'on voit se produire des ruptures du canal avec des hémorrhagies considérables nécessitant parfois l'intervention chirurgicale, sans compter l'infiltration d'urine qui peut s'ensuivre.

De plus ces ruptures du canal sont, dans tous les cas, la cause première des *rétrécissements fibreux cicatriciels* de la région pénienne du canal, rétrécissements bien différents de ceux occasionnés par la chaudepisse chronique. Ces derniers ont pour lieu d'élection la portion bulbo-membraneuse, sont causés par l'inflammation chronique de la paroi uréthrale, et ne s'organisent qu'avec une extrême lenteur. Les premiers, au contraire, rentrent dans la catégorie des rétrécissements traumatiques et s'organisent beaucoup plus rapidement.

La rupture du canal de l'urèthre a pour résultat immédiat de faire cesser les douleurs pendant les érections ; aussi ce moyen barbare et antimédical, appelé *rupture de la corde* et consistant à frapper un coup violent sur la verge placée contre un corps résistant, était-il employé quelquefois par des médecins. Mais ces procédés d'un autre âge sont heureusement abandonnés. On rencontre cependant quelques malades qui usent de ce procédé.

Quelles que soient les douleurs causées par l'érection, elles ne sont rien en comparaison des inconvénients provoqués, dans un temps plus ou moins éloigné, par la rupture de l'urèthre. Il survient un rétrécissement du canal, amenant avec lui toutes les complications, rétention d'urine, cystite, hématurie, etc.

La période d'état de la blennorrhagie dure environ quinze à trente jours, mais on rencontre des malades qui en souffrent pendant fort longtemps, des mois quelquefois, avec les mêmes symptômes douloureux pendant la miction et pendant les érections. C'est dans des cas de ce genre que l'on voit de malheureux malades, tomber dans la tristesse la plus complète, être mornes, abattus, ne prendre goût à rien, fuir la société et devenir hypocondriaques.

Cette période de la maladie s'accompagne quelquefois de cystite du col avec incontinence ou rétention d'urine.

Période de déclin. — Quand la blennorrhagie tend à la guérison, quand elle arrive à la période de déclin, on voit tous les symptômes douloureux s'amender ; l'écoulement, sans être moins abondant, devient plus liquide, sa couleur verdâtre prend une teinte plus claire ; déposée sur un linge, le centre de la tache présente une coloration jaune, tandis que le pourtour est plus clair, comme gommé.

Les douleurs en urinant deviennent moins vives, les envies d'uriner moins fréquentes ; le canal reprend peu à peu sa souplesse, et les érections sont par ce fait moins douloureuses. Cependant il existe encore cette constriction à la base du gland, laquelle persiste encore pendant un certain temps après la cessation de l'écoulement. On constate un autre point douloureux localisé au niveau de la région bulbo-membraneuse; mais qui finit également par disparaitre.

L'écoulement diminue, il ne se montre plus que le matin ou à intervalles dans le courant de la journée. il reprend la coloration opaline constatée au début de la maladie, et enfin il se tarit tout à fait.

Telle est la marche de la blennorrhagie dans sa forme aiguë, ordinaire, et sa terminaison habituelle. Pour les cas compliqués de *rétention d'urine*, d'*abcès du fourreau*, de *prostatite*, etc., nous étudierons séparément chacune de ces complications.

II. — VARIÉTÉS SELON LA FORME.

La blennorrhagie ne présente pas toujours ces symptômes douloureux aussi accusés ; on constate parfois une absence complète de douleur pendant la miction et pendant les érections. Un écoulement légèrement jaunâtre, peu abondant, c'est tout ce qui indique l'état pathologique du canal. Néanmoins cet écoulement est aussi contagieux que celui produit par une blennorrhagie suraiguë. Il dure quelquefois fort longtemps.

Il existe aussi une forme de blennorrhagie dite *sèche*, caractérisée par l'absence de l'écoulement, tandis que les douleurs pendant la miction et les érections sont très vives.

Cette dernière forme est beaucoup plus rare que la précédente.

Il faut dire aussi que ces deux formes de la blennorrhagie peuvent à la suite d'excès alcooliques ou de coït passer à la forme suraiguë.

III. — DIAGNOSTIC.

La blennorrhagie est généralement facile à reconnaître. Chez un individu dont le gland se laisse facilement découvrir, dès que l'on voit un écoulement sortir du canal de l'urèthre, qu'il y a des douleurs pendant la miction et pendant les érections, on est en présence d'une blennorrhagie.

Le degré d'acuité de celle-ci découlera de la gravité des symptômes et des douleurs plus ou moins aiguës, continues ou paroxystiques, que présentera le malade.

Que l'on ait affaire à une uréthrite simple ou à une uréthrite symptomatique d'une diathèse quelconque, *herpétisme* ou *tuberculose*, l'écoulement indique que le canal est le siège d'un processus inflammatoire, et le diagnostic différentiel se tirera de l'état général du malade et des manifestations herpétiques ou tuberculeuses qu'il pourra présenter. Cependant le symptôme douleur est généralement moins accusé dans l'uréthrite herpétique ou tuberculeuse que dans l'uréthrite blennorrhagique.

Un second point à examiner, c'est de savoir si cet écoulement est concomitant d'un chancre simple ou d'un chancre syphilitique du canal, ou bien si l'écoulement est symptomatique de l'un ou de l'autre de ces accidents, sans que la blennorrhagie y prenne la moindre part.

Nous nous sommes étendus sur ce sujet lorsque nous avons traité la question de chancre uréthral, et nous ne ferons que résumer ce que nous avons déjà dit (page 41).

Si la blennorrhagie est concomitante d'un chancre simple, les douleurs sont beaucoup plus vives en un point, et l'examen fera reconnaître la présence du chancre. D'ailleurs le chancre simple du canal de l'urèthre est extrêmement rare, et tous les auteurs qui l'ont constaté ne l'ont jamais vu situé profondément dans le canal ; il est presque toujours appréciable à la vue.

Mais lorsque l'on voit sortir du canal un écoulement séreux peu appréciable, lequel s'accompagne de peu ou pas de douleur pendant la miction, on est en présence d'un chancre infectant de l'urèthre, et l'exploration le long de la paroi inférieure et externe du canal fera reconnaître un point induré sous forme d'une petite cupule à bords cartilagineux et qui n'est autre chose que le chancre infectant.

Du reste, dans les deux accidents chancre simple ou chancre infectant, l'adénopathie inguinale servira à compléter le diagnostic.

Chez les malades atteints d'un phimosis congénital, un écoulement qui se montre à l'orifice préputial peut appartenir à une blennorrhagie, à une balano-posthite simple ou symptomatique de chancres infectants ou de plaques muqueuses.

Dans le premier cas, les symptômes généraux de la blennorrhagie se montreront, et de plus, dans la balano-posthite simple ou symptomatique de chancres simples ou de plaques muqueuses, l'écoulement exhale une odeur infecte, qui n'existe jamais avec la blennorrhagie ou avec le chancre infectant.

Dans la balano-posthite seule, il n'y a pas de douleurs le long du canal, et, dans le cas de chancres infectants, il faut tenir compte de l'incubation des accidents, la blennorrhagie se montrant toujours longtemps avant le chancre. Elle peut même évoluer complètement avant que celui-ci se montre (page 63).

Quand le malade se plaint d'un phimosis accidentel survenant dans le cours d'une blennorrhagie, l'exploration doit être très attentive, et l'on aura à rechercher si l'on a affaire à une balano-posthite simple ou symptomatique de chancres infectants ou de chancres simples, tous symptômes que nous avons traités page 59.

IV. — PRONOSTIC.

D'une façon générale, la blennorrhagie n'est pas grave. La gravité découle des complications qui peuvent survenir pendant son évolution ou qui se montrent après sa guérison et qui tiennent à la nature même de la maladie. Chaque complication allant faire l'objet d'une étude particulière dans les chapitres suivants, nous ne ferons que les énumérer ici.

Nous avons d'abord le passage de la blennorrhagie à l'état chronique, sous forme de *blennorrhée*.

Nous avons l'*orchite* entraînant avec elle une série de complications dont les unes sont plus ou moins graves, la *suppuration*, la *péritonite*, les *névralgies réflexes*.

La *prostatite*, l'*inflammation des glandes de Cowper*, les *abcès uréthraux et péri-uréthraux* forment autant d'accidents qui augmentent la gravité de l'uréthrite blennorrhagique.

La *conjonctivite purulente* peut entraîner la perte d'un ou des yeux ; l'*arthrite* peut passer à la suppuration et devenir l'origine d'une tumeur blanche chez des individus prédisposés.

Les *manifestations méningitiques* sont encore peu étudiées, mais forment d'ailleurs une des rares complications du rhumatisme dans la blennorrhagie.

V. — TRAITEMENT.

Le traitement de la blennorrhagie se divise en :
Traitement abortif.
Traitement antiphlogistique.

Traitement abortif. — Quelque mal qu'on en ait dit, nous en sommes absolument partisan. On doit toujours le tenter, non pas pendant un, deux ou trois jours, comme on le conseille, pour cesser tout à fait si l'écoulement ne se tarit pas et le remplacer par le traitement antiphlogistique ; mais nous conseillons de l'employer jusqu'à complète cessation de l'écoulement ; c'est-à-dire que nous ne considérons pas le traitement abortif comme devant faire place aux antiphlogistiques, mais au contraire comme devant les remplacer et nous en faisons le *traitement curatif* de la blennorrhagie.

Nous allons soulever bien des critiques, bien des blâmes ; mais, comme nous l'avons souvent employé et qu'il nous a toujours réussi, nous n'en conseillerons pas d'autres.

Que doit-on chercher à faire dans la blennorrhagie ? Calmer l'inflammation. Pour cela faire, il faut donc arrêter l'écoulement, la cause principale de l'inflammation. Or est-ce arrêter l'écoulement que d'employer un traitement ayant pour résultat d'en augmenter l'intensité et de provoquer son extension jusqu'aux parties profondes du canal ? Dans les premiers jours de la blennorrhagie, l'inflammation n'a pas dépassé la portion pénienne du canal. C'est à peine si elle s'étend à un ou deux centimètres au delà de la fosse naviculaire. Et ne doit-on pas faire tout son possible pour empêcher qu'elle ne gagne de plus en plus ? Ne doit-on pas essayer de tarir l'écoulement sur place ?

24

Dans le cas de conjonctivite purulente, personne ne songerait à employer les lotions émollientes seules, sans y adjoindre des collyres astringents et cathérétiques, de façon à enrayer le plus promptement possible l'inflammation de la conjonctive.

Pourquoi agirait-on différemment avec l'écoulement uréthral ? Tout le monde sait quel sujet d'ennui sont pour les malades les écoulements chroniques et la difficulté qu'on a à les guérir ; et on emploie un traitement qui réunit toutes les conditions nécessaires pour provoquer cet écoulement chronique !

Bien plus, la présence du pus dans le canal suffit pour causer une irritation constante, et cette irritation ne fera que s'accroître tant que le pus séjournera dans le canal. Or le moyen le meilleur d'obtenir ce résultat n'est-il pas le traitement antiphlogistique, qui consiste *à faire couler*, comme on dit, et que nous appellerions le *traitement par la suppuration*.

En outre, l'on recommande de suivre le traitement antiphlogistique jusqu'à cessation complète de la douleur pendant la miction et pendant les érections. Or il est des cas où ces douleurs sont toujours aussi intenses, depuis le début jusqu'à une époque avancée de la maladie ; il est clair que l'on ne peut pas, que l'on ne doit pas laisser les choses s'éterniser dans cette situation fâcheuse et gênante pour le malade ; et alors, bon gré mal gré, on institue le traitement curatif soit par les injections, soit par les balsamiques, soit par les deux à la fois.

De plus, des malades fatigués de couler et désespérés de voir que leurs douleurs ne cessent pas, disent, bien souvent, qu'ils ne souffrent plus au moment de l'érection et de la miction, alors que le contraire existe, afin de pouvoir obtenir un traitement curatif ; et, aussitôt qu'ils commencent les injections ou les balsamiques, ils éprouvent de l'amélioration.

Qu'en résulte-t-il ? C'est que l'on a perdu un ou deux mois à faire suivre un traitement absolument inutile, et pendant tout ce temps l'inflammation s'est étendue jusqu'aux parties profondes, en sorte que tout le canal est le siège d'une suppuration abondante , pouvant devenir la cause d'un écoulement chronique, le désespoir du malade.

Aussi, donc, conseillons-nous d'instituer le traitement abortif, qui est par ce fait curatif. Ce traitement consiste en injections, et celles qui nous ont toujours réussi sont les injections au *nitrate d'argent* à la dose de *cinq centigrammes* pour *cent grammes d'eau distillée*.

On ne les accusera pas, je pense, d'être trop fortes et de provoquer des rétrécissements, car cette dose ne représente que *deux milligrammes et demi pour cinq grammes d'eau*, et, malgré cette faible quantité, l'injection provoque de la douleur; mais celle-ci disparaît après deux ou trois injections. Il est vrai que l'on constate d'abord une augmentation dans la sécrétion purulente; mais, au bout de deux ou trois jours, elle commence à diminuer pour cesser tout à fait après douze ou quinze jours de traitement, à moins que l'écoulement ne soit arrêté dès le début.

Si à cette époque l'écoulement n'était pas arrêté, on pourrait augmenter la dose du sel d'argent jusqu'à 10 centigrammes et même 20 centigrammes. Mais nous conseillons de ne pas dépasser ce chiffre. Si l'écoulement persistait, il faut alors avoir recours aux injections profondes, pratiquées à l'aide d'une petite sonde, suivant le procédé de M. Magaud : on introduit une petite sonde jusque dans la vessie pleine de liquide. Dès que la sonde est dans la cavité vésicale, ce qui se reconnaît en voyant sortir le liquide par le pavillon de la sonde, on adapte une petite seringue, et l'on pousse le liquide, en ayant soin de retirer la sonde au fur et à mesure que l'on injecte, de façon à mettre tous les points du canal en contact avec l'injection médicamenteuse.

Ce traitement que nous employons journellement n'est pas le véritable *traitement abortif*.

Ce dernier, employé dès le commencement de ce siècle par Musitan, Simons, Carmichaël, Ratier, Serre de Montpellier, etc., a été surtout remis en usage par Debeney (*Mémoire sur le traitement abortif de la blennorrhagie : Journal de Malgaigne*, 1843), puis employé successivement par Leriche, Foucart, Diday, Cullerier, Ricord, Hecquet, Rollet.

Voici en quoi il consiste. Dès que l'écoulement se manifeste , on donne une injection faite avec une solution de nitrate d'argent ; douze heures après, on en donne une seconde , puis une troisième et une quatrième . Il se fait consécutivement à ces injections une sécrétion séro-sanguinolente , quelquefois séro-purulente, qui s'arrête d'elle-même, et dans ce cas le traitement abortif a réussi. La blennorrhagie est enrayée.

Dans le cas contraire, l'écoulement reparaît de plus belle , et il faut alors renoncer au traitement abortif.

Quant à la dose de nitrate d'argent employé, elle varie avec les médecins qui ont préconisé cette méthode :

Ainsi Debeney employait une solution variable de 1 gramme à 4 grammes pour 30 grammes d'eau distillée. Diday et Ricord n'emploient que 50 à 30 centigrammes pour 30 grammes d'eau ; Rollet, 10 centigrammes pour 30 grammes. M. Langlebert se sert de quatre solutions différentes selon le degré d'acuité de la maladie : la première est de 1 gramme pour 15 grammes d'eau, la seconde de 1 gramme pour 20, la troisième de 1 gramme pour 25, la quatrième de 1 gramme pour 30. Le procédé de M. Langlebert consiste à employer la solution la plus faible pour la blennorrhagie la plus aiguë. A notre avis, toutes ces solutions sont beaucoup trop fortes et font souffrir les malades. La première condition à remplir pour faire exécuter ponctuellement un traitement à un malade, c'est que ce traitement causera le moins de douleur possible ; sans cela, le malade renoncera à suivre l'ordonnance. C'est ce qui nous a fait employer cette faible dose de 5 centigrammes pour 100 [1], laquelle, même à ce degré, cause assez de douleurs au malade pour que, dans une circonstance, nous l'ayons réduite à 5 *centigrammes* pour 200 *grammes d'eau*. Le malade nous disait qu'après chaque injection l'écoulement augmentait d'intensité et que les

---

1. Cette dose est à peu près celle employée par Serre de Montpellier. Il conseillait un quart de grain pour une once d'eau distillée (c'est-à-dire 0 gr. 012 par 30 gr.), et il la réduisait à un sixième (0 gr. 008) ou à un huitième (0 gr. 006) de grain quand la sensibilité du canal était trop vive ; puis il portait la dose à un tiers de grain (0,016), à un demi-grain 0,025). (*Journal des connaissances médico-chirurgicales*, 3ᵉ année, mai 1836, p. 467.)

deux premières mictions étaient très douloureuses. Mais, au
bout de trois ou quatre jours la sensibilité du canal s'émoussa,
et toute douleur disparut. Qu'on juge d'après cela ce que
doivent faire souffrir des injections où la dose est cinquante
ou soixante fois plus forte! D'ailleurs, à l'appui de ce que
nous avançons nous avons été témoin du fait suivant. Un
malade auquel nous avions prescrit la dose de 5 centigrammes pour 100, voyait son écoulement diminuer peu à
peu; les douleurs en urinant étaient nulles. Il perdit sa
prescription et s'en fit refaire une par un pharmacien qui,
jugeant dans son esprit que la dose était trop faible, lui
en composa une de 2 grammes pour 100. L'effet fut déplo-
rable. L'injection produisit de vives douleurs; l'écoulement
reparut plus abondant et se mélangea avec un peu de sang,
et il survint de la douleur en urinant. Je lui conseillai de
revenir à l'injection première, et la guérison survint rapidement.

Si les malades avaient de la prévention contre les injections d'azotate d'argent, on pourrait employer celles faites
avec une solution de sulfate de zinc. Mais, dans ce cas, on
n'emploie plus les doses aussi minimes : on peut commencer tout de suite par la dose de 50 centigrammes pour
200 grammes suivant le procédé de M. Mauriac, et on
donne une injection toutes les heures ou toutes les deux
heures pendant douze heures.

On peut également employer les injections au permanganate de potasse, recommandées par le docteur Bourgeois (0,05 centigr. p. 100).

Quelle que soit l'injection que l'on choisisse, on doit les
faire avec une seringue construite dans de bonnes conditions. La seringue peut être en verre, en ivoire, en caoutchouc durci (jamais en étain); mais le piston doit être en
cuir gras, pour que le liquide ne soit pas refoulé entre le
piston et la partie de la seringue située au-dessus de lui,
comme cela a lieu pour celles dont le piston est garni de
coton.

M. Langlebert se sert d'une seringue dite *à jet récurrent*;
la canule, assez longue, est terminée en un renflement olivaire, percé d'orifices latéraux dirigés d'arrière en avant.

Il en résulte que, lorsqu'on agit sur le piston, le liquide s'échappe par les orifices et ne va pas au delà de la partie du canal en contact avec la canule.

Parmi les autres solutions employées en injections, nous avons encore les suivantes :

Sous-nitrate de bismuth .... 2 gr.
Eau distillée .... 200 gr.
Sulfate de zinc.................... 50 cent. à 1 gr.
Eau distillée..................... 100
Laudanum de Sydenham......... 20 gouttes.

INJECTIONS DE RICORD.

1° Sulfate de zinc........................ } āā 2 gr.
Acétate de plomb....................... }
    Eau de roses........................... 200

2° Eau de roses........................... 200 gr.
Sulfate de zinc 1
Acétate de plomb........................ 2
Teinture de cachou...................... } 4
Laudanum de Sydenham................. }

INJECTION ASTRINGENTE.

Vin rouge du Midi .... 150 gr.
Eau distillée de roses.................. 50
Extrait de ratanhia.................... 1
Laudanum de Sydenham............... 2

INJECTIONS AUX 3 SULFATES.

Sulfate de zinc...................... }
    — de cuivre...................... } āā 1 gr.
    — de fer........................ }
Gomme arabique pulvérisée............. 10 gr.
Eau distillée........................... 250

(Simonnet.)

INJECTION AU TANNIN.

Tannin............................. 20 centigr.
Eau................................ 100 r

Et une foule d'autres. Mais il nous faut cependant citer clele employée par le Dr Pasqua, médecin en chef de l'hôpital militaire de Benhyazi :

       Hydrate de chloral...................   1 gr. 50
       Eau de roses   120

On doit les faire dès le début de l'écoulement, matin et soir, en les maintenant dans le canal pendant quelques minutes. Le Dr Pasqua a obtenu des guérisons du huitième au dixième jour (*Bulletin de thérapeutique*, 1880, t. XCVIII, p. 224).

A côté du traitement par les injections se place la question du traitement interne de la blennorrhagie et qui se compose de balsamiques : *copahu, térébenthine ;* soit employés isolémént, soit mélangés avec le *poivre de cubébe* sous forme d'*opiat* ou sous forme de *bols*. On fait une *masse* de copahu et de cubèbe, et on y adjoint de la magnésie, de façon à donner plus de consistance. On peut remplacer le copahu par la térébenthine ou y adjoindre cette résine. Tous ces médicaments s'administrent également dans des capsules faites en gluten ou en gélatine. *Quant à ces dernières, toutes se valent, et l'on n'a que l'embarras du choix.*

L'emploi du copahu à l'intérieur a donné l'idée de l'employer en injections. Mais les résultats n'ont pas répondu à l'attente. On a aussi employé l'urine chargée de ce médicament ; mais les essais n'ont pas réussi. Cependant le Dr Langlebert conseille l'*eau distillée de copahu*, et il la subtitue dans les injections aux véhicules, tels que l'eau distillée simple ou l'eau de roses. Néanmoins il faut dire que le copahu, très bon médicament administré par voie intestinale, est presque sans effet quand on le donne en injections.

Nous ne ferons que mentionner la *potion Chopart ;* elle nécessite un estomac extrêmement robuste ; aussi a-t-on à peu près renoncé à son emploi. Elle était formulée ainsi :

       Baume de copahu......................)
       Alcool rectifié........................ } 60 gr.
       Sirop de tolu.........................)
       Eau de menthe....................... 120
       Alcool nitrique   8

Trois à six cuillerées par jour.

Le copahu, par lui-même causant quelquefois des douleurs à l'estomac, accompagnées d'éructation, il ne faut pas donner plus de huit ou dix capsules par jour. On doit les prendre immédiatement avant de manger. Ce médicament a en outre l'inconvénient de provoquer de la diarrhée, et c'est dans le but d'éviter cette dernière que l'on associe le copahu avec le poivre de cubèbe et le sous-nitrate de bismuth.

Le copahu occasionne quelquefois une éruption exanthématique à laquelle on a donné le nom de *roséole copaïque* et dont l'aspect simule la *roséole syphilitique*. Elle se distingue de cette dernière par son siège spécial aux poignets, aux malléoles et sur les bras et les membres inférieurs. Puis elle présente des démangeaisons assez intenses, ce qui n'existe pas avec la roséole syphilitique (voy. p. 88 et suiv.).

Le *poivre de cubèbe* se prend soit délayé dans de l'eau, soit, ce qui est préférable, incorporé dans un opiat avec le copahu. Il n'a pas les inconvénients de ce dernier. Il ne provoque pas la diarrhée ; il excite l'appétit et n'a pas cette odeur repoussante qui empêche quelquefois de pouvoir prendre le copahu. De plus, c'est un médicament peu coûteux et à la portée de tous.

La thérapeutique possède encore des médicaments qui sont venus s'adjoindre à ceux nommés plus haut : tel est le *santal*, le *matico*, l'*eucalyptus globulus*, etc., etc., et qu'on peut essayer contre les écoulements blennorrhagiques quand les autres balsamiques ont échoué.

Traitement antiphlogistique. — Ce traitement, ainsi que son nom l'indique, est destiné à calmer l'inflammation du canal de l'urèthre, ou, pour mieux dire, s'opposer à ce que l'urine, en passant sur la muqueuse privée de son épithélium, ne cause de douleurs. C'est là le but immédiat qu'on se propose. Pour cela, on fait prendre aux malades une grande quantité de liquide sous forme de tisane, graine de lin, orge, chiendent, uva ursi, etc., etc., et l'on peut ajouter 2 grammes de bicarbonate de soude par litre ou bien la même quantité de nitrate de potasse, de façon à avoir de véritables diurétiques.

Maintenant il y a ce point à établir. Vaut-il mieux uriner

souvent, ou rarement, dans le cas d'inflammation du canal de l'urèthre? Et nous demandons si le passage incessant d'une grande quantité de liquide à travers les organes urinaires n'est pas plutôt nuisible qu'utile et si la sédation que l'on obtient sur le canal avec ces urines fortement aqueuses n'a pas un réel inconvénient sur les organes sécréteurs. En outre, si le malade est forcé de s'absenter de chez lui, et s'il ne peut suivre régulièrement le traitement antiphlogistique; dès qu'il cesse pendant quelques heures l'usage des boissons émollientes, lorsqu'il voudra uriner, il sera en proie aux souffrances aussi vives que s'il n'avait rien pris.

Comme adjuvant du traitement interne, on fait prendre de grands bains d'une heure tous les jours, et cette partie du traitement est bien préférable aux diurétiques.

Quand le malade a suivi ponctuellement le traitement antiphlogistique pendant un temps suffisant pour faire disparaître les douleurs pendant la miction et les érections, on donne alors les balsamiques et les injections, et l'écoulement uréthral disparaît peu à peu.

Bien que nous ne prescrivions pas ordinairement le traitement antiphlogistique, il est des cas où il est nettement indiqué; cependant nous ne l'emploierons pas sans le modifier. Dans le cas de blennorrhagie suraiguë, où les douleurs sont telles qu'elles ne laissent aucune trêve aux malades, on doit prescrire alors des bains prolongés, d'une heure, deux heures même, et, quoi qu'on en dise, revenir à l'ancienne méthode, celle des saignées locales à l'aide de dix ou quinze sangsues au périnée, *en ayant soin de ne pas les poser sur la peau des bourses.* Nous ne conseillons pas la saignée générale, pas plus que les diurétiques. Comme adjuvants à ce traitement, un purgatif léger tous les matins (un verre d'eau de Sedlitz, de Victoria, d'Aulus, d'Hunyadi Janos), un lavement le soir, des cataplasmes modérément chauds au périnée. Donner fréquemment dans la journée des bains locaux émollients de racine de guimauve, de graine de lin, et qu'on prendra dans un bidet ou dans un vase en métal placé sur une chaise ou sur un escabeau.

Pour faciliter les mictions, c'est-à-dire les rendre moins douloureuses, sans les rendre pour cela trop fréquentes donner le régime lacté, de la limonade vineuse ou du vin de Bordeaux coupé avec de l'eau.

Quant à l'écoulement, on donnera des injections d'eau phéniquée au millième, à plusieurs reprises dans le courant du jour.

Le soir, on fera prendre aux malades une cuillerée de sirop de chloral avec :

Chloral .... 2 gr. 50
Sirop de menthe 30
Eau distillée.............................. 30

Pour empêcher les érections, donner une injection sous-cutanée de chlorhydrate de morphine, huit à dix gouttes, au niveau de la région lombaire (centre génito-crural). Il est inutile de recommander aux malades de garder le lit; ils sont généralement incapables de pouvoir marcher.

Précautions hygiéniques. — Pendant tout le temps que dure la blennorrhagie et quel que soit le traitement que l'on emploie, le malade doit suivre une certaine hygiène.

D'abord et avant tout, dès que l'écoulement apparaît, il faut porter un suspensoir. Bien que cet objet soit facile à se procurer, encore doit-il réunir certaines conditions de façon à pouvoir soutenir les bourses sans exercer de compression sur le testicule et sur le canal en avant et en arrière du scrotum. Aussi proscrivons-nous absolument ces suspensoirs dont la poche est garnie d'un élastique de façon à l'empêcher de se déplacer. Cet élastique exerce une compression nuisible sur le canal, en ce sens qu'il empêche le libre écoulement du pus et de l'urine. Pour éviter cet inconvénient, on doit prendre un *suspensoir à sous-cuisses,* qui maintient le scrotum sans comprimer la région périnéale. De plus, l'orifice par où s'engage la verge ne doit pas non plus comprimer le canal en avant du scrotum, c'est-à-dire au niveau de l'angle péno-scrotal. Si le malade éprouvait la moindre gêne en ce point, il faudrait échancrer l'ouverture par en bas de façon à éviter toute compression.

Nous proscrivons également ces petits carrés de toile que certains malades placent en avant du méat et sous le prépuce, pour ne pas tacher leur chemise. Cette précaution de propreté pour le linge est mauvaise pour l'urèthre, car le pus est retenu dans le canal et provoque par sa rétention une augmentation de la phlegmasie uréthrale. Il vaut mieux, afin d'éviter de tacher le linge, mettre un mouchoir plié en deux ou trois doubles et suspendu à la ceinture du suspensoir. Dans ces derniers temps, on a imaginé des sacs en caoutchouc vulcanisé, en forme de doigt de gant que l'on suspend au suspensoir par une boutonnière *ad hoc* et dans lesquels on introduit la verge, de façon que l'écoulement puisse se faire tout à son aise. C'est un bon moyen, mais il faut avoir soin de les entretenir très propres, de les laver tous les jours avec de l'eau phéniquée au 100ᵉ, ou, ce qui est préférable, d'en avoir deux que l'on changera tous les jours; on devra faire de même avec le mouchoir, car, si on laisse le pus séjourner, il provoquera de l'irritation de la peau du prépuce ou du gland, si le malade porte son gland découvert, et donnera lieu à une balano-posthite ou à une éruption érythémateuse très douloureuse.

Quant à l'alimentation nous conseillons de se comporter avec la blennorrhagie comme avec les suppurations ordinaires, c'est-à-dire de se bien nourrir, de ne pas faire d'excès de boisson, mais de suivre un régime tonique, de prendre une nourriture fortifiante et non pas de faire diète; la blennorrhagie étant une maladie qui prédispose à l'anémie. Nous conseillons, en un mot, de ne pas changer de régime. Si l'on a l'habitude de prendre du café, du vin, ne pas cesser d'en faire usage, sans en abuser, bien entendu. Car il peut arriver ceci : lorsqu'un malade a suivi scrupuleusement les prescriptions qui ordonnent de s'abstenir de vin, de café et de nourriture substantielle, l'écoulement reparaît dès qu'il reprend son genre de vie habituel, et tout est à recommencer.

Des érections. — Pour combattre les érections, on a proposé une foule de moyens qui sont malheureusement tous plus infidèles les uns que les autres. Ainsi on a indiqué le bromure de potassium, mais cela n'a pas donné de bons résultats; le camphre. sous forme de pilules de 10 centigrammes; le lupulin, de 1 à 4 grammes par jour. Rollet conseille des lavements de camphre associé au laudanum, et il en a obtenu de bons effets. Le bromure de camphre serait plus efficace, au dire de quelques médecins. L'hydrate de chloral à la dose de 2 gr. 50 à prendre le soir réussit quelquefois. Enfin, dans ces derniers temps, on a essayé les injections sous-cutanées de chlorhydrate de morphine. Le docteur Glandot a employé des injections avec 2 centigrammes de sel de morphine (*Arch. gén. de Belgique*). Il a réussi. Nous avons employé ce médicament dans le cas d'une circoncision, et le malade n'a pas eu d'érection ; mais reste à savoir si ce médicament aurait de l'influence sur les érections occasionnées par la blennorrhagie. Nous avons employé une fois un lavement médicamenteux, ainsi formulé :

> Hydrate de chloral...................... 2 gr. 20
> Teinture d'extrait d'opium.............. 1
> Eau distillée.......................... 120

et ce moyen nous avait bien réussi. Mais il faut préalablement vider le rectum à l'aide d'un lavement ordinaire.

Il faut être prévenu que, parmi les inconvénients de la blennorrhagie, il n'en est pas de plus difficile à combattre que ces érections douloureuses ; et l'on doit s'attendre à bien des mécomptes : ainsi tel médicament réussit une fois ou deux et devient ensuite sans effet, tel autre réussit bien chez un malade et est impuissant chez un autre. On peut dire que cette médication est une médication de tâtonnements. Aussi nous dirons en terminant ce que nous avons déjà dit au début du traitement. Comme c'est l'inflammation du canal occasionnée par l'écoulement qui cause ces érections douloureuses ; plus vite on guérira l'écoulement, moins longtemps les malades souffriront. C'est encore cette raison qui nous fait employer les injections au début de la blennorrhagie.

Quant au traitement des accidents qui se manifestent en même temps que l'écoulement, tels que balano-posthite, chancre simple, chancre infectant, nous renvoyons à l'étude particulière de chacune de ces affections.

VI. — ETIOLOGIE.

De même que pour les deux autres maladies que nous avons décrites précédemment, la cause de la blennorrhagie est la contagion. Quant au principe virulent, il est encore à trouver. Placé sous le champ du microscope, le pus blennorrhagique ne diffère pas du pus ordinaire. Quelques auteurs ont signalé la présence des parasites ; ainsi Donné a constaté le *vibrio lineola*, Jousseaume le *genitalia*, de la famille des algues, Salisbury a trouvé des *spores*.

Mais ces mêmes végétaux ont été trouvés dans d'autres liquides non contagieux. Et cependant le principe virulent existe, car l'uréthrite provoquée par le cathétérisme n'est pas de même nature que l'uréthrite blennorrhagique. La conjonctivite catarrhale ordinaire ne ressemble en rien à la conjonctivite purulente blennorrhagique. Dans le premier cas, « le pus n'est jamais comparable pour sa virulence et sa quantité à la sécrétion de la conjonctivité purulente » (Follin).

Quant au mode de contagion le coït tient une place bien plus grande, dans la production de la blennorrhagie, que dans la production du chancre infectant et du chancre simple. C'est la maladie vénérienne dans toute l'acception du mot.

Du pus blennorrhagique déposé sur le méat urinaire et laissé pendant un certain temps produira une blennorrhagie. Tandis que du pus ordinaire n'occasionne jamais cette maladie. Et nous n'en voulons d'autre preuve que l'innocuité du pus de la balano-posthite simple. Bien des personnes ont des inflammations purulentes de la muqueuse balano-préputiale, chez lesquelles un phimosis accidentel s'établit ; le pus est en contact incessant avec le méat urinaire, et néanmoins ils ne contractent pas la blennorrhagie.

Il faut donc que la blennorrhagie ait en elle un principe virulent essentiel, contagieux, nullement comparable au pus de la balano-posthite simple ou de l'uréthrite contractée à la suite de cathétérisme répété, d'érections prolongées, de masturbation, etc.

Pour terminer l'étude de l'étiologie, citons les causes qui prédisposent à la blennorrhagie, telles que la constitution scrofuleuse lymphatique ou arthritique, puis les malformations de la verge, le phimosis congénital, l'épispadias et l'hypospadias de la région balano-pénienne.

CHAPITRE II

COMPLICATIONS DE LA BLENNORRHAGIE

Les complications de la blennorrhagie peuvent se ranger en deux classes : Les complications du côté des *organes génito-urinaires* et les *complications générales.*

Parmi les premières, nous avons les complications du côté de l'*épididyme* et du *testicule,* celles du côté de la *vessie,* des organes glandulaires annexes du canal de l'urèthre, les *glandes de Cowper,* la *prostate,* et enfin les *abcès uréthraux* et *péri-uréthraux.*

Les complications générales sont le *rhumatisme,* les *arthrites* et les *épanchements articulaires.*

Comme dernière complication, citons la contagion du pus blennorrhagique sur la *conjonctive oculo-palpébrale.*

I. — ORCHITE.

L'*orchite* est sans contredit la complication la plus fréquente de la blennorrhagie.

Elle est caractérisée par l'inflammation des organes contenus dans le scrotum, d'où le nom d'*orchite* (d'ορχις, testicule).

Il nous faut avant tout détruire la confusion qui existe sur le siège de cette complication et qui tient précisément la dénomination elle-même. Il semblerait que le *testicule* fût seul le siège de l'inflammation, tandis que c'est au contraire l'*épididyme* qui participe d'abord et le plus souvent *tout seul* à la complication de la blennorrhagie. Si le testicule se prend, ce n'est que plus tard; mais jamais il ne précède l'inflammation de l'épididyme, et encore moins est-il seul atteint par le gonflement inflammatoire. Aussi le mot *orchite* est-il une mauvaise dénomination, et il est bien préférable de se servir du mot *épididymite* qui indique mieux le siège du gonflement, et on doit désigner l'inflammation du testicule et de l'épididyme sous le nom d'*orchi-épididymite*

Symptomatologie. — Le début est tantôt brusque; les malades ressentent comme un coup sur les parties génitales, puis les organes sont envahis rapidement par un gonflement inflammatoire. L'épididyme, siège de l'inflammation, devient douloureux. La peau du scrotum est rouge, enflammée. Les malades ont la sensation d'une pression continue sur la partie malade. Les douleurs présentent des exacerbations plus ou moins intenses, avec des rémissions d'une durée variable, ou bien les douleurs sont continues, incessantes, arrachent des cris aux malades; on voit quelquefois ces malheureux se rouler sur leur lit; ils sont quelquefois pris de vomissements, de syncopes; leur sommeil est nul ou à peu près, la fièvre existe presque toujours. L'organe malade est plus lourd qu'à l'état normal. La marche est difficile, elle ne s'accomplit qu'au prix de vives douleurs; souvent elle est impossible.

L'inflammation n'arrive pas à l'épididyme sans se propager au *cordon*, qui devient le siège d'une *funiculite*, dans laquelle le canal déférent prend la plus grande part. Celui-ci devient gros, dur, douloureux, provoque une compression sur les organes contenus dans le cordon, et cette compression se traduit par une névralgie très douloureuse et par l'œdème consécutif à l'obstacle apporté à la circulation, en sorte que le cordon forme un relief appréciable sous la peau.

Vidal (de Cassis) cite un fait où la funiculite débuta avant l'épididymite et occasionna des douleurs extrêmement vives, qui disparurent dès que l'épididymite se déclara. Nous venons de voir un fait exactement semblable.

Le cordon faisait une saillie telle sous la peau, qu'on l'aurait pris pour une hernie.

Le professeur Gosselin cite un cas semblable, dans lequel la funiculite s'accompagna de péritonite locale ; tous les symptômes s'amendèrent dès que l'épididyme fut pris.

Il est d'ailleurs très probable que, dans l'orchi-épididymite, le canal déférent s'enflamme tout d'abord ; mais ce symptôme n'est pas nettement perçu par les malades, qui n'accusent comme siège de leur douleur que l'épidydime et le testicule..

La *névralgie* du cordon peut quelquefois s'irradier par action réflexe sur les nerfs voisins, qui deviennent le siège de douleurs extrèmement intenses. Nous en reparlerons quand nous traiterons les complications de l'orchite.

Le début de l'épididymite n'est pas toujours aussi brusque ; l'inflammation s'établit peu à peu ; c'est d'abord une sensation de pesanteur, avec une légère constriction sur le testicule, puis les malades remarquent un gonflement de la partie malade ; la marche est à peine gênée. La réaction générale est nulle. L'organe malade est plus gros qu'à l'état normal, mais c'est tout ce que l'on constate.

L'orchi-épididymite est le plus ordinairement uni-latérale et elle siège plus souvent *à gauche*. Quand elle est double, il est rare que les deux épididymes se prennent tous les deux à la fois. L'un se prend d'abord, puis au bout de quelques jours l'autre devient le siège du gonflement et de l'inflammation.

Ou bien il arrive que l'orchite, après avoir disparu d'un côté, se montre de l'autre. Puis celui-ci se guérit, et l'épididyme malade le premier se reprend de nouveau. C'est l'*orchite à bascule et à répétition.*

Lorsque l'inflammation se communique au testicule et produit l'*orchite parenchymateuse*, on observe alors des douleurs extrèmement vives, causées par la compression qu'exerce la tunique albuginée sur l'organe enflammé. Cette tunique, on le sait, est de nature fibreuse et inextensible, et l'on comprend alors les souffrances atroces que doit occasionner une compression aussi forte sur une glande aussi sensible que le testicule. C'est surtout dans ce cas que l'on observe cet état général, si grave, fièvre, vomissements, syncope, etc.

Le gonflement de l'épididyme et du testicule produit par suite une compression sur les vaisseaux sanguins, et il en résulte une gêne circulatoire, une transsudation séreuse dans la cavité vaginale, en même. temps que la tunique vaginale s'enflamme et devient le siège d'une *vaginalite avec épanchement*.

M. Peter a observé dans une autopsie les deux feuillets de la vaginale injectés et réunis l'un à l'autre par des adhérences fibreuses.

Etiologie. Pathogénie. — Les causes de l'orchi-épididymite blennorrhagique tiennent à la maladie elle-même. C'est l'inflammation qui se transmet à toute cette région, douée d'une sensibilité si exquise. En outre, nous avons les traumatismes que nous pourrions appeler de *cause interne*, tels que la contraction violente du crémaster ; et les traumatismes de *cause externe :* les chocs, le mouvement brusque en descendant d'un trottoir, en montant ou en descendant un escalier, en sautant ou en courant, les courses en voiture, l'équitation, etc., le cathétérisme, qui en temps ordinaire occasionne souvent des orchites chez des individus que l'on est obligé de sonder; à plus forte raison provoque-t-il une orchite quand il faut sonder un malade atteint de rétention d'urine dans le cours d'une blennorrhagie.

Quant à la pathogénie, toutes les théories ont été mises en avant ; même aujourd'hui, on n'est pas encore bien fixé sur la façon dont se produit cette complication de la blennorrhagie, quand on ne peut pas invoquer un traumatisme quelconque.

Il va sans dire que les traitements soi-disant intempestifs ont été accusés de provoquer l'épididymite, et parmi ces derniers les injections, le cubèbe, le copahu. Nous ne nous arrêterons pas à discuter cette opinion, car on voit survenir des orchites chez les malades qui suivent le traitement antiphlogistique dans toute sa rigueur. De plus, l'orchi-épididymite se rencontre le plus souvent longtemps après le début de la maladie, lorsque la blennorrhagie est sur son déclin.

On a invoqué la métastase, c'est-à-dire que, sous l'influence de la blennorrhagie, l'inflammation se transportait à l'épididyme et au testicule. Seulement, on n'a pas dit par quel processus cette métastase avait lieu.

Ce qui donne lieu à cette opinion, c'est que le plus souvent on constate une diminution dans l'écoulement.

Selon nous, il est beaucoup plus rationnel d'admettre que l'inflammation blennorrhagique, après s'être étendue à tout le canal, se communiquait à l'orifice d'un des canaux éjaculateurs et de là par le canal déférent jusqu'à l'épididyme. On peut bien objecter, ainsi que l'a fait judicieusement observer Vidal (de Cassis), que l'inflammation n'envahit qu'un seul des canaux éjaculateurs au lieu de se communiquer aux deux à la fois; mais nous pourrons répondre que, dans la plupart des inflammations, il n'y a généralement qu'un seul côté de pris : ainsi, dans les organes thoraciques, la pneumonie double est rare, la pleurésie également, et cependant il n'y a aucune raison pour que la phlegmasie se communique aux deux côtés plutôt qu'à un seul.   •

On a invoqué la continence, mais cette explication ne saurait être admise; car on verrait l'épididymite se produire bien souvent chez des individus qui sont volontairement continents. On objectera que ces derniers ont des émissions involontaires nocturnes, et que cela provoque une déplétion de la glande séminale ; mais les malades atteints de blennorrhagie ont eux-mêmes des émissions involontaires.

Quelques médecins assignent à l'orchite une origine rhumatismale. Mais, si l'on considère le nombre de malades atteints d'orchite et qui n'ont jamais eu antérieurement ou postérieurement des manifestations du rhumatisme, on voit encore que cette explication de l'orchite est en défaut. De plus, il est difficile d'admettre que la diathèse rhumatismale se manifeste en un seul point de l'organisme, sans se montrer en même temps du côté des surfaces articulaires.

En présence de toutes ces théories, il est bien préférable de reconnaître que la pathogénie de l'orchi-épididymite est encore bien obscure.

La production de l'orchite peut encore être favorisée par des causes que nous appellerons *adjuvantes*, lesquelles tiennent à une anomalie anatomique[1] ou à un état pathologique antérieur.

Ainsi nous avons l'*inversion de l'épididyme*. Cette anomalie est signalée par les médecins et les chirurgiens comme prédisposant à l'épididymite, même en l'absence de blennorrhagie ou de toute autre inflammation uréthrale, par la raison que l'épididyme est plus exposé aux chocs; cet organe doit à plus forte raison s'enflammer plus facilement, lorsqu'il y a blennorrhagie, car le moindre choc suffit dans ce cas à provoquer l'inflammation de la glande. Il arrive de plus, par suite de cette anomalie, ainsi que l'a fait remarquer le Dr Ledouble dans un travail présenté au Congrès scientifique de Paris en 1878[2], que dans le cas d'orchi-épididymite, avec épanchement dans la tunique vaginale, l'épididyme flotte pour ainsi dire dans le liquide autour du testicule.

L'*ectopie du testicule* arrêté soit dans l'abdomen, soit dans le canal inguinal, prédispose également à l'orchite. C'est surtout dans ce cas que l'on observe ces symptômes si graves pouvant faire croire à un accident du côté des intestins, étranglement interne, volvulus, ou à une péritonite au début. Ainsi l'on observe de la fièvre, un pouls filiforme, des vomissements. On a vu l'inflammation de l'épididyme se propager au péritoine et donner lieu à une péritonite mortelle. Mais, ainsi que le fait remarquer le Dr Ledouble, ces cas graves viennent plutôt compliquer une orchite inguinale traumatique; néanmoins on peut observer la péritonite

---

1. Sans invoquer l'anomalie anatomique, ne peut-on pas invoquer aussi l'anatomie normale de la circulation veineuse? Dans la majorité des cas l'orchite *siège à gauche*. Or on sait que les veines spermatiques se jettent différemment dans les veines du tronc. La veine spermatique droite se jette à plein canal dans la veine cave inférieure. Tandis que la spermatique gauche se jette dans la veine rénale gauche formant ainsi avec cette dernière un angle droit. Il en résulte alors une difficulté plus grande dans la circulation veineuse du testicule. C'est à cette disposition qu'est due la fréquence plus grande du *varicocèle* et de l'*hydrocèle*. L'épididymite ne pourrait-elle pas être soumise à la même influence circulatoire?

2. Ledouble, *De l'épididymite blennorrhagique* (Paris 1879).

avec une orchite inguinale blennorrhagique, car la séreuse vaginale est remplacée ici par la séreuse péritonéale, et, au lieu d'une simple vaginalite, il se produit une péritonite.

Par opposition à l'ectopie inguinale, il faut placer l'ectopie périnéale. M. Ledouble cite deux cas de ce genre compliqués d'orchite. Le premier appartient à M. Ricord (*Provincial med. Journal*, 1843), et dans ce cas le testicule « formait au périnée une tumeur excessivement douloureuse, fluctuante, qui avait à peu près le volume d'un œuf de pigeon et à laquelle la peau adhérait. »

Le second lui est personnel, et il l'a observé dans le service de M. Horteloup. Le testicule droit était descendu dans la région périnéale et, s'étant enflammé dans la blennorrhagie, formait une tumeur « volumineuse et saillante, siégeant immédiatement en avant de l'anus, sur la ligne médiane. La peau était rouge, tendue, douloureuse à la pression. » On crut à un abcès périnéal, mais l'examen du scrotum y fit constater l'absence du testicule droit et sa présence au périnée. Des sangsues et des cataplasmes vinrent à bout de l'orchite.

A côté de l'ectopie testiculaire, ou *cryptorchydie*, se range l'*anorchydie*, qui consiste, on le sait, dans l'absence complète du testicule; mais cependant on peut constater la présence du canal déférent terminé par un renflement qui tient lieu de l'épididyme. Le Dr Ledouble a observé en 1874, dans le service de M. le Dr Horteloup, un malade atteint de blennorrhagie et présentant cette anomalie du côté gauche. « Le cordon avait le volume du doigt indicateur et se terminait par une extrémité renflée de la grosseur d'une noisette. Cette tumeur était sensible à la pression, et elle était le point de départ de douleurs qui s'irradiaient au périnée et dans la région des lombes. » (Ledouble, *loc. cit.*, p. 205.)

Ce même auteur a constaté que la hernie inguinale et le varicocèle contribuaient beaucoup à la production de l'orchite. M. Ledouble dit que, « chez un individu atteint de hernie, la queue de l'épididyme enflammé peut se souder à l'intestin, surtout lorsque la hernie est congénitale. »

Quant au varicocèle, cette affection prédispose aux orchites à répétition, et de plus l'orchite aggrave le varicocèle, et cette dernière maladie favorise l'atrophie du testicule. (Ledouble, p. 250.)

Nous verrons dans le paragraphe suivant que le varicocèle exerce une influence sur une complication de l'orchite, c'est-à-dire sur les névralgies réflexes.

Complications de l'orchite.

L'orchi-épididymite, complication de la blennorrhagie, peut, à son tour, présenter des complications. Celles-ci sont alors le point de départ de phénomènes morbides qui prolongent la durée de la maladie èt qui peuvent même être une cause de terminaison funeste.

1° ORCHITE SUPPURÉE.

Nous avons d'abord la suppuration de l'orchite. Cependant il faut dire que, si cette terminaison par abcès s'observe, la plupart du temps, avec l'orchi-épididymite traumatique, il faut reconnaître qu'avec l'orchite blennorrhagique elle est d'une extrême rareté.

La suppuration peut envahir la cavité vaginale, et alors l'abcès s'ouvre spontanément au dehors, ou bien une ponction avec le bistouri donne issue au pus, et tous les accidents disparaissent.

D'autres fois, la phlegmasie envahit le testicule lui-même, la tunique albuginée s'enflamme, s'abcède et donne issue au parenchyme glandulaire du testicule, qui peut s'éliminer totalemènt ou en partie.

C'est une complication sérieuse et dont l'effet retentit surtout sur le moral du malade.

Nous avons ensuite comme complications les névralgies réflexes et la péritonite.

2° NÉVRALGIES RÉFLEXES.

Ces névralgies présentent une très grande variété dans leur forme et dans leur siège. Elles n'avaient pas manqué d'attirer l'attention des médecins tels que Hunter, Astley Cooper, Cullerier, etc. Les ouvrages de ces maîtres parlent de ces névralgies, mais aucun d'eux n'a donné une description aussi complète que celle du Dr Mauriac [1]. Les observations présentées dans ce mémoire montrent les différentes formes que peuvent affecter ces névralgies.

C'est ainsi qu'on les voit se manifester sous forme de crises continues avec accès paroxystiques, tantôt sous forme intermittente et périodique, variable avec chaque malade, mais présentant toujours une périodicité régulière chez le même sujet.

Quelle que soit la forme que présentent ces névralgies, le point de départ est toujours le testicule malade.

L'irradiation se fait dans la région lombo-abdominale, et de là les douleurs peuvent se porter en ceinture ou bien se diriger de bas en haut, ou de haut en bas. Ainsi elles remontent quelquefois jusqu'à la pointe de l'omoplate, se portent à la région précordiale, envahissent les nerfs intercostaux, et par la dyspnée qu'elles provoquent. peuvent faire croire à une pleurésie au début.

D'autres fois, elles suivent les rameaux nerveux émanant du plexus sacré, descendent le long de la partie antérieure et interne de la cuisse, ou bien à la partie postérieure et externe.

Elles se localisent au point d'émergence du nerf petit sciatique et simulent une arthrite de l'articulation sacro-iliaque.

M. Mauriac a observé une fois de l'hyperesthésie cutanée à la région trochantérienne.

Il arrive que ces névralgies envahissent les nerfs moteurs de la cuisse et de la jambe, s'accompagnant de soubresauts des muscles. et présentant tous les caractères et les symptômes d'une sciatique ordinaire. Tant qu'elles n'ont pas dépassé le genou, on peut à coup sûr dire que le nerf sciatique n'est pas pris (Mauriac). Quand au contraire le nerf sciatique est envahi, la douleur suit le trajet du nerf, et elle descend jusqu'au cou-de-pied.

<hr>

1. Étude sur les névralgies réflexes symptomatiques de l'orchi-épididymite *blennorrhagique*.

Ces névralgies, après avoir envahi les nerfs de la vie de relation, peuvent se montrer sur les nerfs de la vie organique, et alors elles se manifestent sous forme de douleurs hépatiques, avec vomissements bilieux, puis elles se montrent au niveau de l'estomac, où elles donnent lieu à des gastralgies. Ou bien on les voit siéger dans les viscères du petit bassin. Dans un cas, elles avaient une telle intensité que l'on crut pendant les premiers jours à un abcès de la fosse iliaque.

Tels sont les principaux caractères que peuvent affecter ces névralgies réflexes. Mais elles ont en outre, comme toutes les névralgies, des foyers douloureux particuliers à chacune d'elles, suivant la région où elles deviennent le siège de la douleur, et M. Mauriac leur assigne les *points* suivants :

« La rachialgie a deux foyers : un *supérieur* ou *rénal*, un *inférieur* ou *sacro-sciatique*.

« La névralgie lombo-abdominale a trois foyers : le *lombaire inférieur*, l'*hypogastrique* et l'*inguinal*. »

Les viscéralgies ont trois points, le *rachialgique supérieur* ou *rénal*, l'*hypogastrique profond* et l'*épigastrique*.

Quant aux névralgies des membres inférieurs, elles ont les mêmes points douloureux, pour là sciatique surtout, que dans les formes ordinaires des névralgies.

Le *début* est très variable ; quelquefois elles se montrent au début de l'épididymite, d'autres fois dix, quinze, vingt jours après. Il arrive qu'elles disparaissent en même temps que l'épididymite, d'autres fois elles persistent longtemps encore après la guérison de l'orchite ; quelquefois même, elles se montrent après la résolution complète de l'inflammation épididymaire.

La *durée* varie de vingt-quatre heures à plusieurs mois.

La *pathogénie* tient surtout à l'anémie consécutive à toute orchi-épididymite ; de plus, M. Mauriac pense que l'on doit assigner comme cause, la compression et l'inflammation des extrémités nerveuses des filets qui se rendent au testicule, pendant l'évolution de l'orchi-épididymite. Puis, lorsque celle-ci arrive à la période de déclin et que les noyaux indurés s'organisent, « noyaux constitués par la transformation fibro-celluleuse de l'épanchement plastique extra-canaliculaire » (Peter), il en résulte une gêne circulatoire dans les capillaires de l'épididyme, et la conséquence est une cirrhose atrophique de l'organe produisant, suivant M. Mauriac, « une sorte d'ischémie qui ne doit pas être sans influence sur le fonctionnement de l'appareil nerveux, si riche, destiné à cette glande. » Quant à nous, il nous semble que l'on pourrait également expliquer les névralgies tardives par la compression des filets nerveux dans le tissu fibreux de nouvelle formation qui constitue les noyaux indurés de la queue de l'épididyme. Les choses se passeraient de la même façon que pour les névralgies causées par l'inclusion des rameaux nerveux dans les cicatrices vicieuses ou dans un cal osseux. De là les douleurs névralgiques décrites par Astley Cooper sous le nom de testicule irritable. Seulement le chirurgien anglais en fait une lésion essentielle du testicule; et c'est cette opinion qui lui fit pratiquer la castration. Mais, chez un malade, il y avait complication de varicocèle, et chez un autre une orchite ancienne. On voit donc par là que, si le varicocèle a de l'influence sur la production de l'orchite, il en a également sur les névralgies réflexes.

Il peut arriver aussi que pendant le coït les noyaux de l'épididyme grossissent, par suite de la sécrétion active du testicule, et la douleur est telle que tout rapport sexuel est impossible : témoin le fait observé par Crampton, de Birmingham, et cité par Curling et par le Dr Mauriac. Ces faits sont très rares, car, consécutivement à l'oblitération des conduits de l'épididyme, la circulation spermatique s'oblitère, l'ischémie du testicule finit par être complète, et la glande s'atrophie. Ou bien, si le testicule sécrète toujours, malgré l'oblitération de l'épididyme, l'absorption débarrasse les voies engorgées par le sperme (Gosselin).

3° PÉRITONITE.

Une seconde complication de l'orchi-épididymite, beaucoup plus grave, mais heureusement beaucoup plus rare, c'est la *péritonite*.

Décrite pour la première fois par Hunter, elle a été observée par tous les auteurs qui se sont occupés des maladies vénériennes, Ricord, le professeur Gosselin ; le Dr Guyot rapporte plusieurs faits dans sa thèse inaugurale ; le professeur Peter cite une observation suivie de mort.

Dans tous les cas, cette complication est fort rare, car, pendant tout le temps que nous avons passé à l'hôpital du Midi, nous n'en avons jamais vu un seul cas dans le service de M. Mauriac, pas plus que nous n'avons entendu dire qu'il y en ait eu dans les deux autres services de l'hôpital. Dans la péritonite d'origine blennorrhagique, il faut considérer les deux façons dont elle se produit.

D'abord il y a la *propagation directe* : c'est dans le cas d'ectopie testiculaire inguinale. Dans ces conditions, le testicule est dans la cavité péritonéale même, et il n'est pas étonnant que l'inflammation de la glande se communique d'emblée au péritoine. M. Guyot cite dans sa thèse deux observations de ce genre empruntées à M. le professeur Fournier, alors interne de Ricord. La péritonite fut enrayée, grâce à un traitement énergique.

Puis nous avons la disposition anatomique, où la cavité vaginale est en communication ininterrompue avec le péritoine, c'est-à-dire lorsque le canal péritonéo-vaginal n'est pas oblitéré. On comprend alors que dans un cas pareil une orchi-épididymite pourrait occasionner une vaginalite, laquelle se communiquerait à la grande séreuse péritonéale.

La *propagation indirecte* a lieu par l'entremise du tissu cellulaire qui sépare les organes atteints d'inflammation blennorrhagique. Ainsi la péritonite se transmet tantôt par le cordon, tantôt par les vésicules séminales, tantôt par l'inflammation réunie de la prostate et d'une ou des vésicules séminales.

Le premier cas de péritonite transmise par le cordon est rapporté par Hunter : la péritonite se déclara quand l'écoulement uréthral était à son déclin. Le médecin anglais lui donna pour origine une inflammation du canal déférent dans son trajet à travers l'abdomen et le bassin.

M. Ricord a vu plusieurs cas de ce genre.

M. Gosselin a observé un cas où la péritonite, localisée il est vrai, précéda l'épididymite. C'était chez un jeune homme

de dix-sept ans qui avait une blennorrhagie datant de plusieurs jours. Il fut pris un jour de coliques sans diarrhée,
occupant la région hypogastrique et le flanc droit. Il eut en
même temps des vomissements verdâtres, des frissons. De
plus, le toucher rectal au niveau du col des vésicules séminales était douloureux. M. Gosselin fit appliquer douze
sangsues sur le flanc droit, donna 50 centigrammes de calomel, des cataplasmes, et le lendemain la douleur péritonéale disparaissait ; mais une épididymite se manifesta.
L'évolution de cette dernière se fit sans autre complication.

Voilà donc des faits où le canal déférent a été l'agent
propagateur de l'inflammation péritonéale.

Nous allons maintenant parler de la péritonite par propagation inflammatoire des vésicules séminales.

Cette inflammation des vésicules séminales n'est pas admise par tous les auteurs.

Velpeau la considère comme fréquente. M. Ricord pense
que c'est, au contraire, une des complications les plus rares.
Vidal (de Cassis) est de cet avis également. M. le professeur
Peter les considère comme plus fréquentes qu'on le croit.
Nous partageons cette manière de voir ; car, lorsque des malades atteints d'orchi-épididymite présentent des phénomènes douloureux tellement intenses qu'ils se roulent sur leur
lit, les membres inférieurs rétractés, la face pâle, grippée ;
lorsque les douleurs sont telles que la moindre pression, la
moindre palpation leur arrache des cris, il nous semble bien
difficile d'admettre que l'on puisse distinguer exactement le
siège du mal, s'il est localisé à l'épididyme, au testicule, ou
bien si le canal déférent n'a pas sa part d'inflammation, dans
lequel cas les vésicules séminales y participent d'une façon
à peu près certaine. Quoi qu'il en soit, les faits observés par
Velpeau et le professeur Peter sont là, prouvant par les autopsies la propagation inflammatoire aux vésicules séminales.

Quant à la péritonite consécutive à l'inflammation des
vésicules, elle est due à la disposition anatomique du péritoine, qui plonge dans l'angle ouvert en haut, formé par les
vésicules séminales, et qui, après un trajet de 1 centim. 1/2,
se réfléchit sur lui même pour tapisser la face antéro-latérale

du rectum. Quoi donc de surprenant qu'un des réservoirs du sperme venant de s'enflammer communique la phlegmasie au péritoine par l'intermédiaire du tissu cellulaire lâche qui sépare la vésicule de la séreuse vésico-rectale.

L'observation que M. Peter a publiée dans l'*Union médicale* de 1856 (page 562) est un des faits les plus rares en même temps que des plus remarquables de cette complication . Un jeune homme atteint de blennorrhagie au quinzième jour, et ayant une épididymite datant de cinq jours, entra à l'hôpital de la Charité dans le service de Velpeau. Le malade présenta au bout de quelques jours une douleur dans l'abdomen, en même temps qu'une toux légère. Bientôt les douleurs abdominales augmentèrent, et une péritonite se déclara qui emporta le malade.

L'autopsie fit découvrir environ 1 litre de sérosité purulente dans le petit bassin. « La vésicule séminale droite renfermait une petite quantité de liquide spermatique; la gauche renfermait du pus. Elle était plus volumineuse que l'autre. Le tissu cellulaire était épaissi et injecté, le péritoine sus-jacent plus vascularisé que partout ailleurs. Le canal déférent, au point où il contourne la vésicule séminale, était extérieurement très injecté. » Mais ce qu'il y eut de plus remarquable, c'est que l'on constata une pleurésie par propagation de la péritonite par l'intermédiaire des vaisseaux sous et sus-diaphragmatiques à la plèvre diaphragmatique.

L'autopsie fit également constater que l'épididyme gauche était plus gros que le droit; la tête avait un volume quintuple de l'état normal. Le corps était deux fois plus volumineux, et « la queue formait avec la tunique vaginale une masse du volume d'une grosse noisette ». Incisée , cette « partie de l'épididyme formait une masse fibro-celluleuse rouge au milieu de laquelle on ne retrouvait les flexuosités de l'épididyme que dans des points très circonscrits et de l'intérieur desquels on ne put faire couler de pus » (Peter).

Le Dr Guyot a observé avec Roux un malade atteint de blennorrhagie, laquelle se compliqua quelque temps après de prostato-vésiculite. Cette dernière s'accompagna d'éjaculations très fréquentes de sperme sanguinolent, puis franchement purulent. Une péritonite se déclara, qui, d'abord limitée au petit bassin, se généralisa ensuite et occasionna la mort du malade.

Dans un autre cas, le point de départ de la péritonite fut le cul-de-sal recto-vésical, et, à l'autopsie, on trouva les deux vésicules séminales envahies par la blennorrhagie.

Le Dr Reliquet a rapporté le fait d'un malade atteint d'hypersécrétion de l'urèthre et qui à la suite d'excès vénériens vit son écoulement passer à l'état aigu. Les envies d'uriner devinrent de plus en plus fréquentes et de plus en plus douloureuses. Des douleurs partant de l'anus et allant jusqu'à l'extrémité de la verge se montraient à chaque émission d'urine. Celle-ci, légèrement rosée, contenant un peu de sang. Le toucher rectal fit constater que la vésicule séminale droite était gonflée et très douloureuse à la pression.

Des sangsues, des cataplasmes dans le rectum apportèrent un grand soulagement au malade, qui semblait devoir être bientôt guéri, quand des douleurs violentes se montrèrent subitement dans la fosse iliaque droite. Une péritonite localisée se déclara, en même temps que le cordon fut pris d'un gonflement inflammatoire énorme qui se propagea à l'épididyme.

Grâce à un traitement énergique, tous ces symptômes graves s'amendèrent; et le malade guérit; mais, par suite du gonflement du cordon, le canal inguinal se distendit et deux mois après il se produisait une hernie. M. Reliquet la réduisit, fit porter un bandage, et au bout d'un an les deux orifices du canal inguinal étaient revenus sur eux-mêmes et la hernie avait disparu.

Une particularité de l'observation est qu'il y eut vaginalite avant l'épididymite, ce qui n'arrive presque jamais habituellement. Mais ce fait doit être rapporté, ainsi que le fait remarquer M. Reliquet, à la compression des vaisseaux du cordon [1].

1. Note lue à la Société de médecine de Paris, février 1878.

II. — PHLEGMON SOUS-PÉRITONÉAL.

Cette complication de la blennorrhagie a pour point de départ une *funiculite suppurée*. Celle-ci peut se terminer localement, sans se propager au tissu périphérique, ainsi que l'a observé M. Ricord.

Mais d'autres fois la phlegmasie gagne de proche en proche et s'étend à tout le tissu cellulaire sous-péritonéal.

Le Dr Faucon, d'Amiens, a recueilli sur un de ses malades une observation très intéressante, qu'il a publiée dans les *Archives générales de médecine* (1877). Le malade contracta une uréthrite, suivie bientôt de cystite, puis d'une épididymite. Cette dernière communiqua son inflammation au cordon, qui devint le siège d'un plegmon. Par contiguïté, la phlegmasie se communiqua à tout le tissu cellulaire sous-péritonéal de la fosse iliaque et des parois abdominales. Au bout d'un mois, on constata la présence d'une tumeur volumineuse dans la fosse iliaque. Comme on trouvait de la sonorité intestinale en avant de la tumeur, ou plutôt entre le flegmon iliaque et le phlegmon de la paroi abdominale, on ne fit pas de ponction exploratrice; on pratiqua l'incision de la tumeur couche par couche; mais on ne put jamais tomber sur le foyer purulent; la plaie d'opération seule entra en suppuration. Quant au plegmon, la résolution se fit et la guérison fut complète.

Telles sont les complications qui peuvent survenir dans le cours d'une épididymite blennorrhagique ou consécutivement à son évolution. Dans tous les cas, on peut voir que les complications les plus graves sont celles qui sont les plus rares.

III. — DIAGNOSTIC.

Toute douleur vive survenant au testicule, dans le cours d'une blennorrhagie, doit éveiller l'idée d'une orchi-épididymite. L'examen local fournira ensuite les éléments nécessaires au diagnostic.

Tout d'abord, il faut noter l'aspect extérieur des parties.

Il existe une inégalité frappante entre le volume du testicule malade et celui du testicule sain.

La peau du scrotum est rouge, enflammée, tendue sur le testicule. Lorsqu'on veut palper les parties, le malade se retire brusquemént en arrière, protégeant d'une main ses organes génitaux et de l'autre écartant le bras du médecin. Aussi, lorsque l'on veut palper un testicule malade, doit-on le faire avec beaucoup de douceur. Si l'orchite n'est pas très douloureuse, voici ce que l'on constate au toucher :

Prenant avec précaution le testicule, siège du mal, on sent, en allant d'arrière en avant, un corps gros, allongé, occupant presque toute la cavité scrotale et présentant à la partie supérieure et à la partie inférieure deux renflements arrondis et indurés : c'est l'épididyme. Celui de la partie inférieure ou queue de l'épididyme est plus dur ; si l'on continue l'exploration en allant d'arrière en avant, on reconnaît que l'épididyme ne présente pas de bosselures et de nodosités aussi nettes qu'à l'état normal, n'a pas l'aspect aussi lisse que le testicule, et le sillon qui sépare les deux organes n'est pas aussi net qu'à l'état sain.

Le testicule conserve toujours la forme lisse et ovoïde quoique présentant parfois un certain degré de gonflement. Quelquefois, en déprimant la peau du scrotum, on sent une certaine rénitence analogue à celle que produit le doigt sur une petite balle en caoutchouc; c'est un signe d'épanchement dans la tunique vaginale.

Lorsqu'il n'y a pas d'*orchite parenchymateuse*, la pression sur le testicule n'est pas aussi douloureuse que sur l'épididyme; mais, quand le testicule est envahi par l'inflammation, l'exploration est presque impossible, tant les souffrances sont vives.

La façon dont marchent les malades sert même à établir le diagnostic. Ainsi la marche est lente, pénible; ils avancent les membres inférieurs tout d'une pièce, pour ne pas provoquer de secousse à l'organe malade. De plus, la face est pâle, grippée, la parole entrecoupée, la respiration haletante.

Quand il y a inversion de l'épididyme, les signes sont en sens inverse, c'est-à-dire que l'on a en arrière le testicule plus ou moins gros et en avant l'épididyme hypertrophié et douloureux.

Lorsqu'on est en présence d'une ectopie testiculaire, on a comme éléments de diagnostic d'abord la vacuité du scrotum, et ces deux points importants que signale le Dr Ledoublé : « Si l'ectopie est externe, c'est-à-dire si le testicule est situé près de l'orifice externe du canal inguinal, il y a de la tuméfaction et de la rougeur à la peau. La tumeur est dirigée transversalement suivant l'arcade de Fallope. Si l'ectopie est interne, il n'y a ni rougeur ni tuméfaction à la peau.

Quand l'épididymite se produit avec une *hernie*, il faut explorer avec soin la région, dans le cas où les douleurs exigeraient une intervention chirurgicale, telle que la ponction de la vaginale. La sonorité du sac herniaire, l'absence de transparence, etc., aideront à assurer le diagnostic.

On ne confondrait pas l'orchi-épididymite avec le *testicule syphilitique*. Les symptômes de cette dernière affection ont été décrits à leur lieu et place. Disons, cependant, que dans ce cas le testicule seul est pris, et présente du gonflement ; puis la marche essentiellement lente de cette affection qui n'est jamais ou presque jamais douloureuse.

L'*hydrocèle* se fait remarquer à l'aspect piriforme qu'elle communique au scrotum, à l'absence complète de douleur, à sa marche lente et chronique et surtout à la transparence observée à l'aide de la lumière transmise.

Les *tubercules des organes génitaux* débutent par l'épididyme et ne se montrent qu'ensuite sur le testicule. Ce sont de petits renflements nodulaires appréciables au toucher et que l'on sent sur l'épididyme et sur le canal déférent. La douleur n'est pas aussi vive que dans le cas d'orchite blennorrhagique. De plus cette affection tuberculeuse est susceptible de passer à la période de ramollissement et de suppuration comme pour les autres tubercules de l'économie. La suppuration de l'épididymite blennorrhagique est très rare, comme nous l'avons dit.

IV. — Pronostic.

Le pronostic de l'orchi-épididymite blennorrhagique n'est pas grave ; mais encore est-il subordonné à la marche et aux complications.

Dans la presque totalité des cas, l'épididymite se termine par la résolution ; il ne reste, après elle, que les deux noyaux indurés de la tête et de la queue de l'épididyme. Sans présenter de gravité par elles-mêmes, ces deux indurations sont graves au point de vue de la fonction physiologique du testicule, c'est-à-dire que le testicule atteint devient stérile. Le sperme est bien sécrété, l'éjaculation se produit comme à l'état normal, mais l'examen microscopique ne montre aucun spermatozoïde. On comprend alors que dans le cas d'orchite double les fonctions fécondantes sont à jamais abolies, sans que pour cela les individus deviennent impuissants. Aussi le pronostic de l'épididymite sans complication est-il plus grave selon que l'inflammation est simple ou bilatérale.

Cet état de stérilité peut durer toute la vie ; cependant on a vu des individus recouvrer leurs fonctions fécondantes, en même que disparaissent les noyaux indurés de l'épididyme ; mais ces cas sont extrêmement rares.

L'*atrophie* du testicule peut être la conséquence d'orchites répétées. Ces faits ont été observés par Curling, Rollet, le professeur Gosselin.

Le cas où le pronostic devient grave, c'est quand l'orchite passe à la suppuration, et encore faut-il distinguer le cas où la suppuration est limitée à la tunique vaginale et celui où la suppuration envahit la tunique albuginée et le parenchyme même de la glande.

Dans le premier cas, l'évacuation du pus, soit spontanée, soit avec le bistouri, annonce la fin de la maladie.

Mais, quand la suppuration envahit la tunique albuginée, celle-ci détruite laisse échapper la substance testiculaire, qui peut s'éliminer partiellement ou entièrement.

Dans ce dernier cas, la maladie n'est susceptible d'aucune modification dans sa marche, soit à l'aide de la com-

pression, soit à l'aide de tout autre moyen thérapeutique ;
elle s'arrête quelquefois spontanément ; alors la cicatrisation se fait, et le malade conserve une partie de son testicule ; ou bien la maladie continue jusqu'à ce que tout le
testicule se soit éliminé, et il ne reste plus que la tunique
albuginée sous forme d'un moignon appendu à l'épididyme.

Cette terminaison de l'orchite est désignée en chirurgie
sous le nom de *fongus bénin du testicule.*

En opposition à cette terminaison grave de l'orchite, où
le parenchyme testiculaire s'est éliminé petit à petit à travers la plaie scrotale nous trouvons dans les *Annales de
dermatologie* (1880, n° 3, p. 573) un cas de gangrène du
scrotum observé par le Dr Reuss, sur un malade de quarante ans, qui pendant une blennorrhagie eut une orchite
double. Mais la gangrène se montra seulement du côté
droit. L'eschare du scrotum s'étant détachée, on vit le testicule à nu, sans aucune lésion de son enveloppe albuginée.
L'orchite double se résolut, et des compresses d'eau phéniquée amenèrent une prompte cicatrisation de la plaie du
scrotum.

Ces faits de gangrène du scrotum sont extrêmement rares,
M. Reuss n'en a trouvé que deux dans la science, y compris
le sien.

L'*orchite chronique* décrite par Nélaton est rare. Elle est
consécutive soit à l'orchite blennorrhagique, soit à l'orchite
traumatique.

Elle présente des douleurs intermittentes, qui augmentent
au moment du coït, et elle peut également se terminer par
un fongus bénin.

V. — TRAITEMENT.

Le meilleur de tous les traitements et applicable dans
toutes les épididymites douloureuses ou non, c'est le repos
au lit, en ayant soin de tenir les bourses relevées à l'aide
d'un coussin placé entre les cuisses.

Puis on donnera au malade un purgatif salin, de façon à
provoquer une abondante dérivation intestinale ; on maintiendra des cataplasmes en permanence, et le malade

prendra un grand bain tous les deux jours ou tous les jours.

Ce traitement, qui produit de très bons résultats, ne peut pas, on le conçoit, s'appliquer à une orchite extrêmement douloureuse. C'est alors qu'il faut avoir recours à la saignée locale avec six à quinze sangsues appliquées *sur le cordon. Dans aucun cas il ne faut les mettre sur le scrotum.* On appliquera en même temps des cataplasmes imbibés d'eau résolutive.

Ce traitement est celui du Dr Mauriac.

Le Dr Langlebert a depuis longtemps supprimé les sangsues dans le traitement de l'orchite ; il préfère employer les purgatifs répétés sous forme d'eau de Sedlitz ou de limonade à la magnésie, à la dose d'un verre tous les matins.

Le Dr Jullien emploie la glace, et il obtient une sédation complète et rapide des symptômes douloureux. Ce traitement est, selon M. Jullien, préférable à l'emploi des sangsues, car la blennorrhagie, et en particulier l'orchite, étant une cause d'anémie, il vaut mieux ne pas enlever de sang aux malades, quand on peut obtenir une révulsion à l'aide de la glace.

Bien que nous partagions complètement l'opinion du Dr Jullien sur la nature anémiante de la blennorrhagie, nous ne pouvons cependant pas exclure le traitement de l'orchite par les sangsues. Nous avons vu des malades, souffrant horriblement d'une orchite, entrer à l'hôpital se plaignant de ne pas dormir depuis deux ou trois nuits, et obtenir une sédation immédiate de leurs douleurs, à la suite de l'application d'une douzaine de sangsues.

Le Dr Reliquet a obtenu de très bons effets avec des compresses d'ouate imbibée d'eau phéniquée à la dose de 5 gr. à 10 gr. pour 1000, selon le degré d'acuité inflammatoire. On peut également arroser les cataplasmes avec cette même solution.

Les frictions d'onguent napolitain belladonné, ainsi formulé :

Onguent napolitain...................... 25 gr.
Extrait de belladone..................... 5

sont également employées avec succès ; mais il faut agir avec précaution, à cause de la stomatite mercurielle, qui pourrait survenir si l'on faisait des frictions trop énergiques.

En Angleterre, on emploie la *teinture d'iode*. Nous ne mentionnons ce traitement que *pour le proscrire d'une façon absolue*, ainsi que celui par le *collodion*. Ce dernier avait été imaginé dans un but de compression et d'immobilisation des parties ; mais il est inutile dans le cas d'orchite peu douloureuse, et impossible à appliquer quand les douleurs sont intenses.

Lorsqu'il y a épanchement dans la cavité vaginale, si les douleurs sont vives par suite de la compression qu'exerce le liquide sur l'épididyme et sur le testicule, il est bon de faire des ponctions à l'aide d'une lancette, selon les conseils de Vidal (de Cassis) et de Velpeau. Vidal a même conseillé la ponction de l'albuginée, dans le cas d'orchite parenchymateuse. Mais ce procédé thérapeutique peut, s'il calme les douleurs, provoquer l'inflammation de l'albuginée et établir une suppuration qui sera le point de départ de l'élimination de la substance testiculaire, ainsi que l'ont observé M. Langlebert et M. Demarquay.

C'est alors que la glace recommandée par les Drs Diday et Jullien trouve réellement son application ; mais il faut, selon les conseils de ce dernier, avoir une vessie de glace assez grande pour pouvoir envelopper tout le scrotum malade.

Quoi qu'il en soit, que l'on fasse le débridement de l'albuginée ou de simples mouchetures de la vaginale, il faut, avant tout, bien examiner le scrotum à l'aide de la lumière transmise, afin de s'assurer des rapports des organes entre eux. Dans le cas de hernie scrotale, on serait exposé à faire des piqûres de l'intestin, et, dans le cas d'inversion, on piquerait l'épididyme, on aurait des hémorrhagies considérables et difficiles à arrêter, ainsi que l'a constaté Montanier.

Quant aux *orchites inguinales*, le traitement serait le même ; mais si l'on voulait faire la ponction de la vaginale, c'est avec les plus grandes précautions que l'on devrait procéder. Si les douleurs étaient telles qu'un débridement fût nécessaire, il faudrait se comporter comme dans le cas d'étranglement externe, c'est-à-dire faire la kélotomie.

Blandin a conseillé la ténotomie sous-cutanée, et Velpeau le débridement couche par couche de la paroi antérieure du canal inguinal. D'autres fois, on n'a d'autre ressource que la castration.

En même temps que l'on emploie les traitements locaux, on doit surveiller les intestins. Il faut, dès qu'il y a retard dans les garde-robes, donner un lavement; et, devrait-on en donner un tous les jours, ce moyen est préférable aux purgatifs répétés, qui ont l'inconvénient d'affaiblir le malade, tandis qu'au contraire l'indication est de remonter l'état général à l'aide de toniques.

Dès que la période inflammatoire est passée, les malades peuvent se lever; mais ils continueront à porter un suspensoir doublé intérieurement de compresses résolutives : eau blanche, eau phéniquée; éviter les marches un peu longues et toute sorte d'excès, car la récidive peut se produire, ou, ce qui est plus grave, l'autre testicule peut se prendre à son tour. Une fois la guérison complète, il est bon de porter pendant quelque temps un suspensoir.

Quant aux indurations de la tête et de la queue de l'épididyme, elles ne disparaissent qu'à la longue, quand toutefois elles disparaissent. Pour hâter leur résolution, on devra donner de l'iodure de potassium à petites doses (Gosselin). Faire des frictions d'onguent napolitain. Donner des pilules composées de :

Extrait de ciguë...................... } āā   5 centigr.
Calomel .... }
(Beaumès.)

M. Langlebert conseille, outre l'iodure de potassium, de faire des frictions mercurielles et de recouvrir le scrotum avec « une feuille de ouate doublée d'un morceau de taffetas gommé ».

Mais ces divers traitements ne réussissent qu'aussitôt la guérison de l'orchite. Au bout de trois semaines à un mois, si l'on n'a pas obtenu de résultat, il faut laisser les choses telles quelles ; tout traitement est inutile.

Pour les névralgies, on donnera le traitement tonique, fer et quinquina, et on y adjoindra les anti-névralgiques, quinine, injections sous-cutanées.

Le traitement de la péritonite est le même que pour la péritonite ordinaire. Sangsues, frictions mercurielles, larges cataplasmes laudanisés, etc.

Le phlegmon sous-péritonéal sera traité énergiquement par la glace en permanence. Le Dr Faucon l'a maintenue pendant trente-deux jours.

Si l'on voyait la tumeur se dessiner à l'extérieur, il faut alors la ponctionner, en s'entourant de toutes les précautions nécessaires pour ne léser ni les intestins ni le péritoine.

Quant à l'hydrocèle qui persiste quelquefois à la suite de l'épanchement dans la vaginale, Rollet conseille de passer un séton filiforme, et la résolution s'opère.

Pour l'orchite suppurée, il faut ouvrir avec le bistouri et appliquer des compresses ou des cataplasmes imbibés d'une solution antiseptique.

Si l'orchite se transformait en un fongus, on n'a d'autre ressource que l'expectative ; cependant, si la cicatrisation se faisait en laissant une masse de fongosités au dehors du scrotum, il faudrait les exciser et cautériser au fer rouge ou au galvano-cautère.

VI. — COMPLICATIONS DU CÔTÉ DE LA VESSIE.

Les complications de la blennorrhagie sur la vessie se limitent en général au col de l'organe, en produisant une *contracture spasmodique*, ou *cystite du col*. Mais cette dernière peut être à son tour la cause de troubles physiologiques de la vessie.

Contracture spasmodique ou cystite du col.

L'affection désignée généralement sous le nom de *cystite du col* n'est en réalité qu'une *contracture spasmodique du sphincter vésical*.

Symptomatologie. — Son début est brusque ou insidieux.

Ainsi, dans le premier cas, un malade veut uriner, et il se trouve dans l'impossibilité de pouvoir satisfaire ce besoin ; les efforts, les contractions musculaires ne parviennent pas à faire sortir une seule goutte d'urine. Les douleurs occasionnées par tous ces efforts s'accusent de plus en plus : c'est une sensation de pesanteur au périnée, à la région anale et au pubis, qui fait horriblement souffrir les malades. En même temps, quelques petits frissons ou plutôt des horripilations parcourent tout le corps ; et les malades, dans l'impossibilité de pouvoir uriner seuls, sont forcés de recourir au cathétérisme. *C'est la contracture spasmodique avec rétention.*

Quand la contracture ne s'établit pas tout d'un coup, les malades ressentent un sentiment de pesanteur à la région périnéale, en même temps qu'ils éprouvent ces horripilations et une envie impérieuse d'uriner. Les douleurs pendant la miction sont plus vives et résident surtout aux régions profondes du canal de l'urèthre.

Puis, lorsque la miction est terminée, l'envie d'uriner se fait de nouveau sentir sous forme d'un chatouillement qui parcourt toute la verge. Cette nouvelle envie d'uriner fait faire de nouveaux efforts d'expulsion ou *épreintes*, et il n'en sort que quelques gouttes d'urine, au prix de douleurs atroces accompagnées de sensation de brulûre au niveau du col ; en même temps se reproduit le chatouillement le long de la verge et une sensation de pesanteur au-dessus du pubis et remontant plus ou moins haut le long de la paroi abdominale. Il va sans dire que ces douleurs, s'ajoutant à celles provoquées par la blennorrhagie elle-même, constituent un ensemble de phénomènes douloureux qui met les malades dans un état de souffrances absolument intolérables.

Les envies d'uriner se montrent toutes les dix minutes, toutes les cinq minutes même, et s'accompagnent souvent d'un peu de sang à la fin de chaque miction.

Il arrive quelquefois que, par suite de cette contracture du col et des mictions fréquentes, mais peu abondantes à la fois, la vessie ne se vide pas complètement. L'urine s'accumule de plus en plus et finit par remplir la cavité vésicale. Quand les parois de la vessie sont arrivées à leur maximum de destension, il survient alors un impérieux besoin d'uriner, provoquant tous les symptômes douloureux de la contracture ; mais il ne s'écoule qu'une petite quantité de liquide, la contracture spasmodique fermant brusquement le col de la vessie ; et il reste alors dans la cavité une quantité d'urine plus ou moins considérable et qui constitue le premier degré de la *stagnation d'urine*.

Puis, l'urine continuant à s'accumuler dans la vessie, les envies d'uriner deviennent de plus en plus fréquentes, jusqu'au moment où le col de la vessie subissant la pression du liquide, finit par s'entr'ouvrir et laisse écouler l'urine. Les reins et les uretères continuant à sécréter, une nouvelle quantité d'urine vient remplacer celle qui s'écoule par le canal de l'urèthre, et, comme la vessie a perdu de sa puissance contractile, il en résulte une *stagnation d'urine avec incontinence passive*, ou bien, comme on dit encore, les malades *urinent par regorgement*, sans qu'il leur soit possible de pouvoir s'opposer à l'écoulement de l'urine.

Cette stagnation d'urine peut se produire sans qu'il y ait de contracture causée par la blennorrhagie. Ceci a lieu surtout quand les douleurs sont occasionnées par le passage de l'urine à travers le canal ; les malades reculent de plus en plus le moment de la miction ; ils finissent par se donner une contracture spasmodique et la stagnation d'urine s'établit consécutivement.

A l'appui de ce que nous avançons, nous avons observé le fait suivant :

Nous voyons arriver un jour à la consultation de l'hôpital du Midi un malade, la face contractée par la douleur, marchant avec la plus grande difficulté et exhalant une forte odeur urineuse. Ses vêtements étaient imprégnés du liquide. Il nous raconta qu'il était ouvrier gantier, qu'il travaillait toujours debout. Il avait une blennorrhagie depuis quelque temps, et les douleurs qu'il éprouvait pendant la miction étaient telles qu'il reculait toujours le moment ou il fallait uriner, et, quatre jours auparavant, il fut pris de rétention complète d'urine. Nous l'examinons, et nous voyons la vessie se dessiner nettement à travers la paroi abdominale, sous forme d'un globe volumineux remontant jusqu'au-dessus de l'ombilic. Le méat et le gland, rouges, enflammés, présentaient quelques excoriations, qu'on voyait également sur le limbe préputial et qui étaient causées par l'écoulement incessant de l'urine.

Le cathétérisme est pratiqué, et nous lui retirons *cinq litres* d'urine, sans que le jet par la sonde fût un instant interrompu.

Comme la vessie avait perdu son pouvoir contractile, on fut obligé de le sonder pendant quelques jours. A mesure que l'amélioration s'obtenait du côté de la vessie, il fut pris d'une inflammation des glandes de Cowper, qui se termina par suppuration. M. Mauriac ponctionna l'abcès, et la guérison s'obtint complètement [1].

Dans le fait que nous venons de citer, on voit que la contracture spasmodique a pour ainsi dire été provoquée volontairement; mais il faut aussi adjoindre comme cause la station debout. Le Dr Reliquet, dans ses leçons cliniques, cite des faits de contracture spasmodique, occasionnée par la chaudepisse aiguë et par la station debout. Il n'est donc pas surprenant que dans l'observation ci-dessus la contracture ait eu lieu, ayant comme causes d'abord l'abstention volontaire de satisfaire le besoin d'uriner, l'état du malade, qui travaillait constamment debout, et la blennorrhagie.

Diagnostic. — Que la cystite du col soit idiopathique ou causée par une blennorrhagie, les symptômes sont les mêmes.

La présence du pus dans le canal ne pourrait pas faire conclure à une blennorrhagie, car il y a bien d'autres causes produisant une suppuration du canal. De plus, les mictions fréquentes enlèvent toute trace de suppuration; et de l'absence de pus au méat on ne pourrait pas conclure non plus que la blennorrhagie ne soit pas la cause de la cystite. Que l'on ait, par exemple, affaire à un malade semblable à celui cité plus haut, l'urine coulant constamment, il est absolument impossible que le pus puisse séjourner dans le canal; néanmoins, la contracture et l'incontinence consécutives avaient bien pour cause la blennorrhagie.

1. Ce fait se rapproche de celui cité par Ambroise Paré.

Mais, par contre, on pourra diagnostiquer si une rétention complète d'urine a pour cause une blennorrhagie ou toute autre cause, telle que le froid, etc. Dans le premier cas, il y aura écoulement, douleurs violentes causées par le cathétérisme. Dans le second cas, le cathétérisme est bien moins douloureux, et on s'aidera ensuite des commémoratifs.

Il est une autre affection des parties profondes de la région uréthrale dont les symptômes présentent quelques ressemblances avec la cystite du col : c'est la *prostatite*. Comme nous décrirons cette maladie dans un des chapitres suivants, nous ne ferons qu'en énumérer les symptômes différentiels.

D'abord l'incontinence d'urine n'existe pas avec la prostatite ; on observe plutôt de la rétention. Les symptômes généraux, frissons, fièvre, etc., sont beaucoup plus intenses dans la prostatite , et les souffrances continuelles et très vives.

Pronostic. — Tant que la phlegmasie se borne au col de la vessie, la guérison est la règle ; par suite d'un traitement approprié, quelquefois spontanément, les urines reprennent leur cours normal. Les envies d'uriner deviennent moins fréquentes, et les épreintes finissent par disparaître. Cependant on observe pendant un certain temps , un ou deux septenaires, une fréquence dans la miction, surtout la nuit, sans qu'il y ait pour cela plus de douleurs.

Mais, si la cystite survient dans le cours d'une blennorrhagie chez des malades atteints de rétrécissement du canal, la gravité est plus grande. S'il se produit une stagnation d'urine , comme il n'y a pas miction par regorgement par suite de l'obstacle au cours de l'urine, il peut se produire une rupture de l'urèthre en arrière du rétrécissement, et alors on a tous les accidents de l'infiltration d'urine ; ou bien il peut arriver une rupture de la vessie, et terminaison mortelle immédiate . La stagnation d'urine compliquée d'un rétrécissement de l'urèthre, et ne provoquant ni rupture de l'urèthre, ni rupture de la vessie, peut occasionner une altération de l'urine, laquelle, à son tour, amène la chute de l'épithélium de la muqueuse vésicale, et on assiste alors à une *intoxication urineuse*. Ces faits si graves ont été observés maintes fois ; mais, comme ils font partie de la pathologie des voies urinaires, nous renvoyons le lecteur au chapitre spécial, ayant trait à l'intoxication urineuse, dans le *Traité des opérations des voies urinaires* du Dr Reliquet.

Traitement. — La thérapeutique varie selon que l'on a affaire à une contracture spasmodique, à la rétention d'urine, à la stagnation d'urine avec ou sans incontinence, et enfin aux autres causes qui provoquent cette rétention, telles que les obstacles situés dans le canal de l'urèthre.

Quand il s'agit d'une contracture spasmodique, la première chose à faire est de s'abstenir de boissons diurétiques ou trop abondantes, de façon à ne pas surcharger les reins et la vessie d'une trop grande quantité de liquide. Ce qui réussit le mieux dans ce cas, c'est la tisane de bourgeons de sapin, à dose modérée, *un litre au plus par jour*, que l'on sucrera avec du sirop de bourgeons de sapin.

On donnera des capsules de térébenthine. M. Rollet préfère la potion Chopart. On donnera de grands bains, et l'on surveillera les intestins. Il serait même utile de commencer par donner un purgatif salin, de façon à débarrasser le rectum de toutes les matières fécales, qui contribuent, autant que la blennorrhagie, à entretenir un état d'irritation au col de la vessie. Pour entretenir la liberté, on donnera matin et soir un lavement de graine de lin ou d'eau de guimauve très épaisse . Les *lavements de chloral* rendent de bons services :

> Hydrate chloral...................... 2 gr.
> Eau................................ 120 gr.

Si , malgré ce traitement , la contracture persistait, on devra cautériser le col soit à l'aide d'injections profondes de nitrate d'argent au 100e ou au 50e, portées directement sur le col de la vessie à l'aide d'une petite sonde coudée, ou avec le porte-caustique de Lallemand.

Quand il y a rétention d'urine, quelque douloureux que soit le cathétérisme, la première indication à remplir est de vider la vessie ; mais, dans ce cas, il faut tenir compte du temps qu'a duré la rétention.

Si la rétention dure depuis une ou deux heures, le cathétérisme videra la vessie d'un seul coup ; et le malade urinera peut-être tout seul après. Un seul cathétérisme suffit quelquefois à vaincre la contracture spasmodique du col.

Quand la rétention dure depuis huit, douze, vingt-quatre heures, il faut, une fois la sonde introduite dans la vessie, laisser l'urine s'écouler librement, *sans exercer de compression, si légère qu'elle soit, sur la paroi abdominale, pour en faciliter l'écoulement.* « Dès que le jet d'urine est diminué, il faut s'arrêter, boucher l'extrémité de la sonde et attendre quelque temps avant de recommencer. » (Reliquet.) De cette façon, on évitera des hémorrhagies vésicales et la cystite parenchymateuse. Une fois la vessie vidée, on attendra que l'envie d'uriner se reproduise, et l'on sondera de nouveau le malade. Après chaque cathétérisme, on agira localement sur la vessie en y injectant de l'eau phéniquée au 1000e entre deux injections d'eau tiède (Reliquet).

Il faudra continuer le cathétérisme tant que les malades n'urineront pas seuls ; il faut à tout prix éviter les efforts qu'ils peuvent faire pour uriner ; chaque contraction ne se faisant qu'en provoquant une hémorrhagie du col vésical ou des parois ; et les envies d'uriner devenant plus fréquentes, le spasme peut se reproduire, ou, ce qui est plus grave, les tuniques de la vessie finissent par s'hypertrophier aux dépens de la cavité.

Pour la stagnation d'urine, la conduite à tenir serait exactement la même.

Si l'on avait constaté un rétrécissement du canal, il faut le faire disparaître et la seule méthode rationnelle consiste à pratiquer l'uréthrotomie interne ou externe, selon les indications tirées de l'état des parois du canal.

A plus forte raison devra-t-on faire l'uréthrotomie interne s'il y avait eu rupture de l'urèthre, et, dans les deux cas, *mettre toujours une sonde à demeure.* Grâce à ce procédé, on parvient toujours ou presque toujours à s'opposer à l'infiltration urineuse.

Dans le cas où le cathétérisme serait impossible, soit par rétrécissement infranchissable, soit par une trop grande élévation du col vésical, il faudrait pratiquer la ponction *sus-pubienne* de la vessie avec l'aspirateur Dieulafoy, l'appareil Potain, ou même avec trocart courbe. Et l'on se comporterait ensuite comme il est recommandé dans tous les traités des opérations chirurgicales des voies urinaires et que nous n'avons pas à décrire ici.

VII. — INFLAMMATION DES GLANDES BULBO-URÉTHRALES.

Les *glandes bulbo-uréthrales* désignées encore sous le nom de *glandes de Méry*, *glandes de Cowper* sont situées dans la loge moyenne du périnée, dans l'angle formé par le canal de l'urèthre et le bulbe. Leur volume varie depuis celui d'un pois jusqu'à celui d'un haricot, et chacune d'elles a un canal qui va s'ouvrir sur la paroi inférieure de l'urèthre.

La position anatomique de ces deux glandes fait qu'elles sont susceptibles de s'enflammer dans le cours d'une blennorrhaghie ; mais elles peuvent aussi devenir le siège d'une inflammation par suite d'abus de coït ou de cathétérisme répété. Cette inflammation prend le nom de *cowpérite*.

Quelle que soit la cause de la cowpérite, la marche de l'inflammation est la même, et les variations qu'elle présente dans son processus sont indépendantes de la cause qui a donné naissance à la phlegmasie.

Cette complication de la blennorrhagie a été signalée par Astruc, Swediaur, Morgagni, etc. ; mais c'est en 1847 que le Dr Gubler, dans sa thèse inaugurale, a décrit complètement la cowpérite d'après des faits observés dans le service de Ricord. Dernièrement le Dr Mauriac en a fait l'étude dans ses cliniques de l'hôpital du Midi.

Symptomatologie. — La cowpérite, assez rare par elle-même, se montre généralement vers la troisième ou quatrième semaine de la blennorrhagie.

Elle s'accuse par une tension douloureuse au périnée, au niveau du bulbe. Le toucher et la pression exaspèrent la douleur ; en examinant avec soin la région périnéale on constate une petite tumeur, dure, nettement limitée, allongée, « dont la grosse extrémité est tournée vers l'anus, tandis que la pointe répond au bulbe » (Gubler).

A mesure que l'inflammation augmente, elle s'étend au

delà de la loge de la glande, vient faire saillie au périnée sous forme d'une tumeur arrondie et s'étend quelquefois jusqu'à la racine des bourses du même côté, où elle forme une tumeur qui semble appartenir au testicule, ainsi que Gubler l'a observé.

Le Dr Reliquet a eu l'obligeance de nous montrer un cas où le périnée tout entier était envahi par un gonflement énorme. La moindre pression provoquait de vives douleurs. Dans le cas actuel, comme il n'y avait pas de blennorrhagie, on ne constatait pas d'écoulement de pus, mais on voyait à l'orifice du méat un liquide ressemblant à l'albumine à moitié cuite. Tandis que, lorsqu'il y a blennorrhagie, la suppuration du canal n'est pas interrompue, comme cela arrive souvent avec l'orchite et la prostatite.

Les symptômes généraux sont peu accusés, peu ou point de fièvre tant que la phlegmasie est limitée à la glande ; mais si l'inflammation s'étend au tissu cellulaire péri-glandulaire, on observe une réaction générale assez intense ; il y a de la fièvre, de l'insomnie, etc.

Du côté des fonctions urinaires, on ne constate pas de modifications notables. Le canal est libre, mais on peut aussi observer des phénomènes de contracture, ainsi que M. Reliquet l'a observé. Ce fait est en opposition avec les trois observations de Gubler. Dans ces trois cas, la miction ne fut nullement gênée.

La défécation est difficile, tant par la contrature réflexe des muscles que par la douleur causée par les efforts pour aller à la selle surtout lorsqu'il y a constipation, et, comme dans toutes les affections profondes aiguës ou chroniques, du canal de l'urèthre ou de ses annexes, il y a toujours constipation, celle-ci vient à son tour retentir sur la phlegmasie uréthrale et en augmenter l'intensité. D'où l'indication première, dans le cas d'une inflammation quelconque de l'urèthre, de surveiller les intestins et d'assurer leur libre fonctionnement, par des purgatifs légers ou par des lavements.

Marche, terminaison. — La suppuration est la règle. Le contenu de la glande s'évacue par le canal, et les choses reprennent leur état normal.

Mais, lorsque l'inflammation se communique au tissu cellulaire périphérique, on peut avoir un plegmon de la région périnéale. Celui-ci peut alors s'ouvrir au périnée, ou au périnée et dans l'urèthre ou dans le rectum. Le Dr Reliquet cite deux cas de cowpérite, au côté gauche. Dans le premier, la suppuration s'était dirigée vers le rectum et l'ouverture de poche s'était faite « immédiatement au-dessus du sphincter anal ». Le coït faisait vider cette cavité purulente, qui se remplissait de nouveau, alors on observait des troubles dans la miction, spasme de l'urèthre, fréquentes envies d'uriner. M. Reliquet fit l'opération de la fistule à l'anus; et des cautérisations successives amenèrent la guérison.

Dans le second fait, la cowpérite s'était ouverte au périnée, et il en était résulté une fistule qui se fermait de temps en temps ; et, à mesure que la cavité se remplissait, des troubles de la miction, semblables au cas ci-dessus, se produisaient.

Ces complications de la cowpérite nécessitent une thérapeutique spéciale dont nous parlerons au traitement.

Diagnostic. — Le diagnostic de la cowpérite se fait assez facilement. Une tumeur douloureuse se développant à la région bulbaire, pendant le cours d'une blennorrhagie, a pour siège la glande de Cowper.

L'examen local, le palper, pratiqué avec précaution, fera reconnaître un point douloureux d'un côté ou de l'autre du raphé médian.

Si la région périnéale est gonflée, la peau tendue, si en outre on constate une surface rouge vif, luisante, c'est que la collection purulente est prête à faire issue au dehors, et la ponction est indiquée.

Si la gêne dans la miction était trop grande, si en même temps la défécation était douloureuse et que le malade accusât des douleurs profondément situées, on devra pratiquer le toucher rectal et examiner la prostate, afin de s'assurer qu'elle n'est pas le siège d'inflammation.

Comme nous allons traiter la prostatite dans le chapitre suivant, nous ne ferons que mentionner les points les plus importants qui différencient la cowpérite d'avec la prostatite.

Les phénomènes généraux sont plus accusés dans cette dernière ; les troubles de la miction sont plus fréquents, ainsi que les troubles de la défécation, et la douleur plus profonde.

D'autres affections de cette région peuvent être prises pour une cowpérite.

L'abcès urineux est facilement reconnaissable à sa dureté et par la gêne constante dans la miction.

Les abcès péri-uréthraux sont étendus en nappe au-dessous de l'urèthre et ont la forme d'une raquette (Rollet). D'autres fois, ils forment comme une virole autour du canal de l'urèthre et se développent avec des douleurs assez vives.

Les abcès de la marge de l'anus sont situés plus en arrière et occasionnent des douleurs intolérables quand les malades vont à la selle.

Les abcès froids se développent très lentement, et ils sont toujours symptomatiques d'une lésion osseuse, ou bien présentent d'autres manifestations diathésiques sur d'autres points du corps.

Les gommes de cette région sont très rares. Gubler en cite un cas dans sa thèse. Comme les abcès froids, ces lésions syphilitiques se développent lentement, sans douleur ; mais elles cèdent rapidement devant l'emploi de l'iodure de potassium.

Pronostic. — La gravité du pronostic est basée sur la marche de la cowpérite et sur son extension périphérique. Mais, d'une façon générale, la guérison est la règle.

Quand la terminaison se fait en laissant une fistule, sans être plus grave, le pronostic devra être plus réservé, eu égard à la longueur quelquefois désespérante des fistules uréthrales. Mais encore celles-ci sont-elles plus ou moins tenaces suivant le traitement employé.

Traitement. — Dès le début de la cowpérite, il faut appliquer des sangsues au périnée ; faire des frictions mercurielles, appliquer des cataplasmes arrosés d'eau phéniquée à 3 ou 5 pour 100.

Malgré ce traitement, la suppuration se fait quand même ; aussi faut-il, dès que la tumeur prend un certain volume, pratiquer une ponction, lors même que le pus ne serait pas collecté. Mais, suivant les conseils de Gubler, on doit toujours prévenir l'entourage du malade que l'on va fendre la tumeur et non pas ouvrir un abcès, car l'absence de pus pourrait être mal interprété par les personnes présentes.

Quand la collection purulente est bien manifeste, à plus forte raison la ponction est impérieusement exigée, et, une fois l'ouverture faite, on observe cette particularité signalée également par Gubler. Quand on introduit un stylet dans la cavité, on sent qu'il s'engage dans une petite cavité secondaire, et, en le retirant et en l'introduisant dans d'autres directions, on pénètre dans d'autres cavités indépendantes les unes des autres. Ce fait est particulier à la cowpérite, car, dans les abcès péri-uréthraux, la pointe du stylet joue librement dans tous les sens.

La tumeur une fois vidée, on placera une mèche ou un drain, et on y fera des injections antiseptiques.

Si la cowpérite se terminait par fistule uréthro-périnéale, uréthro-rectale ou rectale, on emploierait le traitement chirurgical, c'est-à-dire l'uréthrotomie interne ou externe.

Quand il y a fistule rectale, on devra faire l'opération de la fistule à l'anus (Reliquet). S'il s'agissait d'une fistule périnéale, on devrait injecter dans le trajet une solution de nitrate d'argent au 100e ou au 50e, ou une solution phéniquée au 20e. Mais le traitement exige une grande persévérance du côté du malade et du médecin, ces fistules étant généralement très longues à guérir.

VIII. — PROSTATITE.

La *prostatite* se rencontre quelquefois dans le cours d'une blennorrhagie. Elle peut être occasionnée par la propagation inflammatoire ou par une cause accidentelle quelconque telle que les excès de coït, la masturbation, les excès de table, l'équitation, les marches forcées.

La prostatite peut également avoir pour causes l'une de celles que nous venons d'énumérer, sans que l'urèthre soit le siège d'aucun écoulement aigu ou chronique.

De là deux divisions au point de vue de l'étiologie :

La prostatite blennorrhagique par propagation inflammatoire et par cause accidentelle ;

La prostatite non blennorrhagique.

La blennorrhagie seule donne rarement lieu à la prostatite. Dans toutes les observations que nous avons parcourues, entre autres celles de Vidal (de Cassis) et celles rapportées par le Dr Paul Segond dans sa thèse inaugurale, les excès alcooliques ont eu la plus grande part.

Vidal cite trois observations de prostatite blennorrhagique dont deux ont été causées par les excès vénériens, l'autre par la blennorrhagie seule.

Sur 46 prostatites blennorrhagiques citées par le Dr Segond, 24 fois la blennorrhagie a provoqué la prostatite sans « cause occasionnelle », 22 fois il y eut une « cause occasionnelle », ainsi :

5 fois les excès de boisson,
3 fois les excès de coït,
1 fois la masturbation,
6 fois les injections brutalement poussées,
6 fois les marches forcées,
1 fois le cathétérisme.

Une foule d'autres causes peuvent produire la prostatite, une chute sur le périnée, le cathétérisme forcé, etc., toutes causes qui sont du domaine de la pathologie chirurgicale et que nous ne pouvons pas décrire ici. Mais, enfin quelle que soit la cause de la prostatite, le processus morbide est le même. Aussi rapporterons-nous des faits de prostatite qui n'appartiennent pas à la blennorrhagie, c'est vrai, mais qui présentent trop d'intérêt pour être laissés de côté. Et, dans la marche de cette affection, nous avons à envisager deux points : la *terminaison par résolution*, la *terminaison par suppuration*, et cette dernière peut se terminer par *cicatrisation* ou par *fistule*.

Symptomatologie. — La prostatite s'accuse au début par une douleur sourde gravative, située profondément à la région périnéale. Ce n'est pas seulement de la pesanteur comme dans la contracture du col ; c'est une véritable douleur. Celle-ci s'accuse de plus en plus : elle devient âcre, aiguë ; elle est exaspérée par la pression.

Quand les malades veulent s'accroupir, ou, s'ils sont assis, qu'ils veulent se pencher en avant ou croiser les jambes, ces divers mouvements provoquent une douleur très vive. Peu à peu les mouvements, la marche deviennent impossibles, et les malades sont obligés de se mettre au lit.

Ces symptômes locaux s'accompagnent de frissons plus ou moins violents, de fièvre, avec perte d'appétit, de sommeil.

Sans que la prostatite passe à la suppuration, l'état congestif de la glande est quelquefois assez intense, et les symptômes qui l'accompagnent sont assez violents, pour faire croire à la terminaison par abcès. Ainsi, dans le cas cité par Vidal, le malade ne pouvait s'asseoir, se roulait sur le lit, en proie à une violente douleur; et cependant la résolution se fit; donc un ensemble de symptômes douloureux très intenses n'entraîne pas fatalement la terminaison par suppuration.

Quand on pratique le toucher rectal, on constate que la prostate est augmentée de volume, qu'elle est dure, quelquefois on sent qu'un des lobes est plus gros que l'autre. Il va sans dire que le toucher doit être fait avec beaucoup de douceur et de précaution, car il est extrêmement douloureux.

Du côté des fonctions urinaires, les troubles sont quelquefois très marqués. Au début, il n'y a pas une gêne considérable dans la miction. Mais, pour peu que la congestion prostatique augmente, alors les envies d'uriner deviennent plus fréquentes, les douleurs sont atroces; il semble qu'un liquide bouillant coule goutte à goutte dans la région profonde du canal. Un spasme du col ne tarde pas à se produire, et la rétention d'urine est complète. Cette rétention peut également être occasionnée par l'hypertrophie momentanée de la prostate, qui vient faire saillie au devant du col de la vessie et forme en ce point une véritable barrière prostatique.

Du côté des garde-robes, il y a toujours ou presque toujours constipation; on observe du ténesme; il semble aux malades « qu'un gros morceau de matières fécales soit toujours prêt à sortir du rectum » (Desault), et cette fausse sensation leur fait faire des efforts expulsifs qui n'ont lieu qu'au prix de souffrances atroces.

Marche, terminaison. — La prostatite qui se termine par résolution dure de quinze à vingt jours.

Cette heureuse terminaison s'annonce par la chute de la fièvre et la cessation des symptômes locaux et généraux. La miction devient plus facile, moins douloureuse; mais la douleur due à la blennorrhagie persiste encore. L'écoulement, qui avait cessé pendant la durée de la prostatite, reparait, et la blènnorrhagie reprend son cours avec plus ou moins d'intensité selon les individus.

Les *altérations anatomiques* de cette période sont rarement observées. Quand on a l'occasion de faire l'autopsie des malades succombant à cette période, on constate une congestion intense de la portion prostatique du canal, du parenchyme de la glande et une augmentation de son volume.

A la coupe, la pression fait sourdre du sang et du liquide prostatique. Mais on ne remarque pas de traces de pus.

IX. — PROSTATITE SUPPURÉE.

Symptômes, marche, terminaison . — Lorsque la prostatite se termine par suppuration, les symptômes locaux et généraux deviennent plus intenses, les troubles de la miction sont plus accusés, la rétention d'urine est complète, ou bien, si la miction peut se faire, il ne sort que quelques gouttes d'urine, expulsées au prix de violents efforts et de souffrances extrêmement vives.

Les malades perdent le sommeil, l'appétit, se tordent sur leur lit, fléchissent les jambes sur les cuisses, les cuisses sur le bassin; la parole est entrecoupée, la respiration haletante; la face est pâle, les traits altérés. Les douleurs au périnée sont de plus en plus vives, jusqu'au moment où la suppuration est complète et où l'abcès s'ouvre spontanément, ce qui soulage immédiatement les malades.

L'ouverture de l'abcès peut se faire dans trois endroits, dans l'urèthre, dans le rectum, au périnée.

Ce dernier mode de terminaison rentre déjà dans la catégorie des fusées purulentes de la prostatite. C'est d'ailleurs un des moins communs. Il faut dire, de plus, que l'ouverture de l'abcès peut se faire simultanément dans l'urèthre et dans le rectum, dans l'urèthre et au périnée et dans ces trois points à la fois, donnant lieu de cette façon à des fistules uréthro-rectales, uréthro-périnéales, recto-uréthro-périnéales.

Tant que la suppuration est localisée au parenchyme de la glande, l'ouverture des abcès ne se fait guère que par ces trois endroits. Mais, si l'inflammation prostatique se communique au tissu cellulaire péri-prostatique, il se forme alors des fusées purulentes qui peuvent venir s'ouvrir dans la fosse ischio-rectale (Demarquay, Guyon) [1], à travers la grande échancrure sciatique, jusqu'au niveau de la région trochantérienne (Guyon) [2]. Le pus peut même remonter dans l'épaisseur de la paroi abdominale, jusqu'au niveau des fausses côtes (Guyon) [3].

La collection purulente peut se propager le long du canal déférent jusqu'au niveau de la région inguinale. M. Reliquet a observé un fait de ce genre chez un malade de cinquante-deux ans. Mais ici l'abcès s'ouvrit également dans le rectum, car, ayant incisé couche par couche la collection purulente du pli de l'arcade crurale, M. Reliquet injecta du liquide phéniqué, et il vit que celui-ci ressortait par l'anus. Malgré cet énorme trajet fistuleux, la guérison fut complète.

Nous avons eu l'occasion de voir dans le service de M. le Dr Tillaux, à l'hôpital Lariboisière, un cas de fusée purulente tout à fait extraordinaire. L'observation étant rapportée tout au long dans la thèse du Dr Segond, nous n'en citerons que les points principaux. Disons d'abord que ce n'était pas une *prostatite blennorrhagique*; c'était, on peut dire, une *prostatite vénérienne* dans toute la force du terme; aussi trouve-t-elle sa place ici. La phlegmasie prostatique avait été causée par des excès vénériens. Le malade était jeune et très ardent aux plaisirs sexuels ; il pratiquait le coït sept ou huit fois toutes les nuits. Le jour il servait dans un café, et il était donc dans toutes les conditions voulues pour subir l'influence de ces excès de coït et de ces excès

1, 2, 3. Th. du Dr Segond.

de fatigue. La prostatite, après des alternatives de haut et de bas, finit par suppurer. L'inflammation se communiqua au tissu cellulaire périphérique, et une fusée purulente se dirigea vers la fosse ischio-rectale gauche. Une seconde suivit le canal déférent et vint former à la racine de la cuisse une collection purulente . Cette dernière disparut par résolution. Mais la collection ischio-rectale s'ouvrit dans le rectum, et une fistule recto-uréthrale s'établit. Une suppuration incessante et impossible à tarir amena une cachexie profonde, qui ne tarda pas à emporter le malade.

Ces cas graves sont rares, mais c'est une preuve que l'on doit être très réservé sur le pronostic de la prostatite suppurée, surtout quand la suppuration prend le caractère chronique.

Une des terminaisons les plus sérieuses de la prostatite suppurée se rencontre surtout chez les sujets doués d'une mauvaise constitution, ou bien ceux épuisés par des excès, ou chez les tuberculeux.

Voici ce qui se passe. L'abcès s'est ouvert dans l'urèthre, et en ce point existe consécutivement un état sub-inflammatoire pouvant, sous une influence quelconque, éprouver une poussée aiguë. La suppuration devient chaque fois plus considérable et entraîne chaque fois du tissu glandulaire. Il en résulte alors une cavité, un clapier intra-prostatique qui s'agrandit de plus en plus , jusqu'à ce que le parenchyme entier de la glande ait disparu et qu'il ne reste plus que la coque fibreuse de la prostate. Cette cavité, située en avant de la vessie, se remplit à chaque miction. L'urine séjournant dans cette cavité se mélange avec les tissus mortifiés, et le pus forme un liquide ressemblant à du lait caillé (Civiale), qui sort du canal par intervalles quand la cavité est pleine. Il en résulte une irritation constante pour la vessie; les envies d'uriner deviennent incessantes ; les douleurs continuelles, l'épuisement finissent par amener la mort.

Les tubercules de la prostate peuvent produire le même résultat. Tel est le fait rapporté par Civiale; mais, dans des cas de ce genre, il y a ordinairement des lésions tuberculeuses sur d'autres organes, lesquelles contribuent également à la terminaison funeste des malades.

L'anatomie pathologique de la prostatite suppurée est mieux connue, bien que cependant les cas de mort ne soient pas très fréquents.

Quand on ouvre une prostate atteinte par la suppuration, on trouve tantôt la glande renfermant une seule collection purulente, tantôt au contraire renfermant une multitude de petits abcès. Lallemand en a compté jusqu'à trente dans une prostate qui avait un volume triple de sa grosseur normale.

Dans un autre cas, Civiale trouva la muqueuse de la région prostatique du canal ramollie et présentant cinq orifices situés de chaque côté du verumontanum et communiquant avec la prostate. La plus grande partie de la glande était convertie en un vaste clapier renfermant un mélange de pus et d'urine et des débris de tissus gangrénés.

Lallemand trouva sur un cadavre la portion prostatique du canal percée de trous comme une écumoire, communiquant avec une cavité anfractueuse, inégale et limitée à la coque de la prostate, qui avait été entièrement détruite par la suppuration.

Ces suppurations de la prostate, entraînant le parenchyme glandulaire, peuvent également compromettre l'existence des canaux éjaculateurs; il arrive que ceux-ci tantôt baignent dans le pus sans présenter de lésions; tantôt sont en partie ou complètement détruits. Il arrive également que les conduits sont très dilatés (Civiale, Thompson).

Telles sont les lésions principales que l'on rencontre dans les prostatites aiguës ou chroniques. Quant aux tubercules de la glande la fonte purulente de ces néoplasmes entraîne les mêmes lésions anatomiques.

Diagnostic. — Le diagnostic se tire d'abord des symptômes douloureux locaux et généraux, des troubles fonctionnels et de l'examen rectal.

Mais c'est surtout par cet examen, que l'on saura d'une façon certaine si la prostate est le siège d'inflammation, et si celle-ci se termine par résolution ou par suppuration.

Si, pendant le cours d'une blennorrhagie, une douleur vive, profondément située à la région périnéale, vient à se montrer, si en même temps elle s'accompagne de frissons, de fièvre, il y a grande chance pour que l'on soit en présence d'une prostatite.

Lorsqu'on n'assiste pas au début de la prostatite, comme c'est plus souvent le cas, car les malades ne viennent consulter que lorsque le processus inflammatoire est déjà assez avancé, il faut alors pratiquer le toucher rectal. Le doigt préalablement induit d'axonge, de cérat *et non d'huile*, on fait une onction sur l'orifice anal, de façon à lubrifier les parties que l'on va explorer; il faut pour ainsi dire que le doigt entre tout seul dans le rectum.

Une fois dans la cavité rectale, on constate à la face antérieure de cette cavité un corps dur, plus ou moins volumineux, habituellement lisse, mais présentant quelquefois des bosselures. C'est la prostate.

On exerce alors des pressions légères sur la glande, et, suivant l'absence ou non de douleurs, on en conclut qu'elle est ou n'est pas malade.

Lorsque l'on constate une tumeur plus volumineuse d'un côté que de l'autre, c'est que l'un des lobes seul est pris. Il arrive qu'en portant le doigt un peu plus haut à la rencontre des vésicules séminales et de la prostate on éveille de la douleur. C'est qu'alors la phlegmasie a envahi les vésicules.

Quand la prostatite passe à la suppuration, on ne perçoit pas tout d'abord une fluctuation très nette, à moins que le pus ne soit bien collecté. Lorsque ceci a lieu, on sent « une surface à peu près carrée, présentant deux bords latéraux à peu près parallèles à la direction de l'intestin et deux autres bords, l'un antérieur, l'autre postérieur, perpendiculaires aux premiers, et le centre présente de la fluctuation » (Vidal de Cassis); ou bien selon la comparaison du Dr Segond, « le premier indice de suppuration se traduit par une sensation de dépressibilité spéciale analogue à celle que donnerait un petit carré d'étoffe mal tendue sur un cadre rigide » (page 137, Th.).

Le cathétérisme qu'on est obligé de pratiquer dans la rétention d'urine, peut également fournir des éléments de diagnostic; mais on ne doit pas se servir du cathétérisme pour éclairer le diagnostic. Il est déjà bien assez douloureux pour le malade chaque fois qu'on veut vider la vessie, et il n'y a aucune nécessité à explorer la région profonde de l'urèthre quand le toucher rectal et les symptômes généraux fournissent d'aussi bons éléments de diagnostic. Quoi qu'il en soit, comme on est obligé de sonder le malade, on constate en arrivant à la région profonde une élévation assez considérable du col de la vessie, due à l'hypertrophie momentanée de la prostate. Quelquefois on sent que le bec de la sonde est déjeté à droite ou à gauche suivant que la phlegmasie occupe l'un des deux lobes; aussi doit-on, dans l'introduction de la sonde, suivre certaines règles dont nous reparlerons au traitement.

La suppuration chronique se reconnaîtra à ces poussées intermittentes de symptômes locaux et généraux et à l'expulsion par intervalles d'une certaine quantité de pus.

Les tubercules de la prostate sont appréciables au toucher rectal et ne provoquent pas les douleurs vives de la prostatite aiguë.

La *cowpérite*, nous l'avons vu, se présente avec des symptômes généraux moins graves, et, quand le pus se forme au périnée, la collection purulente se présente bien plus rapidement que dans le cas de prostatite.

Les *lésions syphilitiques* de la glande sont très rares. Elles peuvent surtout être confondues avec la prostatite chronique. Mais on aura comme moyen de diagnostic l'emploi des médications spécifiques, lesquelles sont sans effet sur la prostatite chronique.

Pronostic. — La gravité de cette affection dépend de son processus inflammatoire. Ainsi la prostatite purement congestive tendant spontanément à la guérison n'offre pas la moindre gravité. A part la douleur qu'elle provoque en se développant et la gêne dans la miction, la résolution de cette prostatite est la règle.

Quand la prostatite passe à la suppuration, le pronostic sera basé sur la terminaison par fistule ou sans fistule.

La fonte purulente de la totalité de la glande constitue une des affections les plus graves des organes urinaires, par suite de la présence de cette poche en avant de la vessie et qui se remplit à chaque miction.

27.

Mais, ainsi que nous l'avons vu, cette terminaison si sérieuse de la prostatite se rencontre le plus souvent chez les tuberculeux, et la gravité de l'état local disparaît devant la gravité de l'état général; néanmoins nous verrons au traitement quel soulagement on peut apporter aux malheureux malades atteints de cette manifestation tuberculeuse de la glande.

Traitement. — La première indication à remplir dans la prostatite est, de même que pour la cowpérite, de s'opposer à ce que la rétention des matières fécales ne vienne augmenter la congestion de la prostate. Aussi un purgatif salin est-il indiqué tout d'abord. Puis en second lieu viennent les sangsues appliquées au périnée, au nombre de quinze à vingt, de façon à produire une évacuation sanguine aussi forte que possible.

Des grands bains seront un moyen puissant et doux en même temps de décongestionner les organes génito-urinaires. S'il y a rétention d'urine, il faudra vider la vessie chaque fois que le malade éprouvera des envies d'uriner. Il est préférable de se servir de sonde à grande courbure, ou mieux de sondes coudées, de façon que, en arrivant dans les parties profondes, le talon de la sonde et non le bec soit en rapport avec l'obstacle prostatique. De cette façon, la portion coudée de la sonde glisse sur l'obstacle et pénètre assez facilement dans la vessie, tandis que, avec des sondes droites olivaires ou cylindriques, le bec vient heurter contre l'obstacle et provoque de vives douleurs jusqu'au moment où le bec de la sonde puisse s'engager dans le col, car il est obligé de se recourber pour pouvoir passer par-dessus l'obstacle.

Si l'hypertrophie était unilatérale, et par suite le canal dévié à droite ou à gauche, il faut avec beaucoup de douceur et de patience chercher le côté libre et faire en sorte que la sonde s'engage toute seule dans le col de la vessie.

L'introduction de la sonde serait-elle trop douloureuse, ou trop difficile, plutôt que de répéter ces douleurs à chaque cathétérisme, il serait préférable de la laisser à demeure et elle est généralement mieux supportée qu'on pourrait le croire. Dans tous les cas, la présence de la sonde empêche la contracture spasmodique du col, les efforts du malade pour uriner, lesquels ajoutent par eux-mêmes à la congestion des parties profondes de l'urèthre.

Cette sonde pourra être tenue ouverte ou bouchée avec un fosset; mais, dans ce dernier cas, il faudra l'ouvrir dès que le malade manifeste la moindre envie d'uriner.

Lorsque la prostatite est suppurée et que la ponction de l'abcès est indiquée, les moyens thérapeutiques diffèrent selon que les abcès ont tendance à s'ouvrir dans l'urèthre, dans le rectum ou au périnée.

D'abord, avons-nous dit, on ne doit pas attendre que la fluctuation soit manifeste et encore moins que le pus soit collecté; sans cela on s'exposerait à voir ces fusées purulentes se produire, et l'extension de l'inflammation intra-prostatique aux tissus péri-prostatiques.

Si l'abcès fait tumeur dans le canal de l'urèthre, on atttendra que l'envie d'uriner se produise, et l'introduction de la sonde crèvera l'abcès (Reliquet). Si le pus a tendance à s'ouvrir dans le rectum, on introduit l'indicateur gauche dans le rectum, et sur ce doigt, comme guide, on conduit un bistouri à lame recouverte de linge ou de bandelettes de diachylon, et on ponctionnera l'abcès, en ayant soin de s'assurer qu'il n'y a pas de battements artériels près du point ponctionné.

Au périnée on fera de larges incisions, en se tenant autant que possible dans l'aire de la taille latéralisée.

Quand la prostatite suppurée s'est terminée par fistule, on devra sonder le malade chaque fois qu'il a envie d'uriner, de façon à empêcher l'urine de venir irriter les trajets fistuleux. On stimulera la cicatrisation à l'aide d'injections antiseptiques (eau phéniquée au 500ᵉ ou au 1000ᵉ) ou bien avec une solution d'azotate d'argent au 100ᵉ ou au 50ᵉ. Dans un cas nous avons été obligé de nous servir d'une solution très faible, à 0,05 pour 100; et le résultat, quoique plus long à atteindre, n'en a pas moins été complet.

On injectera, par l'orifice externe avec la seringue; par l'orifice interne à l'aide d'une sonde coudée n° 5 ou 6 et conduite jusque sur la fistule.

Quand la prostate, par suite de suppurations successives

ou de fonte tuberculeuse, est entièrement ou en grande partie éliminée, quand il y a, en un mot, une caverne prostatique, on devra faire des irrigations continues avec l'instrument du Dr Reliquet, et on se servira suivant ses conseils, soit d'eau tiède simple, soit d'eau tiède phéniquée à 0,50 pour 1000. Ce moyen apporte un grand soulagement aux malades, qui peuvent se faire eux-mêmes ces injections très facilement.

X. — PROSTATITE CHRONIQUE.

La prostatite chronique succède à la prostatite aiguë. Elle appartient, par sa forme et par son écoulement, aux sécrétions chroniques du canal de l'urèthre, connues sous le nom générique de *goutte militaire*.

L'écoulement de cette prostatite consiste en un liquide opalin ou légèrement jaunâtre, renfermant du liquide prostatique et du muco-pus.

Elle annonce généralement un état sub-inflammatoire de la glande, pouvant subir des poussées aiguës avec toutes les conséquences. M. Terrillon en fait une manifestation tuberculeuse, dans la plupart des cas.

Il peut aussi très bien se faire que cette suppuration profonde puisse être souvent occasionnée par un rétrécissement du collet du bulbe, et une ulcération située en arrière du rétrécissement.

Nous verrons, quand nous traiterons les blennorrhées, quel est le traitement réservé à chaque forme d'écoulement.

Pour la prostatite chronique les instillations de nitrate d'argent conviennent très bien tant que la prostatite n'est pas sous l'influence de la tuberculose; dans lequel cas on devrait y adjoindre le traitement général et l'hygiène des tuberculeux; sans quoi le traitement local perdrait beaucoup de son efficacité.

La *prostathorrée*, qu'on ne doit pas confondre avec la *spermatorrhée*, se traduit par une sécrétion abondante de liquide prostatique. Elle se rencontre en dehors de toute influence pathologique et constitue un inconvénient plutôt qu'une maladie. Mais, comme des individus peuvent se croire atteints de *spermatorrhée* et que le plus souvent ils ne tardent pas à tomber dans l'hypocondrie, l'examen microscopique du liquide est absolument indiqué, pour les tranquilliser ; et on leur ordonnera une médication tonique, en même temps qu'on leur recommandera de pratiquer des rapports sexuels.

XI. — Lésions du système lymphatique et du tissu cellulaire.

Nous avons vu, dans les deux maladies que nous venons d'étudier, syphilis et chancre simple, que le système lymphatique participait toujours aux manifestations de ces deux affections.

Dans la blennorrhagie, rien de semblable ; la lymphite et l'adénite sont extrêmement rares. Cependant on observe quelquefois dans la blennorrhagie des lymphites de la verge pouvant se terminer par suppuration, et donner lieu par la propagation inflammatoire du tissu cellulaire à un phlegmon circonscrit du fourreau de la verge.

Ces abcès du fourreau présentent, lorsqu'ils s'ouvrent à la peau, une très grande analogie avec les chancres infectants du fourreau (pl. XIV, fig. 4).

C'est bien au premier abord cette coloration rouge musculeux ; mais en examinant avec attention on voit le fond de la plaie parsemé de petits orifices, quelques-uns assez gros pour admettre une soie de sanglier, ainsi que nous avons eu l'occasion de le voir une fois dans le service de M. Horteloup. De plus l'aspect de la plaie n'est pas aussi régulier que dans le cas de chancre.

Quand on palpe la partie malade, au lieu de constater cette rénitence parcheminée du chancre, on ne sent qu'un empâtement diffus, plus ou moins large, dépassant les limites de la plaie, et se prolongeant par un pédicule jusqu'au canal de l'urèthre. L'abcès forme quelquefois saillie au-dessus de la peau, ce qui déforme la verge.

La douleur provoquée par la pression est quelquefois très vive.

Le début de ces abcès a lieu au moment de la période aiguë de la maladie. Ils sont peu graves par eux-mêmes et se terminent sans laisser de traces.

Les fistules consécutives sont extrêmement rares.

Nous avons vu un abcès uréthral situé sur la face inférieure et du côté droit, d'une dureté cartilagineuse, bosselé et communiquant avec le canal de l'urèthre. Par suite la verge était œdématiée.

Une autre fois, un abcès semblable avait déprimé les parois du canal et occasionné un rétrécissement momentané.

Il arrive que l'on trouve sur l'orifice du méat des petits abcès au nombre de cinq ou six, quelquefois plus.

Le *traitement* consiste en cataplasmes arrosés d'eau phéniquée; dès que l'abcès est fluctuant, il faut l'ouvrir et faire ensuite des pansements antiseptiques.

Si l'urine sortait par la plaie, il faudrait sonder le malade chaque fois qu'il a envie d'uriner, pour empêcher le contact de l'urine avec la plaie.

Qnant à l'adénite inguinale, elle s'observe quelquefois à la suite de fatigues, de marches, mais elle n'aboutit jamais à la suppuration.

Si elle était douloureuse au point d'empêcher la marche, on se trouve bien d'appliquer une couche de ouate assez épaisse maintenue par un bandage en spica. Mais la douleur n'est jamais assez forte pour obliger les malades à garder le lit.

Le diagnostic de cette adénite d'avec celle des chancres est facile.

Dans le chancre infectant, l'adénite est indurée; les ganglions roulent sous le doigt. Avec le chancre simple, les ganglions sont douloureux et plus volumineux que dans l'adénite de la blennorrhagie. Nous renvoyons d'ailleurs le lecteur à ce que nous avons dit sur le diagnostic du chancre infectant de l'urèthre, dans lequel cas l'adénopathie contribue à différencier l'écoulement chancreux de l'écoulement blennorrhagique.

XII. — ARTHRITE ET SYNOVITE.

Pendant le cours d'une blennorrhagie, on voit quelquefois survenir des douleurs dans les articulations et dans les synoviales articulaires et tendineuses, que l'on a voulu rattacher directement à la blennorrhagie et qu'on a rangées sous le nom générique de *rhumatisme blennorrhagique.*

S'il nous fallait passer en revue toutes les théories qui ont été exposées, les unes pour expliquer la relation immédiate qui existe entre l'arthrite et la blennorrhagie, les autres pour prouver qu'il n'y a qu'une coïncidence, cela nous entraînerait trop loin et ne pourrait trouver sa place que dans un grand traité didactique.

Il n'est pas douteux que, chez des rhumatisants, la blennorrhagie puisse provoquer l'éclosion d'une attaque de rhumatisme; que cette diathèse, qui était jusque-là restée à l'état latent, se manifeste par suite de l'écoulement uréthral. Mais, de là à vouloir faire de ce rhumatisme une manifestation blennorrhagique, cela nous semble impossible, *à moins que l'on fasse de la blennorrhagie une maladie constitutionnelle,* ce qui est absolument contraire aux faits cliniques. Si l'on considère en effet le nombre d'individus qui ont ou ont eu la chaudepisse et qui n'ont jamais souffert de douleurs dans les articulations ou dans les gaines tendineuses, il est bien préférable de ne voir dans le rhumatisme pendant l'écoulement qu'une simple coïncidence. Il nous semble aussi impossible de vouloir rapporter la blennorrhagie à une manifestation du rhumatisme sur l'urèthre, par la raison que l'on voit nombre de rhumatisants qui n'ont jamais eu de blennorrhagie. Aussi, en attendant que l'on puisse expliquer la relation qui existe entre ces deux maladies, la seule chose que l'on ait à faire pour le moment est de les soigner et de tâcher de les guérir.

On a également voulu donner comme caractère du rhumatisme blennorrhagique qu'il était ordinairement monoarticulaire; mais ce caractère tombe encore devant les faits cliniques, entre autres celui-ci, lorsqu'il siège à la main ou au pied et qu'on voit toutes les articulations prises; on ne peut donc pas dire qu'il soit mono-articulaire. La seule chose qui pourrait faire distinguer le rhumatisme survenu pendant la blennorrhagie, c'est qu'on le voit quelquefois prendre le caractère purulent, mais encore faut-il tenir compte de la constitution des malades.

Les synovites tendineuses n'ont pas de caractère spécial.

Mais, comme le rhumatisme, elles s'accompagnent de vives douleurs. Quant aux manifestations cérébrales, elles ne sont pas admises par tous ceux qui admettent la forme blennorrhagique du rhumatisme; mais nous ne voyons pas pourquoi le rhumatisme qui se déclare dans la blennorrhagie respecterait plutôt les méninges que les autres séreuses. Il est d'ailleurs assez rare de voir ces complications méningitiques dans le rhumatisme.

Le diagnostic et le pronostic sont les mêmes que pour tout rhumatisme, et on devra dans tous les cas tenir compte de la constitution des individus.

Le traitement consiste en bains sulfureux, en salycilate de soude à 4, 6, 8 grammes par jour, en benzoate de soude de 1 gramme à 1 gr. 50 toutes les trois heures; poudre de Dower, et, eu égard à la nature anémiante de la blennorrhagie, des toniques sous toutes les formes.

Nous en dirons autant des périostites et des iritis qui se montrent pendant le cours d'une blennorrhagie; elles sont sous la dépendance de la diathèse rhumatismale, et leur traitement est le même que celui des autres manifestations arthritiques.

XIII. — OPHTHALMIE PURULENTE.

S'il est, dans le cours d'une blennorrhagie, une complication qui peut être considérée comme grave, c'est assurément l'*ophthalmie purulente*, qui serait mieux désignée sous le nom d'*ophthalmie virulente*. Seulement, cette complication ne se développe pas spontanément : il faut qu'il y ait contact du pus uréthral ou vaginal avec la conjonctive oculo-palpébrale.

Avant d'en décrire les symptômes, il est important de

savoir que le *pronostic* est extrêmement sérieux, la *marche*
tellement rapide que·l'œil peut être perdu *dans les vingt-
quatre heures*. Aussi faut-il dans certains cas user du traitement le plus énergique, le plus brutal même, pour conjurer
à tout prix le résultat funeste et inévitable de cette redoutable ophthalmie.

Symptômes. — Les malades ressentent au début quelques
petites démangeaisons, des picotements légers; ils éprouvent une sensation analogue à celle que produiraient de petits graviers dans l'œil. Les paupières deviennent rouges,
œdémateuses; il y a quelquefois une difficulté plus grande
à ouvrir les yeux ; les larmes deviennent plus abondantes et prennent même un caractère de mucus. La conjonctive palpébrale est rouge, enflammée; cette inflammation gagne la conjonctive oculaire, qui présente une augmentation de volume de tous ses vaisseaux; ceux-ci se
dilatent, deviennent flexueux et forment bientôt autour de
la cornée un chémosis plus ou moins considérable.

La sécrétion lacrymale, de muqueuse qu'elle était, prend
un aspect muco-purulent, puis complètement purulent. Le
pus devient abondant, et, au bout de quelques heures, on
le voit sourdre dans le grand angle de l'œil. Quand on
entr'ouvre la fente palpébrale, il coule sur la peau des
joues et marque sa trace sous forme d'érosions superficielles entourées d'érythème. Le pus est crémeux, épais,
verdâtre, analogue à celui de l'urèthre. Au fur et à mesure que l'inflammation s'accentue, l'œdème des paupières
augmente, au point que ces dernières retombent sur la
joue sous forme de tumeur rouge sombre, atteignant quelquefois le volume de la moitié d'un œuf. Quand l'œdème
est moins considérable et que l'on peut retourner les paupières, on trouve la conjonctive palpébrale dépolie, rouge
sombre, granulée et sécrétant le pus par toute sa surface.
La cornée, à cette phase de la maladie, a perdu de son poli
et de son brillant et présente un aspect terne, rougeâtre,
bordé d'un bourrelet œdémato-sanguin constitué par le
chémosis. Au fur et à mesure que l'inflammation continue,
la cornée s'ulcère, l'iris fait hernie à travers la plaie, le
cristallin le suit peu après, et l'œil se vide complètement

en ne laissant plus à sa place qu'un moignon rougeâtre.

Dans un degré moindre où la cornée a été ulcérée, si le traitement est assez énergique pour cicatriser la perte de substance, elle prend une teinte blanc bleuâtre, désignée sous le nom de *leucome;* quelquefois même, il en résulte un *staphylome opaque.* Dans ces deux cas, malgré l'intégrité des couches profondes de l'œil, la vision n'en est pas moins irrémédiablement perdue.

Quand on a pu intervenir dès le début de la maladie, les désordres se bornent à la conjonctive seule. La conjonctive palpébrale présente encore pendant quelque temps de fines granulations, et la conjonctive oculaire, une rougeur diffuse qui disparaît peu à peu.

L'ophthalmie débute généralement sur un seul œil; mais elle peut se propager à l'autre si l'on ne prend pas de précautions hygiéniques et de propreté, destinées à protéger l'œil sain. Ainsi, en dormant, le malade peut porter la main à ses yeux et s'inoculer le pus à l'autre œil. Ou bien, en se couchant du côté sain, le pus peut couler par-dessus la racine du nez et venir contagionner l'autre organe. Aussi le traitement consiste-t-il en soins thérapeutiques et en soins de propreté.

Traitement. — Dans la forme grave, il faut cautériser avec le crayon d'azotate d'argent soit pur, soit mitigé. Pour cela, il faut retourner les paupières de façon à voir la face conjonctivale, et l'on cautérise cette face et les culs-de-sac inférieurs et supérieurs, en ayant soin d'éviter de passer le crayon sur la cornée; dès que la cautérisation est faite, on arrose avec un pinceau imbibé d'une solution d'eau salée à saturation, de façon à neutraliser l'azotate d'argent en excès; il se forme alors du chlorure d'argent, qui est inoffensif. Ce procédé est horriblement douloureux, mais il est important de le faire, car il s'agit de sauver l'œil malade. On renouvellera ces cautérisations deux ou trois fois par jour, et dans l'intervalle on fera couler constamment de l'eau contenant une solution antiseptique. On mettra des sacs de glace sur l'œil.

Du côté sain, on appliquera un bandeau légèrement compressif formé d'ouate, maintenu avec des bandes de flanelle, qui ont l'avantage de ne pas glisser. Et il sera bon de faire de temps à autre sur ce bandeau des pulvérisations anti-septiques.

On traitera en même temps l'état général; on donnera des purgatifs salins, des drastiques : jalap, eau-de-vie alle-mande, calomel à la dose de 30 centigrammes ou bien à dose fractionnée de 5 à 10 centigrammes toutes les deux heures.

Pour calmer les douleurs et faciliter le sommeil, on peut donner une potion de chloral :

Chloral..............................	2 gr. 50
Eaü distillée........................	10 gr.
Sirop de menthe.....................	30 gr.

que l'on fera prendre le soir en deux prises.

Ou bien une pilule d'extrait d'opium, 10 centigrammes.

On instillera en même temps dans l'œil un collyre à l'atropine (10 centig. pour 30 gr.) dans le cas où la cornée serait prise et pour éviter la hernie de l'iris.

Si l'ophthalmie n'était qu'à son début, on se contenterait de faire des cautérisations légères avec une solution de nitrate d'argent au 100ᵉ ou au 50ᵉ; si cela n'était pas suffi-sant, on prendrait un crayon mitigé de Desmarres.

Contre le chémosis, le seul procédé à employer est de faire l'excision de tout le bourrelet et même d'une partie de la conjonctive bulbaire.

Quand la guérison sera achevée et qu'il n'y aura plus de craintes à redouter, on continuera néanmoins les cautérisa-tions, afin d'éviter les récidives.

XIV. — CONJONCTIVITE RHUMATISMALE.

Il arrive quelquefois de rencontrer dans le courant d'une blennorrhagie une conjonctivite catarrhale, caractérisée par une sécrétion purulente. Cette forme d'ophthalmie est surtout une forme rhumatismale, et elle peut se développer sponta-nément sous l'influence de la diathèse, par suite d'une cause quelconque, le froid par exemple. Elle est bien moins douloureuse que l'ophthalmie virulente et ne s'accompagne pas de cette inflammation vive que l'on constate sur les paupières, et de plus la marche est beaucoup plus lente. Si l'on examine le globe oculaire, il est facile de constater que l'œil conserve son aspect brillant ; si la conjonctive bulbaire est injectée, il n'y a pas menace de chémosis.

Cette conjonctivite ne présente aucune gravité, elle demande seulement à être surveillée ; quant au traitement, il consiste à instiller un collyre astringent à la dose de 10 centigrammes pour 50 grammes d'eau ; si elle passait à la forme virulente, on la traiterait comme nous l'avons indiqué plus haut.

CHAPITRE III

MARCHE, DURÉE, TERMINAISON DE LA BLENNORRHAGIE

La blennorrhagie évolue le plus souvent sans présenter aucune des complications que nous venons de décrire.

Sa marche s'effectue régulièrement, en passant par ses trois périodes, dont la durée, quelquefois très courte, d'autres fois très longue, oscille entre six semaines à trois mois. La guérison s'annonce par une cessation complète de la douleur en urinant; les érections deviennent de moins en moins douloureuses. Les désirs vénériens reparaissent avec une intensité d'autant plus grande que l'écoulement a duré plus longtemps; la sécrétion ne se manifeste plus que par un écoulement blanc jaune, analogue à celui qui a marqué le début, et ne tarde pas à disparaître par les injections. Néanmoins on devra continuer celles-ci pendant quelques jours encore, car il ne faut pas croire que la disparition totale de l'écoulement indique la guérison complète; il faut bien se persuader que le canal n'a pas encore repris son intégrité parfaite; il est encore dans un état sub-inflammatoire, que le moindre rapport sexuel suffit à ramener à l'état aigu. Aussi doit-on, tout en ne faisant aucun traitement, laisser son organe dans un repos aussi complet que possible. Il ne faut pas se dissimuler que cette partie du traitement est la plus difficile à faire exécuter par les malades, *jeunes* ou *vieux*. Pour eux, du moment qu'il n'y a plus d'écoulement, ils n'ont plus la chaudepisse. On a beau leur dire, beau leur observer que le moindre coït fera sûrement revenir l'écoulement; rien n'y fait. Ils promettent bien de suivre les conseils ; mais, à peine hors de portée de la voix, ils recommencent à avoir des rapports sexuels pour voir si l'on a raison de les leur interdire. Et le lendemain, ou le jour suivant au plus tard, ils reviennent avec une mine allongée demander un nouveau traitement. Dans ce cas, la prescription n'est pas longue à formuler : il n'y a qu'à recommencer. Généralement, quand la récidive est guérie, les malades ne songent plus à courir de nouveaux risques. Ils deviennent d'une sagesse exemplaire. Mais d'autres recommencent, se guérissent de nouveau et passent leur temps à soigner leur chaudepisse et à en contracter une récidive. D'autres, au contraire, laissent aller, ne se soignent plus; la blennorrhagie passe de l'état aigu à l'état subaigu, mais celui-ci passe alors à l'état chronique et constitue ce que l'on appelle la *blennorrhée*, affection qui appartient à la classe des *écoulements chroniques de l'urèthre*, lesquels constituent un état pathologique tout à fait distinct. La durée en est souvent très longue, et la guérison se fait attendre des semaines, des mois, des années· et ils sont souvent une cause d'hypocondrie pour les malades qui en sont atteints.

CHAPITRE IV

BLENNORRHÉE

La *blennorrhée* se montre surtout après les blennorrhagies mal soignées ou entretenues par des excès de coït ou de boissons. Elle est caractérisée par un suintement uréthral plutôt que par un véritable écoulement. De temps à autre, le matin surtout, dans le courant de la journée, les malades remarquent une grosse goutte de pus ou de muco-pus à l'orifice du méat. Déposée sur un linge, elle forme une tache jaunâtre entourée d'une aréole semblable à de la gomme.

Cette sécrétion peut, sous une influence quelconque, prendre de la suractivité et avoir le caractère d'un véritable écoulement. Les malades saisissent leur seringue, se donnent une injection : l'écoulement s'arrête pendant un ou deux jours ; ils se croient guéris, recommencent leurs excès : l'écoulement ne reparaît pas encore ; par prudence, ils se donnent une nouvelle injection, continuent leur genre de vie, et l'écoulement reparaît comme de plus belle. Nouvelle injection, nouveaux excès ; et ainsi de suite quelquefois pendant un, deux, trois ans et même plus. Il y en a qui ne voyagent jamais sans leur seringue. Mais d'autres finissent par ne plus prêter attention à leur blennorrhée ; *ils la soignent par le mépris*, comme on dit, et pendant ce temps-là, où l'insouciance tient lieu de thérapeutique, les rétrécissements s'organisent, lentement, insidieusement ; les envies d'uriner deviennent plus fréquentes ; les douleurs en urinant, qui avaient complètement disparu, reparaissent, et elles se manifestent non plus sur toute l'étendue du canal, mais seulement en un point limité *à la fosse naviculaire* et même *à l'orifice du méat*. Peu à peu les mictions deviennent plus fréquentes la nuit que le jour ; il se produit de la contracture spasmodique du col ; l'urine s'arrête au milieu de la miction, et les efforts musculaires ne peuvent parvenir à en expulser une seule goutte. D'autres fois, au contraire, les envies d'uriner sont tellement impérieuses que les malades n'ont, pour ainsi dire, pas le temps de sortir leur verge, et ils urinent dans le pantalon ; ou bien les malades veulent pisser, et l'urine ne sort que goutte à goutte. Les éjaculations sont très douloureuses, au point de rendre le coït impossible ; et les malades ne tardent pas à tomber dans une tristesse profonde, dans l'hypocondrie, et deviennent jaloux de tous ceux qu'ils voient se livrer aux plaisirs dont ils sont eux-mêmes privés.

D'autres, au contraire, se soignent sérieusement, et malgré cela l'écoulement ne disparaît pas ; ils se préoccupent de leur état, passent presque tout leur temps à se regarder la verge et à exercer des pressions pour en faire sortir une goutte de pus ; et, bien qu'ils puissent avoir des rapports sexuels, que la miction ne soit nullement entravée, ils n'en deviennent pas moins tristes et hypocondriaques.

Etiologie. — La blennorrhée [1] tient à plusieurs causes. La cause première est la blennorrhagie, qui finit par développer sur la muqueuse uréthrale des *granulations* analogues à celles qui se développent sur la conjonctive, d'où le nom d'*uréthrite granuleuse* donné par le Dr Désormeaux à cette première forme de la blennorrhée. Ces granulations, décrites par M. Désormeaux, qui les avait découvertes à l'aide de l'*endoscope*, ont été mises en doute par plusieurs pathologistes ; mais des autopsies nouvelles en ont fait découvrir sur l'urèthre des individus morts sans aucun autre accident des voies urinaires et qui étaient atteints d'écou-

---

1. Nous ne parlons ici que de l'écoulement chronique consécutif à la blennorrhagie. Les autres écoulements chroniques font plutôt partie de la pathologie générale des voies urinaires.

lement chronique. Le professeur Guyon en a fait représenter un cas typique dans la première planche de son
atlas, actuellement en cours de publication. Pour notre part,
nous avons rencontré des cas d'uréthrite chronique dans
lesquels nous ne pouvions pas invoquer le rétrécissement
comme étiologie, attendu que nous passions sans difficulté
les nos 21, 22 (filière Charrière) et 44, 46 (filière Béniqué).

Il faut également reconnaitre comme cause l'inflammation localisée dans quelques glandes de Morgagni et dans
les glandes de Littre. Les ulcérations du canal sont également une cause d'écoulement chronique.

Le rétrécissement pénien congénital est encore une cause
de blennorrhée après une ou plusieurs blennorrhagies. La
raison en est que derrière le rétrécissement il y a toujours une cavité assez profonde où vient s'accumuler
l'urine à la fin de chaque miction et par sa présence produit une ulcération, source d'une suppuration incessante.
Aussi, quand le sujet contracte la blennorrhagie, lorsque
celle-ci sera guérie, cette portion dilatée du canal conser-
vera un état sub-inflammatoire et entretiendra une suppuration constante. Il pourra y avoir en plus des granulations.

Le rétrécissement provoqué par la rupture de la corde
(voir page 417) rentre dans la catégorie ci-dessus, et les
symptômes seront les mêmes.

Les rétrécissements qui sont le plus fréquemment la
cause de la blennorrhée siègent surtout *au niveau du collet
du bulbe,* et derrière le rétrécissement se trouve également
une cavité qui est dans les mêmes conditions que celles
ci-dessus.

Diagnostic. — En présence d'un écoulement chronique du
canal de l'urèthre, la première question à élucider, c'est de
savoir de quelle façon s'effectue la miction. Si le malade ne
se plaint d'aucun trouble de ce côté, si les nuits ne sont
pas employées par le malade à se lever toutes les heures
ou toutes les deux heures pour uriner, on peut écarter à
coup sûr l'éventualité d'un rétrécissement. Ceci fait, avant
de se livrer à l'examen du canal de l'urèthre, *qu'il est toujours absolument indispensable de faire,* on interrogera le

28

malade sur les maladies antérieures qu'il a pu avoir, si dans son enfance il a eu des croûtes dans les cheveux, s'il a eu des écouléments d'oreille, des ganglions engorgés à la région cervicale, ce que les gens du monde appellent du nom générique de *glandes;* s'il existe des traces de scrofule et de tuberculose; et l'auscultation doit être pratiquée.

Quand on a eu tous ces renseignements, il faut alors procéder à l'examen du canal de l'urèthre.

Bien que l'on ait la conviction qu'il n'y a pas de rétrécissement, il faut néanmoins en avoir la certitude complète, et alors on procède au *cathétérisme.*

Exploration du canal de l'urèthre. — Le malade est couché, et l'on se tient de façon à avoir la main qui opère en rapport avec la face inférieure de la verge, c'est-à-dire, si l'on se sert habituellement de la main droite, on se place à droite du malade; si l'on est gaucher, on se place à gauche. On peut à la rigueur s'exercer à pratiquer le cathétérisme des deux mains indistinctement; mais, pour faire les examens du canal de l'urèthre, il faut toujours se servir de la main la plus exercée. L'opérateur, placé près de son malade, doit veiller à ce que ce dernier ne prenne pas de point d'appui avec ses pieds ou avec les mains, efforts qui auraient l'inconvénient de rendre le cathétérisme impossible sinon difficile. On doit également faire attention à ce que le malade ne penche pas la tête en avant pour regarder ce qu'on lui fait. Aussi le lit, la chaise longue sur laquelle il est placé doit être dépourvue d'oreiller volumineux. La tête doit être légèrement soulevée, de façon à ne pas avoir de difficulté pour respirer. Nous nous servons d'une chaise longue sans bras, à dossier mobile, de façon à pouvoir donner au malade une position presque horizontale. Ce dossier a de plus l'avantage de pouvoir admettre les hommes de la plus grande taille sans que les pieds dépassent le bord antérieur de la chaise [1].

Ces dispositions étant faites, on prend une bougie conique olivaire n° 17 ou 18, calibre normal de l'urèthre, et, après l'avoir enduite de cérat ou d'axonge de préférence à tout

---

1. La longueur totale de la chaise, le dos abaissé, est de 2 m. 10.

autre corps gras [1] on l'introduit très doucement, afin que ce premier examen donne non seulement *l'état du canal comme calibre, mais l'état des parois du canal.*

Lorsque l'on sonde un individu dont le canal est sain, le cathétérisme, que l'on doit toujours pratiquer avec beaucoup de précautions, se fait sans difficulté ; la sonde ou la bougie entre tout droit dans la vessie. On n'est arrêté qu'à un seul point, au niveau du collet du bulbe ; mais, en recommandant au malade de respirer largement, il se produit un relâchement des muscles constricteurs de l'urèthre, et l'on franchit l'obstacle. Quand la sonde est dans la vessie, on a la sensation d'une compression régulière exercée sur la sonde par toute l'étendue de l'urèthre.

Dans un urèthre malade, il y a d'abord, pour ainsi dire, une certaine répugnance de la part du canal à recevoir la sonde ; quand on introduit le cathéter, on sent une résistance des parois de l'urèthre pour se laisser distendre ; et on éprouve quelques moments d'arrêt, dus à la contraction spasmodique du canal ; mais, en employant de la douceur, on arrive dans la vessie.

Quand on s'est ainsi assuré qu'il n'y a pas de rétrécissement, il faut alors examiner les parois du canal. Pour cela, on prend une petite bougie dite à béquille, n° 8 ou 9, et on l'introduit dans le canal [2]. Dans le cathétérisme avec cette forme de bougie, le bec de l'instrument est en rapport avec les parois du canal. On procède comme plus haut, avec beaucoup de douceur et de lenteur, et, à peine le bec arrive-t-il au contact d'un point malade où existent des granulations, l'on sent immédiatement une contraction du canal, et le malade accuse une douleur très vive, analogue à celle

---

1. Nous nous servons de la pommade suivante :

      Cire blanche...................... 10 gr.

Faire fondre et mélanger avec :

      Vaseline...................... 40 gr.

Et ajouter :

      Acide phénique...................... 50 centigr.

2. On doit être prévenu que ces petites bougies sont plus douloureuses que les autres.

de piqûres d'aiguille, et qu'il n'avait pas ressentie dans le cathétérisme avec la grosse sonde. On attend une ou deux secondes, et l'on continue l'introduction ; quelquefois le cathétérisme se fait sans autre arrêt, mais chaque fois que le bec vient en contact avec un point malade, la même contraction spasmodique se reproduit avec la même douleur ; et, pour peu que l'on ait l'habitude du cathétérisme et que l'on rencontre souvent des cas semblables, on arrive à reconnaître la sensation produite par le bec de la sonde sur les granulations avant même que la contraction se produise [1].

Lorsqu'on veut procéder à l'examen du canal pour savoir s'il y a un *rétrécissement*, on devra, avant de procéder au cathétérisme, tenir compte de la conformation extérieure de la verge et savoir que *l'hypospadias se complique très-souvent d'un rétrécissement pénien congénital*, lequel est absolument indilatable par la dilatation temporaire progressive. Dans ces conditions-là, il peut très bien se faire qu'il n'y ait qu'un seul rétrécissement ; mais il peut arriver aussi que, celui-ci franchi, on en rencontre un second, situé au lieu d'élection, c'est-à-dire au niveau du collet du bulbe. Ces derniers, consécutifs à la blennorrhagie chronique, sont causés par elle seule et non par les *injections*, comme on se plaît à le dire bien souvent, car nous connaissons des faits de rétrécissements très étroits, chez des individus qui n'avaient jamais pris que des balsamiques. Ils sont d'une organisation très lente et sont produits par une hyperplasie fibro-conjonctive sous-muqueuse, consécutive à l'inflammation chronique de l'urèthre en ce point. Ils sont généralement curables par la dilatation progressive, mais d'autres fois aussi on est obligé de pratiquer l'uréthrotomie. Il est d'ailleurs facile de reconnaître ces rétrécissements. Après avoir pratiqué le cathétérisme de toute la région spongio-pénienne, on est subite-

---

1. On complétera l'examen par un interrogatoire du malade, pour savoir s'il n'a pas eu d'éruptions dartreuses, ou bien s'il n'a pas eu une conjonctivite granuleuse autrefois. Il se peut que le malade n'ait pas observé ces manifestations herpétiques ; mais elles ne servent d'ailleurs qu'à établir une simple analogie avec la lésion du canal. Une blennorrhagie longue peut à elle seule produire ces granulations.

ment arrêté par un obstacle au devant de la sonde, obstacle combiné d'une contraction spasmodique, sensation bien différente de celle produite par le *tonus* du canal. Dans ce dernier cas, on sent que l'on peut vaincre la résistance, tandis que dans le cas de rétrécissement c'est impossible.

Il arrive cependant que le canal de l'urèthre, par suite d'une contraction spasmodique énergique, donne lieu à une erreur de diagnostic; cela se rencontre quand on prend une bougie très fine; le passage de celle-ci provoque une irritation, un agacement du canal, qui se contracte énergiquement sur la sonde et fait croire à un rétrécissement, tandis qu'en réalité il n'y a là qu'une contracture spasmodique. Pour vérifier l'état réel du canal, il faut prendre une grosse sonde, soit une sonde métallique, soit une sonde en gomme, et l'on voit l'instrument pénétrer sans difficulté dans le canal. Seulement, il ne faut pas écouter les supplications du malade, qui, voyant une petite sonde ne pouvoir pas être introduite dans le canal, se récrie en voyant que l'on se dispose à en introduire une plus grosse. Quelles que soient sa résistance et ses protestations, il ne faut pas en tenir compte, et il sera tout étonné de voir la bougie passer tout droit jusque dans la vessie. On peut cependant, en prenant une sonde conique olivaire, voir les mêmes phénomènes de contracture se produire, les parois du canal venant se serrer contre l'olive de la bougie. Dans ces cas, très rares d'ailleurs, on prendra une bougie ou une sonde cylindrique, et e cathétérisme s'effectuera sans difficulté. Si, malgré ces changements de sonde, on est arrêté en un point, et qu'après être resté quelques secondes on ne voie aucun signe qui annonce que le canal se laisse dilater, c'est qu'il y a un *rétrécissement*, et il faut alors s'assurer si le rétrécissement est *franchissable*.

Pour cela, on s'arme de deux choses : d'une petite bougie conique olivaire n° 6 ou 8, et de *beaucoup de patience*, car il arrive que l'on reste quelquefois dix, quinze, vingt minutes, une heure même avant de pouvoir pénétrer. Les premières tentatives sont quelquefois douloureuses; aussi ne faut-il pas espérer franchir le rétrécissement du premier coup. Il ne faut pas non plus chercher l'orifice du rétrécissement par

28.

de petits coups multipliés sur la face antérieure de celui-ci, car on provoque une contracture plus énergique. On ne doit pas non plus, après avoir tenté de franchir la partie rétrécie, retirer la bougie et recommencer le cathétérisme par le méat, car ces manœuvres irritent le canal, provoquent des spasmes; les parois du canal s'appliquent contre la sonde, et, chaque fois qu'on l'introduit, on pénètre de moins en moins profondément. Voici comment on doit procéder. On présente le bec de la sonde à la partie antérieure du rétrécissement et on cherche l'orifice en maintenant la bougie très droite. On reste dans cette position quinze à vingt secondes; si la bougie ne pénètre pas, on cherche un autre point, et ainsi de suite jusqu'à ce que l'on soit parvenu à trouver la lumière du rétrécissement.

Il arrive quelquefois, dans ces tentatives, que l'on éprouve la sensation que la bougie pénètre, on pousse la sonde dans le canal, mais bientôt le malade ressent de la douleur; dans ces conditions-là, on n'a qu'à lâcher la sonde, et on la verra ressortir par le méat. C'est que, tout simplement, elle se recourbe, se tord dans le canal, et elle semble ainsi pénétrer profondément, et, quand on la lâche, elle se redresse. Il arrive même que le bec de la sonde se recourbe contre le rétrécissement, puis, si l'on continue à pousser, le bec remonte le long de la paroi du canal, et bientôt on le voit ressortir par le méat. Tandis que, lorsque l'on pénètre dans le rétrécissement, la sensation est telle qu'on n'en peut pas douter, on est sûr d'être dans le rétrécissement; de leur côté, les malades ne manquent jamais de pousser un soupir de soulagement et de dire : « Ça y est, ça passe. » On peut croire être dans le rétrécissement et n'y pas être; mais, quand une fois on y est, on ne peut pas s'y tromper.

Le rétrécissement est franchi, il faut alors le traiter, et nous allons examiner la thérapeutique qui convient à chaque forme de la blennorrhée et à ses complications.

Traitement. — Le traitement de la blennorrhée est subordonné à la cause de l'écoulement chronique. Nous avons d'abord le traitement de l'uréthrite granuleuse sans rétrécissement, le traitement de cette uréthrite compliquée du rétrécissement, et enfin le traitement du rétrécissement.

Pour l'uréthrite granuleuse, on emploie les *injections profondes,* suivant le procédé de Magaud. On conduit une petite sonde coudée ou à béquille (n° 7 ou 8) jusque dans la vessie, ce que l'on reconnaît quand l'urine sort par le pavillon de la sonde; on retire alors la sonde d'un ou deux centimètres, et l'on fait l'injection en retirant la sonde. Habituellement, nous nous servons d'une solution de nitrate d'argent à la dose de 5 centigrammes pour 100 grammes d'eau. Suivant les résultats obtenus, on conserve cette dose, ou bien l'on augmente la proportion du sel jusqu'à 1 gramme et même 2 grammes pour 100. Si l'injection occasionnait quelques hémorrhagies, on redescendrait à une dose moins forte.

On peut employer aussi le nitrate acide de mercure, à la dose de deux gouttes pour 30 grammes d'eau (Reliquet); le permanganate de potasse, à la dose de 5 centigrammes pour 100 grammes d'eau (Bourgeois).

On peut également faire l'injection d'avant en arrière, et de cette façon on est sûr de toucher les points malades. Si ces granulations se rencontraient chez un sujet arthritique on prescrira les solutions arsenicales à l'intérieur, des bains sulfureux, des bains de mer. S'il y avait de l'eczéma, on donnerait préférablement des bains d'amidon ou des bains d'eau de rivière. Chez un lymphatique, on donnerait de l'huile de foie de morue, de l'arséniate de fer, des toniques, etc. Les injections doivent être pratiquées tous les deux ou trois jours, et le malade devra s'en donner dans la partie antérieure du canal avec une seringue ordinaire.

Le *traitement du rétrécissement* comprend deux méthodes, la *dilatation temporaire progressive* et la *dilatation brusque ;* mais cette dernière ne veut pas dire *dilatation brutale* ou *divulsion,* procédé que l'on doit rejeter de la façon la plus absolue.

La *dilatation temporaire progressive* consiste dans l'introduction d'une série de sondes de plus en plus grosses, jusqu'à ce que l'on ait atteint le calibre normal de l'urèthre. Voici le procédé le plus habituellement en usage :

On introduit une petite bougie suivant les règles que nous avons données plus haut (page 498), et on la laisse en place cinq ou six minutes, et immédiatement celle-ci retirée on en introduit une autre d'un numéro immédiatement au-dessus, qu'on laisse un peu plus longtemps, et on essaye une troisième. Si celle-ci passe, tant mieux ; mais, si elle ne peut pas être introduite, il ne faut pas insister, et l'on remet au lendemain la suite du traitement. Le lendemain, on recommence par la plus petite sonde, et on essaye d'en introduire deux ou trois numéros au-dessus. Si l'urèthre se laisse bien dilater, on peut considérer la partie comme gagnée et l'on continuera ainsi jusqu'à ce que l'on soit arrivé au numéro de la filière Charrière qui correspond au numéro de la filière Béniqué [1]; on poursuit la dilatation avec les cathéters en métal, jusqu'à dilatation complète, ce que l'on reconnait quand la bougie est également serrée dans toute l'étendue du canal. Mais il ne faut pas, sous prétexte que le cathétérisme devient plus facile, passer plus de quatre ou cinq bougies à chaque séance; en passer un plus grand nombre n'est pas prudent, car on a affaire à un canal malade, et il demande à être mené doucement. De plus, on a vu des prostatites se déclarer après le passage de plusieurs sondes successives. Quand le canal a recouvré son calibre normal, on fait encore pendant quelques jours des séances de dilatation avec les trois ou quatre derniers numéros, afin de pouvoir rendre au canal un diamètre égal partout, et surtout pour faire disparaître la cavité qui existe toujours derrière un rétrécissement.

Il arrive fréquemment que la dilatation seule suffit à tarir l'écoulement, par suite de la compression qu'exercent les bougies sur la muqueuse uréthrale. Elles agissent comme

1. La filière Charrière va de 1 à 30 ; les sondes sont graduées par tiers de millimètre. Le numéro 1 mesure 1/3 de millimètre. Le numéro 3 a 1 millimètre. Le numéro 30 a 10 millimètres ou 1 centimètre.

La filière Béniqué va de 25 à 60. Les bougies sont en étain ou en cuivre nickelé. Elles sont graduées par sixième de millimètre. Le numéro 25 mesure 4 millim. 1/6. Il correspond à peu près au numéro 12 de la filière Charrière. Le numéro 20 Béniqué correspond au 10 de Charrière. Chaque numéro de Charrière correspond donc au double de Béniqué. Le 17, calibre normal (sonde de trousse, 5 millim. 2/3), correspond au 34, 5 millim. 4/6.

modificateurs. Nous avons même eu l'occasion d'observer un fait assez singulier à l'hôpital du Midi. Parmi les malades de la salle sixième, il y en avait un qui, depuis sept ou huit mois , était atteint d'une blennorrhagie rebelle à toutes sortes d'injections; elle avait même conservé tout le temps un certain degré d'acuité, douleur en urinant et pendant les érections. Un jour, cet homme est pris de rétention d'urine; nous le sondons avec une sonde n° 17, et le lendemain nouvelle rétention, nouveau cathétérisme; le surlendemain, le malade nous dit que son écoulement a diminué de moitié; nous passons alors quelques bougies Béniqué, et huit jours après l'écoulement avait disparu. De ce fait, nous ne concluons pas que l'on doive pratiquer le cathétérisme pour guérir la blennorrhagie; seulement, en présence d'un écoulement intense durant depuis longtemps, l'on pourrait agir comme nous avons fait, et peut-être serait-on aussi favorisé dans le résultat.

Il faut maintenant être prévenu de certains incidents qui surviennent pendant la dilatation.

D'abord, quand on introduit quelques sondes, les envies d'uriner deviennent moins fréquentes, la miction beaucoup plus facile et moins longue; mais en même temps on observe une augmentation de l'écoulement. Ceci effraye les malades qui veulent renoncer au traitement. On doit alors les rassurer et leur dire qu'il n'y a rien d'inquiétant; cela tient au passage des sondes et à la diminution de l'obstacle dans le canal, ce qui fait que les matières purulentes qui séjournaient en arrière du rétrécissement s'écoulent plus librement au dehors.

Il arrive aussi, quand on est encore aux sondes de petit calibre et que la dilatation s'annonçait comme devant se poursuivre sans encombre, que le cathétérisme devient un jour impossible. Voici, du reste, ce que nous avons maintes fois pu constater par nous-mêmes : Nous introduisions par exemple les n°ˢ 4, 5, 6; ces numéros passaient facilement pendant deux ou trois jours de suite; nous voulions alors commencer par le n° 6, impossible de passer; le n° 5, même impossibilité, et il arrivait même que le n° 4 ne pouvait pas passer non plus. Quand pareille chose arrive, il n'y a qu'à serrer les sondes, remettre la séance au lendemain et il est certain que l'on passera, mais il faut alors commencer par le n° 4, et peu à peu, en débutant par un ou deux numéros inférieurs à la dernière bougie que l'on a introduite dans la séance précédente, on arrivera à terminer la dilatation sans être arrêté en chemin. Aussi faut-il, quand on commence la dilatation, ne pas aller *trop vite;* il vaut mieux consacrer trois ou quatre séances de plus à l'introduction des petites sondes que de vouloir tout de suite arriver aux forts numéros, car, dans ces conditions-là, on a à lutter contre les spasmes du canal de l'urèthre.

Un second cas peut se présenter : le rétrécissement admet le n° 5 ; après l'avoir laissé en place quelques minutes, on essaye alors le n° 6, mais il ne peut pas passer; on réintroduit alors le n° 5, et on le laisse *pendant une heure,* en ayant soin d'attacher à son extrémité antérieure un fil assez long, dans le cas où il viendrait à pénétrer trop profondément dans la région pénienne. Au bout d'une heure, on le retire, et le lendemain on recommence par le même numéro; on le laisse quelques minutes, et on introduira très probablement le n° 6, qu'on laissera une heure, et il est rare que deux ou trois séances de ce genre ne viennent pas à bout de cette difficulté dans le cathétérisme, qui tient à la contracture spasmodique compliquant le rétrécissement. Puis on continue la dilatation comme plus haut.

Si la dilatation devenait impossible au bout de quelques jours, si, après être arrivé au n° 11 ou 12, on ne pouvait pas aller plus loin, dans ce cas il n'y a plus rien à attendre de la dilatation temporaire progressive : il faut faire la dilatation brusque, c'est-à-dire l'*uréthrotomie interne.*

Il y a une autre indication de l'uréthrotomie interne, c'est quand les malades sont pris de frissons après le cathétérisme.

Dans ce cas, on ne doit jamais compter sur l'accoutumance du canal : c'est *jouer la vie du malade.* Lors même qu'on n'aurait pas de difficulté à introduire les petites bougies, il faut renoncer à la dilatation temporaire et faire immédiatement l'*uréthrotomie interne.* Dans de très rares exceptions même, on n'a d'autres ressources que l'*uréthrotomie externe.*

Pour combattre la fièvre, on fera prendre du sulfate de quinine, 50 centigrammes toutes les trois heures ; et on provoquerait des sueurs par tous les moyens possibles.

Uréthrotomie interne. — Nous n'avons pas à décrire ici les différents procédés, pas plus que les instruments en usage pour pratiquer cette opération. Mais, sans avoir de prévention contre tel instrument plutôt que contre tel autre, nous préférons ceux dans lesquels il n'y a aucun mécanisme que l'on soit obligé de faire manœuvrer pour sectionner le rétrécissement. Dans cet ordre d'idées, l'uréthrotome Maisonneuve réalise la perfection des instruments employés pour cette opération. Il se compose d'une petite bougie conductrice munie à son extrémité extérieure d'une petite armature en cuivre sur laquelle se visse un conducteur en acier malléable que l'on peut incurver à son gré. Ce conducteur présente une cannelure qui parcourt toute son étendue. La lame de l'uréthrotome a une forme triangulaire. La base est soudée à l'extrémité d'une longue tige d'acier mince, flexible, mais très résistante ; les deux bords de la lame, l'antérieur et le postérieur, sont extrêmement tranchants, et le sommet de la lame est émoussé et arrondi.

Pour procéder à l'opération, on a soin de donner la veille au malade un purgatif salin, et le matin un grand lavement. Quand le malade est préparé, on introduit la petite bougie conductrice, on s'assure qu'elle est bien dans la vessie. On visse le conducteur, que l'on conduit à la suite de la petite bougie jusque dans la vessie, en faisant la manœuvre du *cathétérisme avec les instruments en métal.* Quand il est en place, on tend la verge le long du conducteur, et on introduit la lame dans la cannelure. La verge est maintenue entre le médius et l'annulaire, le pouce et l'index servant à écarter les lèvres du méat pour introduire la lame de l'uréthrotome, et c'est ici que nous devons faire remarquer la merveilleuse ingéniosité de cette lame. Sa largeur est du même diamètre qu'un urèthre normal. Son sommet mousse suit toute la paroi du canal et ne cause aucune lésion ; mais tout ce qui est plus étroit que le canal est immanquablement sectionné par le bord tranchant de la lame. En deux mots, tout ce qui est malade est coupé, toute la partie saine est respectée. On doit s'attendre quelquefois à déployer une très grande force pour sectionner les rétrécissements; aussi la manœuvre de la lame exige un mouvement de progression continu et sans à-coup.

La section faite, on place une sonde à demeure.

On fera prendre du sulfate de quinine à la dose de 25 centigrammes trois fois par jour, et des tisanes diaphorétiques (de la bourrache par exemple). De temps à autre, toutes les deux heures, on donnerait une injection vésicale, une injection d'eau phéniquée au millième entre deux injections d'eau tiède (Reliquet). Si la fièvre se manifestait, on donnerait 50 centigrammes de quinine toutes les trois heures.

Nous avons entendu M. le Dr Tillaux, quand nous étions dans son service, raconter le fait suivant, qui rentre plutôt dans la classe des opérations sur l'urèthre; mais, comme le rétrécissement était dû à une blennorrhée, il trouve néanmoins sa place ici. Le malade ne pouvait pas supporter la plus petite bougie sans être pris de frisson. La dilatation temporaire était donc impossible, et il fallait néanmoins guérir le malade. M. Tillaux fit faire un long conducteur en baleine, et il fit adapter à la partie inférieure de l'uréthrotome et de la tige des anneaux pouvant glisser le long du conducteur. L'uréthrotomie fut faite sans difficulté et le malade rendu à la vie.

Enfin, quel que soit le procédé qu'on emploie, il faut toujours placer après une sonde à demeure ouverte aux deux bouts. On la laisse de vingt-quatre à trente-six heures, et, une fois retirée, on laisse le malade tranquille. Au bout de huit à dix jours, on reprend la dilatation temporaire progressive avec les Béniqué. S'il y avait encore de l'écoulement après la guérison du rétrécissement, on donnera quelques injections profondes légèrement astringentes.

Comme traitement consécutif, les malades devront, de temps à autre, se soumettre au cathétérisme, pour maintenir le canal de l'urèthre dans son calibre normal.

I. — BALANO-POSTHITE SIMPLE.

Nous avons vu que le chancre infectant, les plaques et le chancre simple provoquaient un phimosis, lequel à son tour se compliquait de balano-posthite. Indépendamment de cette étiologie chancreuse, la balano-posthite peut se développer par eun cause quelconque et provoquer à son tour un phimosis.

Les causes de la balano-posthite simple sont très nombreuses; la blennorrhagie provoque quelquefois une balano-posthite; le coït avec des femmes atteintes de leucorrhée, ou bien chez celles qui sont dans un état de malpropreté constante, les végétations sous-préputiales sont au nombre des causes. Il faut noter le phimosis congénital, ou bien le phimosis acquis; dans ces deux derniers cas, les malades ne peuvent se livrer à des soins de propreté, et la muqueuse balano-préputiale s'irrite, s'enflamme et entre en suppuration.

Nous venons de dire que la blennorrhagie causait quelquefois une balano-posthite; ces faits sont rares eu égard au grand nombre des individus qui sont atteints de blennorrhagie; mais il n'y a, pour ainsi dire, aucune observation de balano-posthite ayant occasionné la blennorrhagie. Ce qui prouverait encore la virulence du pus blennorrhagique, car il n'est pas admissible que du pus, venant incessamment baigner le méat urinaire ou la muqueuse uréthrale chez les hypospades, ne provoquerait pas une blennorrhagie.

Le début de la balano-posthite simple s'annonce par un prurit plus ou moins intense; le limbe préputial est rouge, enflammé. Cette inflammation se propage à la muqueuse du gland et du prépuce, et, quand on décalotte, on constate que les parties ont une coloration rouge sombre et sont le siège d'une cuisson très vive, exaspérée par la palpation ou par le grattage de la peau du prépuce.

La suppuration apparaît bientôt et augmente les douleurs; les malades pétrissent leur prépuce, leur gland; quelquefois les douleurs sont telles qu'ils ne peuvent pas dormir.

Quand la suppuration est à sa période d'état, et si le phimosis n'est pas formé, on voit, en découvrant le gland, que la muqueuse est excoriée, parsemée d'exulcérations. Elle a un aspect granuleux ; le pus sort en nappe de sa surface et de la rainure glando-préputiale. Toute la partie malade exhale une odeur âcre, infecte, analogue à celle produite par le pus des plaques muqueuses. .

Lorsque le phimosis est constitué, la peau du prépuce s'œdématie ; elle prend une coloration rose ou rouge sombre. Sur le limbe, on rencontre quelques petites ulcérations qui rendent la miction douloureuse quand les premières gouttes d'urine viennent les baigner.

La durée de la balano-posthite est de dix à quinze jours ; l'écoulement diminue de plus en plus, et les parties reprennent leur fonction normale. Le phimosis disparaît ; s'il restait à l'état permanent, on ferait la circoncision, mais le fait est rare ; de même, ces adhérences de la muqueuse balanique avec la muqueuse préputiale que nous avons observées avec les chancres sont également peu fréquentes. Néanmoins on les observe quelquefois. M. Jullien en a vu après une balanite qui avait duré deux mois. Rollet, cité par le même auteur, a observé un cas de gangrène locale de la peau du prépuce, produisant une perte de substance par laquelle le gland fit hernie au dehors. Mais ces faits se rencontrent plus fréquemment avec les chancres. De même, nous insistons sur ce fait : si une balano-posthite et un phimosis excédaient une durée de plus de trois semaines, on devra surveiller avec soin l'état général de l'individu, car il peut certainement se faire que ce soient des plaques muqueuses qui aient produit le phimosis, et, au lieu d'avoir affaire à un simple accident local, on se trouverait en présence de la syphilis.

Le diagnostic est facile, quand le phimosis et la balano-posthite sont symptomatiques de chancres infectants ou de chancres simples, on aura sûrement de l'adénite inguinale, et l'aspect extérieur des parties diffère du tout au tout de la balano-posthite simple. Nous avons d'ailleurs décrit suffisamment cette complication pages 56 et suivantes.

Le pronostic est tout à fait sans gravité.

Traitement. — Pour guérir rapidement la balano-posthite,

il faut s'abstenir de toute onction avec une pommade quelconque.

La seule chose à faire consiste, lorsqu'il n'y a pas phimosis, à décalotter et à promener le crayon de nitrate d'argent sur toute la surface de la muqueuse glando-préputiale. Dans l'intervalle des cautérisations, on fera des lavages répétés aussi souvent que cela peut se faire.

S'il y avait phimosis, on introduirait le crayon entre le gland et le prépuce, et l'on cautériserait toute la cavité. Dans le cas où le phimosis serait trop étroit, on ferait des injections de nitrate d'argent, 2 grammes pour 100 trois fois par jour, et de temps en temps on ferait baigner la verge dans une solution d'eau phéniquée.

A ce propos, nous avons été témoin d'un fait assez curieux. Un élève d'un lycée de Paris vint nous consulter pour une balano-posthite simple. Nous lui prescrivons le traitement ci-dessus. Mais comme les soins hygiéniques et de propreté n'ont pas encore pénétré jusque dans les établissements scolaires et que les jeunes gens qui veulent les pratiquer sont obligés d'avoir recours à tous les procédés imaginables pour se nettoyer les organes génitaux afin de ne pas éveiller la trop ridicule pudeur de l'administration, ce jeune homme était obligé de se laver la verge dans un verre à l'étude du soir, et il se pansait tant bien que mal ; malgré cela, la guérison se fit assez rapidement ; mais un de ses camarades qui n'avait aucun accident de la verge et qui se servait du même verre que lui, contracta le même accident ; ni l'un ni l'autre n'eurent la blennorrhagie. Il y a donc dans le pus de la balano-posthite un principe irritant suffisant pour enflammer la muqueuse ; mais il ne contient pas le principe virulent susceptible de provoquer une blennorrhagie.

II. — PARAPHIMOSIS.

Il arrive chez certains individus qui ont le prépuce trop étroit, et qui veulent décalotter, que le prépuce, une fois derrière la couronne du gland, ne peut plus être ramené en avant. C'est ce qui constitue le paraphimosis ; à ce premier degré, le prépuce peut encore être ramené par le médecin; mais, pour peu que le malade laisse écouler deux ou trois jours, les difficultés deviennent de plus en plus grandes, quelquefois même insurmontables.

Au début, les malades ressentent une constriction très douloureuse, comme si l'on entourait la couronne avec une corde mince très fortement serrée. Bientôt le gland devient turgescent, congestionné, la circulation se fait mal, l'œdème apparaît, et quelquefois les parties mesurent le double et le triple du volume normal. En raison de la déclivité de la verge, l'œdème se porte plutôt à la partie inférieure, et la muqueuse préputiale forme à la partie inférieure et en arrière du gland comme une poche pleine de liquide; dans un cas, le gonflement était tel que, lorsque l'on regardait les parties de profil, le malade semblait avoir un scrotum double, placé l'un devant l'autre.

Tandis que l'œdème se montre de plus en plus, on remarque sur le dos de la verge, immédiatement en arrière de la couronne du gland, une petite plaque gangréneuse, et une ou deux ulcérations sous forme de fentes, qui descendent de chaque côté. Dès que ces signes se montrent, on n'a plus rien à craindre, car il se forme là un débridement spontané.

Il peut arriver aussi que la peau du fourreau de la verge, immédiatement au-dessus de la plaie dorsale, devienne le siège d'un abcès, qui se présente là avec une couleur rouge sombre; dès que la suppuration est imminente, il faut inciser cet abcès; c'est un traitement indépendant de celui du paraphimosis.

Quand les malades se présentent avec un paraphimosis, on doit tenter de le réduire. Si les parties ne sont pas encore œdématiées et s'il n'y a qu'un commencement d'infiltration séreuse, on commence par bien enduire toutes les parties avec un corps gras, puis on entoure la verge avec un linge, de façon à éviter le glissement. On saisit alors la verge de la main gauche, et on exerce une compression assez forte sur toute la partie située en arrière du gland. Puis, saisissant le gland avec la pulpe des doigts de la main droite, on tâche de réduire son volume, en même temps qu'on exerce

une pression d'avant en arrière, et tandis qu'avec la main
gauche on attire en avant la peau de la verge. Cette manœuvre est très douloureuse pour les malades ; malgré cela,
il faut employer une certaine force et exercer une pression
assez énergique et continue. Il arrive que la réduction se
fasse tout de suite. Si elle ne se faisait pas, on appliquerait
des compresses résolutives, et l'on essayerait la réduction
le lendemain. Mais, si elle était encore impossible, on laisse-
rait les choses en place et l'on n'interviendrait que dans le
cas de gangrène.

Quand on se trouve en présence d'un paraphimosis avec
un œdème très considérable, on ferait préalablement quelques piqûres d'aiguille pour laisser écouler la sérosité, et
on tenterait la réduction, qui quelquefois se fait beaucoup
plus facilement qu'on ne le croirait, eu égard au gonflement
des parties.

Quand il y a menace de gangrène du gland, ce qui est du
reste assez rare, on fait le débridement de l'anneau sur la
face dorsale, et on devra aller avec précaution, à cause de
l'artère dorsale, qui donne quelquefois lieu à une hémorrhagie très difficile à arrêter. Mais il vaut mieux s'abstenir
de toute opération quand il n'y a aucune complication, l'ulcération spontanée qui se fait sur la face dorsale suffisant
pour faire cesser les phénomènes d'étranglement.

Consécutivement au paraphimosis, nous avons vu qu'il se
formait quelquefois sur la face dorsale des abcès du fourreau. D'autres fois, il peut se faire que le bourrelet situé à la
face inférieure de la verge et qui était le siège de l'œdème
se transforme en tissu fibreux, dur, rendant tout coït impossible. Le seul traitement consiste dans l'excision de la
tumeur. Pour cela, on taille par transfixion, sur la face antérieure du bourrelet, un lambeau un peu plus long que
l'épaisseur du bourrelet, on le dissèque aussi mince que
possible. Ce temps de l'opération demande beaucoup de
soin, car il faut s'attendre à travailler dans un tissu dur,
lardacé, criant sous le scalpel ; une fois qu'il est tout à fait
disséqué et qu'on est arrivé aux limites du bourrelet, on
détache celui-ci de sa face profonde et on l'enlève complètement ; on rapproche alors le lambeau, on l'applique sur la

face inférieure de la verge, et on place des serres-fines sur les bords, en même temps qu'on applique un pansement légèrement compressif avec des bandes étroites. S'il restait encore un peu de tissu sclérosé, il n'y a pas à s'en préoccuper, car la suppuration le fera disparaître.

III. — PHIMOSIS. — CIRCONCISION.

Le *phimosis* est produit par l'étroitesse du prépuce, qui ne permet pas de découvrir le gland.

De ce qu'un prépuce soit long comme celui représenté planche VI, figure 2, il ne s'ensuit pas qu'il y ait phimosis, car le malade pouvait décalotter ; il est vrai que, lorsqu'il le faisait, le gland, eu égard à l'étroitesse du prépuce, semblait passer comme dans un laminoir ; mais ceci ne constitue pas le phimosis ; il faut qu'il y ait impossiblité absolue de décalotter.

Le phimosis peut être *congénital* ou *acquis*.

Dans le premier cas, on observe quelquefois de l'atrésie du prépuce ; ce cas est assez rare. Ceux que l'on rencontre plus fréquemment consistent dans une étroitesse excessive de l'orifice préputial qui ne peut admettre un stylet de trousse. Le premier cas est une indication formelle de l'opération immédiate, sous peine de voir l'enfant succomber à une rupture de la vessie. Dans le second, la miction est difficile, et, dans les efforts que font les enfants pour uriner, ils sont exposés à des hernies inguinales, tantôt unilatérales, tantôt doubles.

En outre, l'irritation causée par l'urine provoque un certain degré d'éréthisme de la verge, et l'on voit alors des érections ou des demi-érections se produire chez les tout petits enfants.

Si l'orifice préputial est assez large pour ne pas gêner la miction, quand arrive l'adolescence les soins de propreté deviennent impossibles, et il se produit alors des balano-posthites extrêmement douloureuses par le prurit qu'elles occasionnent. Les végétations se développent sous le prépuce et provoquent des complications dont nous allons parler plus loin.

Le phimosis peut enfin être une cause de stérilité, par suite de la gêne causée à l'éjaculation par l'étroitesse du limbe, et le sperme coule en bavant le long du prépuce et ne peut pas pénétrer dans la cavité utérine.

Quant au phimosis *acquis* ou *accidentel*, nous n'avons pas à revenir sur cette question, que nous avons traitée à l'occasion des chancres infectants et des chancres simples. Reste encore la question du phimosis diabétique, qui présente quelquefois une forme analogue à celle des phimosis syphilitiques à forme grave. Mais, dans des conditions semblables, l'examen des urines lèvera tous les doutes.

Le pronostic du phimosis acquis ou congénital dépend des symptômes observés; ainsi la gêne de la miction consécutive à un prépuce étroit entraîne des complications du côté de l'urèthre, de la vessie et des reins.

Le phimosis ne peut être radicalement guéri que par l'intervention chirurgicale, dilatation ou excision.

La dilatation se fait avec le dilatateur à trois branches, qui permet de pouvoir distendre l'orifice préputial et de le ramener derrière la couronne du gland. Mais cette opération ne garantit pas contre les récidives, et elle peut être cause d'un paraphimosis; de plus, elle ne peut être employée qu'avec un prépuce court, dont l'orifice est assez large pour pouvoir admettre les trois branches du dilatateur. Avec un prépuce long, ce serait tout à fait inutile, car on aurait ramené derrière le gland une masse de tissus susceptibles de s'œdématier et de se scléroser et qui deviendraient ainsi aussi nuisibles, sinon plus, en arrière du gland qu'en avant.

Aussi l'opération dite *circoncision* est-elle réellement la seule qui produise des résultats absolument complets.

Plusieurs procédés sont employés pour enlever le prépuce. L'opération qui est le plus généralement en usage s'exécute de la façon suivante.

Après avoir placé la verge sur la direction du plan vertical médian du corps, on palpe avec la pulpe du doigt au niveau de la couronne du gland; puis, à un demi-centimètre en avant, on trace une ligne à l'encre ou avec de la teinture d'iode, ligne qui, partant du milieu de la région dorsale du prépuce, descende un peu obliquement en bas, contourne la face inférieure du prépuce et remonte de l'autre côté jusqu'à son point de départ. Ceci fait, on introduit à la région dorsale une pince à ligature entre le gland et le prépuce, et on saisit le prépuce entre les mors de la pince. On en fait autant à la face inférieure, et avec les deux pinces on fait tendre le prépuce en avant par un aide. On saisit alors, avec une pince à mors longs, le prépuce au niveau du trait à l'encre, et on le comprime fortement à l'aide des crans d'arrêt placés à la partie supérieure, et l'on sectionne d'un seul coup tout le prépuce. On enlève la pince, et en vertu de son pouvoir rétractile la peau remonte jusque derrière le gland. On a alors sous les yeux une surface saignante, qui n'est autre que la face profonde de la muqueuse et qui, elle, n'est pas rétractile ; on introduit alors entre la muqueuse du gland et la muqueuse préputiale une des branches de ciseaux, et l'on sectionne la muqueuse *exactement* sur la ligne médiane. L'incision faite, la muqueuse se rabat de chaque côté ; on favorise son développement avec une sonde cannelée, et l'on rapproche la muqueuse de la peau du fourreau avec des serres-fines. On place d'abord deux serres-fines à la partie dorsale, une de chaque côté de la section médiane de la muqueuse préputiale. Puis on en place une de chaque côté du frein, une sur chaque face latérale, et on complète les espaces intermédiaires avec d'autres serres-fines, jusqu'à ce que toute la circonférence de la verge soit entourée. Le lendemain, on en enlève quelques-unes, et deux ou trois jours après, suivant l'état des parties, on enlève le reste. D'ailleurs on ne peut tracer de règles fixes, car tout dépend de la marche de la cicatrisation.

On conseille, une fois la section médiane de la muqueuse faite, d'en exciser les angles ; mais nous n'en voyons pas la nécessité, car cela empêche l'adhésion parfaite des surfaces saignantes, et de plus le tissu cellulaire fait hernie entre les lèvres de la plaie, entre en suppuration et retarde la cicatrisation. Comme pansement, on enveloppe la verge avec une bande de tarlatane imbibée de glycérine phéniquée (glycérine 100, acide phénique 2).

Nous ne passerons pas en revue tous les systèmes de pinces qui ont été proposées; la seule qu'*on ne doive pas employer*, c'est la pince à mors fenêtrés, c'est-à-dire celle dont les mors présentent dans toute leur longueur une fente longue et étroite. Ceci a pour but d'éviter de blesser le gland; mais elle offre un inconvénient très grand : on introduit le bistouri dans la fente, et l'on commence la section de la peau; mais il arrive que les mors de la pince se croisent surtout quand il y a une grande quantité de tissus, et on se trouve arrêté au milieu de l'incision; on est alors obligé de recommencer l'incision au-dessous de la pince. D'ailleurs, en prenant les précautions voulues, il est rare que l'on blesse le gland, surtout si l'on dirige le tranchant du bistouri de façon qu'il fasse un angle très aigu avec la pince, car la lame glisse contre cette dernière, et il n'y a aucun danger pour le gland.

Pour éviter l'entrecroisement de la pince, entrecroisement qui se produit invariablement quand le prépuce est épais, nous avons fait construire par M. Favre une pince dont l'articulation, au lieu de se faire à la partie moyenne, se fait à la partie inférieure; et, pour rapprocher cette pince, une des branches est traversée par une vis longue sur laquelle un écrou à main la rapproche de l'autre branche; fixée ainsi à la partie inférieure et à la partie supérieure, le parallélisme est parfait, et la section du prépuce est aussi nette qu'on peut le désirer.

DEUXIÈME PARTIE

BLENNORRHAGIE CHEZ LA FEMME

CHAPITRE PREMIER

Nous venons de voir que la blennorrhagie de l'homme avait pour siège unique le canal de l'urèthre; chez la femme, la blennorrhagie peut occuper quatre points différents :

La vulve,

Le vagin,

L'utérus,

L'urèthre.

Il peut également se faire que, dans une blennorrhagie intense, toutes ces parties se trouvent atteintes par l'inflammation.

I. — VULVITE.

La *vulvite* s'annonce par une sensation prurigineuse, par une douleur cuisante plus ou moins intense. Quand les malades urinent, le liquide venant en contact avec la muqueuse malade provoque de véritables souffrances. Cette douleur n'a d'ailleurs rien de spécifique, car on la rencontre dans les éruptions eczémateuses, dans la fistule uréthrovaginale entre autres ou toute autre affection qui a provoqué des exulcérations sur la muqueuse; elle ne peut donc en aucune façon servir pour le diagnostic.

L'examen *de visu* fait constater une vive rougeur des parties ; les petites lèvres sont tuméfiées ; les interstices qui séparent celles-ci des grandes lèvres, dans la fente vulvo-vaginale, sont remplis par un pus jaune verdâtre épais. La sensibilité au toucher est si grande que les malades ne peuvent se livrer à des soins de propreté. Quand on écarte les petites lèvres, on voit le pus collecté dans la fosse naviculaire et à la partie antérieure du vagin. Pendant la marche, il s'écoule de chaque côté et provoque une rougeur érythémateuse des grandes lèvres et de la face interne des cuisses.

L'odeur qu'exhalent les parties est analogue à celle de la balano-posthite simple, c'est-à-dire âcre, fétide.

La vulvite peut passer à l'état chronique, et dans ce cas la sensibilité disparaît, et la coloration des tissus perd cette couleur rouge vif pour prendr une teinte plus sombre, tout en présentant encore de la suppuration moins abondante, mais tout aussi contagieuse qu'à l'état aigu. Cette forme s'observe plus particulièrement chez les femmes à tempérament lymphatique.

Le traitement de la vulvite consiste en des soins fréquents de propreté ; pour cela, il est préférable que les malades se servent de l'irrigateur, qu'elles rempliront d'un liquide détersif, tel que solution phéniquée au 100e, eau alcoolisée à une température tiède. Quant au traitement de la vulvite elle-même, on devra toucher les parties avec une solution d'azotate d'argent au 100e ou de permanganate de potasse à 5 pour 100.

Quant à l'érythème intertrigo, on saupoudrera les parties avec un mélange de poudre d'amidon (10 gr.) et sous-nitrate de bismuth (1 gr.).

Par-dessus tout, repos absolu de l'organe. Grands bains, bonne nourriture.

Contre la vulvite chronique, on pourra toucher les parties avec le crayon d'azotate d'argent ; on combattra la diathèse scrofuleuse ou lymphatique par les toniques, l'huile de foie de morue, les amers, les bains sulfureux, etc.

II. — VAGINITE.

L'écoulement purulent de la muqueuse vaginale est sans contredit la plus fréquente des affections blennorrhagiques.

La *vaginite* peut être primitive ou consécutive à une *vulvite ;* elle est *aiguë* ou *chronique*.

Les premiers symptômes de la vaginite sont marqués par une douleur vive de la muqueuse et par un écoulement plus abondant. La sensibilité des parties est telle que le toucher digital est impossible. L'introduction du spéculum provoque de très vives douleurs. L'écoulement vaginal occasionne ensuite de la vulvite, de l'érythème intercrural ou cruro-génital, en sorte que toutes les parties sont le siège d'une inflammation extrêmement intense. Quand on entr'ouvre les petites lèvres, on aperçoit la muqueuse vaginale, qui est d'une couleur rouge vif. Le plus souvent, la vaginite est totale.

Quelque douloureuse que soit l'introduction du spéculum, il faut la pratiquer pour s'assurer si l'on n'a pas en même temps une métrite blennorrhagique, et parce qu'aussi le plus souvent la vaginite se cantonne dans les culs-de-sac vagino-utérins.

On peut se servir d'un spéculum grillagé, d'un spéculum Cusco, d'un Ferguson, ou mieux encore d'un spéculum pour opérer la fistule ; celui-ci se compose d'une partie pleine en forme de gouttière et de deux branches longues et aplaties qu'on peut écarter à l'aide d'une vis placée sur le manche ; de cette façon, on écarte une des parois du vagin, et l'on peut examiner très facilement l'état de la muqueuse, grâce à la réflexion lumineuse de la branche pleine. Puis on retourne le spéculum et l'on examine la paroi inférieure. On peut en même temps constater l'état du col. Il est d'ailleurs fort rare que la partie inférieure de l'utérus ne participe pas à l'inflammation blennorrhagique du vagin.

La muqueuse du vagin est rouge sombre ; les plis sont tomenteux ; elle semble dépolie, elle a un aspect granuleux. Quant, à l'aide d'une injection ou d'une éponge humide, on a nettoyé avec soin la cavité vaginale, on voit au bout de quelques secondes le pus sourdre en nappe de toute la partie de la muqueuse qu'on a sous les yeux.

On peut constater ce fait avec le spéculum Ferguson ; pour cela, on n'a qu'à mettre le bec du spéculum en rapport avec le cul-de-sac supérieur, et l'on voit dans le cul-de-sac inférieur le pus sortir de tous côtés à la fois.

Dans la vaginite chronique, on remarque bien cet écoulement, mais à un degré moindre, et la muqueuse présente à sa surface quelques granulations.

Pour traiter la vaginite, on doit, comme pour la vulvite, insister beaucoup sur les soins de propreté : injections fréquentes, on les fait d'abord avec un liquide détersif : eau phéniquée, eau alcoolisée ; puis on les fera suivre d'injections astringentes : eau de feuilles de noyer ou mieux d'une solution de tannin à saturation, 8 grammes pour 1000. Ensuite on appliquera sur le col un tampon imbibé de glycérine et de tannin :

Tannin............................... 5 gr.
Glycérine............................ 25

ou bien on fait des sachets en tarlatane ou en toile mince contenant de l'alun en poudre, et on les applique sur le col.

Pour faire ces pansements, on introduit un spéculum et on conduit les substances médicamenteuses à l'aide d'une longue pince. On maintient le tampon, on retire le spéculum, puis la pince ; chaque tampon ou sachet est muni d'un long fil pour qu'on puisse le retirer facilement quand la malade veut se donner ses injections. Elle le remet ensuite assez facilement.

On emploie également un morceau de savon blanc de Marseille taillé en cylindre. Le Dr Chéron se sert de cylindres solides de gélatine et de glycérine dans lesquels on incorpore une substance médicamenteuse.

Le Dr Terrillon emploie la pommade suivante :

Vaseline............................. 150 gr.
Amidon.............................. 150
Tannin.............................. 50

que l'on introduit à l'aide d'un instrument spécial. (*Bulletin de thérapeutique*, 1881, pages 293 et suiv.)

Par suite de ce traitement, la vaginite ne tarde pas à perdre de son acuité ; le liquide purulent devient plus clair et bientôt ne se montre plus qu'en très petite quantité. Malgré cela, on devra pratiquer l'examen jusqu'à ce que l'écoulement ait *complétement* disparu, car il peut arriver que les culs-de-sac conservent encore un petit point inflammatoire et suppuré suffisant pour donner une bonne chaudepisse.

III. — MÉTRITE.

L'extension de la vaginite au col de l'utérus n'est point un fait rare ; nous dirons même que, dans la plupart des cas, la blennorrhagie débute par l'utérus eu égard au contact intime qui existe, dans le coït, entre le pénis et le museau de tanche ; mais, comme la métrite du col est absolument indolore, les femmes ne viennent demander des soins que lorsqu'elles souffrent, c'est-à-dire lorsqu'il y a de la vaginite.

Quand on examine le col de l'utérus atteint de blennorrhagie, on trouve les mêmes caractères que dans le cas de métrite ordinaire. La muqueuse est rouge sombre, rouge violacé ; le col est gros, tomenteux, fait saillie dans le champ du spéculum.

Sur la muqueuse, on remarque des ulcérations, ou mieux des érosions très superficielles, d'une couleur rouge musculeux, parfois de petites granulations jaunâtres ou rouge vif disséminées sur toute la surface (*métrite granuleuse*). L'écoulement qui s'échappe par l'orifice du col, au lieu d'avoir cet aspect visqueux, jaune ambre, est verdâtre comme le pus blennorrhagique.

La métrite peut également envahir le corps de l'utérus, et dans ce cas donne lieu à des symptômes absolument identiques comme forme à ceux produits par une métrite ordinaire, mais qui n'en différencient que par leur étiologie.

Ces deux formes de métrites peuvent passer à l'état chronique.

Quand on constate de la métrite blennorrhagique, il faut agir sur la cause, sur les symptômes et sur les signes observés, se comporter pour ces derniers comme s'il ne s'agissait que d'une métrite ordinaire.

Contre l'écoulement, les ulcérations et les granulations, on emploiera les cautérisations au crayon de nitrate d'argent et on appliquera des tampons comme nous avons indiqué pour la vaginite.

Il faudra surveiller avec soin les intestins, afin d'empêcher la constipation, qui seule suffit pour entretenir la métrite pendant fort longtemps [1].

Pour traiter la constipation, on prescrira la rhubarbe en poudre à la dose de 10, 15, 20 centigrammes, qu'on prendra chaque soir avant le repas.

Pour vider l'intestin, on pourra prendre pendant quelques jours chaque matin un demi-verre d'eau purgative. En outre, pour agir sur le corps de l'utérus, on fera prendre, pour évacuer l'intestin, un grand lavement d'eau tiède suivi quelques instants après d'un demi-lavement d'eau de guimauve dans lequel on ajoutera la solution suivante :

Eau distillée...................... 10 gr.
Chloral 2
Teinture d'opium.................. 65 centigr.

Ceci aura pour but de calmer les douleurs et de faciliter le sommeil.

S'il y avait de la cystite, on appliquerait un large cataplasme sur le ventre. On fera prendre des grands bains, mais on s'abstiendra de bains de siège.

IV. — URÉTHRITE.

La blennorrhagie uréthrale chez la femme se présente rarement seule; il y a toujours une vulvite ou une vulvovaginite concomitante. L'uréthrite s'accompagne de dou-

---

1. On sait, du reste, que la constipation est une cause de métrite en dehors de toute autre étiologie ou de maladie de l'utérus.

leurs en urinant, et d'une suppuration plus ou moins abondante.

Quand on examine les parties, on constate que les lèvres du méat sont tuméfiées, boursouflées, d'une teinte rouge sombre.

L'écoulement ne se montre pas toujours à l'orifice du canal; pour le constater, on n'a qu'à introduire dans le vagin le doigt indicateur, la face palmaire en haut, et on le conduit jusqu'au col de l'utérus ; cela fait, on exerce une pression légère sur la paroi supérieure du vagin en rapport avec le canal de l'urèthre, et on ramène le doigt au dehors ; en agissant ainsi, on fait presque toujours sortir du pus par le méat.

L'uréthrite disparaît avec la vaginite; mais elle peut aussi passer à l'état chronique, et cela a lieu quand l'inflammation reste localisée dans quelques-uns des cryptes muqueux ou des glandes du canal.

Le traitement de l'uréthrite chez la femme est le même que chez l'homme. Les injections astringentes ou légèrement caustiques devront être employées aux mêmes doses que nous avons données à propos de la blennorrhagie chez l'homme (voir page 426).

V. — OVARITE.

Il arrive que, dans le cours d'une blennorrhagie, l'un des deux ovaires soit atteint d'inflammation. Cette ovarite présente dans son évolution des complications du côté du péritoine; il se produit en ce point une ovaro-péritonite analogue à la métro-péritonite et qui reste, comme cette dernière, limitée dans la région voisine de l'ovaire. Il peut cependant arriver que la péritonite se généralise, mais ces cas sont fort rares.

Cette complication s'accompagne de douleurs extrêmement vives dans la partie inférieure de l'abdomen et dont le maximum s'observe du côté de l'ovaire malade. Un signe sur lequel M. Ricord a appelé l'attention, c'est que, si l'on fait coucher la femme du côté malade, les douleurs sont bien moins vives, par suite du relâchement des ligaments, tandis que, si la femme se couche du côté sain, l'ovaire et le péritoine subissent des tiraillements qui augmentent encore la douleur.

La guérison de l'ovarite et de l'ovaro-péritonite est la règle ; mais on peut la favoriser par des moyens destinés les uns à calmer la douleur, les autres à diminuer l'inflammation des organes contenus dans le petit bassin.

D'abord décubitus du côté malade. Frictions avec l'onguent napolitain, et appliquer ensuite de larges cataplasmes laudanisés. Si les douleurs étaient par trop vives, on appliquerait un vésicatoire. On devra surtout éviter la constipation, et, dès qu'on pourra, on fera prendre de grands bains aux malades. Mais, tant que les douleurs sont trop intenses, il serait imprudent de faire lever la malade pour lui faire prendre un bain. Quelque efficace que soit ce traitement, il perd de ses avantages par le mouvement qu'on fait subir à la femme, qui doit au contraire être maintenue dans une immobilité absolue.

VI. — INFLAMMATION DES GLANDES VULVO-VAGINALES.

Les glandes vulvo-vaginales ou de Bartholin (analogues des glandes de Cowper de l'homme) sont situées sur les parties latérales du vagin, à 1 centimètre environ de la vulve, et elles viennent s'ouvrir par un canal dont on voit l'orifice dans l'angle formé par la face interne des petites lèvres et les débris de la membrane hymen.

Ces glandes sont susceptibles de s'enflammer dans le cours d'une blennorrhagie [1] ; mais on observe aussi leur phlegmasie en l'absence de toute vaginite, lorsque la femme s'est livrée à des excès de coït ; c'est donc dans ce dernier cas une affection réellement vénérienne.

L'inflammation de la glande est ordinairement unilatérale ; elle s'annonce par une douleur vive, aiguë, lancinante, et que la femme localise très bien en l'indiquant avec le doigt. Si l'on palpe la région, on sent un corps dur, ana-

---

1. De même que pour les glandes de Cowper on donne à l'inflammation des glandes de Bartholin le nom de *bartholinite.*

logue à un petit ganglion, extrêmement douloureux à la pression. Au bout de quelques jours, la suppuration se fait, et le pus sort par l'orifice du conduit de la glande. Mais, pendant quelque temps encore, la glande présente une sensation indurée.

La phlegmasie de la glande peut se communiquer au tissu cellulaire périphérique et de là à toute la grande lèvre. Quand on examine la région, on constate sur un des côtés de la vulve une tumeur allongée, ovoïde, atteignant quelquefois le volume d'un petit œuf de poule. La peau est rouge, tendue, luisante ; les douleurs sont extrêmement vives ; les malades ont de la fièvre, de l'inappétence, sont privées de sommeil, et ces douleurs augmentent de plus en plus, jusqu'au moment où une douleur plus vive que toutes les autres, mais qui ne dure qu'une seconde, indique que l'abcès s'est ouvert au dehors.

Le traitement de la bartholinite est bien différent de celui de la cowpérite. Dans ce dernier cas, il faut ouvrir de bonne heure ; dans le premier cas, quel que soit le degré de fluctuation, il ne faut jamais porter le bistouri ou la lancette : il faut laisser l'abcès s'ouvrir tout seul ; car on a vu à la suite d'une ponction au bistouri des cas d'hémorrhagie mortelle ou tout au moins très difficiles à arrêter. On se contentera d'y appliquer des cataplasmes, et. une fois l'abcès ouvert, on introduira une mèche imbibée d'une solution phéniquée, et on y maintiendra des compresses imbibées de la même solution. La guérison demande quinze jours à trois semaines. Mais, comme cette affection est sujette à récidive, les rapports sexuels devront être interdits pendant quelque temps.

Contre la blennorrhagie de la glande, on peut, suivant les conseils de MM. Belhomme et Martin, faire des injections dans le conduit de la glande avec une solution de nitrate d'argent au 10ᵉ que l'on pratiquera avec une seringue d'Anel ou de Pravaz, en se servant de la canule à injection lacrymale.

CHAPITRE II

VÉGÉTATIONS

Les végétations sont quelquefois consécutives à la vulvo-vaginite ou à la vaginite chronique. Mais elles ne font pas partie des complications de la blennorrhagie. Chez la femme enceinte, on les observe très souvent. Le défaut des soins de propreté doit aussi être compté au nombre des causes.

Le volume des végétations chez la femme présente de très grandes variétés. Ainsi l'on rencontre de petites végétations sessiles disséminées sur la vulve, sur les grandes et les petites lèvres, dans la cavité du vagin. D'autres fois, au contraire, elles atteignent des proportions considérables.

Nous avons vu deux cas où les végétations formaient une masse volumineuse, étendue de l'orifice anal jusqu'au pubis. L'une de ces femmes se trouvait dans le service de M. le Dr Tillaux, à Lariboisière. La couleur de ces végétations était d'un gris sale; elles exhalaient une odeur infecte. La malade était littéralement baignée dans le pus qui s'écoulait des anfractuosités des végétations et de la cavité vaginale; elle était de plus enceinte, et elle avait en même temps contracté la syphilis.

Le traitement de ces végétations est le même que chez l'homme. Cependant, quand la femme est enceinte, que les végétations sont petites, disséminées, il n'y a pas à s'en préoccuper, d'abord parce qu'elles repoussent au fur et à mesure qu'on les enlève, ensuite parce qu'une fois l'accouchement fait elles disparaissent spontanément.

Lorsqu'elles sont volumineuses et que la femme est enceinte, on doit les enlever, car la suppuration incessante, l'odeur nauséabonde qu'elles exhalent suffisent pour débiliter la malade et la mettre dans de mauvaises conditions pour supporter l'accouchement. Mais, en les enlevant, on doit agir avec beaucoup de précautions, pour ne pas provoquer l'avortement. Aussi doit-on employer dans ce cas les irrigations d'eau phéniquée à la dose de 5 et même 10 pour 100 et les saupoudrer largement avec de la poudre d'alun et de sabine. Malgré la lenteur de cette médication, on est sûr de ne pas compromettre la grossesse et de la conduire à terme. Mais il ne faut pas s'attendre à pouvoir détruire ces végétations entièrement, eu égard à la facilité avec laquelle elles repullulent; on doit seulement en enlever la plus grosse partie, de façon qu'elles ne soient pas un obstacle à l'accouchement.

LIVRE QUATRIÈME.

THÉRAPEUTIQUE

CHAPITRE PREMIER.

MERCURE

Il n'y a pas, dans toute la thérapeutique, de médicament dont on ait dit autant de mal et autant de bien, mais surtout autant de mal. Même encore aujourd'hui, on rencontre chez quelques médecins une répulsion obstinée pour ce médicament; il en est qui ne veulent même pas en entendre parler. En thérapeutique comme dans tout, on doit respecter les opinions, quelque préconçues qu'elles peuvent être; mais on peut les discuter. Si l'antimercurialisme se bornait seulement à dire du mal du mercure, il n'y aurait que demi-mal; malheureusement on rencontre des médecins ayant un nom dans le corps professoral qui profitent de l'autorité de leur parole pour jeter le discrédit sur un médicament qui toujours a rendu, rend et rendra de bons services contre les accidents syphilitiques, et ce qu'il y a de plus fâcheux, c'est qu'ils font des élèves, lesquels, imbus des principes et de la parole du maître, conservent une prévention contre le mercure et se privent par cela même d'un agent puissant dans la thérapeutique de la syphilis. Nous ne parlons pas seulement des médecins français; cette opposition systématique se rencontre peut-être plus encore à l'étranger.

De ce que le mercure ne réussit pas dans certains cas, cela ne justifie pas son exclusion de la thérapeutique.

On a invoqué contre lui les accidents produits sur les ouvriers qui travaillent le mercure, et on a dit : « Vous prétendez que le mercure guérit les accidents de la syphilis, et les ouvriers qui manient ce métal toute la journée n'en contractent pas moins la syphilis? » A cela on peut répondre que les ouvriers qui travaillent tous les jours le fer ne présentent pas moins des symptômes d'anémie.

Pour pouvoir réfuter l'opinion ci-dessus, il faut tenir compte de deux choses : la puissance thérapeutique d'un médicament et sa puissance toxique. Ces deux facteurs ne peuvent pas être comparés; sans cela, on exclurait forcément de la matière médicale des agents modificateurs très puissants et pour ainsi dire infaillibles, ainsi par exemple l'arsenic, qui est aujourd'hui presque autant employé que le fer. Tout le monde sait à quels dangers l'absorption cutanée ou respiratoire des poussières ou des vapeurs arsenicales expose les ouvriers qui le travaillent. Et cependant il ne viendra à l'idée de personne de ne pas employer ce médicament dans les affections dartreuses ou herpétiques.

Le phosphore est meurtrier pour les ouvriers qui travaillent les allumettes; il provoque toujours une altération osseuse connue sous le nom de *nécrose phosphorée*. Et cependant, dans les affections osseuses, dans certaines affections nervo-musculaires, c'est au phosphore, sous forme de phosphate de chaux, de phosphure de zinc, qu'on s'adresse pour restituer tout ou partie de l'intégrité des organes malades.

Revenons au mercure. Les femmes qui travaillent à l'étamage des glaces et qui absorbent toute la journée des quantités prodigieuses de vapeurs mercurielles avortent très facilement. Et cependant, si une femme syphilitique subit deux ou trois avortements, il n'y a encore que le mercure qui pourra conduire la grossesse à terme.

Quant à l'action nocive qu'exerce le mercure pris comme médicament, il est certain qu'elle existe sous forme de stomatite, de tremblement, etc.; mais de là à vouloir faire endosser au mercure toutes les manifestations cutanées de la période secondaire et tertiaire, à dire que c'est lui qui fait tomber les cheveux, il y a autant d'inexactitude et de mauvaise foi à avancer ces faits que de dire que ce sont *les injections uréthrales qui causent les rétrécissements;* mais ça n'est que la conséquence de ce parti pris aussi bien chez des médecins que chez les gens du monde, *d'attribuer à un médicament employé pour guérir une maladie toutes les complications, tous les accidents causés par cette maladie.*

Mais enfin, comme l'impartialité nous fait un devoir de dire que le mercure cause quelquefois des accidents, nous allons les examiner, ainsi que les moyens de les prévenir ou du moins de les traiter.

STOMATITE.

C'est à la bouche que s'observent les premières manifestations mercurielles.

La stomatite peut être *bénigne* ou *grave.*

On remarque d'abord une augmentation de la sécrétion salivaire ou *ptyalisme.* Cette hypersécrétion atteint quelquefois des proportions considérables. Il est des malades qui en remplissent une cuvette dans la journée.

Puis se manifestent les lésions mercurielles sur les muqueuses : il se produit de la gingivite.

On observe sur les dents de devant, près du bord de la gencive, une teinte jaune sale. Les gencives deviennent rouges, tuméfiées, saignent facilement, mais s'affaissent en même temps; les dents semblent sortir de leur alvéole, elles sont branlantes, et, quand on les percute, elles ne donnent pas ce son clair qu'on entend habituellement; c'est comme si l'on frappait sur de petits morceaux de carton. L'haleine est fétide, exhale une odeur métallique. Cette forme bénigne peut disparaître au bout de quelques jours.

Mais il n'en est pas de même de la *forme grave.* Dans cette stomatite, la muqueuse buccale présente quelques petites ulcérations à la face interne des joues, derrière la dernière molaire. Les gencives se tuméfient davantage, deviennent plus douloureuses. Les dents s'allongent, prennent une teinte verdâtre. Les ulcérations se propagent dans toute la bouche et se recouvrent d'une couche de fausses membranes grisâtres; l'odeur exhalée est aussi repoussante que l'ozène.

Le ptyalisme augmente, la salive est sécrétée à chaque seconde en quantité considérable. La langue elle-même participe à l'inflammation : elle s'hypertrophie, s'ulcère, perd sa motilité. Aussi les malades ne peuvent rejeter leur salive; ils sont obligés de se pencher au-dessus du vase et d'attendre que la salive tombe de son propre poids. Le sommeil est impossible; si les malades, exténués par cette sécrétion incessante, essayent de s'endormir, la salive tombe dans le pharynx et même dans les voies respiratoires, et la dyspnée momentanée les réveille en sursaut; ils sont alors obligés de se remettre sur leur séant pour se débarrasser de la salive. Les gargarismes sont impossibles, par suite de la paralysie momentanée de la langue; aussi, quand cet état dure pendant quinze jours, on doit se faire une idée du martyre qu'endurent les malades. On a vu même la mort survenir, d'abord par la fatigue, puis par l'impossibilité de pouvoir se nourrir.

Pour agir contre la stomatite mercurielle, il faut d'abord supprimer le mercure. Puis, si la stomatite est peu intense, les malades prendront du chlorate de potasse en pastilles et en gargarismes, et ils feront ces gargarismes aussi fréquemment que possible, en les alternant avec une décoction d'eau de guimauve très épaisse.

Quand la stomatite est très grave, comme les gargarismes sont impossibles, on fera prendre des bains de bouche avec une solution de chlorate de potasse à saturation, alternés avec une décoction de guimauve. On nettoiera la bouche avec un pinceau de charpie, et on touchera les ulcérations avec de l'acide chlorhydrique étendu d'eau.

On nourrira les malades avec du lait, des potages, du café. Nous avons observé un malade qui ne pouvait pas prendre le lait par suite des douleurs que cela lui causait, tandis que le café était très bien toléré.

Après quelques jours de traitement, les ulcérations se détergent, les fausses membranes se détachent, la langue reprend peu à peu son volume normal et ses fonctions; alors on prescrit les gargarismes répétés, qui agissent plus rapidement, et la guérison arrive au bout d'un mois environ. Mais les malades doivent pendant quelque temps encore s'abstenir de fumer et de manger des aliments trop épicés ou trop salés. Ils feront des lavages fréquents dans la bouche et ne reprendront leur traitement mercuriel que quelques jours plus tard.

Cette lésion est celle que l'on rencontre le plus fréquemment. Mais autrefois elle était beaucoup plus commune, eu égard à l'opinion admise alors que le ptyalisme favorisait l'évacuation du virus. Cette opinion n'a plus sa raison d'être aujourd'hui, et le ptyalisme accidentel ne sert plus que de point de ralliement pour les antimercurialistes.

Il n'est pas nécessaire de donner une forte dose de mercure; nous avons vu deux malades atteints de stomatite, le premier à la suite d'une friction sur le scrotum pour guérir une orchite. Dans ce cas, la stomatite fut bénigne.

Dans le second, nous avions prescrit au malade des frictions sur la face externe des jambes pour une éruption papuleuse. Pour aller plus vite, celui-ci se fit trois frictions par jour et avec 10 grammes d'onguent napolitain, et il eut une stomatite extrêmement sérieuse.

Les autres accidents occasionnés par le mercure s'observent sur les intestins : on voit survenir de la diarrhée ; chez quelques malades, il suffit de diminuer la dose pour voir la diarrhée disparaître.

Dans l'hydrargyrisme chronique, on observe quelquefois de l'albumine dans les urines.

Le Dr.Hallopeau cite un fait du professeur Bouchard, qui observa chez un malade, après une simple friction mercurielle, une diminution considérable de la sécrétion urinaire. Le malade, au bout de sept jours, n'urinait plus que 156 centimètres cubes, et deux jours après 44 centimètres cubes seulement. A l'autopsie, on trouva une dégénérescence graisseuse des reins [1].

Ce fait montre encore les dangers des frictions mercurielles.

1. Hallopeau, Thèse d'agrégation, 1878, p. 112 et suivantes.

Les autres accidents du mercure se montrent sur le système nerveux, paralysie, tremblements, crises épileptiformes; mais ils ne se montrent qu'après l'absorption de doses considérables de mercure. Avec le traitement intermittent, ces accidents se montrent rarement.

PHARMACOLOGIE.

Bien que nous ayons donné avec le traitement des diverses lésions syphilitiques les formules les plus usitées, nous allons donner ici les indications sur chaque préparation.

I. — Mercure métallique (Hg).

Il forme la base des deux onguents.

1° *Onguent napolitain. Pommade mercurielle double.*

Mercure	500 gr.
Axonge benzoïnée	460
Cire blanche	40

Se prescrit pour les frictions dans les éruptions syphilitiques ou les accidents nerveux du foie, des poumons, etc., à la dose de 1 à 5 grammes.

2° *Onguent gris. Pommade mercurielle simple.*

Pommade mercurielle double	125 gr.
Axonge benzoïnée	375

Employée contre les parasites.

3° *Pilules de Sédillot.*

Pommade mercurielle double	10 centigr.
Savon médicinal	8
Poudre de réglisse	2

Pour *une pilule.*

4° *Pilules de Plenck* (Blue pills).

Mercure	} āā 0,025 centigr.
Extrait de ciguë	
Miel	} āā 0,50 centigr.
Poudre de réglisse	

Pour *une pilule.*

II. — Sels mercuriaux.

1º *Proto-iodure. Iodure mercureux* ($Hg^2 I$). — Poudre jaune vert; insoluble dans l'eau et dans l'alcool; ne se prescrit qu'en pilules. Dose de 0,03 centigr. à 0,15 centigr.

2º *Bi-iodure. Iodure mercurique* ($Hg I$). — Insoluble dans l'eau, mais se dissout en présence de son poids d'iodure de potassium et forme alors la combinaison d'iodure double de mercure et de potassium, ou iodhydrargyrate de potassium, ou bi-iodure de mercure ioduré.

Ce sel forme la base des sirops de Gibert et de Boutigny. Dose maxima 0,05 centigr.

3º *Proto-chlorure* ($Hg^2 Cl$). *Calomel* [1]. *Précipité blanc.* — Insoluble dans l'eau, ne doit jamais se donner en même temps qu'un acide, car il se transforme en bi-chlorure. Forme la base de la pommade au calomel :

              Calomel........................   5 gr.
              Cérat opiacé....................   25

S'emploie comme purgatif à la dose de 25 centigrammes à 1 gramme pour l'adulte, et à la dose de 2 centigrammes à 5 centigrammes pour l'enfant.

4º *Bi-chlorure* ($Hg Cl$). *Sublimé corrosif.* — Soluble dans seize parties d'eau froide ou trois parties d'eau bouillante, très soluble dans l'alcool. Soluble en toute proportion dans l'eau en présence du chlorhydrate d'ammoniaque.

Se prescrit en pilules de 1 centigramme, il forme la liqueur de Van Swieten :

              Sublimé........................   1 gr.
              Alcool.........................   100
              Eau distillée..................   900

Bain de sublimé :

              Sublimé .... ⎫
              Chlorhydrate d'ammoniaque........ ⎬ āā 20 gr.
              Eau..............................   120

1. De χαλος, beau, et μελας, noir, nom donné par Théodore de Mayerne en souvenir du nègre qui lui servait d'aide dans ses préparations.

Indépendamment de ces formes médicamenteuses, les sels mercuriaux peuvent s'administrer d'autres façons.

Nous avons d'abord les *fumigations*. Celles qu'on emploie le plus fréquemment sont faites avec le *bisulfure de mercure* (Hg S), *cinabre*, *vermillon*.

On fait tomber 30 grammes de la poudre sur des charbous ardents, et on soumet le malade à ces fumigations. On l'enveloppe de couvertures en ayant soin de laisser dépasser la tête.

Ou bien on emploie la formule suivante :

$$
\begin{array}{lr}
\text{Calomel} \dotfill & 5 \text{ gr.} \\
\text{Sucre en poudre} \dotfill & \left.\rule{0pt}{2.2em}\right\} \ \widetilde{aa}\ 20 \\
\text{Benjoin en poudre} \dotfill &
\end{array}
$$

5 à 10 grammes pour une fumigation pour les ulcères de la gorge.

Les *injections sous-cutanées* imaginées par Hebra et Huter en Allemagne, abandonnées et reprises, sont de nouveau employées aujourd'hui avec succès par M. le Dr Terrillon à Lourcine.

1° En 1867 et 1870, Liégeois se servait de la formule suivante :

$$
\begin{array}{ll}
\text{Eau distillée} \dotfill & 90 \text{ gr.} \\
\text{Sublimé} \dotfill & 20 \text{ centigr.} \\
\text{Chlorhydrate de morphine} \dotfill & 10
\end{array}
$$

2° Staub, à Strasbourg, emploie la solution suivante :

$$
\begin{array}{ll}
\text{Bichlorure de mercure} \dotfill & 1 \text{ gr. } 25 \\
\text{Chlorure d'ammonium} \dotfill & 1 \text{ gr. } 25 \\
\text{Chlorure de sodium} \dotfill & 4 \text{ gr. } 15 \\
\text{Eau distillée} \dotfill & 125 \text{ gr.}
\end{array}
$$

Faire dissoudre d'abord séparément, puis on fait une solution de :

$$
\begin{array}{ll}
\text{Blanc d'œuf} \dotfill & 1 \text{ gr.} \\
\text{Eau distillée} \dotfill & Q. S.
\end{array}
$$

pour faire 125 grammes.

On mélange alors les deux solutions.

1 gramme contient 5 milligrammes de sublimé.

3º Formule de M. Aimé Martin :

> Bi-iodure de mercure et de potassium... 40 centigr.
> Chlorhydrate de morphine............. 5
> Eau distillée....................... 10 gr.

Injectez 10 gouttes tous les deux jours. On ne devra mélanger la morphine et le bi-iodure qu'au moment de s'en servir, pour éviter le précipité.

4º Formule de M. Belhomme :

> Iodure double de mercure et de morphine. 50 centigr.
> Eau distillée....................... 20 gr.

De 5 à 10 gouttes par jour.

5º *Peptonate de mercure.* — Formule de Bamberger, employée par M. Terrillon.

On fait dissoudre d'abord :

> Sublimé......................... 1 gr.
> Eau distillée.................... 500

D'un autre côté, on fait dissoudre :

> Chlorure de sodium.............. 20 gr.
> Eau distillée................... 100

puis enfin :

> Pepsine de viande............... 1 gr.
> Eau............................. 50 c. c.

Filtrez et ajoutez 20 centimètres cubes de la solution de sublimé ci-dessus. On dissoudra le précipité avec 15 à 16 centimètres cubes de la solution de chlorure de sodium. On verse la liqueur dans un vase cylindrique gradué et on ajoute : eau distillée, jusqu'à 100 centimètres cubes. Chaque centimètre cube contient 1 centigramme de mercure. On couvre le vase, on laisse reposer et on filtre.

On injecte ordinairement 1 centimètre cube.

Une autre formule employée par M. Terrillon est celle de M. Yvon :

> Bi-iodure de mercure.............. 1 gr.
> Iodure de potassium............... 1
> Phosphate tribasique de soude....... 2
> Eau distillée..................... 50 c. c.

CHAPITRE II

IODURE DE POTASSIUM

Heureusement, ce médicament ne jouit pas de l'ostracisme dont est frappé le mercure; sans quoi on se demanderait ce qui pourrait rester comme thérapeutique à la syphilis. Bien que des médecins l'emploient au lieu de mercure, il ne peut pourtant pas le remplacer.

Contre les accidents cutanés superficiels, il est sans effet. Il n'agit que contre les accidents sous-cutanés et parenchymateux : céphalées, douleurs ostéocopes.

Veut-on augmenter l'action du mercure contre les ulcérations profondes, on l'associe sous forme de sirop dont nous avons déjà donné la formule.

Seul l'iodure de potassium agit avec une merveilleuse rapidité sur les gommes. On le prescrit alors en solution aqueuse. Voir les formules, page 365. On le donne associé à l'iode :

> Iodure de potassium.................. 50 gr.
> Iode 2
> Eau................................. 500

On peut également le donner en pilules :

> Iodure de potassium............... 20 centigr.
> Extrait de quinquina.............. } āā 20
> Poudre de gentiane................ }

pour une pilule.

F. 1 à 100 pilules, de 5 à 15 par jour.

Dans le cas où l'on verrait se produire des phénomènes d'iodisme, ce qui a lieu avec de petites doses, on augmente la dose, on la double même, et les accidents disparaissent.

On peut remplacer l'iodure de potassium par l'*iodure de sodium* aux mêmes doses.

CHAPITRE III

OR

Ce métal, complètement inusité aujourd'hui, se prescrivait autrefois sous forme de :

> Muriate d'or................. 3 milligr.

ou de :

> Oxyde d'or................... 13

en frictions une fois par jour sur les gencives (Chrestien,
Delpech de Montpellier).

CHAPITRE IV

CHLORAL. — OPIUM. — FER

Nous n'indiquerons pas ici la foule innombrable de tisanes qui ont joui pendant longtemps d'une réputation bien au-dessous de leur valeur thérapeutique. A part le houblon, la saponaire, la gentiane, l'orge et le chiendent, toutes les autres ne sont plus employées.

Nous allons maintenant indiquer quelques formules que l'on doit employer dans certains cas qui ne sont que des symptômes généraux des maladies vénériennes. Ainsi les céphalées de la syphilis sont rapidement guéries par l'iodure de potassium, mais ce médicament ne suffit pas pour calmer l'élément douleur et surtout pour donner le sommeil au malade. A ce titre, le chloral et l'opium sont les deux seuls médicaments qui apportent un soulagement réel. On peut formuler :

Hydrate de chloral..................	2 gr.
Chlorhydrate de morphine........	5 milligr.
Eau distillée......................	5 gr.
Sirop de menthe..................	35

Cette formule contient deux cuillerées à bouche. On en donne une au moment de se coucher, et, si le sommeil ne vient pas, on donne la seconde une demi-heure après.

Pour le chloral, on ne doit pas dépasser la dose maxima de 2 gr. 50 ; 3 grammes peuvent occasionner des accidents.

Les injections sous-cutanées sont employées dans les névralgies rebelles. On formule la préparation ainsi :

Chlorhydrate de morphine........	1 gr.
Eau distillée de laurier-cerise.....	10
Eau distillée simple.............	30

La seringue de Pravaz contenant 1 gramme ou quarante gouttes renferme alors 2 centigrammes de sel de morphine. On devra donner de quinze à vingt gouttes.

Dans le cas où l'on n'aurait pas de seringue, on peut donner le sirop que nous avons indiqué plus haut, ou bien la potion gommeuse avec :

> Julep gommeux................... 30 gr.
> Teinture d'extrait d'opium [1]...... 65 centigr.

On peut également donner une ou deux pilules de 5 centigrammes d'extrait d'opium.

Les *toniques* comprennent lés préparations ferrugineuses et les quinquinas. Quand on les prescrit, on doit les donner séparément, car le fer et le tannin du quinquina forment de l'encre.

1. Il est préférable de donner la teinture d'extrait d'opium que l'un des deux laudanums, laudanum de Sydenham ou laudanum de Rousseau.

Le premier est un mélange assez complexe : 1 gramme (ou 20 gouttes) contient 5 centigrammes d'extrait d'opium ou 1 centigramme de morphine.

Le laudanum de Rousseau est deux fois plus actif que celui de Sydenham : 1 gramme contient 15 centigrammes d'extrait ou 3 centigrammes de morphine.

Mais, pour que ces doses soient exactes, il faut que les laudanums soient très bien préparés, tandis que la teinture d'extrait d'opium est toujours exacte et régulière.

1 gramme d'extrait d'opium est soluble dans 12 grammes d'alcool (ce qui forme une alcoolature), et 1 gramme d'extrait renferme 1/5 de morphine.

En sorte que, pour donner 1 centigramme d'extrait d'opium sous forme liquide, il faut formuler 13 centigrammes d'alcoolature ; pour donner 5 centigrammes, il faut donner 0,13 × 5 ou 65 centigrammes d'alcoolature.

Le sirop d'extrait d'opium est dosé de façon que 20 grammes de sirop renferment 1 centigramme d'extrait.

Le sirop diacode est quatre fois moins actif.

Puisque nous avons parlé d'alcoolature, disons en passant les doses de dissolution :

1 partie d'iode se dissout dans 12 parties d'alcool ;

1 partie d'extrait d'opium, dans 12 parties d'alcool ;

1 partie d'extrait de cantharides, dans 8 parties d'alcool.

Tous les autres extraits se dissolvent dans 6 parties d'alcool.

De même ne doit-on jamais donner le fer dans un julep gommeux par la même raison.

Il est cependant une préparation ferrugineuse que l'on peut donner dans le vin de quinquina : c'est le citrate de fer ammoniacal; on donne 5 grammes dans un litre.

Le tartrate ferrico-potassique, le lactate de fer, à la dose de 10 à 20 centigrammes, sont également bien employés et ont l'avantage de ne pas constiper; si la constipation se produisait on mélangerait le fer avec de la rhubarbe aux mêmes doses.

L'iodure de fer se donne dans un sirop de sucre à la dose de 1 à 2 grammes pour 100.

CHAPITRE V

IODE

Comme on peut être obligé de faire des ponctions dans une hydrocèle, on est dans l'habitude d'injecter une solution d'iode, ou mieux de la teinture d'iode étendue d'eau. Dans ce cas, si l'on mettait simplement l'eau, l'iode se précipiterait; aussi doit-on préalablement mettre de l'iodure de potassium. On prépare ainsi :

Teinture d'iode	5 à 10 gr.
Iodure de potassium	10 à 15
Eau	100 ou 200

suivant le volume de la tumeur.

La teinture d'iode pure est employée contre les ulcérations du col de l'utérus. Mais on ne doit jamais l'employer pure sur la surface cutanée. Chez quelques sujets, une seule application produit l'effet d'un véritable vésicatoire.

On l'emploiera contre les arthrites, *mais jamais contre l'orchite*.

CHAPITRE VI

IODOFORME

Ce médicament se présente sous forme de paillettes jaunes, exhalant une odeur extrêmement forte.

Il jouit de propriétés anesthésiques, et on l'emploie sur les chancres simples ou les plaies de nature phagédénique.

Les Drs Bourdeaux (de Belgique) et Sabadini (de Constantinople) l'ont employé incorporé dans de la vaseline au 10e, comme pommade contre l'orchite. Les résultats furent très marqués.

Pour faire disparaître l'odeur du médicament, on peut également le mélanger avec du benjoin pulvérisé.

APPENDICE

HERPÈS

L'*herpès* est une éruption vésiculeuse toujours symptomatique d'une lésion nerveuse, centrale ou périphérique, fébrile ou non fébrile. Son apparition précède, accompagne ou suit la manifestation nerveuse.

Nous n'avons pas à décrire ici toute la symptomatologie de l'herpès, son caractère critique dans certaines fièvres mal définies comme marche, et le pronostic bénin qu'il comporte quand, au bout de quelques jours d'une fièvre à forme typhique, on le voit apparaître sur les lèvres. Dans ce cas, on est sûr que ce n'est pas une fièvre typhoïde [1].

Nous ne nous occuperons ici que de l'herpès des organes génitaux.

L'apparition de vésicules d'herpès sur la muqueuse du gland et du prépuce inspire au sujet une véritable terreur, surtout quand l'éruption herpétique se déclare quelques jours après un coït suspect. En même temps se montrent des démangeaisons quelquefois très vives qui augmentent encore l'anxiété des malades. Mais celle-ci ne fait que s'accroître quand les vésicules se sont ulcérées et qu'il y a de l'adénite inguinale.

Il peut arriver, et nous venons d'en voir un cas tout dernièrement, que le prurit siège profondément dans le canal

1. Voir thèse d'Amblard, 1875.

et que les bords du méat sont parsemés de petites vésicules microscopiques ; ou bien les vésicules siègent sur le fourreau de la verge, en affectant une disposition régulière et une latérale, soit en groupe, soit alignées ; c'est un véritable zona du fourreau de la verge. Un étudiant en médecine de nos amis nous montra un jour une éruption semblable sur le fourreau de la verge ; et dans l'aine il avait une adénite énorme occupant toute la région. Cette adénite n'avait pas le caractère induré ni la sensation que donne le bubon du chancre simple ; c'était une tuméfaction rénitente.

Le D⟨r⟩ Mauriac, qui a écrit une très intéressante monographie sur « l'herpès névralgique des organes génitaux » (Paris, 1877), a observé des faits d'hyperesthésie, d'hémianesthésie et de diminution dans la sensibilité tactile. Dans les cas mentionnés, l'éruption avait tantôt précédé, tantôt suivi les douleurs névralgiques, lesquelles s'étendaient en ceinture ou le long du membre inférieur.

Tous ces faits ne font que confirmer notre opinion que l'herpès n'est qu'un symptôme et que, lorsqu'il se montre, on voit toujours des phénomènes névralgiques.

Le zona n'est souvent que consécutif à une inflammation gastro-intestinale ou à une irritation quelconque du système nerveux périphérique.

Le zona ophthalmique est symptomatique d'une lésion oculaire nerveuse.

L'herpès labialis indique toujours un mouvement fébrile.

Quant à l'herpès génital, on peut lui reconnaître pour cause une irritation du canal de l'urèthre, soit par suite d'un coït, soit par toute autre altération uréthrale. Copeland, cité par Rayer, en fait un symptôme d'un rétrécissement.

Lorsque les vésicules se rompent, il en résulte de petites ulcérations très douloureuses et qui peuvent en imposer pour des plaques muqueuses, d'autant mieux qu'on observe de l'adénite inguinale. Mais, quand on examine de près, on voit que ces ulcérations forment un groupe ; elles ont un caractère polycyclique, et en outre on trouve toujours d'autres vésicules dans les environs.

On peut voir survenir de la balano-posthite, le phimosis ;

mais, dans ce cas, *le phimosis est toujours consécutif*, et cela suffit pour éliminer l'idée de chancre ou de plaques muqueuses.

Le pronostic de l'herpès est sans gravité, mais on est susceptible de le voir récidiver avec une ténacité désespérante.

Le traitement doit s'adresser au symptôme éruption et à la cause. Contre l'éruption, on fera des applications avec la poudre suivante :

> Amidon...........................)
> Sous-nitrate de bismuth...........) ãã

Si l'herpès du fourreau de la verge était sec et qu'il n'y eût plus que des croûtes, on les garantirait encore avec une bande de toile.

Quand l'herpès récidive par suite d'un phimosis, il y a indication à faire la circoncision.

Quant à l'état général, l'arsenic sous toutes ses formes :

> Arséniate de soude................. 10 centigr.
> Eau................................ 300 gr.

l'arsénite de potasse ou liqueur de Fowler, de 1 à 10 gouttes progressivement ; l'arséniate de fer sous formes de pilules :

> Arséniate de fer................. 2 milligr.
> Conserve de rose................. Q. S.

pour une pilule, de trois à cinq par jour.

Si les douleurs étaient trop vives, il y aurait indication à donner de la quinine, soit sous forme de sulfate, dose de 25 centigrammes, trois fois par jour, ou du valérianate de quinine, 20 centigrammes ; même traitement.

Enfin, comme les douleurs névralgiques sont quelquefois un signe d'arthritis, on devra donner des bains arsénicaux ou chlorurés sodiques.

HYDROCÈLE

Il peut arriver que l'on ait à traiter l'hydropisie de la vaginale. Dans ce cas la seule thérapeutique qui ait quelque chance de réussite, c'est la ponction et l'injection dans la cavité d'une solution de teinture d'iode.

La première indication à remplir quand on s'est assuré, par la lumière transmise, que l'on a affaire à une hydrocèle et non à une hernie, c'est de savoir où est le testicule. Il peut arriver qu'on ne sache pas où il se trouve; mais on a au moins la certitude de savoir *où il n'est pas*. C'est quand la lumière donne au scrotum une teinte rose pâle sans ombre entre les rayons lumineux et l'œil ; si l'on voit une tache ombrée diffuse sans contours nets, il faut se défier, car c'est le testicule.

Ces précautions prises, on fait appliquer les doigts d'un aide sur le trajet inguinal. On empoigne à pleine main le scrotum, et on le pédiculise.

Prenant alors le trocart, on a soin d'étendre le doigt indicateur sur l'instrument jusqu'à une certaine distance de la pointe, distance qui indique la pénétration que l'on veut donner à la ponction.

Alors, les parties bien immobilisés, on approche la pointe du trocart sur la peau du scrotum, et par un coup brusque on traverse le scrotum et l'on pénètre au centre de la cavité pleine de liquide. Cela fait, on saisit de la main gauche le tube du trocart que l'on maintient immobile dans cette position sans l'enfoncer davantage ni le retirer, et on enlève la lame du trocart en lui imprimant un mouvement de rotation, comme si on la dévissait.

Le liquide de l'hydrocèle sort, et on le recueille dans un vase. Puis, sans bouger la main gauche, qui maintient le tube du trocart, on fait remplir une grosse seringue d'une solution iodée :

<pre>
Iode............................. 5 parties.
Iodure de potassium........... 10 parties.
Eau .... 100 parties.
</pre>

puis on l'injecte *soi-même* dans la cavité vaginale. A mesure qu'on l'injecte, l'aide qui a les doigts posés à plat sur le trajet inguinal appuie fortement, dans le cas où il y aurait communication entre la cavité du scrotum et la cavité abdominale, et s'oppose par là à l'introduction du liquide dans la séreuse péritonéale.

Lorsqu'on a reproduit artificiellement l'hydrocèle par l'injection, on maintient la seringue dans le tube du trocart, et un aide pétrit légèrement le scrotum de façon à mettre le liquide en rapport avec tous les points de la vaginale. On laisse le liquide en contact pendant trois ou quatre minutes; on retire la seringue, et l'injection s'écoule au dehors; il faut avoir soin de vider complètement la cavité vaginale. Ceci terminé, on retire rapidement le tube d'un seul coup, et l'on applique sur le scrotum des bandelettes de diachylon imbriquées, qui exercent une compression modérée.

Les douleurs sont assez vives; l'inflammation qui suit est quelquefois intense; mais au bout de huit à dix jours tout est terminé; seulement on constate que la peau du scrotum où a eu lieu l'hydrocèle est plus épaisse que l'autre. Le malade devra par prudence porter un suspensoir. Malgré cela, l'hydrocèle est sujette à récidiver; aussi, quand on voit le liquide se reproduire, on ne doit pas attendre que la tumeur soit volumineuse pour opérer.

FIN

TABLE ALPHABÉTIQUE

TABLE DES MATIÈRES

DEUXIÈME PARTIE

ACCIDENTS CONSÉCUTIFS OU SYPHILIDES

TROISIÈME PARTIE

SYPHILIS TERTIAIRE

QUATRIÈME PARTIE

SYPHILIS CHEZ LA FEMME

CINQUIÈME PARTIE

SYPHILIS INFANTILE

SIXIÈME PARTIE

PATHOLOGIE GÉNÉRALE DE LA SYPHILIS

SEPTIÈME PARTIE

LIVRE II
Du chancre simple

LIVRE III
Blennorrhagie

PREMIÈRE PARTIE
BLENNORRHAGIE CHEZ L'HOMME

Fɪɢ. 1. — Chancre infectant de la face dorsale du gland excavé en cupule à bords saillants au-dessus des parties voisines. Le fond du chancre est occupé par une pseudo-membrane au centre de laquelle existe une légère exulcération.

Fɪɢ. 2. — Roséole annulaire. Quatrième forme de la roséole (voy. p. 90).

Fɪɢ. 3. — Chancre infectant de la paroi postérieure du vagin. La paroi antérieure est attirée en haut par un spéculum Bosemann. (Figure prise, en 1873, chez une malade du service de M. le Dʳ Tillaux, à Lariboisière.)

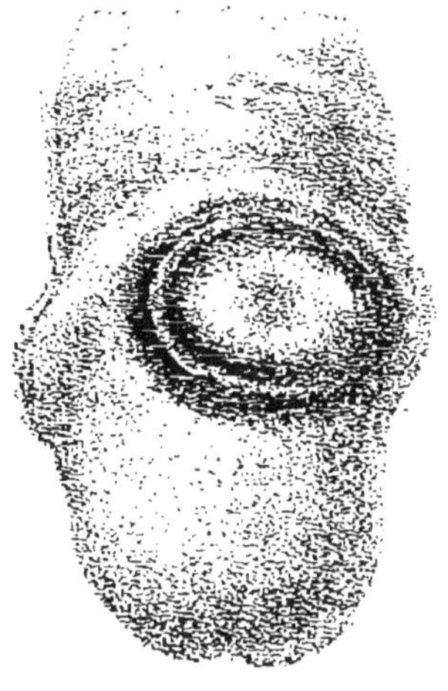

Fig. 1

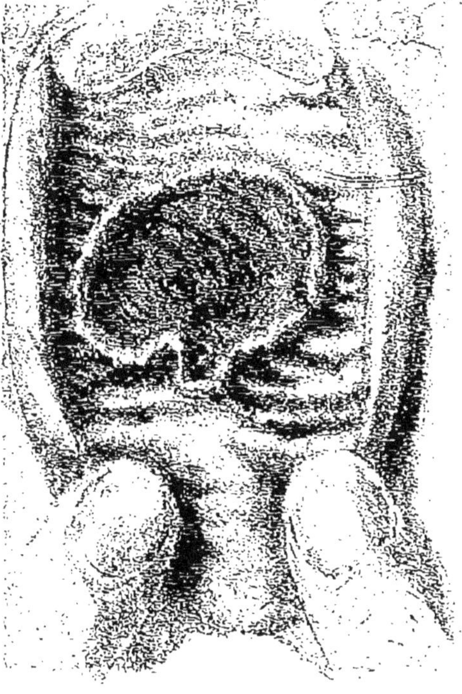

Fig. 3

Fig. 2

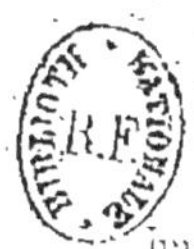

Éditeur Paris

Imp. Lemercier & Cie Paris

FIG. 1. — Chancres infectants érosifs avec induration parcheminée, de la peau du prépuce et du fourreau de la verge. L'inflammation sous-chancreuse du chancre préputial a occasionné un phimosis sans balano-posthite (voy. p. 52).

FIG. 2. — Chancre infectant érosif serpigineux du reflet balano-préputial occupant la circonférence entière de la verge. Les bords du chancre sont festonnés, mais sans être taillés à pic. L'induration communiquée à la muqueuse du prépuce a transformé le reflet balano-préputial en un anneau cartilagineux recouvert de la muqueuse lisse et tendue sur lui (voy. p. 23).

FIG. 3 et 4. — Chancre infectant érosif serpigineux partant de la face latérale droite au-dessus du frein en contournant irrégulièrement le gland et ne s'arrêtant du côté gauche qu'à quelques millimètres du frein. Les bords du chancre, quoique irréguliers, nesont nullement déchiquetés, ils commencent au niveau de la muqueuse et descendent en pente douce jusqu'à la surface du chancre.

Sur la figure 3, on voit sur la muqueuse balano-préputiale une surface rosée qui est le résultat de la cicatrisation du début du chancre (voy. p. 23).

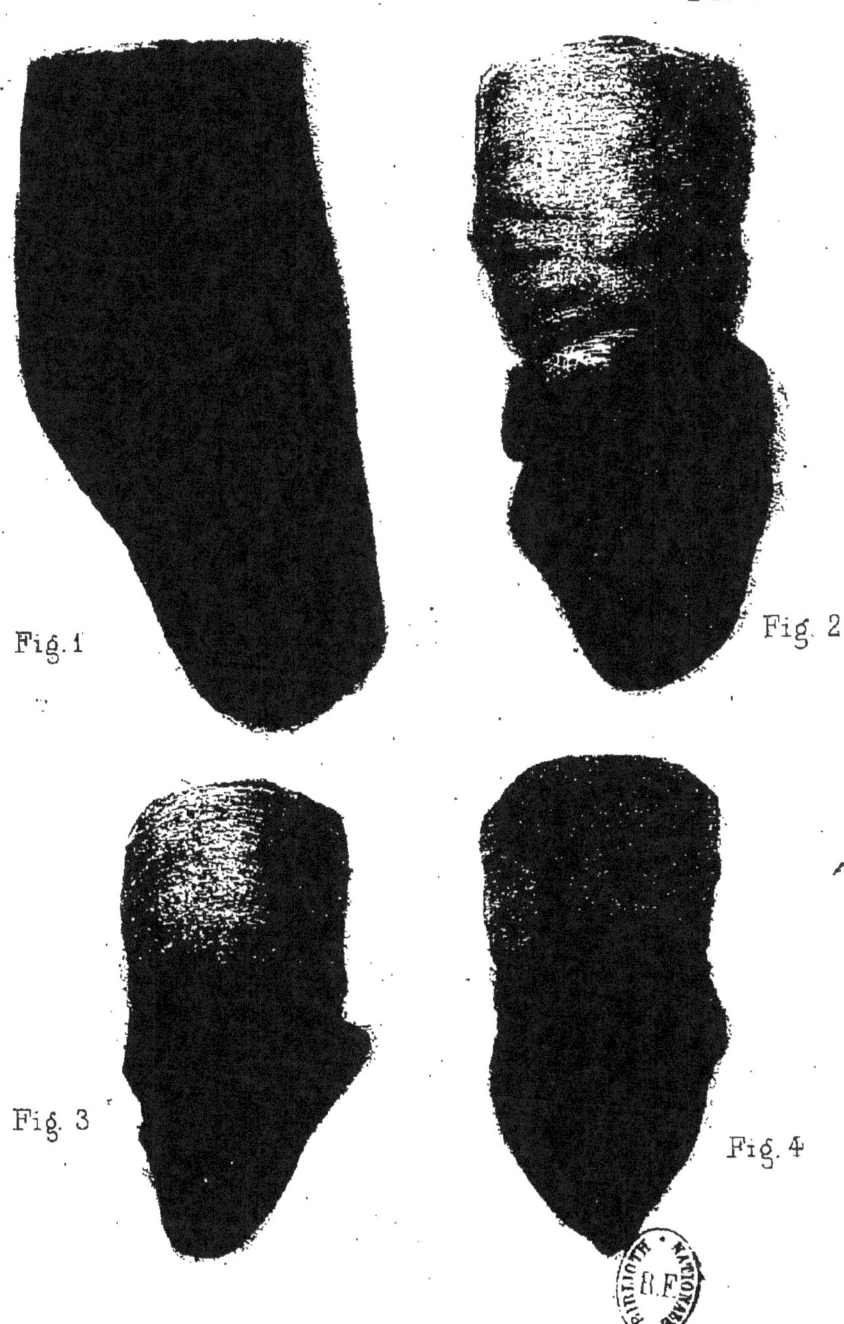

Fig. 1

Fig. 2

Fig. 3

Fig. 4

O. Doin Editeur Paris

PLANCHE III

Fig. 1. — Chancre infectant pultacé. L'induration chancreuse est transformée en une masse purulente, entourée d'un liseré rouge vif (voy. p. 24). En outre, le chancre est élevé au-dessus de la rainure glando-préputiale, et la tumeur qu'il forme a refoulé en haut la peau du prépuce.

Fig. 2. — Chancre du gland constitué par une plaque couenneuse à bords irréguliers et présentant des points sanguinolents à la surface (voy. p. 29).

Fig. 3. — Chancre infectant phagédénique du pli péno-scrotal, mesurant 2 centimètres 1/2 dans son diamètre transversal et 1 centimètre 1/2 dans son diamètre vertical [1].

Les bords sont taillés à pic, mais non décollés, entourés d'un bourrelet s'élevant légèrement au-dessus de la peau voisine, et ont environ 3 ou 4 millimètres de hauteur. Le fond du chancre est jaunâtre et sécrète une sérosité purulente (voy. p. 24). Le malade qui avait ce chancre avait de plus des plaques muqueuses sous-préputiales; et celles-ci avaient occasionné un phimosis et un œdème de tout le fourreau de la verge représentée figure 1, planche IV.

Fig. 4. — Chancre infectant du limbe ayant causé un phimosis sans balano-posthite (voy. p. 49).

1. Indiqué par erreur pl. III, fig. 2.
Page 25, ligne 17.
  «   62,   « 34.
  «   101,   « 30.

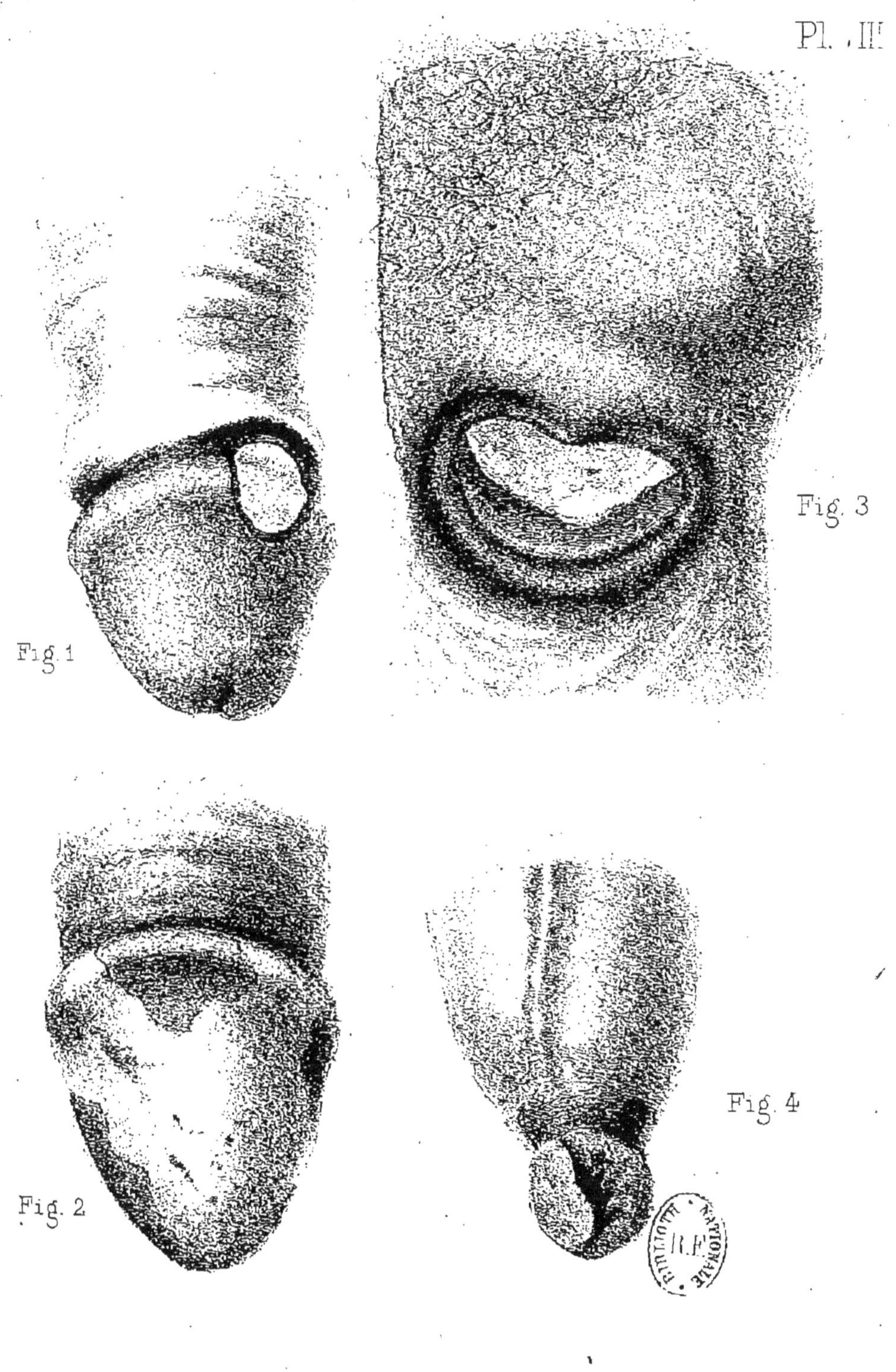

Fig. 1

Fig. 2

Fig. 3

Fig. 4

O. Doin Editeur Paris

PLANCHE IV

Fig. 1. — Chancre infectant cicatrisé de la muqueuse balano-préputiale, formant un relief considérable au-dessus des parties voisines, ainsi qu'on peut voir par la figure 2, qui le représente de profil. La surface du chancre, légèrement excavée en forme de cupule, présentait une induration nettement limitée qui donnait la sensation d'une plaque cartilagineuse logée sous la muqueuse.

Fig. 2. — Le même chancre vu de profil.

Fig. 3. — Cancroïde de la verge au troisième mois de son évolution. Le fond de la plaie est bourgeonnant; les bords, irréguliers, sont déchiquetés et décollés (voy. p. 25).

Fig. 4. — Chancre infectant en voie de cicatrisation creusé en infundibulum sur la couronne du gland. Les bords de ce chancre, parfaitement circulaire, forment un bourrelet tout autour de la cavité chancreuse (voy. p. 30)[1].

1. Indiqué par erreur fig. 3, pl. IV.
Page 30, ligne 17.

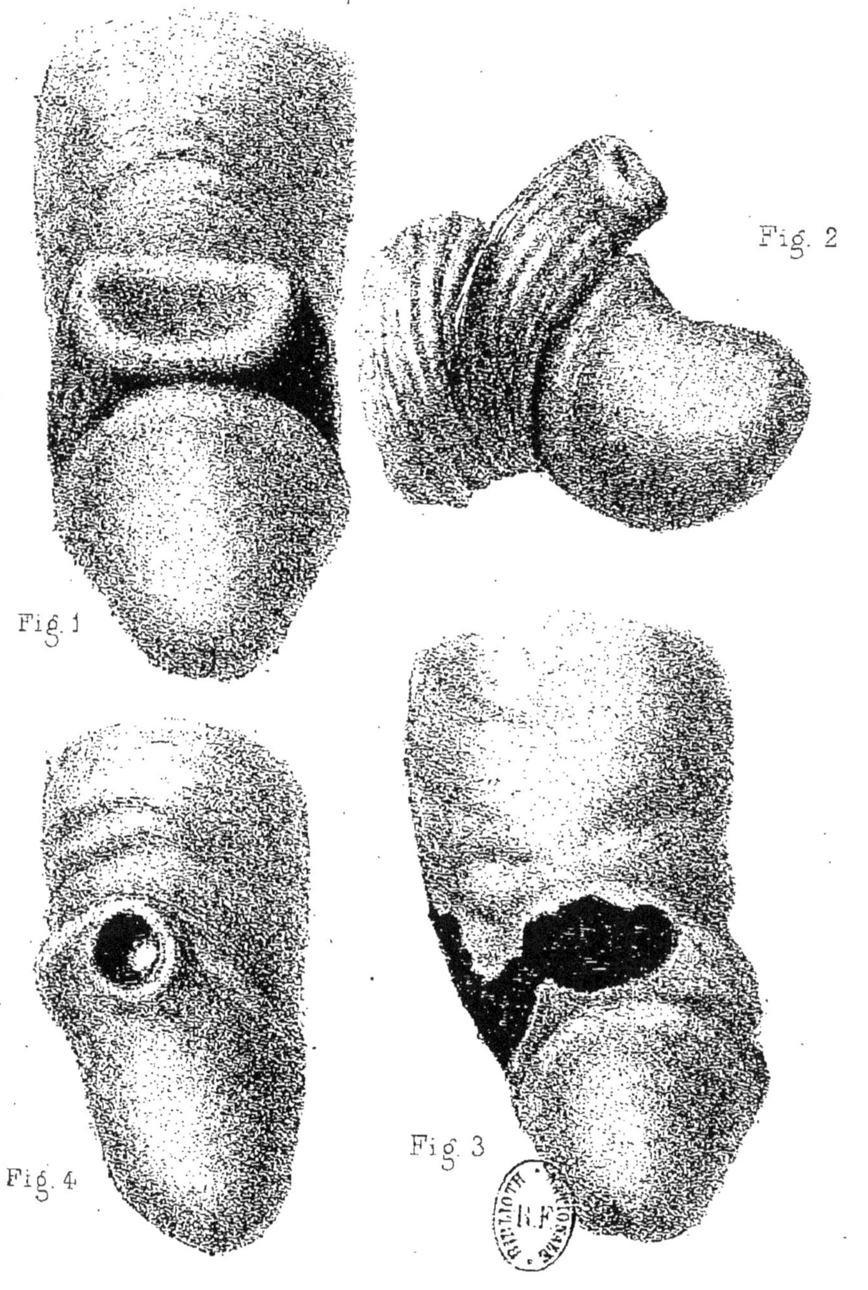

Fig. 2

Fig. 1

Fig. 4

Fig. 3

O. Doin Editeur Paris

PLANCHE V

Fɪɢ. 1. — Large chancre infectant à surface bourgeonnante de la peau du prépuce et du fourreau de la verge, ayant occasionné de l'œdème à la suite duquel se produisirent un phimosis et une balano-posthite par suite de plaques muqueuses sous-préputiales.

Fɪɢ. 2. — Chancre cicatrisé en forme de godet, développé sur le fourreau de la verge (voy. p. 46).

Fɪɢ. 3. — Le même vu de profil, pour montrer la saillie qu'il faisait au-dessus de la peau.

Pl. V

Fig. 1

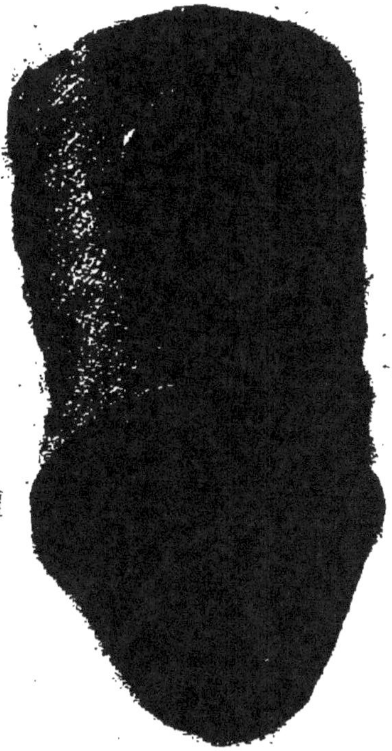

Fig. 2

Fig. 3

O. Doin Editeur Paris

PLANCHE VI

Fig. 1. — Œdème dur de la verge. Phimosis et balano-posthite consécutifs à des plaques muqueuses sous-préputiales, développées en même temps que le chancre phagédénique du pli péno-scrotal représenté planche III, figure 2. Le prépuce œdématié s'est contourné pour s'appliquer sur le côté gauche de la verge. L'orifice préputial est réduit à une simple fente (voy. p. 101).

Cette disposition bizarre du phimosis tient à la longueur démesurée du prépuce à l'état normal représenté figure 2.

Fig. 2. — Aspect normal de la verge ci-dessus après la guérison complète des accidents.

Fig. 3. — Syphilide tertiaire ulcéreuse de la muqueuse balano-préputiale, simulant un chancre infectant (voy. p. 13 et 192).

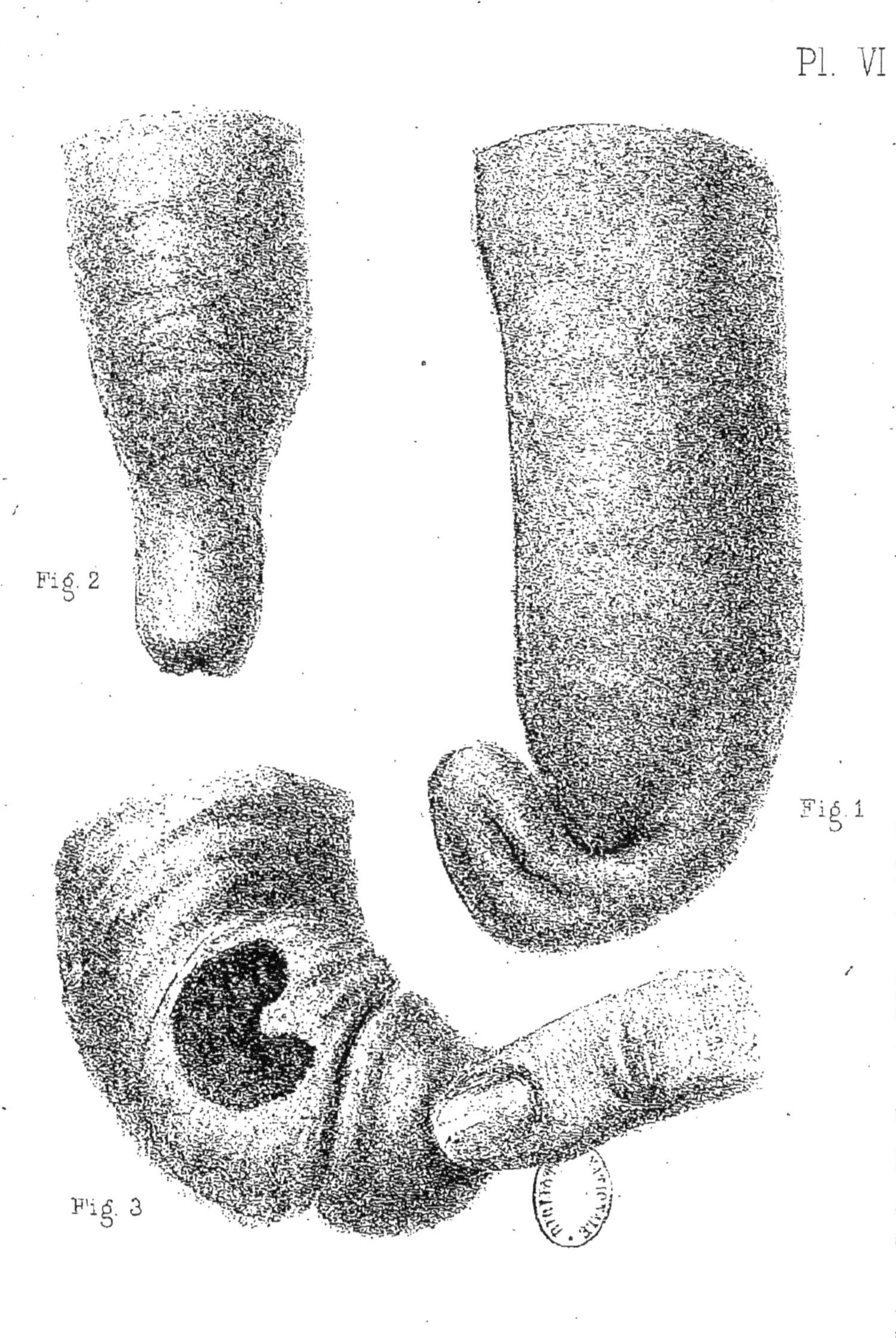
Fig. 2
Fig. 1
Fig. 3

Fig. 1. — Verge vue de face. Le prépuce, fortement œdématié, est entr'ouvert par deux doigts et laisse voir un chancre infectant placé au-dessous du méat urinaire. Tout autour du limbre préputial existent des plaques muqueuses papuleuses dont l'inflammation sous-jacente a produit le phimosis.

Fig. 2. — Cette figure montre les ravages produits par un *chancre infectant phagédénique*, entièrement cicatrisé au moment où nous avons dessiné la verge du malade, qui était âgé de quarante-huit ans.

Le chancre siégeait sur la rainure glando-préputiale et sur la couronne ; on voit encore sur cette dernière une dentelure produite par l'ulcération chancreuse. Le phimosis se produisit, et le phagédénisme provoqua une perte de substance sur la peau, à travers laquelle le gland fit hernie en repoussant le prépuce au-dessous de lui.

Le phagédénisme continua sa marche en détruisant la peau du fourreau de la verge, disséquant les corps caverneux et produisant une large ouverture acciden- telle par laquelle fait hernie la moitié environ de la portion pénienne.

Ces deux corps allongés, arrondis, que l'on voit de chaque côté des corps caverneux représentent le tissu cellulaire sclérosé et hypertrophié.

Au-dessous du gland, on voit le prépuce épaissi et congestionné (voy. p. 55).

(L'indication thérapeutique à remplir en pareil cas est d'amputer le prépuce, afin de permettre les rapports sexuels).

Fig. 3. — Chancre simple de la face dorsale et de la couronne du gland, ayant produit une perte de sub- stance du prépuce à travers laquelle le gland fait her- nie. (Même traitement.)

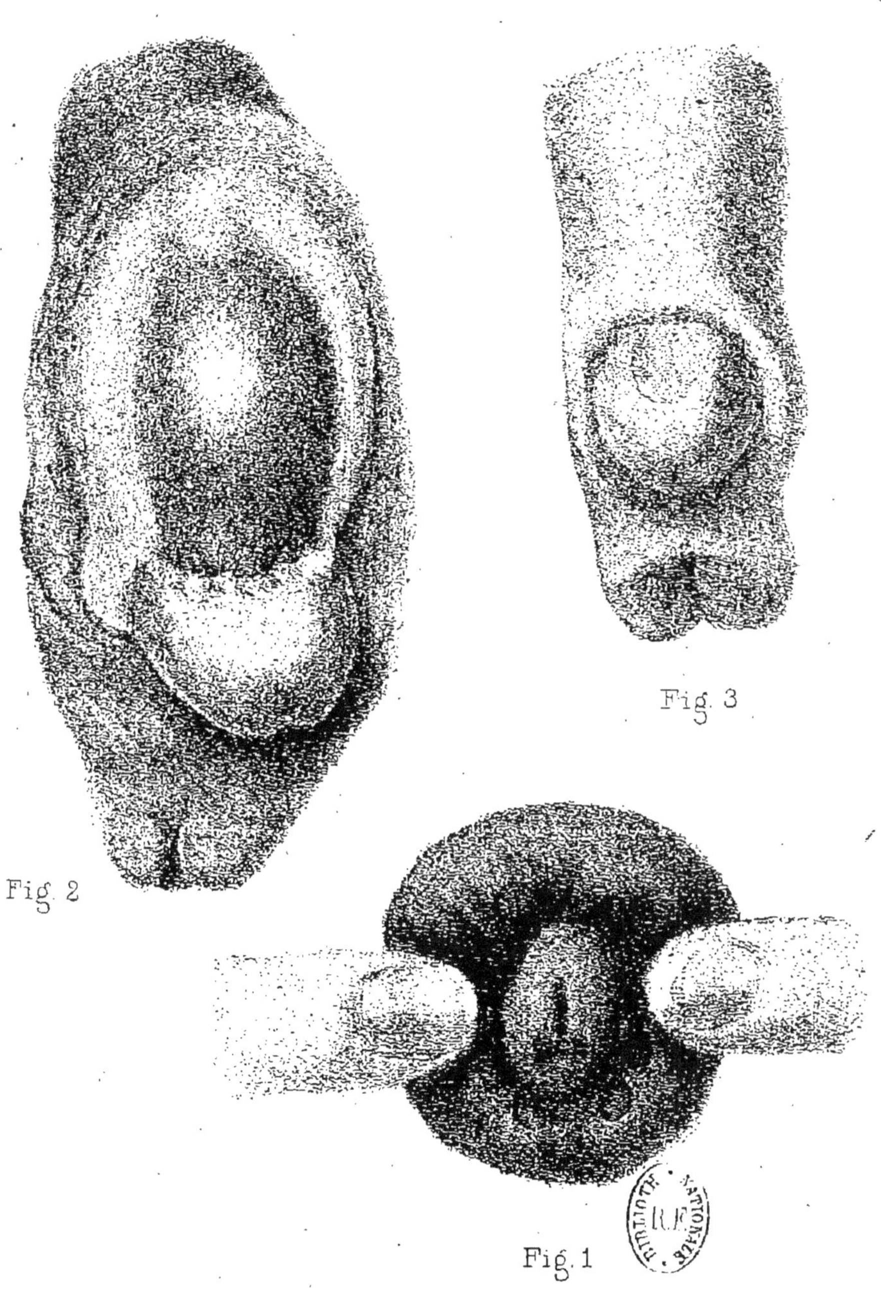

Fig. 2

Fig. 3

Fig. 1

O. Doin Éditeur Paris

PLANCHE VIII

Fig. 1. — Phimosis et balano-posthite compliqués de gangrène. Sur le côté droit de la verge, extrêmement œdématiée, on voit une plaque de gangrène sur la peau du prépuce et du fourreau. Cette plaque de gangrène était couverte d'une grosse phlyctène (voy. p. 54).

A travers l'orifice préputial s'écoule un pus copieux mélangé de sang noirâtre et coagulé.

Fig. 2. — La verge après cicatrisation. Le gland est tombé, et l'on ne voit plus que la face antérieure des deux corps caverneux, et au-dessous l'orifice du canal de l'urèthre. La verge conserve encore de l'œdème, et ce qui reste du prépuce forme un bourrelet épais et allongé, qui sert pour ainsi dire de coussin au canal de l'urèthre. La cicatrisation se fit sans causer d'atrésie de l'orifice du canal.

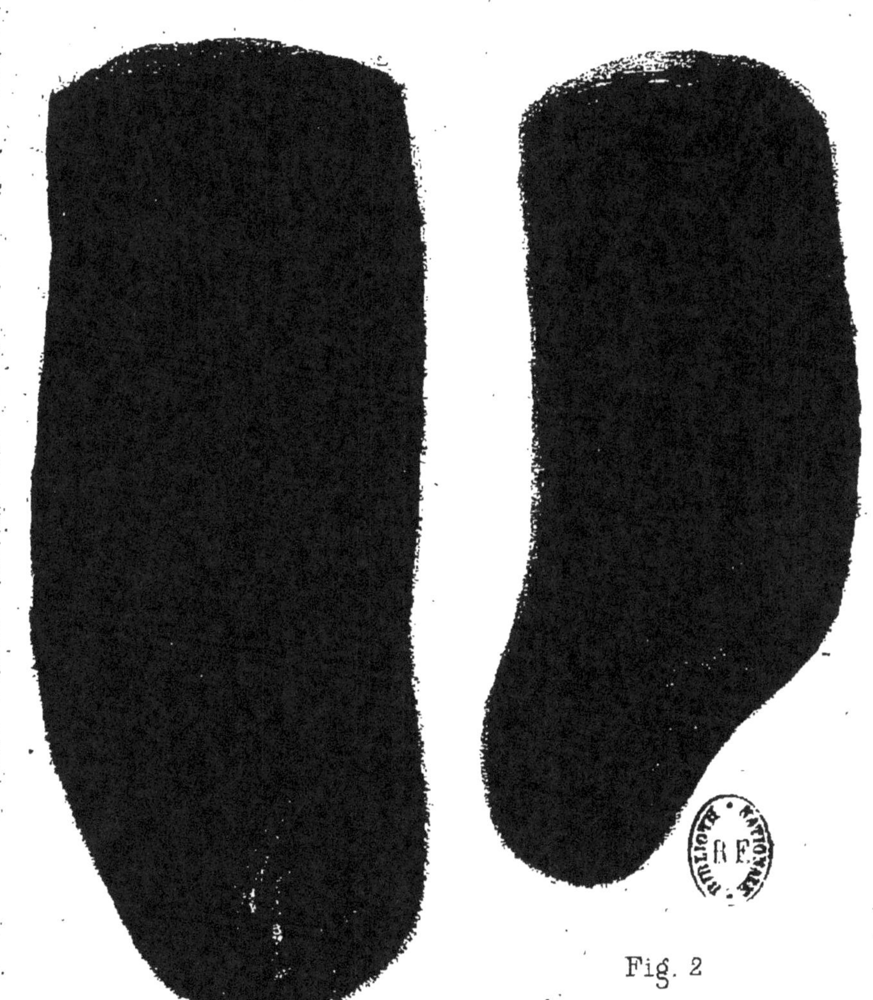

Fig. 2

Fig.1

PLANCHE IX

Fig. 1. — Chancre infectant de la face postérieure du scrotum. L'incubation de ce chancre fut d'un mois et demi. Une blennorrhagie qui avait amené le malade à l'hôpital eut le temps d'être guérie avant que le chancre fît son apparition (voy. p. 63).

Fig. 2. — Chancre infectant érosif du pli de l'aine. Le chancre, d'une couleur rouge brunâtre, a son centre occupé par une pseudo-membrane et est entouré d'une zone inflammatoire superficielle (voy. p. 23).

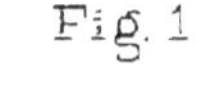

Fig. 1

Fig. 2

PLANCHE X

Fig. 1. — Chancre infectant de la lèvre supérieure. Le chancre est recouvert de sa croûte brunâtre (voy. p. 68 et suiv.). Légère déformation de la lèvre.

Fig. 2. — Chancre infectant de la lèvre supérieure consécutif à un coup de rasoir. Le chancre est à vif, repose sur une base fortement indurée ayant provoqué un gonflement et une déformation marquée de la lèvre, laquelle est projetée en bas et en avant. Sur le côté droit de la lèvre, on voit deux plaques muqueuses (voy. p. 66 à 70).

Fig. 3. — Chancre infectant de la lèvre inférieure, contracté à la suite d'un rapprochement vulvo-buccal (voy. p. 69). Le malade avait contracté, en même temps, un chancre du fourreau de la verge. Le côté droit était déjeté en bas et en dehors.

Fig. 4. — Large chancre de la première phalange. La surface est bourgeonnante ; il est entouré d'un bourrelet élevé au-dessus de la peau et qu'on aperçoit à la partie postérieure. Le chancre a provoqué un gonflement qui s'étend jusqu'à la troisième phalange. Diamètre vertical 3 cent. 1/2, transversal 3 centimètres (voy. p. 78).

Fig. 5. — Cicatrice d'un chancre infectant de la phalangette. Le chancre a laissé à l'extrémité du doigt un gonflement très marqué qui a soulevé la matrice de l'ongle en projetant celui-ci de haut en bas. On peut voir figure 1, planche XVI, un chancre de la même région, à la période d'ulcération (voy. p. 78 et 79).

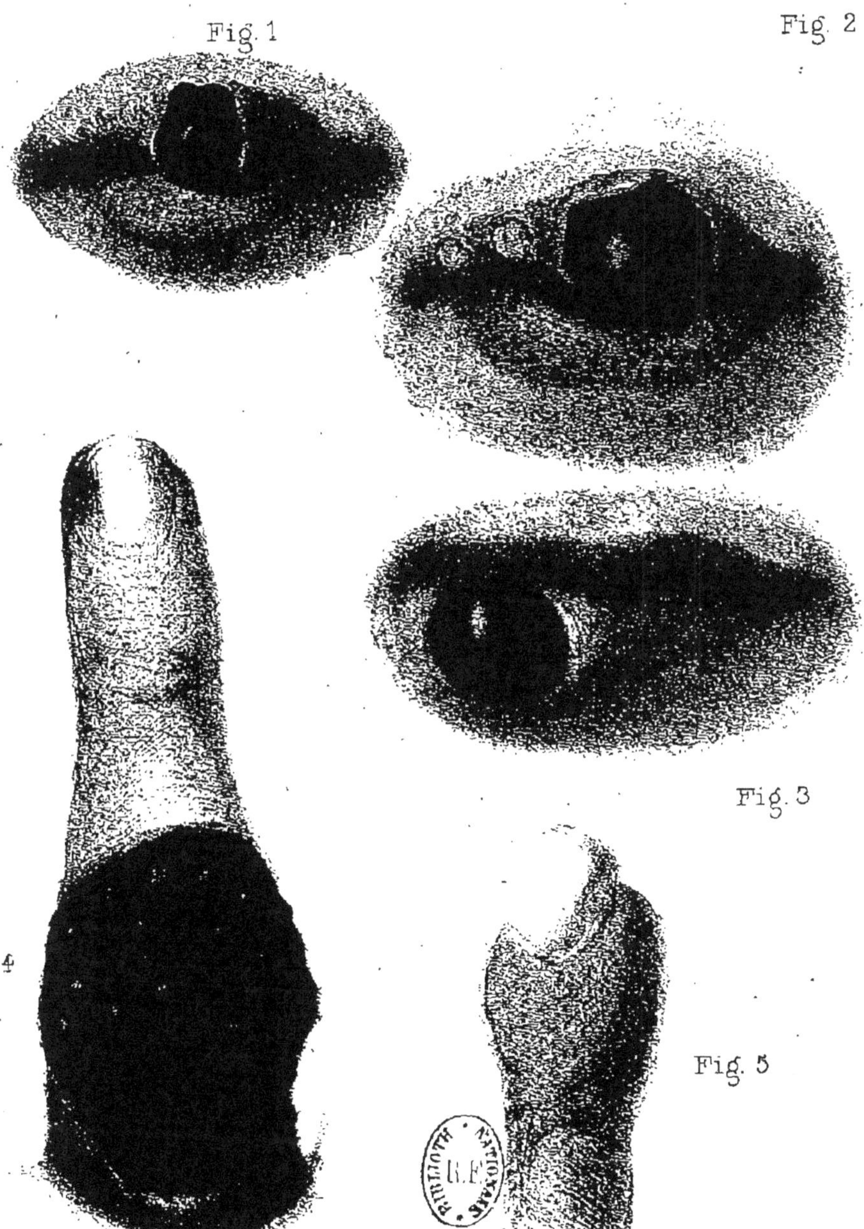

O. Doin Editeur Paris

Chancre infectant phagédénique de la paroi abdominale (analogue à celui représenté figure 3, planche III). Le fond est grisâtre, lardacé ; les bords, quoique irréguliers comme forme, sont nettement découpés, taillés à pic et entourés d'un bourrelet violacé élevé au-dessus de la peau. Les parois de la cavité chancreuse présentent des bourgeons charnus, visibles seulement dans la partie inférieure du dessin (diam. transv. 3 centim., vert. 2 centim.).

Au-dessus du chancre et près de la racine de la cuisse, on voit une éruption de roséole papuleuse.

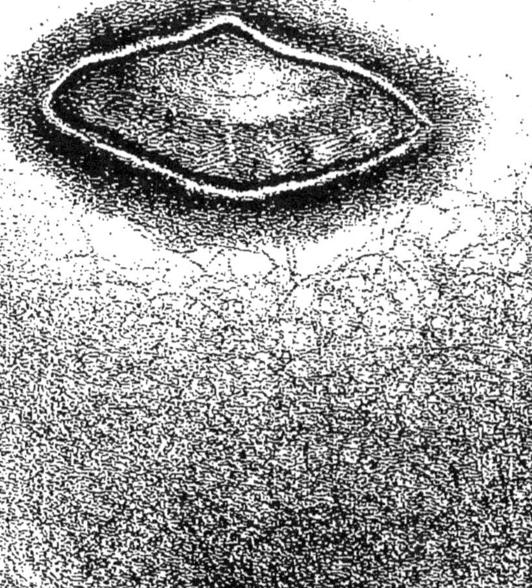

PLANCHE XII

Fɪɢ. 1. — Phimosis provoqué par des végétations sous-préputiales. La verge présente du côté gauche une grosse tumeur qui est produite par le développement de ces végétations. Sur la face dorsale du prépuce, au-dessus de l'orifice préputial, existe une plaque de gangrène entourée d'un cercle noirâtre. Le centre de cette plaque est occupé par un point rosé brillant, qui n'est autre qu'une végétation ayant fait hernie au dehors.

Fɪɢ. 2. — Le prépuce a été incisé. On voit les végétations implantées sur le gland et dans la rainure glando-préputiale. La peau du prépuce est infiltrée et très épaissie. La coloration ordinaire des végétations est rose vif; mais dans le cas actuel, par suite de la compression exercée par le prépuce, il y a eu gêne circulatoire qui a donné cette coloration violacée (voy. p. 409).

Fɪɢ. 3. — Végétations développées sur la face inférieure du fourreau de la verge. Deux végétations isolées existent au niveau de la rainure.

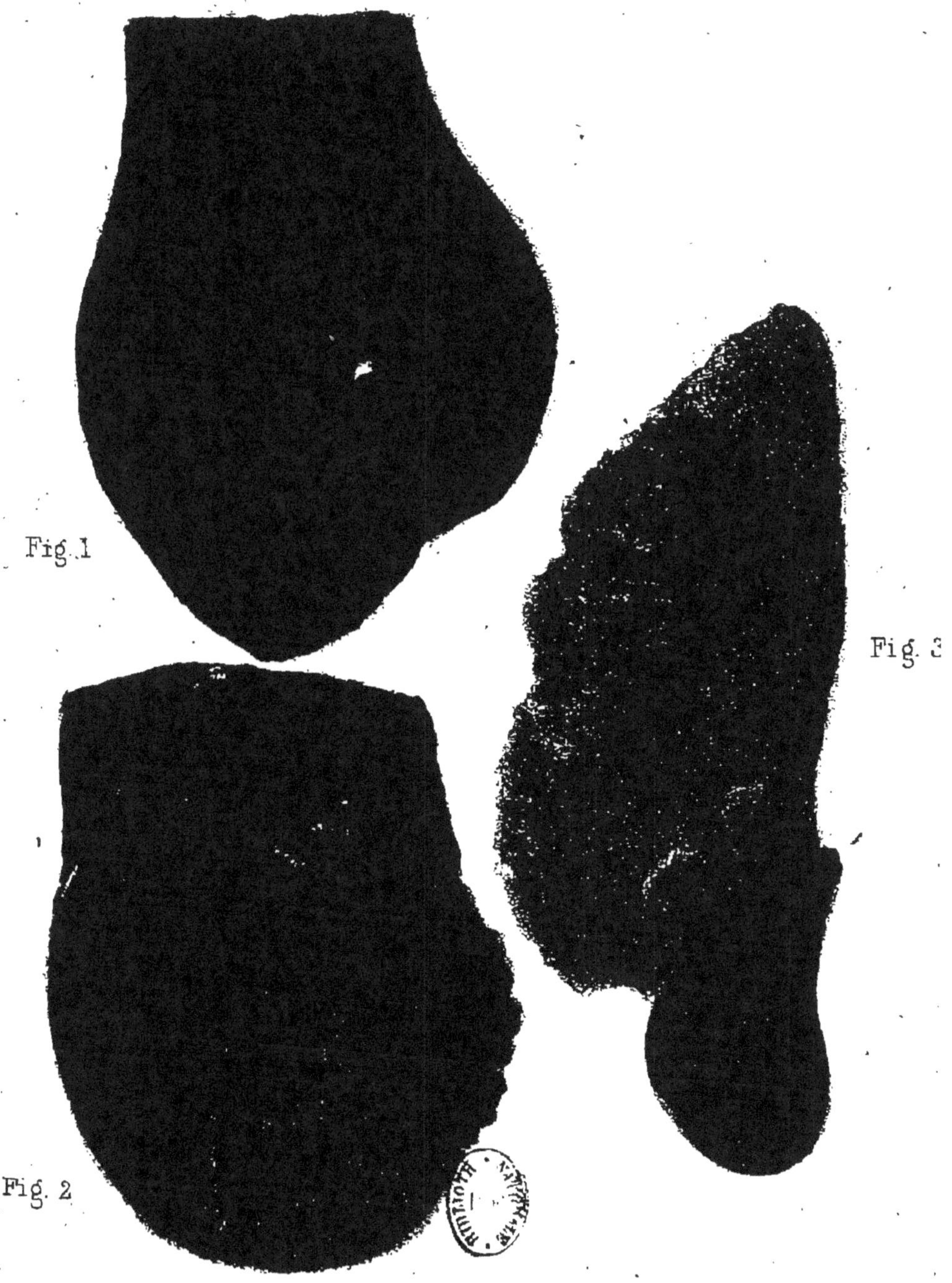

O.Doin Editeur Paris

Fig. 2   Fig. 1

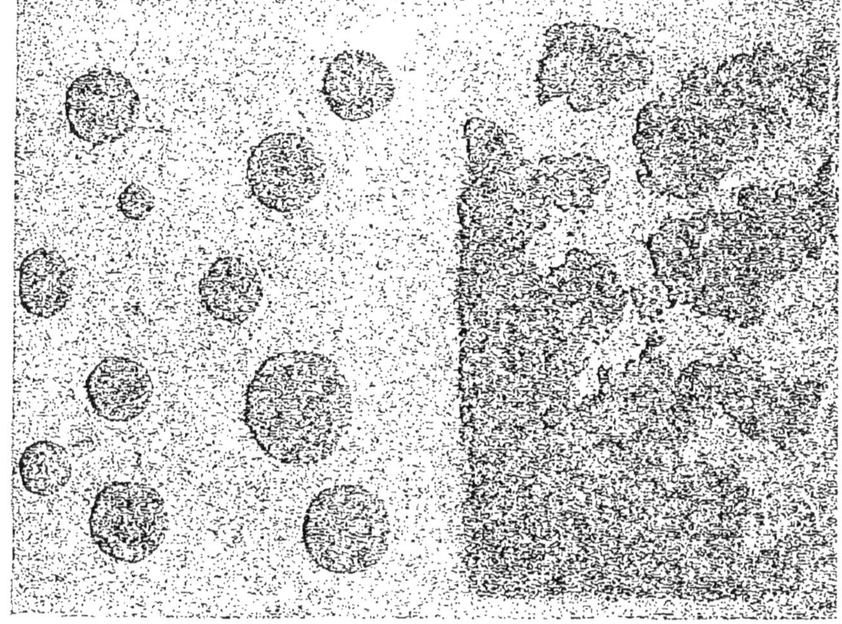

Fig 3

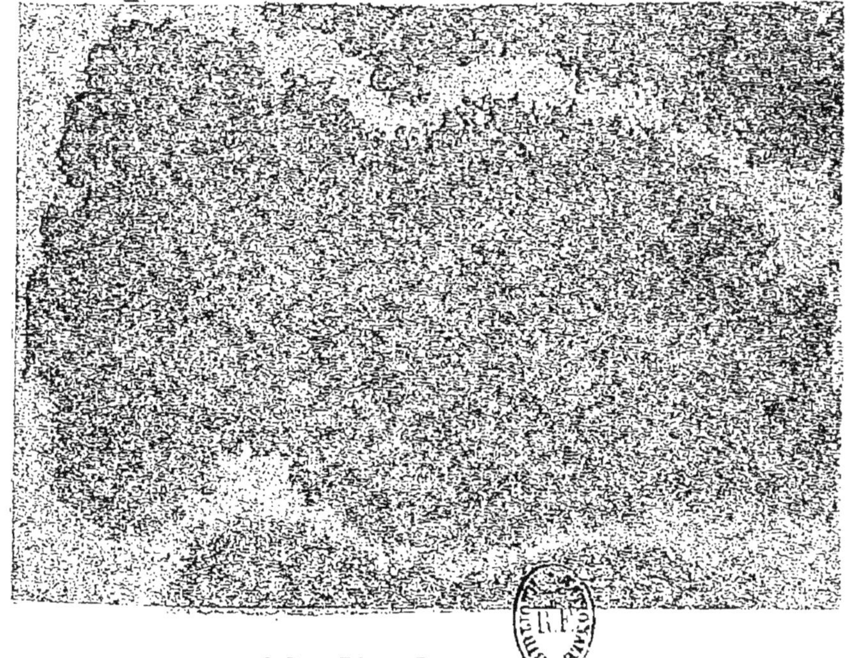

O. Doin Editeur Paris

PLANCHE XIV

Fig. 1. — Chancre érosif de la peau du prépuce. Phimosis. L'ulcération a entamé superficiellement toute la peau du prépuce et a respecté le limbe préputial.

Fig. 2. — Chancre infectant phagédénique d'aspect diphthéritique développé dans la rainure balano-préputiale et s'étendant sur toute la face inférieure du gland jusqu'au niveau du méat.

Fig. 3. — Face inférieure du gland chez le même malade.

Malgré l'énorme perte de substance produite par le phagédénisme, la réparation se fit et les parties reprirent presque la forme normale.

Fig. 4. — Abcès du fourreau de la verge produit par la blennorrhagie (voy. p. 481) et simulant un chancre infectant de la peau de la verge. Tout autour existe un bourrelet cutané produit par le gonflement du tissu cellulaire enflammé.

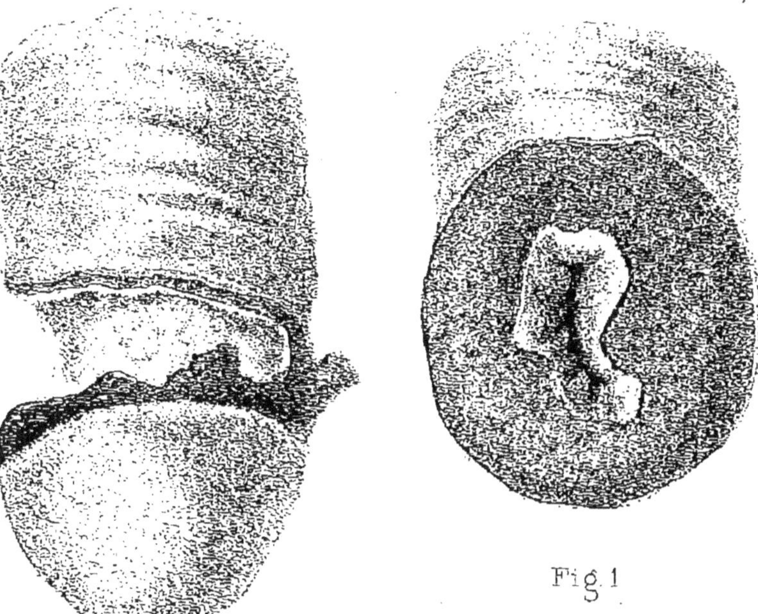

Fig. 1

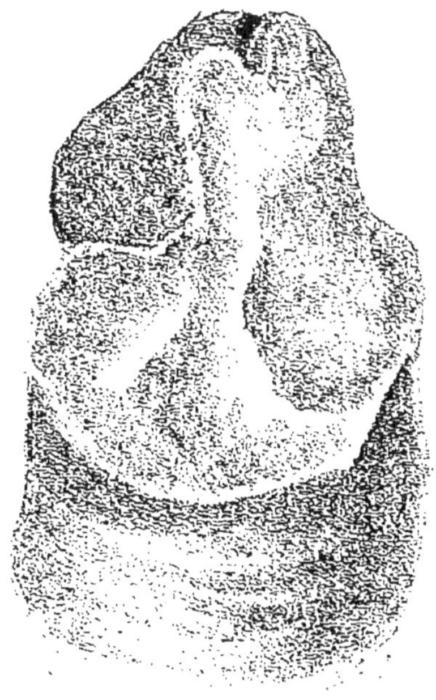

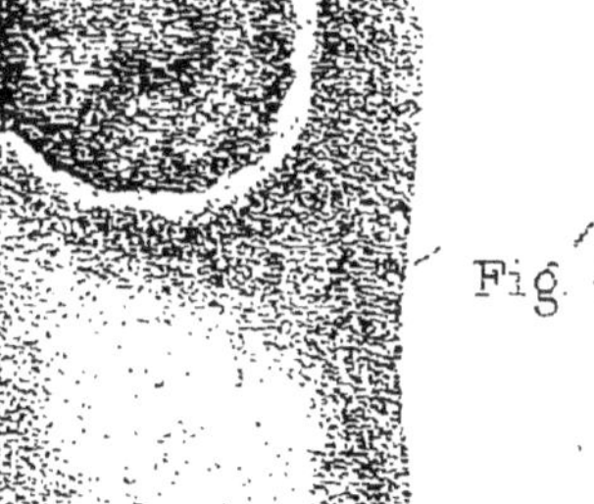

Fig. 4

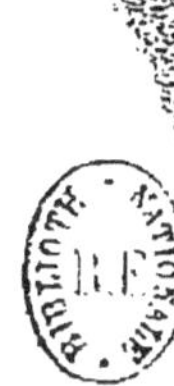

O. Doin Editeur Paris

Fig. 1. — Plaques muqueuses de la muqueuse de la lèvre et de la gencive supérieures. Ces plaques sont typiques et sont entourées de l'auréole congestive.

Sur le voile du palais, on voit une large plaque recouverte d'une pseudo-membrane et s'étendant sur tout le fond de la bouche.

A chaque commissure, on voit des rhagades entourées des croûtes volumineuses caractéristiques de la syphilis. Ces croûtes sont constituées par des débris épidermiques (voy. p. 96).

Sur la peau de la joue, on voit des traces de roséole papuleuse.

Fig. 2. — Chancre infectant de la peau du menton et de la lèvre inférieure.

Ce chancre, très élevé au-dessus de la surface cutanée, présente à la partie supérieure une croûte jaunâtre, en partie recouverte par la membrane diphthéritique blanchâtre qui s'étend sur toute la circonférence du chancre. Les parties du chancre qui ne sont pas recouvertes par cette fausse membrane sont la muqueuse exulcérée de la lèvre inférieure, et la surface violacée de la partie cutanée du chancre.

Le défaut d'espace n'a pas permis de représenter l'hypertrophie de la région cervicale antérieure, due à l'adénopathie mylo-hyoïdienne, qui donnait à cette partie du cou un aspect goitreux (voy. p. 73).

Fig. 1

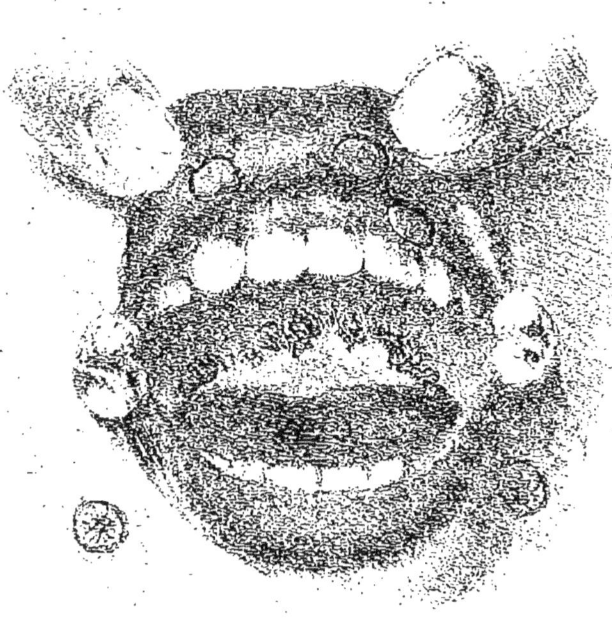

g. 2

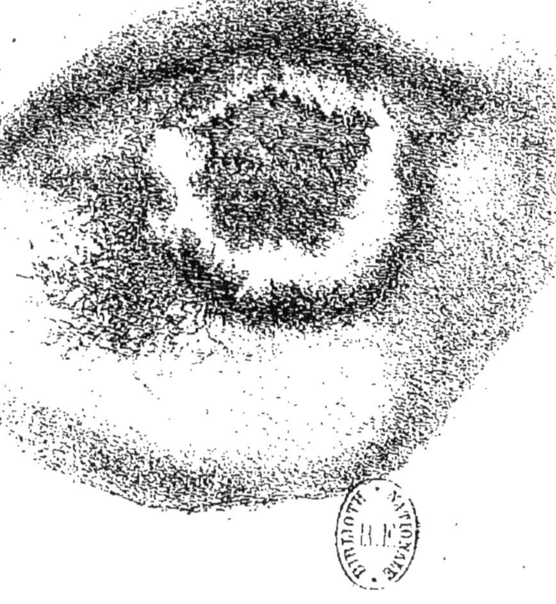

Fig. 1. — Chancre infectant ulcéreux de la phalangette contracté en masturbant une femme.

Le chancre est entouré d'un cercle blanchâtre de débris d'épiderme. — La phalangette est congestionnée et présente un léger gonflement. On peut voir planche X, figure 5, un chancre complètement cicatrisé.

Fig. 2. — Plaque muqueuse de la pointe de la langue.

Fig. 3. — La même plaque au huitième jour de son développement. Dans ce dernier cas, elle était recouverte d'une fausse membrane diphthéritique.

Fig. 4. — Plaques muqueuses de la face dorsale de la langue à différentes périodes de leur développement (voy. p. 97). Ces plaques (accidents secondaires) s'étaient développées chez un malade atteint d'accidents tertiaires. En outre, la langue présente un sillon longitudinal d'où partent des sillons plus petits. Ces sillons sont pathognomoniques des lésions syphilitiques de la glossite tertiaire dite *glossite scléreuse*. C'est à cet état de la surface de la langue que M. le professeur Fournier a donné le nom d'*aspect parqueté* (voy. p. 204).

Fig. 5. — 1 et 2. Lobulisation du bord gauche et de la pointe de la langue consécutive à une glossite scléreuse profonde (voy. p. 204).

3 et 4. Gommes de la langue à la période de ramollissement.

On voit également une lobulisation un peu au-dessus de la gomme droite et un sillon très profond de la face dorsale de la langue.

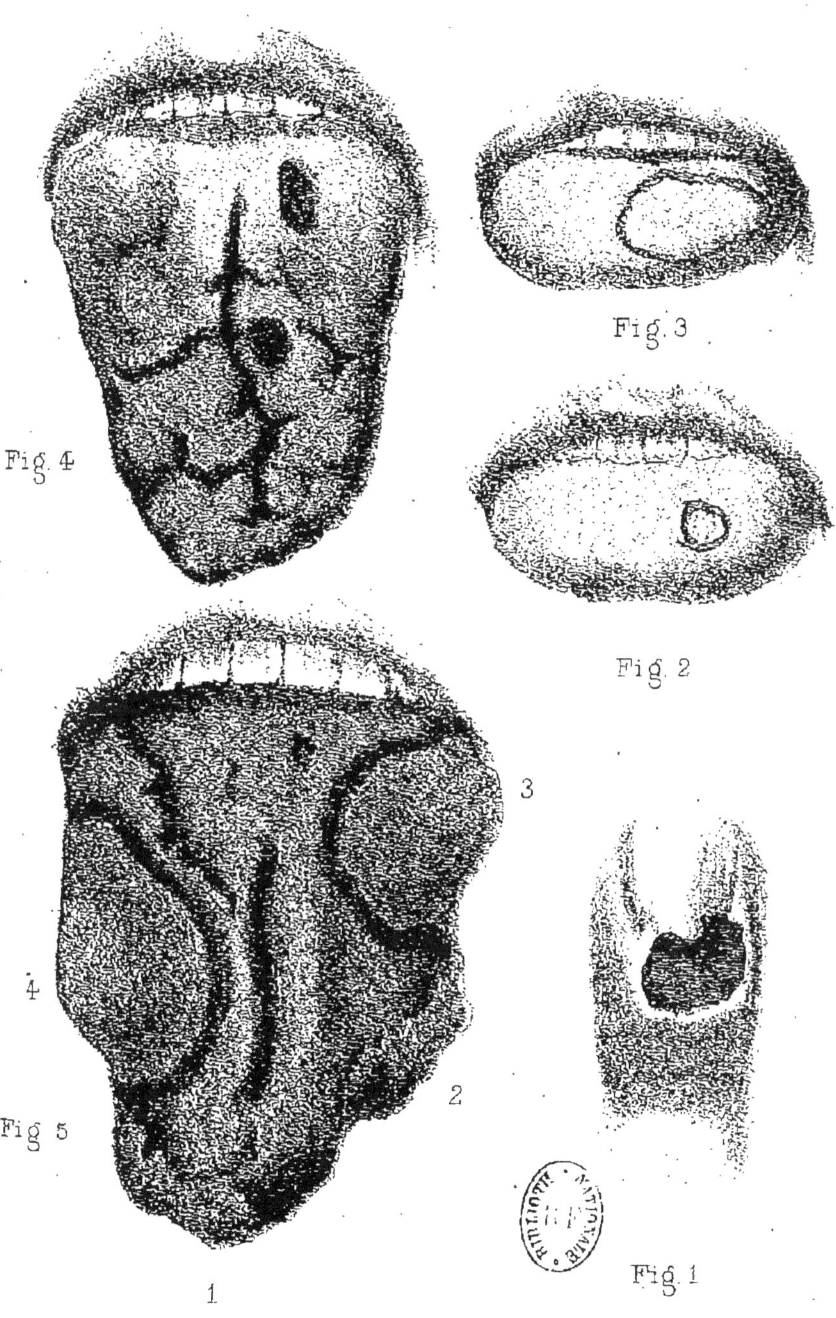

Fig. 3

Fig. 2

Fig. 4

Fig. 5

Fig. 1

PLANCHE XVII

Plaques muqueuses à petites et grosses papules développées sur la peau du scrotum et sur la face inférieure du prépuce. Ces plaques suppuraient abondamment, et la sécrétion purulente avait provoqué sur la
peau un érythème très intense et des démangeaisons
très vives.

Au-dessous du scrotum, sur la face interne de la
cuisse, existe un cercle de papules semblables, mais
ayant le caractère globuleux, et irrégulières comme
volume. Ces plaques muqueuses, qui au premier abord
ressemblent à cette syphilide papuleuse circinée représentée figure 1, planche XX, en diffèrent par l'érythème développé autour des plaques muqueuses, et
par l'absence de la collerette de Biett qui entoure les
syphilides papuleuses (voy. p. 115).

Au-dessus de ce groupe de papules muqueuses
existe une place violacée consécutive à des plaques
muqueuses semblables.

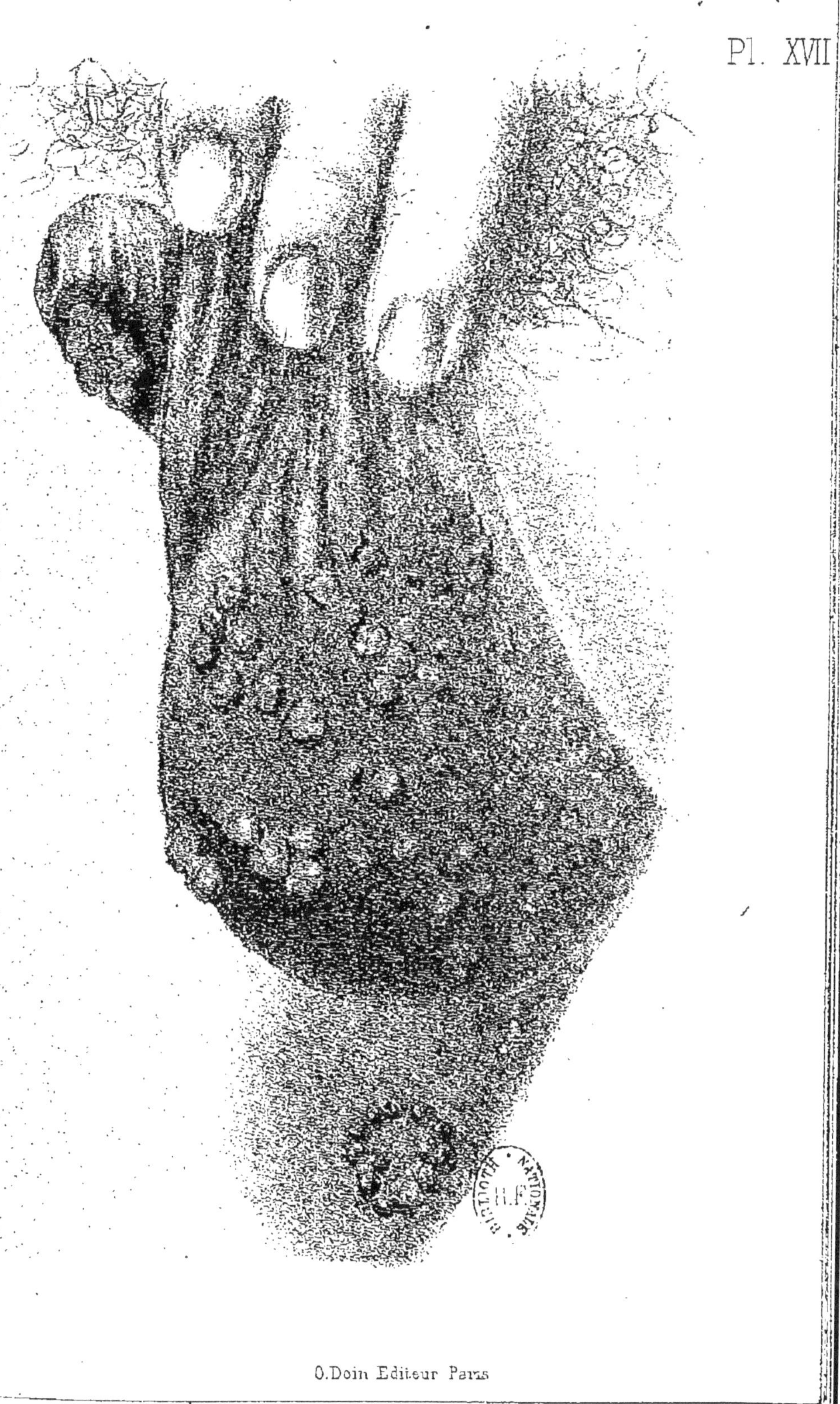

PLANCHE XVIII

Fig. 1. — Papules muqueuses hypertrophiques développées sur la face interne de la cuisse et sur la peau
du scrotum. Ces papules sont *sessiles*, c'est-à-dire
qu'elles sont implantées sur la peau par une large
base; les bords seuls ont un aspect frangé et n'adhèrent
pas à la surface cutanée.

La papule isolée qui se trouve sur le scrotum n'avait
pas le caractère globuleux; elle était plate, et sa surface
était légèrement ulcérée (voy. p. 103).

Fig. 2. — Plaques muqueuses ulcéreuses de la face
antérieure du scrotum. Ces ulcérations, inégales comme
volume et très différentes comme forme, avaient ulcéré
profondément la peau. Elles suppuraient abondamment,
et elles étaient entourées d'une auréole inflammatoire
d'un rouge vif. Elles s'accompagnaient d'un prurit
intense.

Du côté gauche du scrotum, on voit une fissure longue de 3 centimètres; les bords rouges sont seuls visibles; mais la fissure pénétrait également dans la peau
du scrotum et avait les mêmes caractères comme ulcération que les quatre autres plaques.

La dépression profonde qui part de la plaque située
supérieurement sur la partie médiane du scrotum et
qui va se confondre avec la fissure ci-dessus n'est autre
qu'une cicatrice d'une fissure semblable à celle actuellement à la période ulcérative.

Cette cicatrice est séparée d'une cicatrice analogue
par un bourrelet cutané au-dessous duquel la peau du
scrotum a une teinte violacée, tandis que tout le reste
de la surface cutanée de l'organe est le siège d'un
érythème qui occasionnait de vives démangeaisons
(voy. p. 103).

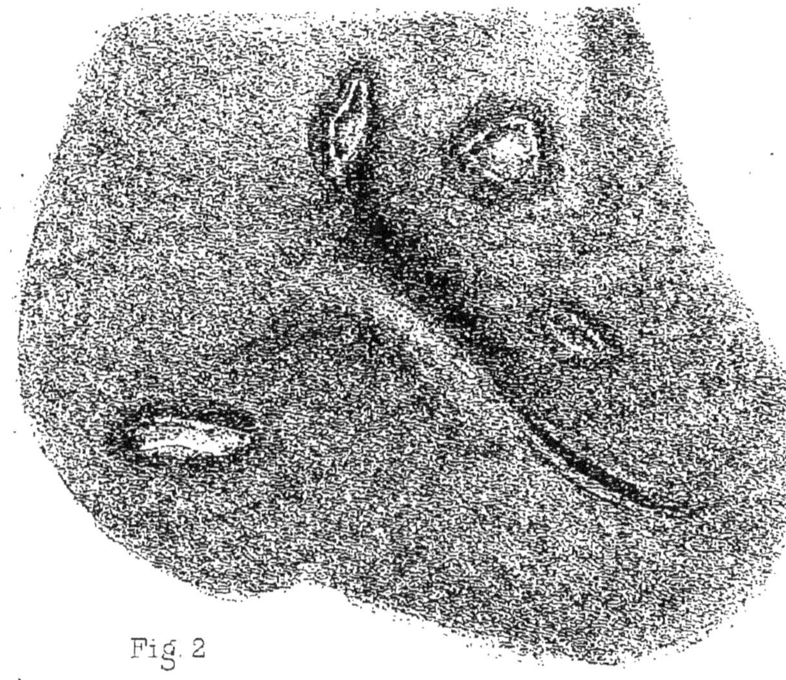

Fig. 2

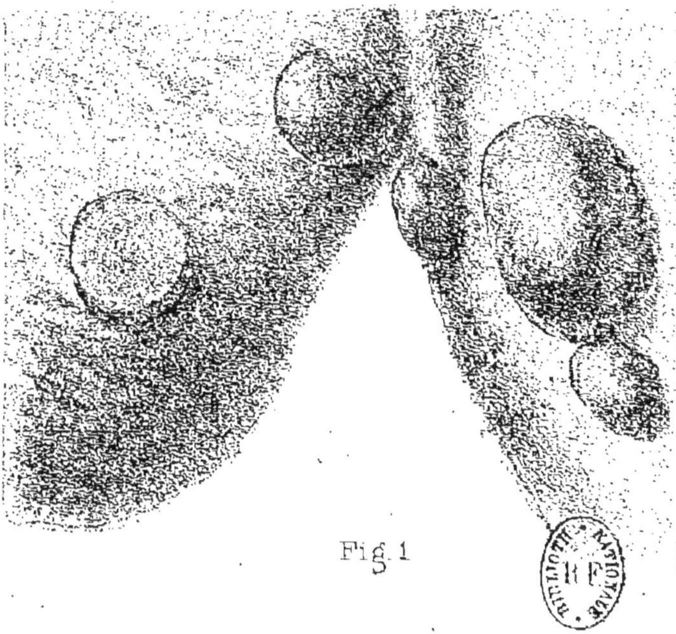

Fig. 1

O. Doin Éditeur Paris

Fɪɢ. 1. — Syphilide papuleuse à petites papules développées sur une plaque érythémateuse de la peau des joues et du menton.

Fɪɢ. 2. — Syphilide vésiculeuse. La figure de droite représente ces vésicules à leur début; celle de gauche, à leur période de vésicule et de desquamation (voy. p. 130).

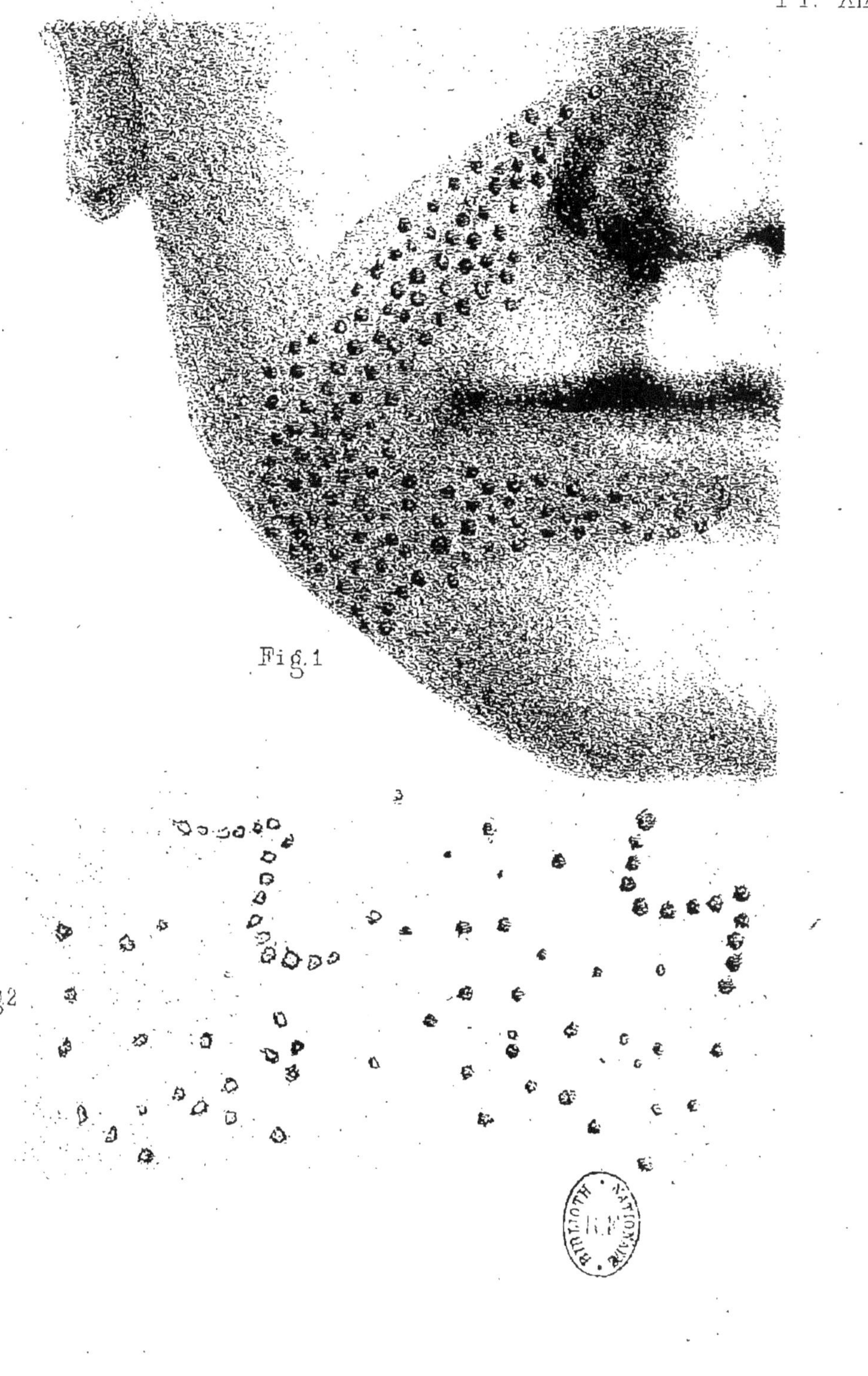

Fig. 1

Fig. 2

Fig. 1. — Syphilide papuleuse à petites papules. Les unes sont isolées, d'autres sont disposées en cercle (éruption *circinée*) ou bien forment une ligne droite plus ou moins régulière; celles de gauche de la figure sont *en plaque*.

Les papules isolées sont entourées d'un liseré blanc formé par des débris d'épiderme ou *collerette de Biett*.

Sur les papules, qui sont groupées soit en cercle, soit en plaque, les collerettes se confondent les unes avec les autres et ne peuvent plus se distinguer (voy. p. 114).

Fig. 2. — Syphilide papuleuse développée *en corymbe*, c'est-à-dire qu'une grosse papule est entourée de petites papules formant un cercle assez régulier. Toutes ces papules sont entourées de la collerette de Biett (voy. p. 115).

A gauche de la figure existe une éruption semblable, mais à la période de réparation; la grosse papule a une couleur rouge brun caractéristique. Les petites papules pâlissent de plus en plus.

Fig. 3. — Syphilide papulo-squameuse de la paume de la main.

A la partie supérieure se voient les papules à leur période de début. Elles sont peu apparentes; le plus souvent, on les voit pour ainsi dire par transparence sous l'épiderme.

Au niveau des plis palmaires, on voit des papules à la période de desquamation. Elles n'ont pas toujours un caractère squameux aussi prononcé. Les deux plus grosses squames ont leur surface fendillée et saignante. Ceci se produit quand les papules siègent au niveau des plis palmaires. C'est cette éruption squameuse qu'on appelle *syphilide cornée* (voy. p. 120) et qu'on désigne improprement sous le nom de *psoriasis syphilitique*.

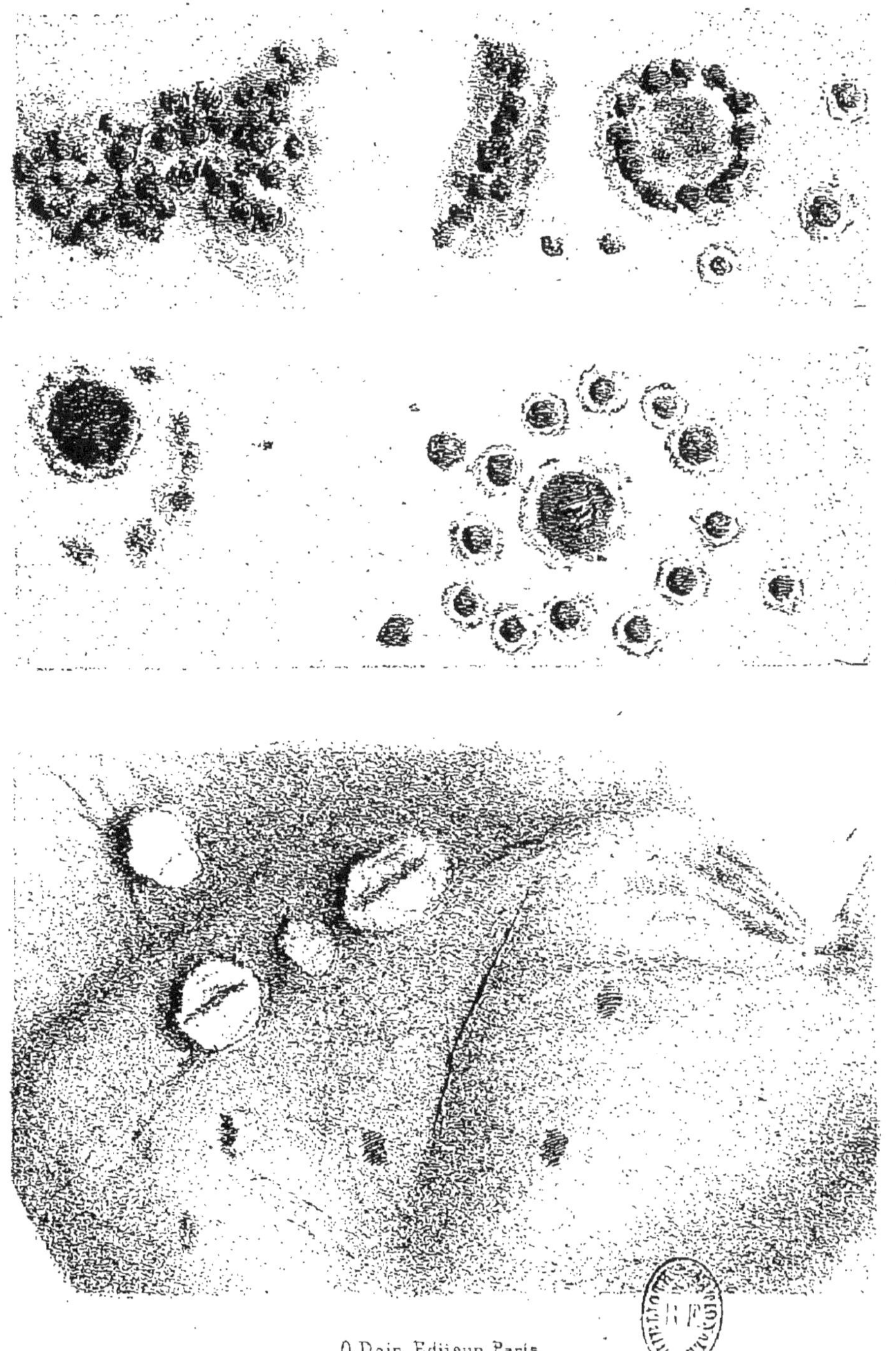

O. Doin Editeur Paris

Syphilide papuleuse du front dite *corona veneris*.

Les papules sont à leur période de régression. Sur la paupière, il en est trois qui sont à peu près disparues (voy. p. 117).

Dans les cheveux, on voit des places d'alopécie; quelques-unes ont le centre occupé par une croûte brunâtre (voy. p. 133).

Le même malade est atteint d'*iritis syphilitique*. L'iris est d'une coloration jaune sale, la papille déformée, et tout autour de la cornée on voit des vaisseaux sanguins très congestionnés et très dilatés; ceci forme le cercle péri-kératique, qui existe dans toutes les formes d'iritis syphilitiques ou non.

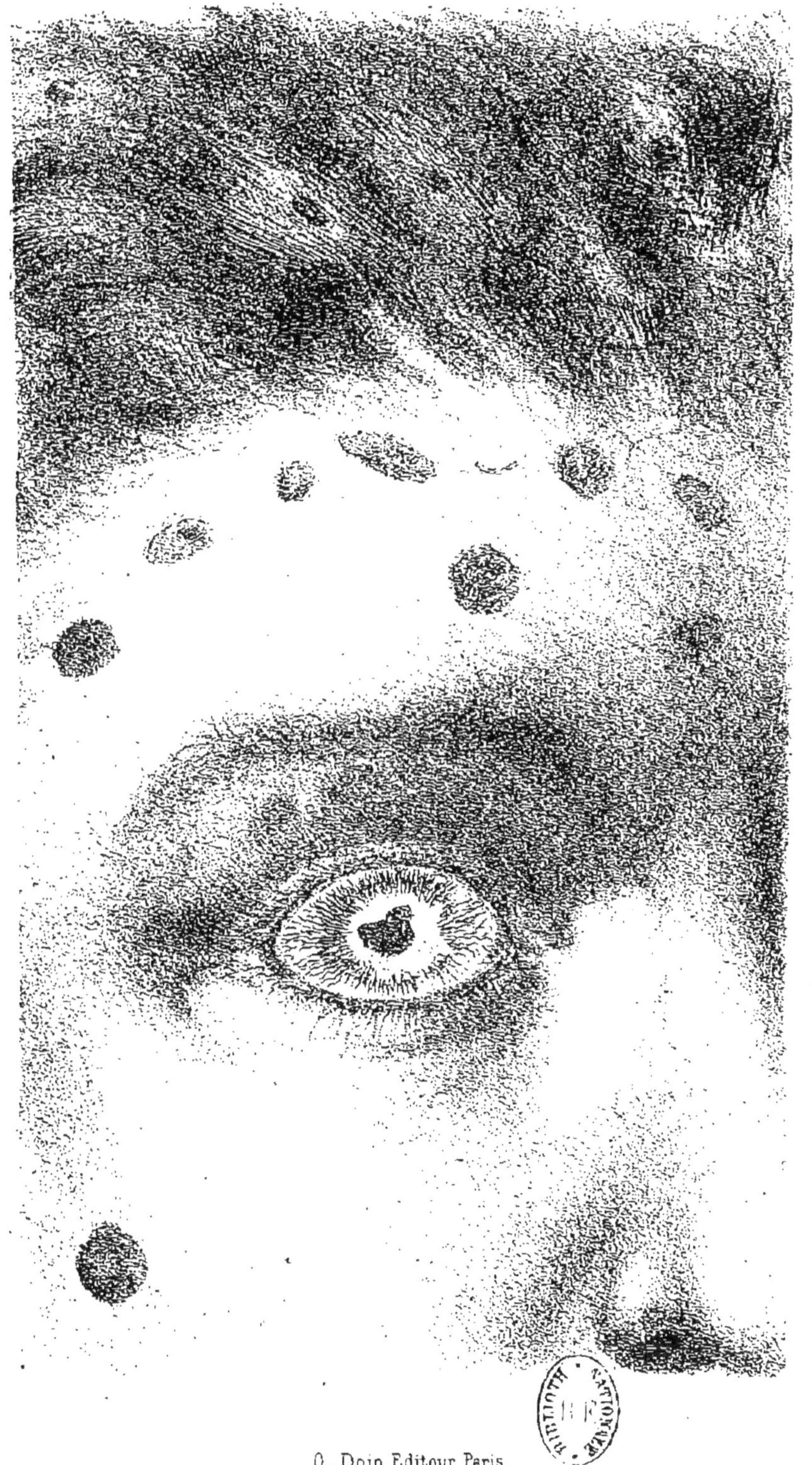

Fig. 1. — Ecthyma syphilitique superficiel (voy. p. 125).

1 et 2. Pustule initiale du début, entourée de la collerette de Biett et d'une auréole congestive.

3 et 4. Ecthyma arrivé à la période croûteuse. La croûte est plate, le centre déprimé; le n° 4 est traversé par une fissure à travers laquelle on voit l'ulcération sous-jacente.

5. La croûte est tombée; mais de petits points brunâtres disséminés sur la surface de la lésion indiquent qu'une nouvelle croûte est en voie de formation.

Toutes ces croûtes sont entourées de la collerette de Biett et de l'auréole congestive.

Fig. 2. — Croûte d'ecthyma entourée de petites papules.

Fig. 3. — Croûte de rupia développée sur la peau de la verge.

La croûte de rupia (*accident tertiaire*) est formée de plusieurs couches de croûtes verdâtres augmentant de volume du sommet à la base. La croûte est entourée d'une surface jaunâtre, avec stries sanguinolentes, entourée de débris d'épiderme. Cette surface était primitivement recouverte par la bulle de rupia (voy. p. 177).

L'ecthyma profond ou *tertiaire* est semblable au rupia comme disposition de croûtes, mais il débute par une pustule et non pas par une bulle.

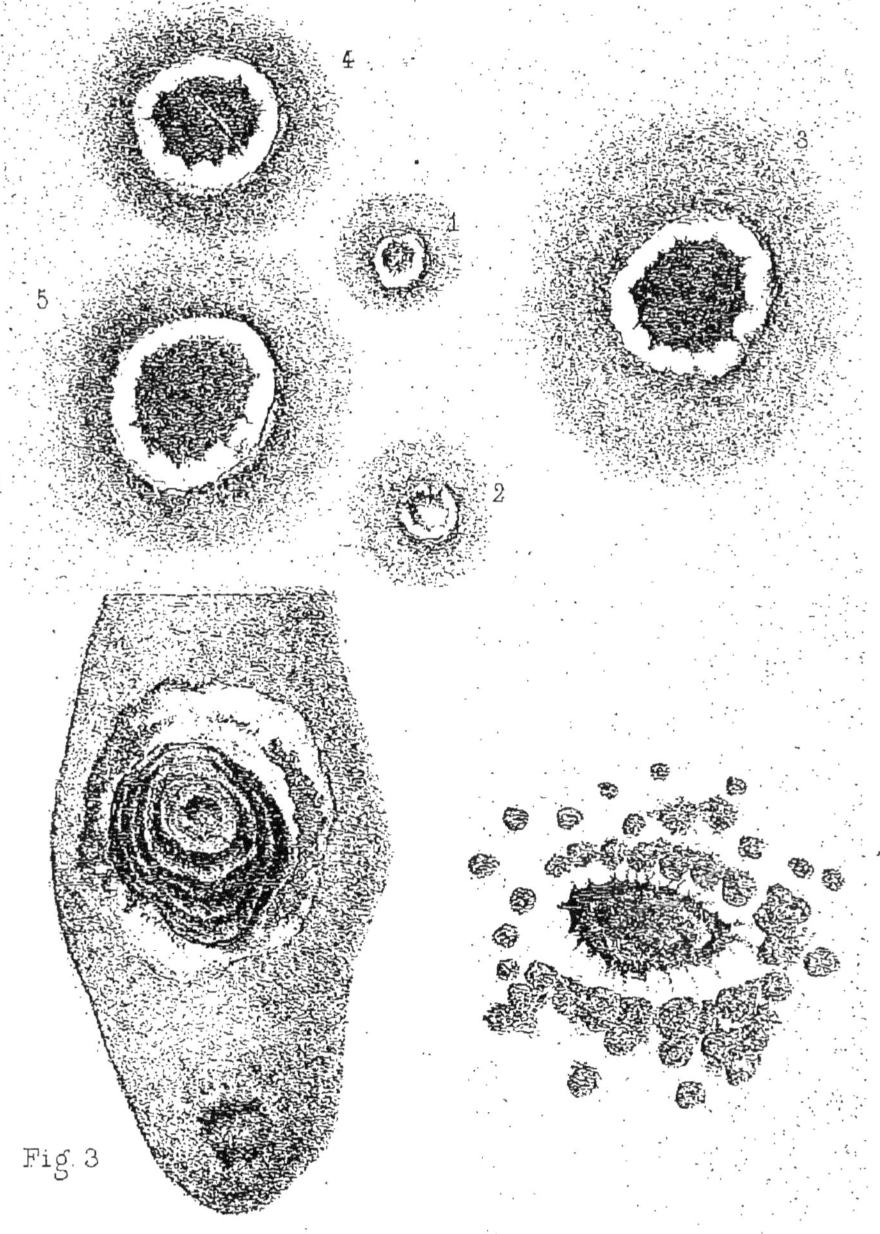
Pl. XXII
4
1
5
3
2
Fig. 3
Fig. 2
O. Doin Editeur Paris

Fig. 1. — Syphilides ulcéreuses tertiaires de la verge. Le gland congestionné montre du côté droit une ulcération en pleine purulence. Au-dessus du méat, on voit une surface bleuâtre, cicatrice d'une ulcération semblable.

A la couronne du gland existe une syphilide ulcérative qui a pris le caractère phagédénique. Elle a entamé le gland, et, quand on examinait la verge de côté, on voyait l'ulcération, en forme d'une moitié d'entonnoir, se diriger obliquement vers le canal de l'urèthre.

Sur le prépuce et sur le fourreau existent des syphilides ulcéreuses.

Toutes ces syphilides ont l'aspect de chancres simples (voy. p. 189).

Fig. 2. — Destruction complète du voile du palais et adhérence de la luette avec l'amygdale gauche.

Ces lésions de la verge et de la bouche ont étéprises sur le même malade (voy. p. 213).

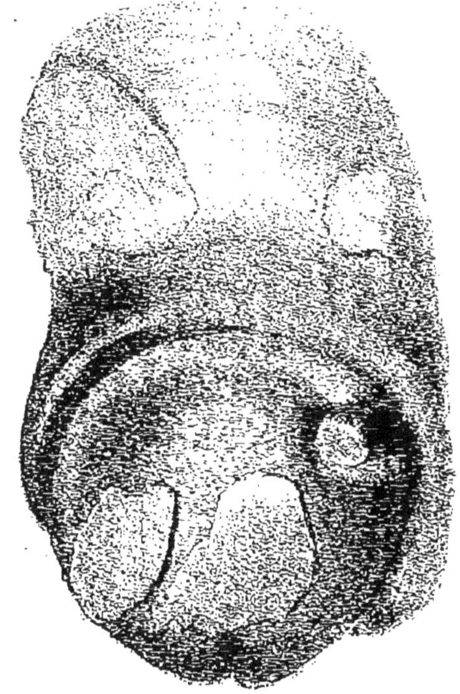

Fig. 1

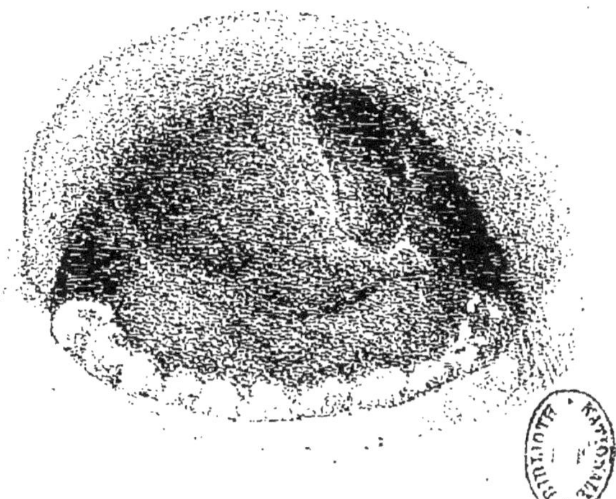

Fig. 2

O Doin Éditeur Paris

PLANCHE XXIV

FIG. 1. — Pustule initiale du chancre simple, entourée de son auréole inflammatoire.

FIG. 2. — Chancres simples du gland et de la muqueuse balano-préputiale.

Sur cette dernière, on voit trois chancres simples à la période ulcérative, profondément excavés, à bords saillants.

Sur le gland, les chancres sont à la période de cicatrisation.

FIG. 3. — Bubon chancreux phagédénique du pli de l'aîne mesurant 14 centimètres. L'ulcération descendait jusqu'au pli cruro-périnéal; mais cette partie était cicatrisée quand nous avons dessiné la figure.

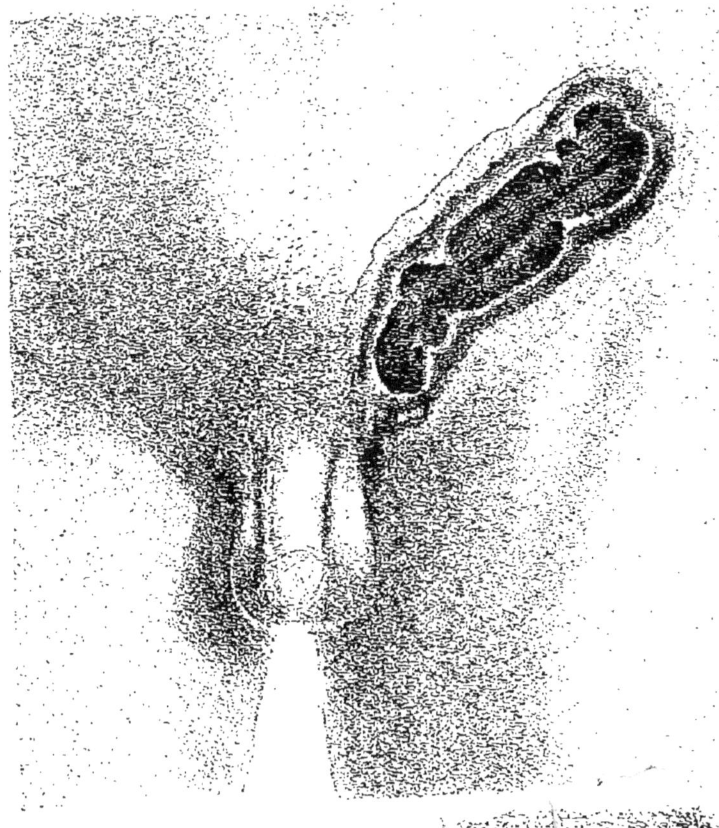

Fig. 3

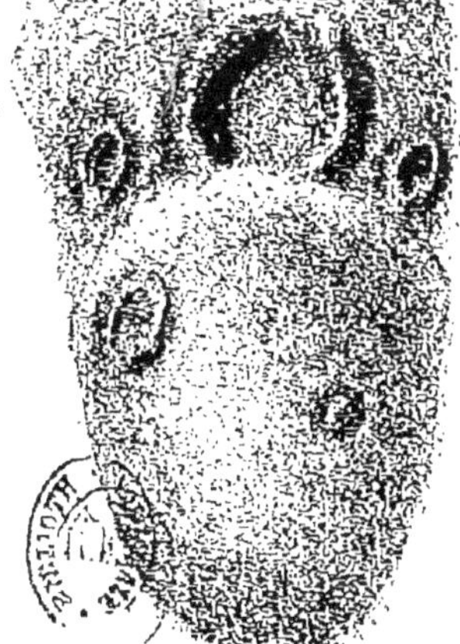

Fig. 2

Fig. 1

www.ingramcontent.com/pod-product-compliance
Lightning Source LLC
LaVergne TN
LVHW050120060726
842524LV00001B/43